TUJIE YIYONG BENCAO

图解医用本草

撷取千年中医养生智慧之精华，为现代人的生命健康保驾护航！

编著◎林余霖 张静

粉背薯蓣

苦，平。利湿祛浊，祛风除痹。

用于膏淋，尿浊，带下病，风湿痹痛，腰膝酸痛。

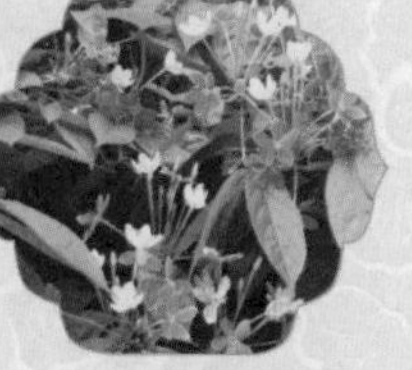

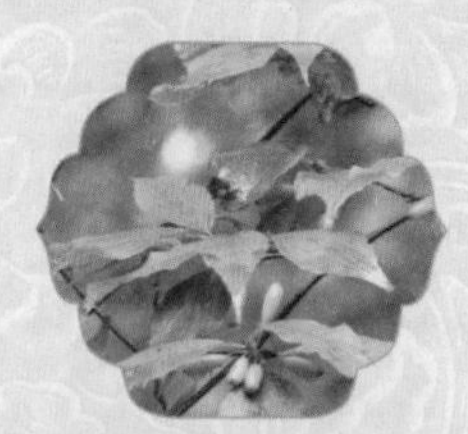

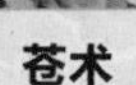

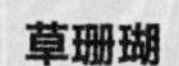

苍术

燥湿健脾·祛风散寒 明目

草珊瑚

抗菌消炎·清热解毒 祛风除湿·活血止痛

使君子

健脾胃·除虚热 杀虫消积

山茱萸

补益肝肾·收敛固涩

中华医药 博大精深 ＋ 千古良方 智慧精华 ＝ 医学典籍 历久弥坚

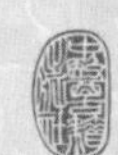

中医古籍出版社
Publishing House of Ancient Chinese Medical Books

图书在版编目（CIP）数据

图解医用本草 / 林余霖，张静编著. -- 北京 : 中医古籍出版社，2017.8

ISBN 978-7-5152-1637-9

Ⅰ. ①图… Ⅱ. ①林… ②张… Ⅲ. ①本草—图解 Ⅳ. ① R281-64

中国版本图书馆 CIP 数据核字 (2017) 第 278715 号

图解医用本草

编　　著：林余霖　张静
责任编辑：于峥
出版发行：中医古籍出版社
社　　址：北京市东直门内南小街 16 号（100700）
印　　刷：北京彩虹伟业印刷有限公司
发　　行：全国新华书店发行
开　　本：710mm×1000mm　1/16
印　　张：14
字　　数：310 千字
版　　次：2018年1月第1版　2018年1月第1次印刷
书　　号：ISBN 978-7-5152-1637-9
定　　价：48.00 元

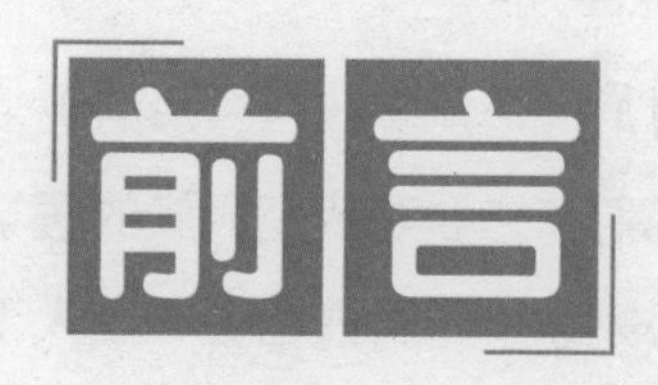

前言

《本草纲目》是我国明代伟大的医学家李时珍（1518—1593）穷毕生精力，广收博采，实地考察，对以往历代本草学进行全面的整理和总结，历时 27 载编撰而成的。全书共 52 卷，约 200 万字，收载药物 1892 种（其中新增了 374 种），附图共有 1100 多幅，附方 11 000 多种，是集我国 16 世纪以前的药物学成就之大成，在训古、语言文字、历史、地理、植物、动物、矿物、冶金等方面也有突出的成就。

《本草纲目》被誉为“东方药学巨典”。《本草纲目》从出书第一版至今，已有 400 多年的历史，先后出版过数十种版本，并被美国、前苏联、日本、德国、法国等翻译成英、俄、日、德、法语出版。李时珍的伟大学术成就受到世界人民的广泛好评，他被评为世界上对人类最有贡献的科学家之一。

《本草纲目》全书共分 52 卷，列水、火、土、金石、草、谷、菜、果、木、服器、虫、鳞、介、禽、兽、人 16 部。每部又分若干类，共 60 类。每类下列出该类所属药物。《本草纲目》对每种药物的名称、性能、用途、制作都做了说明，并订正了历代相沿的某些错误。它是我国 16 世纪以前医药学丰富经验的总结，是我国医药宝库中的珍贵遗产，直至今天还有很好的实用价值。

但是，随着时代的变迁，《本草纲目》原文所载的部分药物，由于人们的生活习惯、伦理观念、医疗价值观等原因，如水部、人部、土部等卷的部分药物已不再适用，这类药物已不能满足现实生活的需要。另外，还有一部分药物已经无迹可寻。为了让《本草纲目》一书能够在当今形势下依然更好地发挥积极作用，更好地为广大读者服务，我们有必要对我们民族的医学瑰宝重新进行一下回顾和梳理。因此，我们经过精心策划，特聘请相关专业人士编辑了《图解医用本草》一书。

全书内容包括金石部、草部、木部等。每种药物均收录了释名、气味、主治、附方、实用指南及食疗药膳等内容。全书最大的特点是首次对《本草纲目》的内容进行整理和精编；首次大范围配上药物彩色照片；首次从大众阅读的角度和深度诠释经典。

本书的主要读者对象是全国广大的医务工作者、医学研究机构的从业人员、相关院校的师生，同时，还可供全国各种类型的图书馆收藏及普通的读者阅读和收藏。

本书是学习和研究《本草纲目》理想的参考书，对继续发掘和发扬《本草纲目》的价值都会起到不可小视的作用，对于中医临床运用及各种研究都会起到积极的作用。

但是由于《本草纲目》出版已久，历时较长，书中需要考证的地方也较多，加上编者知识水平所限，书中的错谬之处，请读者批评指正！

编　者

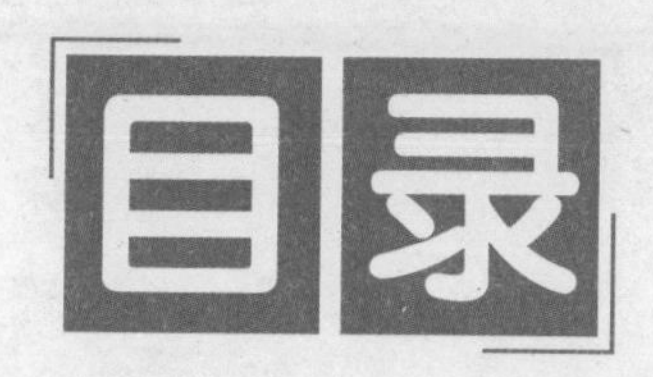

目录

医用本草第一卷　金石部\1

医用本草第二卷　草部\9

医用本草第三卷　木部\167

金石部

医用本草第一卷

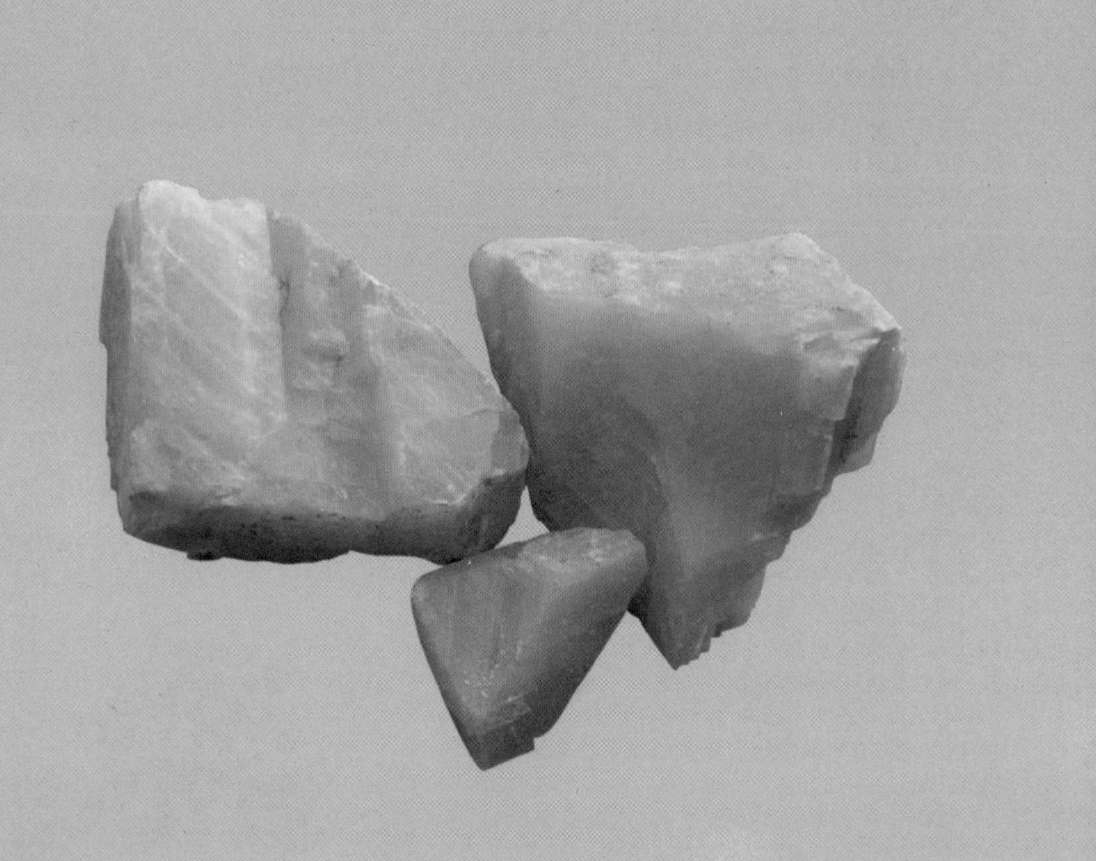

密陀僧《唐本草》

【释名】没多僧《唐本》，炉底。

【气味】咸、辛，平，有小毒。

【主治】久痢，五痔，金疮，面上瘢疵，面膏药用之《唐本》。保升说：五痔、谓牡、酒肠、血、气也。镇心，补五脏，治惊痫咳嗽，呕逆吐痰（大明）。疗反胃消渴，疟疾下痢。止血，杀虫，消积。治诸疮，消肿毒，除胡臭，染髭发（时珍）。

【附方】

赤白下痢：密陀僧三两，烧黄色研粉。每服一钱，醋、茶下，日三服。（《圣惠方》）

肠风痔瘘：密陀僧、铜青各一钱，麝香少许，为末，津和涂之。（《济急方》）

小儿口疮（不能吮乳）：密陀僧末，醋调涂足心，疮愈洗去。蔡医博方也。（《黎居士简易方》）

鼻内生疮：密陀僧、香白芷各等分，为末。蜡烛油调涂之。（《简便方》）

◆实用指南

【单方验方】

甲癣、紫白癜风：密陀僧、硫黄各 3 克，雄黄、蛇床子、硫黄各 6 克，轻粉 1.5 克。蜜水调擦，或鲜芦荟蘸药外搽。

汗斑：密陀僧、生白附子、硫磺、轻粉各等分，

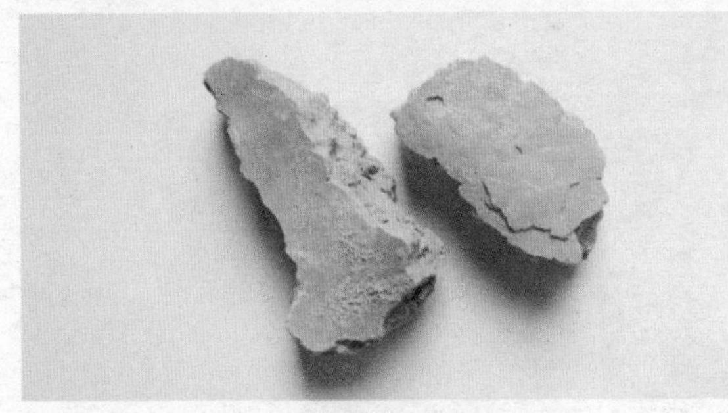

共研细末，用生姜切片蘸涂患处。

皮肤念珠菌病：密陀僧、硫黄各 40 克，轻粉、樟脑各 32 克，冰片 5 克。上药研末备用，用时生姜汁调白云丹外涂患处，每日 3 次。

小儿尿布皮炎：密陀僧 5 克，铅丹、煅石膏各 10 克。将上方研面混匀装瓶备用，用药棉蘸之外扑患处，每日 1 ~ 3 次。

雀斑：密陀僧适量，研至极细，每晚搽脸。

紫石英《本经上品》

【气味】甘，湿，无毒。

【主治】心腹咳逆邪气，补不足，女子风寒在子宫，绝孕十年无子。久服温中，轻身延年《本经》。疗上气心腹痛，寒热邪气结气，补心气不足，定惊悸，安魂魄，填下焦，止消渴，除胃中久寒，散痈肿，令人悦泽《别录》。养肺气，治惊痫，蚀脓（甄权）。

【附方】

虚劳惊悸（补虚止惊，令人能食）：紫石英五两，打如豆大，水淘一遍，以水一斗，煮取三升，细细服，或煮粥食，水尽可再煎之。（《张文仲方》）

痈肿毒气：紫石英火烧醋淬，为末，生姜、米醋煎敷之，摩亦得。（《日华本草》）

◆实用指南

【单方验方】

镇惊安神：紫石英 10 ~ 15 克。水煎服。

治肺气肿：紫石英 12 克，杏仁（去皮尖）、紫苏子、栝楼子、法半夏、茯苓、桑白皮各 9 克，陈皮、当归、麻黄、甘草各 5 克。水煎服，每日 1 剂，每日 2 次。

【食疗药膳】

⊙紫石英粥

原料：紫石英 12 克，糯米 60 克，红糖适量。

制法：先将紫石英打碎淘净，加水煎成浓汁，去渣留汁。然后把洗净的糯米和红糖煮粥，待粥快好时加入药汁稍

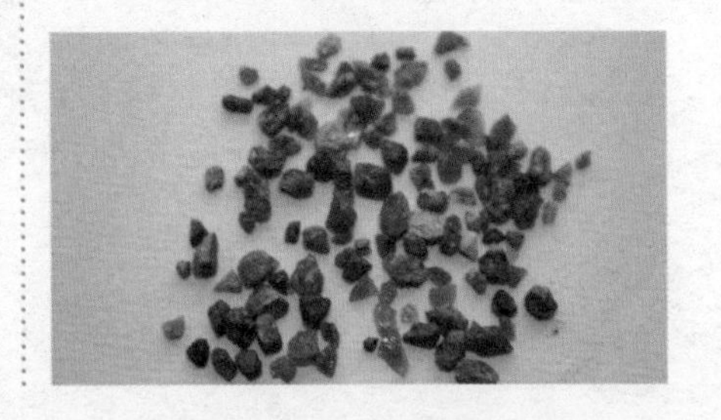

煮便可食用。

用法：早餐食用。

功效：镇心神，降逆气，暖子宫。

适用：虚劳惊悸、咳逆上气、妇女宫寒不孕者。

雄黄《本经中品》

【释名】黄金石《本经》，石黄《唐本》，熏黄。

【气味】苦，平、寒，有毒。

【主治】寒热，鼠瘘恶疮，疽痔死肌，杀精物恶鬼邪气百虫毒，胜五兵。炼食之，轻身神仙《本经》。疗疥虫䘌疮，目痛，鼻中息肉，及绝筋破骨，百节中大风，积聚癖气，中恶腹痛鬼疰，杀诸蛇虺毒，解藜芦毒，悦泽人面。饵服之者，皆飞入脑中，胜鬼神，延年益寿，保中不饥。得铜可作金《别录》。主疥癣风邪，癫痫岚瘴，一切虫兽伤《大明》。搜肝气，泻肝风，消涎积（好古）。治疟疾寒热，伏暑泄痢，酒饮成癖，惊痫，头风眩运，化腹中瘀血，杀劳虫疳虫（时珍）。

【附方】

小腹痛满（不得小便）：雄黄末蜜丸，塞阴孔中。（《伤寒类要》）

眉毛脱落：雄黄末一两，醋和涂之。（《圣济录》）

耳出臭脓：雄黄、雌黄、硫黄各等分，为末，吹之。（《圣济方》）

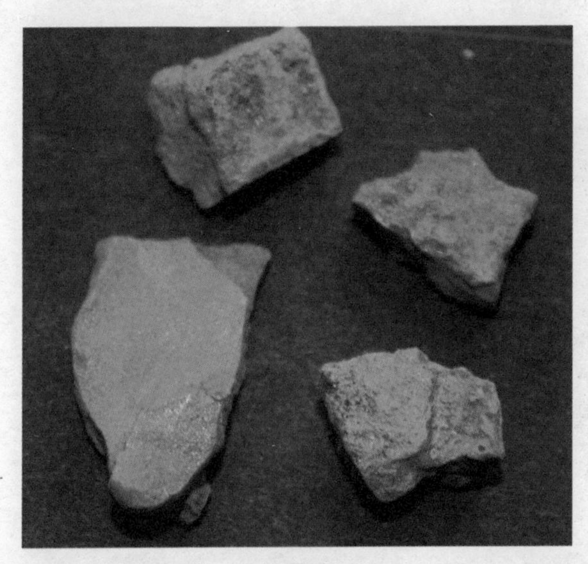

【主治】恶疮疥癣，杀虫虱，和诸药熏嗽。

【附方】

咳嗽熏法：熏黄一两，以蜡纸调卷作筒十枚，烧烟吸烟，取吐止。一日一熏，惟食白粥，七日后以羊肉羹补之。（《千金方》）

水肿上气（咳嗽腹胀）：熏黄一两，款冬花二分，熟艾一分，以蜡纸铺艾，洒二末于上，苇管卷成筒，烧烟吸烟三十口则瘥。三日尽一剂，百日断盐、醋。（《外台秘要》）

手足甲疽：熏黄、蛇皮各等分，为末，以泔洗净，割去甲，入肉处敷之，一顷痛定，神效。（《近效方》）

◆实用指南

【单方验方】

疝气：雄黄30克，明矾60克，生甘草20克。煎水，熏洗阴囊。

皮肤念珠菌病：雄黄3克，蛇蜕1条（煅存性）。上药共为细末，麻油调敷。

蜈蚣咬伤：雄黄和枯矾各等分，烧酒适量。将前二味药混合研末，视伤口大小取适量，以烧酒调匀后外涂伤口。

蛇咬伤：雄黄、五灵脂、白芷、贝母各等分。将上药共研为细末，每次6克，白酒适量煮热后调服。又以白矾用滚水泡化后洗患处。

【食疗药膳】

⊙雄黄胡荽酒

原料：雄黄（如杏仁大）1块，石胡荽1撮，红糖（核桃大）1块，人乳、白酒各10毫升。

制法：将前三味药共捣烂如泥，入人乳和白酒拌匀即可。

用法：每日2次，敷患处。

功效：止血排毒。

适用：毒蛇咬伤的应急治疗。

石膏《本经中品》

【释名】细理石《别录》，寒水石《纲目》。

【气味】辛，微寒，无毒。

【主治】中风寒热，心下逆气惊喘，口干舌焦，不能息，腹中坚痛，除邪鬼，产乳金疮《本经》。除时气头痛身热，三焦大热，皮肤热，肠胃中结气，解肌发汗，止消渴烦逆，腹胀暴气，喘息咽热，亦可作浴汤《别录》。治伤寒头痛如裂，壮热皮如火燥。和葱煎茶，去头痛（甄权）。治天行热狂，头风旋，下乳，揩齿益齿《大明》。除胃热肺热，散阴邪，缓脾益气（李杲）。

【附方】

小儿身热：石膏一两，青黛一钱，为末，糕糊丸龙眼大。每服一丸，灯心汤化下。（《普济方》）

鼻衄头痛（心烦）：石膏、牡蛎各一两，为末。每新汲水服二钱，并滴鼻内。（《普济方》）

口疮咽痛（止膈有热）：寒水石煅三两，朱砂三钱半，脑子半字，为末，掺之。（《三因方》）

◆实用指南

【单方验方】

神经性头痛：生石膏、荞麦粉各30克，醋少许。生石膏与荞麦粉共研细末，用醋调成糊状，敷于患部，药末干后，再加醋调敷。1～2日为1个疗程。

高热汗出，烦渴，脉浮大无力，热盛，气津两虚之证：生石膏、粳米各30克，知母10克，炙甘草6克，太子参20克。水煎服。

流行性喘憋性肺炎：生石膏12克，麻黄、射干、五味子、葶苈子、赤芍、丹参、银杏、半夏各5～8克，桂枝、细辛、贝母各3～5克。水煎取药汁，每日1剂，分2次服用。

类风湿关节炎寒湿证：石膏（先煎）50克，知母18克，桂枝6克，苍术、桑枝、黄柏、忍冬藤各10克，秦艽、络石藤各12克，生薏苡仁30克。水煎取药汁，每日1剂，分2次服用。

【食疗药膳】

⊙石膏粳米汤

原料：生石膏、粳米各60克。

制法：上二味加水三大碗，煎至米熟烂，约得清汁两大碗。

用法：趁热饮用。

功效：清热泻火，除烦止渴。

适用：外感二三日后，身体壮热，不恶寒而心中烦热；或温热病，邪热在气分，壮热头痛，口干烦渴，脉洪大有力者。

⊙石膏粥

原料：石膏100克，米160克。

制法：先用水煮石膏1小时，去渣取汁，下米煮至粥即可。

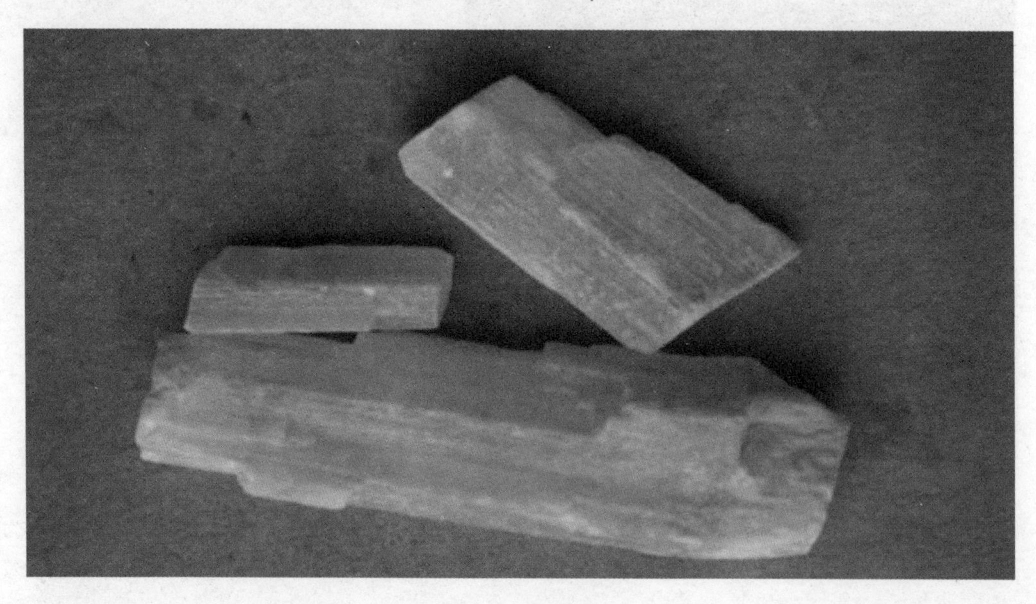

用法：早餐食用。

功效：解肌清热，除烦生津。

适用：小儿心下气逆、惊痫寒热、喘息咽痛等。

滑石《本经上品》

【释名】画石《衍义》，液石、番石《别录》，冷石（弘景），共石。

【气味】甘，寒，无毒。

【主治】身热泄澼，女子乳难癃闭，利小便，荡胃中积聚寒热，益精气。久服轻身耐饥长年《本经》。通九窍六腑津液，去留结，止渴，令人利中《别录》。燥湿，分水道，实大肠，化食毒，行积滞，逐凝血，解燥渴，补脾胃，降心火，偏主石淋为要药（震亨）。疗黄疸水肿脚气，吐血衄血，金疮血出，诸疮肿毒（时珍）。

【附方】

乳石发动（烦热烦渴）：滑石粉半两，水一盏，绞白汁，顿服。（《圣惠方》）

风毒热疮（遍身出黄水）：桂府滑石末敷之，次日愈。先以虎杖、豌豆、甘草各等分，煎汤洗后乃搽。（《普济方》）

阴下湿汗、脚指缝烂：滑石一两，石膏煅半两，枯白矾少许，研掺之。（《集简方》）

杖疮肿痛：滑石、赤石脂、大黄各等分，为末。茶汤洗净，贴。（《赵氏经验方》）

◆实用指南

【单方验方】

前列腺炎：滑石 30 克，葱白 50 克。先将滑石研末，葱白单独煎汤，将滑石末倒入汤内调均服下。

小儿脑损伤致脑积水兼热象：滑石、花蕊石各 15 克，龙胆草、木通、王不留行、决明子各 10 克，土鳖虫 5 克。水煎服，每日 1 剂，每日 2 次。

【食疗药膳】

⊙滑石粥

原料：滑石 30 克，粳米 60 克。

制法：上二味以水 1500 毫升，煎滑石至 1000 毫升，下米煮粥。

用法：早餐食用。

功效：清热除烦。

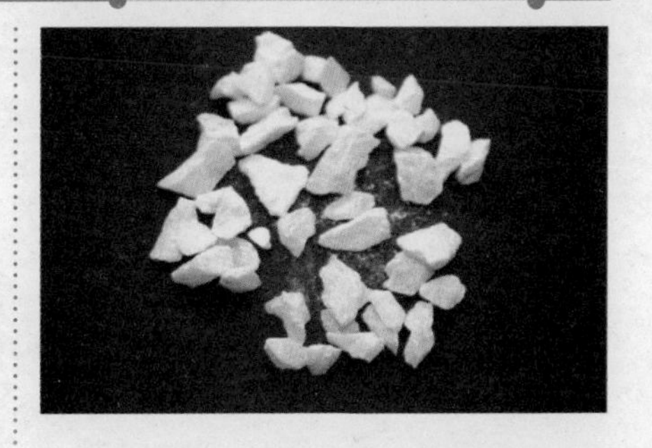

适用：隔上烦热多渴，导利九窍。

炉甘石《纲目》

【释名】炉先生。

【气味】甘，温，无毒。

【主治】止血，消肿毒，生肌，明目去翳退赤，收湿除烂。同龙脑点，治目中一切诸病（时珍）。

【附方】

聤耳出汁：炉甘石、矾石各二钱，胭脂半钱，麝香少许，为末，缴净吹之。（《普济方》）

齿疏陷物：炉甘石煅、寒水石各等分，为末。每用少许擦牙，忌用刷牙，久久自密。（《集玄方》）

漏疮不合：童尿制炉甘石、牡蛎粉，外塞之，内服滋补药。（《杂病治例》）

下疳阴疮：炉甘石火煅醋淬五次一两，孩儿茶三钱，为末，麻油调敷，立愈。（《通妙邵真人方》）

阴汗湿痒：炉甘石一分，真蚌粉半分，研粉扑之。（《直指方》）

◆实用指南

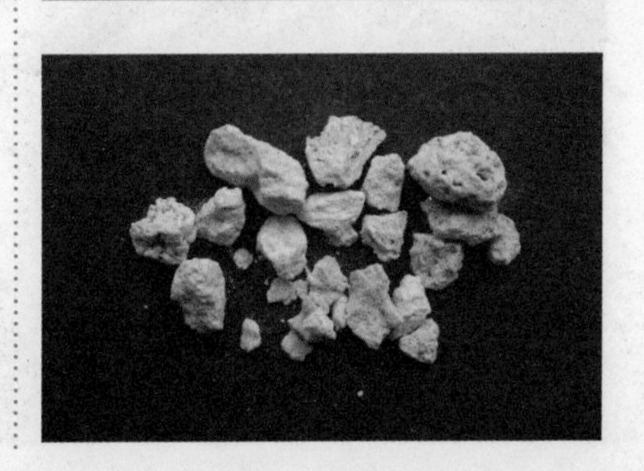

【单方验方】

胆汁反流性胃炎：代赭石20克，青黛、吴茱萸各6克，半夏12克，白芍15克，龙胆草、党参各9克，生姜3片。取上药浓煎取汁250毫升，每日1剂，分3次服，30日为1个疗程。

烂沿风眼：炉甘石50克，车前草（鲜）500克（捣汁）。用火煅甘石焠之，以干为度，澄研晒干。临用加冰片少许。

阳起石《本经中品》

【释名】羊起石《别录》，白石《本经》，石生。

【气味】咸，微温，无毒。

【主治】崩中漏下，破子脏中血，癥瘕结气，寒热腹痛，无子，阴痿不起，补不足《本经》。疗男子茎头寒，阴下湿痒，去臭汗，消水肿。久服不饥，令人有子《别录》。治带下温疫冷气，补五劳七伤《大明》。补命门不足（好古）。散诸热肿（时珍）。

【附方】

丹毒肿痒：阳起石煅研，新水调涂。（《儒门事亲》）

元气虚寒，精滑不禁，大腑溏泄，手足厥冷：阳起石煅研、钟乳粉各等分，酒煮附子末同面糊丸梧子大，每空心米饮服五十丸，以愈为度。（《济生方》）

阴痿阴汗：阳起石煅为末，每服二钱，盐酒下。（《普济方》）

◆实用指南

【单方验方】

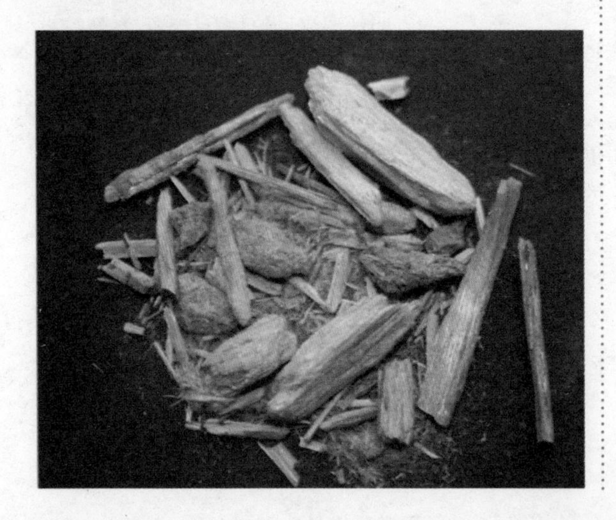

阳痿：阳起石、枸杞子各9克，加红糖煎服。

肾脏虚损，阳气萎弱：阳起石（酒煮半日）、白矾灰、钟乳粉、硫黄、龙脑、伏火硇砂各30克，伏火砒霜15克。上为末，用软粳米饭为丸，如梧桐子大。每服10丸，食前以温酒送下，每日2次。

【食疗药膳】

⊙阳起石牛肾粥

原料：阳起石30克，牛肾1个，粳米50克。

制法：先将牛肾洗净切成小块，把阳起石用3层纱布包裹，加水5碗煎约1小时，取澄清煎液，然后加入牛肾及粳米，煮粥，加油盐及葱白调味。

用法：每日1次，连服5日。

功效：温肾益精。

适用：肾虚腰痛虚冷、阳痿、夜尿频等。

代赭石《本经下品》

【释名】须丸《本经》，血师《别录》，土朱《纲目》，铁朱。

【气味】苦，寒，无毒。

【主治】鬼疰贼风蛊毒，杀精物恶鬼，腹中毒邪气，女子赤沃漏下《本经》。带下百病，产难胞不出，堕胎，养血气，除五脏血脉中热，血痹血痢。大人小儿惊气入腹，及阴痿不起《别录》。安胎健脾，止反胃吐血鼻衄，月经不止，肠风痔瘘，泻痢脱精，遗溺，夜多，小儿惊痫疳疾，金疮长肉。辟鬼魅（甄权）。

【附方】

婴儿疟疾，无计可施：代赭石五枚煅红醋淬，朱砂五分，砒霜一豆大，同以纸包七重，打湿煨干，入麝香少许为末。香油调一字，涂鼻尖上及眉心、四肢，神应。（《保幼大全》）

急慢惊风，吊眼撮口，搐搦不定：代赭石火烧醋淬十次，细研水飞，日干。每服一钱，或半钱，煎真金汤调下，连进三服。儿脚胫上有赤斑，即是惊气已

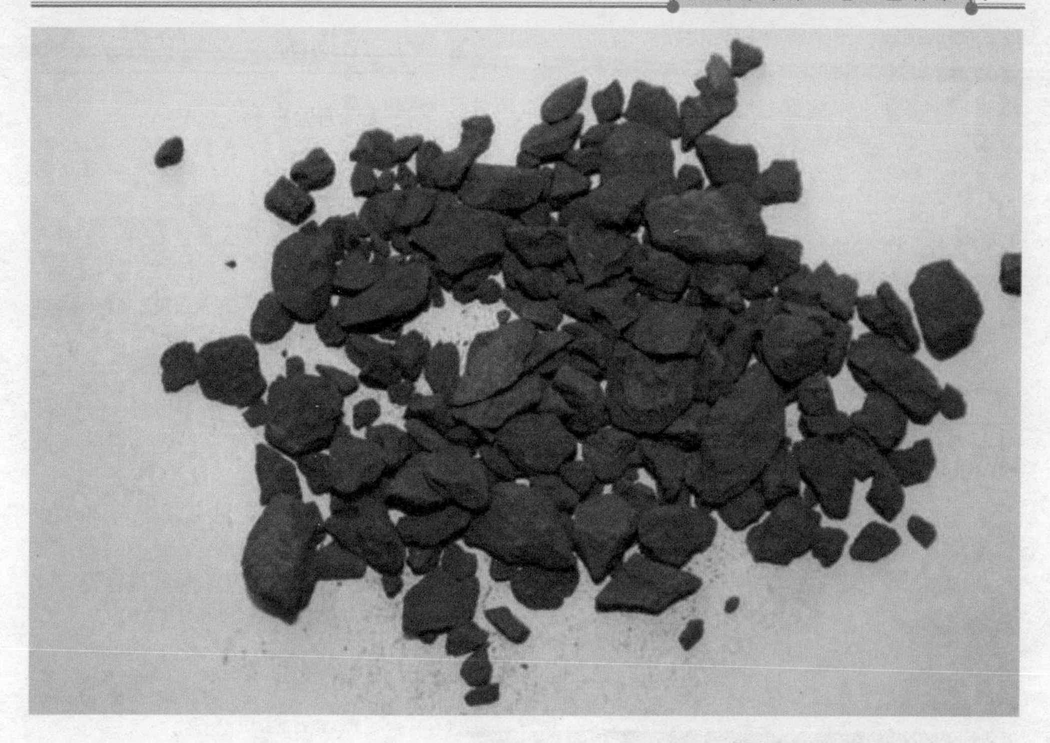

出，病当安也。无斑点者，不可治。（《直指方》）

◆实用指南

【单方验方】

哮喘，睡卧不得：代赭石适量，研细末，米醋调服。宜常服用。

脱发：代赭石适量，研细末，每日2次，每次3克，白开水冲服，连服2～3个月。

痰浊阻胃：代赭石、牛膝各10克，共研末。每次冲服2克，每日3次。

【食疗药膳】

⊙赭石柿蒂茶

原料：代赭石24克，木香6克，公丁香10克，柿蒂15克，灶心土150克。

制法：将代赭石、木香、公丁香、柿蒂煎汤，灶心土烧红放入汤中，待澄清后备用。

用法：代茶频饮。

功效：降逆止呃。

适用：呃逆症。

禹余粮《本经上品》

【释名】白余粮。

【气味】甘，寒，无毒。

【主治】咳逆寒热烦满，下赤白，血闭癥瘕，大热。炼饵服之，不饥轻身延年《本经》。疗小腹痛结烦疼《别录》。主崩中（甄权）。治邪气及骨节疼，四肢不仁，痔瘘等疾。久服耐寒暑（大明）。催生，固大肠（时珍）。

【附方】

赤白带下：禹余粮火煅醋淬、干姜各等分，赤下干姜减半，为末。空心服二钱匕。（《胜金方》）

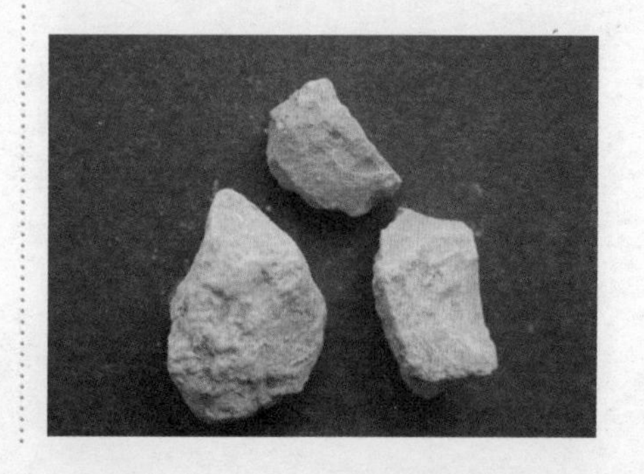

产后烦躁：禹余粮一枚，状如酸馅者，入地埋一半紧筑，炭灰一斤煅之。湿土罨一宿，打破，去外面石，取里面细者研，水淘五七度，日干，再研万遍。用甘草汤服二钱，一服立效。（《经验方》）

大风疠疾，眉发落落，遍身顽痹：禹余粮二斤，白矾、青盐各一斤，为末。罐子固齐，炭火一秤煅之，从辰至戌。候冷研粉，埋土中，三日取出。每一两，入九蒸九暴炒熟胡麻末三两。每服二钱，荆芥茶下，日二服。（《圣惠方》）

◆实用指南

【单方验方】

皮肤念珠菌病：禹余粮、雄黄、硫黄、雌黄、白附子、川槿皮各等分，研为细末，醋调搽患处。

久泻、久痢，肠滑不能收摄者：赤石脂（碎）、禹余粮（碎）各30克，以水1200毫升，煮取400毫升，去滓，分3次温服。

凝水石《本经中品》

【释名】白水石《本经》，寒水石、凌水石《别录》，盐精石、泥精、盐枕《纲目》。

【气味】辛，寒，无毒。

【主治】身热，腹中积聚邪气，皮中如火烧，烦满，水饮之。久服不饥《本经》。除时气热盛，五脏伏热，胃中热，止渴，水肿，小腹痹《别录》。压丹石毒风，解伤寒劳复（甄权）。治小便白，内痹，凉血降火，止牙疼，坚牙明目（时珍）。

【附方】

男女转脬（不得小便）：寒水石二两，滑石一两，葵子一合，为末，水一斗，煮五升。时服一升，即利。（《永类方》）

牙龈出血（有窍）：寒水石粉三两，朱砂二钱，甘草脑子一字，为末。干掺。（《普济方》）

汤火伤灼：寒水石烧研敷之。（《卫生易简方》）

小儿丹毒（皮肤热赤）：寒水石半两，白土一分，为末，米醋调涂之。（《经验方》）

◆实用指南

【单方验方】

惊痫发热：干蓝、凝水石，各等分为末。加水调匀敷头上。

水火烫伤：寒水石、石膏、炉甘石各30克，冰片3克，共研细末，撒于创面；或寒水石、炉甘石、赤石脂、生石膏各150克，共研细末，梅片6克另研，混匀，装瓶备用。均在无菌条件下进行。用时加植物油调成糊状，涂于伤面，每日早、晚换药（1%碱水洗净陈药），直至伤面愈合。

疖湿疹疮面红肿：寒水石30克，黄连12克，滑石18克，冰片3克。共研细末，用麻油或凡士林调成含量50%的软膏，外搽患处，每日1次。

【食疗药膳】

⊙凝水石粥

原料：凝水石1两（捣碎，绢袋盛），牛蒡茎长5～6寸（别煮令熟，研），白米3合。

制法：上几味以水3000毫升，先煮凝水石至1500毫升，次下牛蒡，并汁再煎令沸，下米煮粥，候熟。

用法：空腹食用，每日1次。

功效：清热解毒。

适用：发背痈疽、毒攻寒热等。

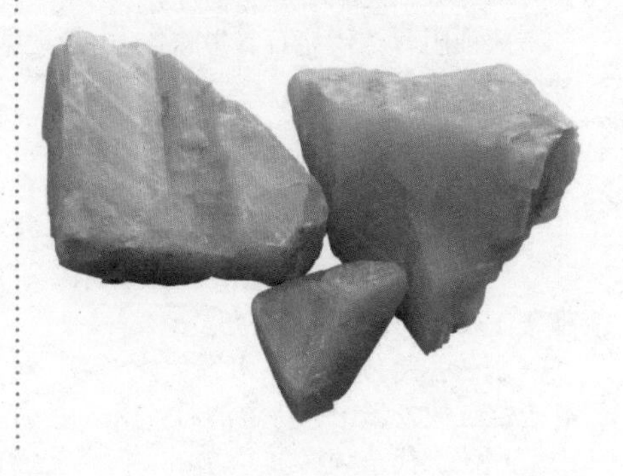

草部

医用本草第二卷

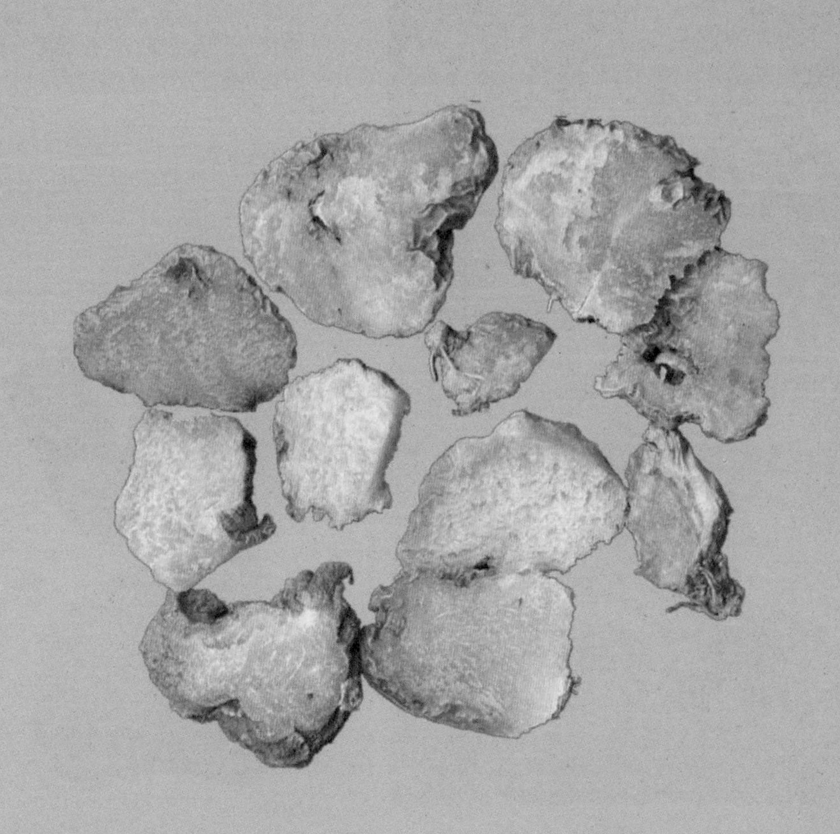

甘草《本经上品》

【释名】蜜甘、蜜草、美草《别录》，灵通、国老《记事珠》。

根

【气味】甘，平，无毒。

【主治】温中下气，烦满短气，伤脏咳嗽，止渴，通经脉，利血气，解百药毒，为九土之精，安和七十二种石，一千二百种草《别录》。安魂定魄，补五劳七伤，一切虚损，惊悸烦闷健忘，通九窍，利百脉，益精养气，壮筋骨（大明）。吐肺痿之脓血，消五发之疮疽（好古）。解小儿胎毒惊痫，降火止痛（时珍）。

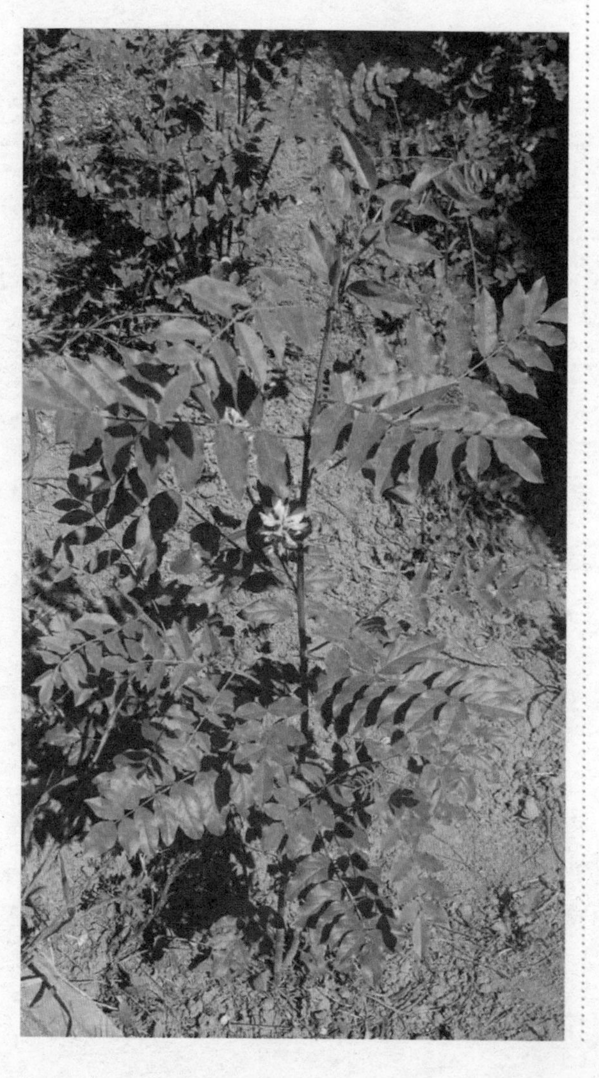

梢

【主治】生用治胸中积热，去茎中痛，加酒煮玄胡索、苦楝子尤妙（元素）。

头

【主治】生用能行足厥阴、阳明二经污浊之血，消胀导毒（震亨）。主痈肿，宜入吐药（时珍）。

【附方】

伤寒咽痛：少阴证，甘草汤主之。用甘草二两蜜水炙，水二升，煮一升半，服五合，日二服。（张仲景《伤寒论》）

小儿热嗽：甘草二两，猪胆汁浸五宿，炙研末，蜜丸绿豆大，食后薄荷汤下十丸，名凉膈丸。（《圣惠方》）

痘疮烦渴：粉甘草炙、栝楼根各等分，水煎服之。甘草能通血脉，发疮痘也。（《直指方》）

阴头生疮：蜜煎甘草末，频频涂之神效。（《千金方》）

代指肿痛：甘草煎汤渍之。（《千金方》）

蛊毒药毒：甘草节，以真麻油浸之，年久愈妙。每用嚼咽，或水煎服，神妙。（《直指方》）

◆实用指南

【单方验方】

惊悸：甘草30克，水煎服。

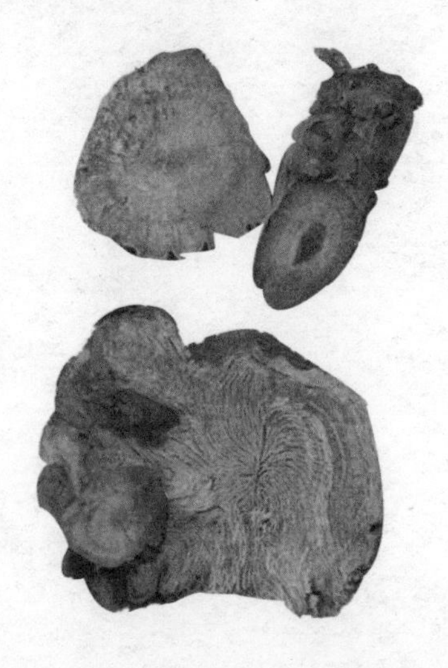

前列腺炎尿闭：甘草梢20克，水煎服。

夜间咳嗽：甘草适量，切成小片，临睡时含入口内6片，勿令咽下，吞咽唾液。

低血压：甘草、五味子各6～12克，茯苓15克。每日1剂，分2次煎服或泡茶饮。

原发性血小板减少性紫癜：甘草12～20克，水煎，早、晚分服。

肺结核：甘草50克。每日1剂，煎汁分3次服用。

胃及十二指肠溃疡：甘草、海螵蛸各15克，白术、元胡各9克，白芍12克，党参10克。水煎服。

妇女脏躁、心阴受损、肝气失和、悲喜失常：甘草9克，大枣10枚，小麦30克。水煎服。

【食疗药膳】

⊙蛇舌甘草茶

原料：白花蛇舌草（鲜品为佳）25克，甘草10克，绿茶3克。

制法：先将前二味药加水浸过药面，小火煎至400毫升，去渣取汁，以沸药汁冲泡绿茶即可。

用法：代茶频饮。

功效：清热利湿，散结解毒。

适用：肝炎、肝硬化、肝癌等。

⊙芍药甘草羊肉汤

原料：甘草、白芍各15克，通草9克，羊肉1500克。

制法：将甘草、白芍、通草等用纱布包裹，与洗净切成小块的羊肉同放入砂锅，加水煎煮至肉熟汤香，弃纱布包，捞起羊肉，留汤备用。

用法：佐餐食用。

功效：补益精血，缓急止痛。

适用：精血亏虚，寒滞经脉之产后少腹冷痛、神疲倦怠、腰膝酸软、四肢不温、面色淡白或萎黄、心悸失眠，或中风偏瘫等。

黄芪《本经上品》

【释名】黄芪《纲目》，戴椹、芰草《别录》，王孙《药性论》。

根

【气味】甘，微温，无毒《本经》。白水者冷，补《别录》。

【主治】痈疽久败疮，排脓止痛，大风癞疾，五痔鼠瘘，补虚，小儿百病《本经》。妇人子脏风邪气，逐五脏间恶血，补丈夫虚损，五劳羸瘦，止渴，腹痛

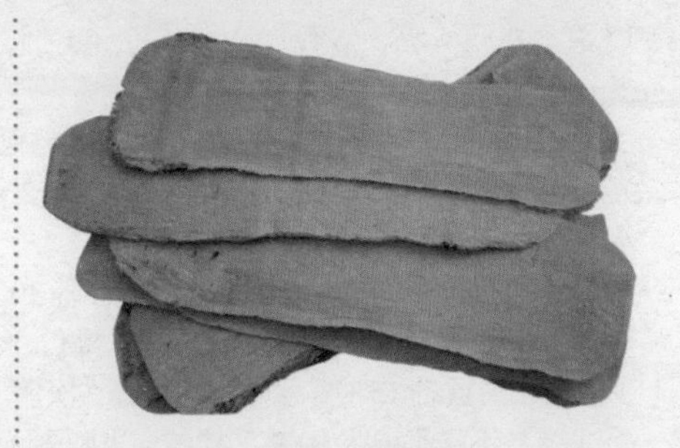

泄痢，益气，利阴气《别录》。主虚喘，肾衰耳聋，疗寒热，治发背，内补（甄权）。治虚劳自汗，补肺气，泻肺火心火，实皮毛，益胃气，去肌热及诸经之痛（元素）。主太阴疟疾，阳维为病苦寒热，督脉为病逆气里急（好古）。

【附方】

酒疸黄疾（心下懊痛，足胫满，小便黄，饮酒发赤黑黄斑，由大醉当风，入水所致）：黄芪二两，木兰一两，为末。酒服方寸匕，日三服。（《肘后方》）

气虚白浊：黄芪盐炒半两，茯苓一两，为末。每服一钱，白汤下。（《经验良方》）

肠风泻血：黄芪、黄连等方，为末，面糊丸绿豆大。每服三十丸，米饮下，孙用和。（《秘宝方》）

吐血不止：黄芪二钱半，紫背浮萍五钱，为末。每服一钱，姜蜜水下。（《圣济总录》）

阴汗湿痒：绵黄芪酒炒为末，以熟猪心点吃妙。（《济急方》）

茎叶

【主治】疗渴及筋挛、痈肿疽疮《别录》。

◆实用指南

【单方验方】

脑梗死：生黄芪60克，天麻、牛膝、桃仁、莪术、川芎各10克，生当归、生丹参各20克，钩藤15克。每日1剂，水煎2次混合，早、晚分服。

脑动脉硬化症：生黄芪25克，茯苓、法半夏、海藻各10克，首乌、麦冬各

15克，水蛭6克，炒杏仁3克。每日1剂，水煎3次，早、中、晚分服。

瘫痪：黄芪60克，川芎30克，丹参、鸡血藤各15克，赤芍、地龙、桃仁、红花各9克，水蛭末2克（冲服）。水煎2次，分2次服，每日1剂。

中风后遗症：黄芪、代赭石（先煎）各30克，当归尾、玄参各12克，赤芍9克，地龙、川芎、桃仁、红花各6克，牛膝、天竺黄各15克。水煎2次，分2次服，每日1剂。

半身不遂：黄芪60克，桂枝、当归各15克，白芍、木瓜、伸筋草、络石藤、海风藤各10克，炙甘草5克。水煎服。

气虚自汗：黄芪120克，大枣5枚，浮小麦15克。水煎服。

【食疗药膳】

⊙黄芪川芎粥

原料：黄芪15克，川芎6克，糯米50～100克。

制法：将黄芪、川芎水煎取汁，与糯米煮成粥。

用法：早、晚温热服食。

功效：补气安胎。

适用：胎动不安。

⊙黄芪猴头汤

原料：猴头菌150克，黄芪30克，嫩鸡肉250克，生姜、葱白、盐、胡椒面各少许，绍酒10克，小白菜心100克，清汤750克，花生油15克。

制法：猴头菌温水发涨30分钟切片，黄芪切片，锅热入花生油，投入黄芪、葱、姜、鸡块煸炒，再入盐、绍酒、清汤炖1小时，下入猴头菌及鸡块再煨半小时，撒入胡椒粉，调匀。捞出鸡块、猴头装盘，用汤焯小白菜心，连汤浇盘。

用法：佐餐食用。

功效：补益气血，益脑强身。

适用：气血亏虚、头晕、耳鸣等。

人参《本经上品》

【释名】黄参《吴普》，神草《别录》，地精《广雅》。

根

【气味】甘，微寒，无毒。

【主治】补五脏，安精神，定魂魄，止惊悸，除邪气，明目开心益智。久服轻身延年《本经》。疗肠胃中冷，心腹鼓痛，胸胁逆满，霍乱吐逆，调中，止消渴，通血脉，破坚积，令人不忘《别录》。主五劳七伤，虚损痰弱，止呕哕，补五

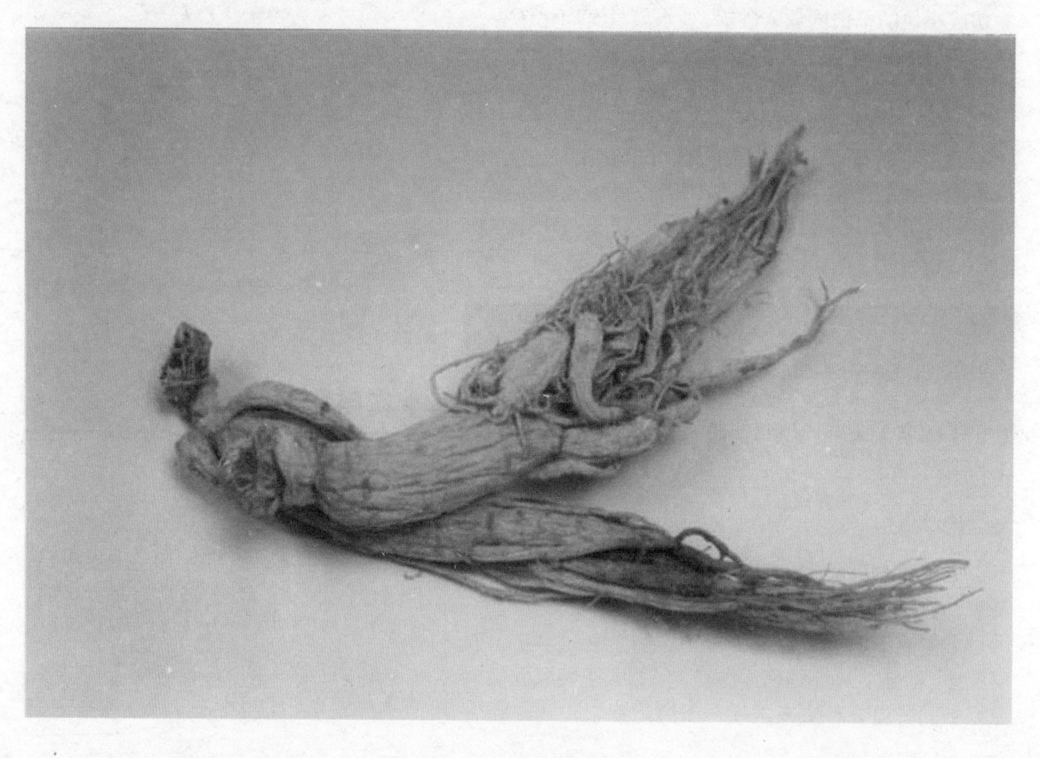

脏六腑，保中守神。消胸中痰，治肺痿及痫疾，冷气逆上，伤寒不下食，凡虚而多梦纷纭者加之（甄权）。止烦躁，变酸水（李珣）。消食开胃，调中治气，杀金石药毒（大明）。治肺胃阳气不足，肺气虚促，短气少气，补中缓中，泻心肺脾胃中火邪，止渴生津液（元素）。

【附方】

开胃化痰（不思饮食，不拘大人小儿）：人参焙二两，半夏姜汁浸焙五钱，为末，飞罗面作糊，丸绿豆大。食后姜汤下三五十丸，日三服。（《圣惠方》）加陈橘皮五钱。（《经验方》）

脾胃虚弱（不思饮食）：生姜半斤取汁，白蜜十两，人参末四两，银锅煎成膏，每米饮调服一匙。（《普济方》）

食入即吐：人参半夏汤，用人参一两，半夏一两五钱，生姜十片，水一斗，以勺扬二百四十遍，取三升，入白蜜三合，煮一升半，分服。（张仲景《金匮方》）

霍乱烦闷：人参五钱，桂心半钱，水二盏，煎服。（《圣惠方》）

产后血运：人参一两，紫苏半两，以童尿、酒、水三合，煎服。（《医方摘要》）

止嗽化痰：人参末一两，明矾二两，以酽醋二升，熬矾成膏，人参末炼蜜和收。每以豌豆大一丸，放舌下，其嗽即止，痰自消。（《简便方》）

小儿喘咳（发热自汗吐红，脉虚无力者）：人参、天花粉各等分，每服半钱，蜜水调下，以瘥为度。（《经验方》）

筋骨风痛：人参四两，酒浸三日，晒干，土茯苓一斤，山慈菇一两，为末，炼蜜丸梧子大。每服一百丸，食前米汤下。（《经验方》）

芦

【气味】苦，温，无毒。

【主治】吐虚劳痰饮（时珍）。

◆实用指南

【单方验方】

脱肛：人参芦头20枚，小火焙干研末分20包，早、晚空腹米饭调服1包，小儿酌减。

精少不孕，中气不足：人参、白术、杜仲、补骨脂、枳壳各15克，黄芪160克，升麻10克，木香、柴胡各5克。水煎服，每日1剂。

气虚便秘：人参9克，白术、茯苓各12克，黄芪15克，当归、黄精、柏子仁（冲）、松子仁（冲）各10克，甘草7克。水煎服，每日1剂，分2次服。

心肌炎心痛：人参、板蓝根、茯苓各15克，白术、紫堇、地丁、炙甘草各10克，生地25克。水煎服。

【食疗药膳】

⊙人参黄芪粥

原料：人参、白糖各5克，黄芪20克，粳米80克，白术10克。

制法：将人参、黄芪、白术切成薄片，清水浸泡40分钟后，放入砂锅中加水煮开，再用小火慢煮成浓汁，取出药汁后，再次加水煮开后取汁，合并两次药汁，早、晚分别用作煮粳米粥。

用法：加白糖趁热食用，5日为1个疗程。

功效：补正气，疗虚损，抗衰老。

适用：五脏虚衰、久病体弱、气短自汗、脾虚泄泻、食欲缺乏、气虚浮肿等。

⊙人参莲肉汤

原料：白人参（糖参）10克，莲实（去皮去芯）10枚，冰糖30克。

制法：将白人参、莲实放入碗内，加清水适量，泡发后，再加冰糖；将盛人参、莲实的碗放入锅内隔水蒸1小时即成。

用法：人参可连续应用3次，次日再加莲实、冰糖如上述制法蒸制，服用，第3次可连同人参一起吃完。

功效：补气益脾。

适用：中老年人病后体虚、气弱、脾虚、食少、疲倦、自汗、泄泻等。

沙参《本经上品》

【释名】白参《吴普》，羊乳、铃儿草《别录》，羊婆奶《纲目》。

根

【气味】苦，微寒，无毒。

【主治】血结惊气，除寒热，补中，益肺气《本经》。疗胸痹心腹痛，结热邪气头痛，皮间邪热，安五脏。久服利人。又云：羊乳，主头肿痛，益气，长肌肉《别录》。去皮肌浮风，疝气下坠，治

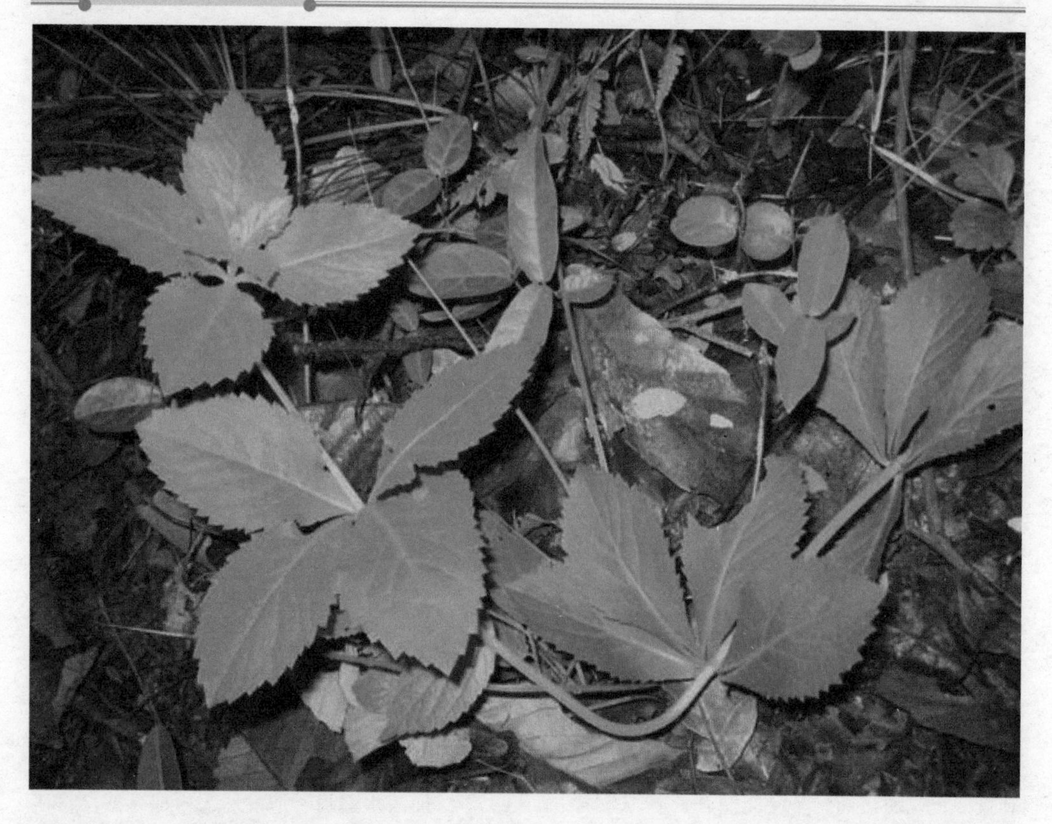

常欲眠，养肝气，宣五脏风气（甄权）。补虚，止惊烦，益心肺，并一切恶疮疥癣及身痒，排脓，消肿毒（大明）。清肺火，治久咳肺痿（时珍）。

【附方】

肺热咳嗽：沙参半两，水煎服之。（《卫生易简方》）

卒得疝气（小腹及阴中相引痛如绞，白汗出，欲死者）：沙参捣筛为末，酒服方寸匕，立瘥。（《肘后方》）

妇人白带（多因七情内伤或下元虚冷所致）：沙参为末，每服二钱，米饮调下。（《证治要诀》）

◆实用指南

【单方验方】

胃阴不足呃逆：沙参、麦冬、竹茹、黄精各15克，石斛、玉竹各10克，山药20克，山楂12克。水煎服。

食管炎：沙参、甘草、桔梗、麦冬、连翘、金银花各100克，胖大海50克。共研细末，蜜调制成150丸，每日3～5次，每次1～2丸，于两餐之间空腹含化，缓咽。

慢性胃炎：北沙参、淮山药各30克。将北沙参、淮山药分别洗净切碎，同入锅，加适量水，先浸渍2小时，再煎煮40分钟，取汁，药渣加适量水再煎煮30分钟，去渣取汁，合并2次药汁。每日1剂，分早、晚2次温服。

养阴润燥、滋补肝肾：沙参、枸杞子各20克，石斛15克。水煎服，早、晚饮用。

阴虚肺燥引起的咳嗽：沙参、百合各9克，银耳6克，冰糖适量。将银耳、百合、沙参、冰糖一起加水煎服，每日2次。

【食疗药膳】

⊙沙参粥

原料：北沙参15克，粳米50克。

制法：先将北沙参洗净后入锅，加入清水适量，煎至100～150毫升，然后去渣取汗，再加入粳米及清水400毫升，煮成粥即可。

用法：每日1剂，早餐食用。

功效：清热养阴，止咳化痰。

适用：燥热咳嗽或痨嗽咯血、哮喘、舌干口燥、食欲缺乏等。

⊙参竹炖猪肺

原料：沙参、玉竹各30克，葱20克，

猪肺1具。

制法：将猪肺用清水洗净，切块，放入沸水锅内氽出血水，将肺捞出，与沙参、玉竹同放砂锅内，加清水2500毫升，加葱大火烧沸后，打去浮沫，改用小火炖1.5小时许，肺熟烂即成。

用法：每食适量，加盐少许，每日2次，连服数日。

功效：养阴润肺，止咳。

适用：阴虚肺燥所致的燥咳少痰、咽干、口渴、舌红少苔等。

桔梗《本经下品》

【释名】白药、梗草《别录》，荠苨《本经》。

根

【气味】辛，微温，有小毒。

【主治】胸胁痛如刀刺，腹满肠鸣幽幽，惊恐悸气《本经》。利五脏肠胃，补血气，除寒热风痹，温中消谷，疗喉咽痛，下蛊毒《别录》。治下痢，破血积气，消聚痰涎，去肺热气促嗽逆，除腹中冷痛，主中恶及小儿惊痫（甄权）。下一切气，止霍乱转筋，心腹胀痛，补五劳，养气，除邪辟温，破癥瘕肺痈，养血排脓，补内漏及喉痹（大明）。利窍，除肺部风热，清利头目咽嗌，胸膈滞气及痛，除鼻塞（元素）。治寒呕（李杲）。主口舌生疮，赤目肿痛（时珍）。

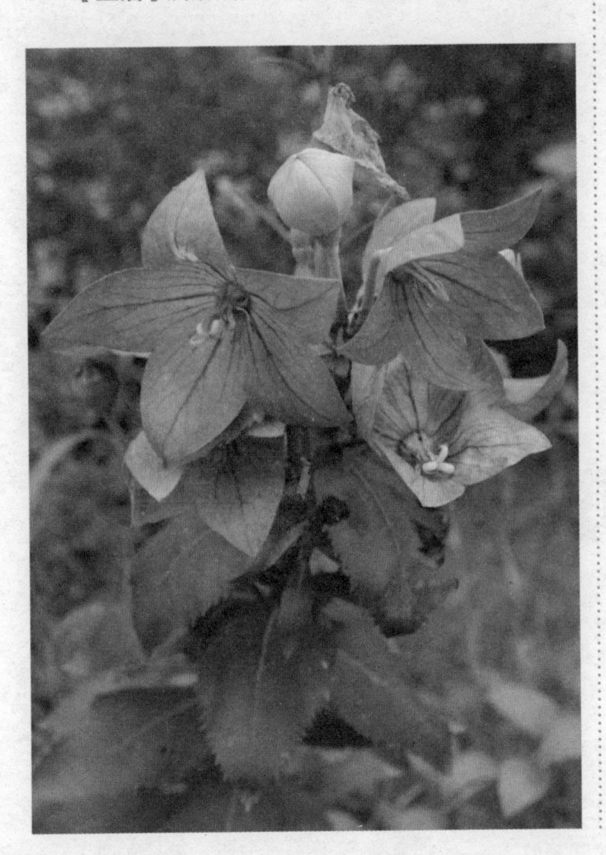

【附方】

胸满不痛：桔梗、枳壳各等分，水二钟，煎一钟，温服。（《南阳活人书》）

痰嗽喘急：桔梗一两半，为末，用童子小便半升，煎四合，去滓温服。（《简要济众方》）

肺痈咳嗽（胸满振寒，脉数咽干，不渴，时出浊唾腥臭，久久吐脓如粳米粥者，桔梗汤主之）：桔梗一两，甘草二两，水三升，煮一升，分温再服。朝暮吐脓血则瘥。（张仲景《金匮玉函方》）

喉痹毒气：桔梗二两，水三升，煎一升，顿服。（《升金方》）

少阴咽痛（少阴证，二三日咽痛者，可与甘草汤；不瘥者，与桔梗汤主之）：桔梗一两，甘草二两，水三升，煮一升，分服。（张仲景《伤寒论》）

骨槽风痛，牙根肿痛：桔梗为末，枣瓤和丸皂子大，绵裹咬之。仍以荆芥汤漱之。（《经验方》）

鼻出衄血，吐血下血：桔梗为末，水服方寸匕，日四服。一加生犀角屑。（《普济方》）

打击瘀血（在肠内，久不消，时发动者）：桔梗为末，米饮下一刀圭。（《肘后要方》）

妊娠中恶（心腹疼痛）：桔梗一两剉，水一钟，生姜三片，煎六分，温服。（《圣惠方》）

⊙芦头

【主治】吐上膈风热痰实，生研末，白汤调服一二钱，探吐（时珍）。

◆实用指南

【单方验方】

外感、咳痰不爽：桔梗30克，甘草60克。加水煎汤，每日2次温服。

伤寒痞气、胸部满闷：桔梗、炙枳壳各30克。加水煎汤，去渣服，每日2次。

咽喉肿痛：桔梗、生甘草各6克，薄荷、牛蒡子各9克。水煎服。

热咳痰稠：桔梗6克，桔梗叶、桑叶各9克，甘草3克。水煎服，每日1剂，连服2～4日。

小儿喘息性肺炎：桔梗、枳壳、半夏、陈皮各4克，神曲、茯苓各5克，甘草1.5克。以上为3岁小儿用量，每日服1～2剂。

【食疗药膳】

⊙桔梗甘草茶

原料：桔梗、甘草各100克。

制法：上味药制粗末，和匀过筛，分包，每包10克，每用1包。

用法：沸水冲泡，代茶频饮。

功效：宣肺止咳化痰。

适用：肺热咳嗽、痰黄黏稠等。

⊙桔梗粥

原料：桔梗10克，大米100克。

制法：将桔梗择净，放入锅中，加清水适量，浸泡5～10分钟后，水煎取汁，加大米煮粥，待熟即成。

用法：每日1剂，早餐食用。

功效：化痰止咳。

适用：肺热咳嗽、痰黄黏稠或干咳难咳等。

黄精《别录上品》

【释名】黄芝《瑞草经》，菟竹、鹿竹、鸡格《别录》，龙衔《广雅》。

根

【气味】甘，平，无毒。

【主治】补中益气，除风湿，安五脏。久服轻身延年不饥《别录》。补五劳七伤，助筋骨，耐寒暑，益脾胃，润心肺。单服九蒸九暴食之，驻颜断谷（大明）。补诸虚，止寒热，填精髓（时珍）。

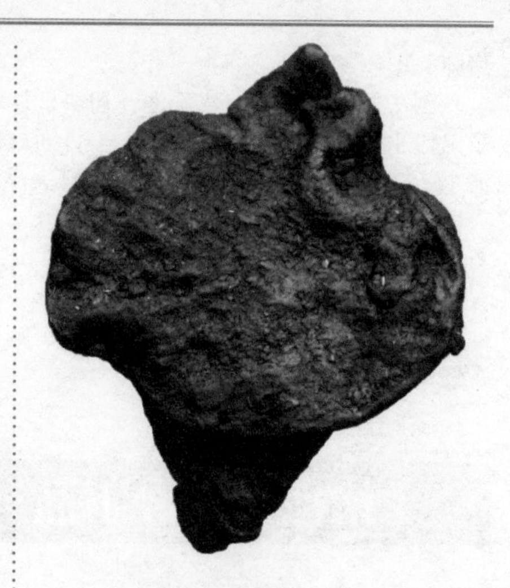

【附方】

补肝明目：黄精二斤，蔓荆子一升淘，同和，九蒸九晒，为末。空心每米饮下二钱，日二服，延年益寿。（《圣惠方》）

大风癞疮（营气不清，久风入脉，因而成癞，鼻坏色败）：用黄精根去皮洁净共以洗二斤，暴，纳粟米饭中，蒸至米熟，时时食之。（《圣济总录》）

补虚精气：黄精、枸杞子各等分，捣作饼，日干为末，炼蜜丸梧子大。每汤下五十丸。（《奇效良方》）

◆实用指南

【单方验方】

气虚血瘀兼咳喘：黄精、人参各15克，桃仁、川芎、红花各10克，苏木、赤芍各20克，白芥子、百部、陈皮各5克。水煎服。

老年白内障：黄精15克，陈皮、枸杞子各9克，菊花3克，珍珠母18克，红糖适量。水煎服，每日1剂，连服10～15日。

恶性黑色素瘤：黄精60克。将黄精洗净，放入砂锅中，加水煎汤。代茶饮，每日1剂。

高脂血症：黄精30克，山楂25克，何首乌15克。水煎服，每日1剂。

肾虚阳痿：黄精、肉苁蓉各30克，鳝鱼250克。同炖服。

脾胃虚弱、身体消瘦、食欲缺乏：黄精、党参、山药各 30 克。加姜枣少许，蒸鸡服食。

糖尿病：黄精、山药各 15 克，知母、玉竹、麦冬各 12 克。水煎服。

肺结核、病后体虚：黄精 25 ~ 50 克。水煎服或炖猪肉食。

胃热口渴：黄精 30 克，山药、熟地各 25 克，麦门冬、天花粉各 20 克。水煎服。

肺痨咳血、赤白带下：鲜黄精根头 100 克，冰糖 50 克。开水炖服。

蛲虫病：黄精 40 克，加冰糖 50 克。炖服。

【食疗药膳】

⊙黄精粥

原料：黄精 30 克，粳米 50 克。

制法：黄精切碎，与粳米共煮为粥。

用法：每日早餐食用。

功效：补气生血。

适用：腰膝酸软、筋骨虚弱等。

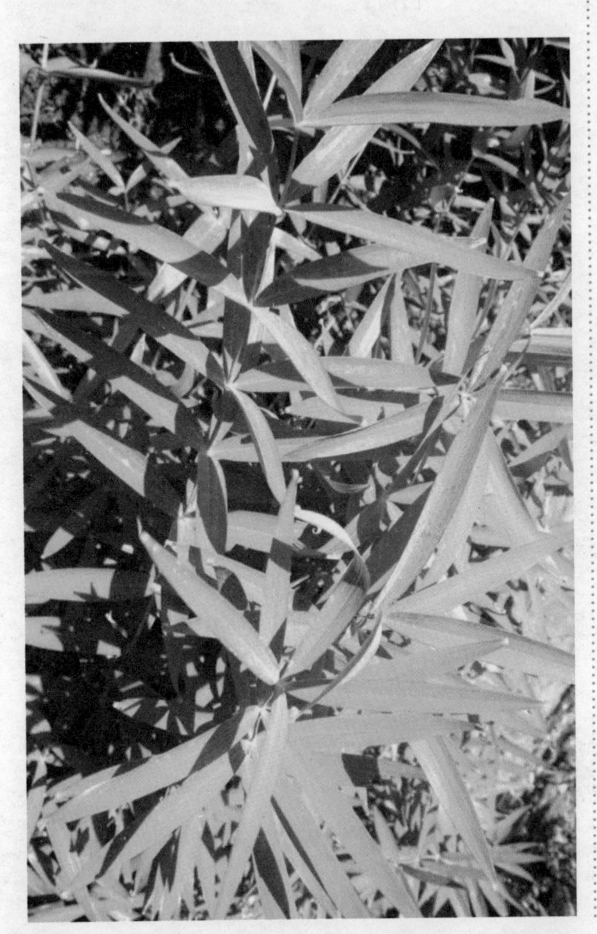

⊙黄精蒸鸡

原料：黄精、党参、山药各 30 克，母鸡 1 只（重约 1000 克），生姜、川椒、盐、味精各适量。

制法：将鸡宰杀，去毛及内脏，洗净，剁成 1 寸大小的块，放入沸水锅烫 3 分钟捞出，洗净血沫，装入锅内，加入葱、姜、盐、川椒、味精，再加入黄精、党参、山药，盖好锅盖，上笼蒸 3 小时即成。

用法：空腹分顿食用，吃鸡喝汤。

功效：益气补虚。

适用：体倦无力、精神疲惫、体力及智力下降者服食。

知母《本经中品》

【释名】连母、货母、地参《本经》，儿草《别录》。

根

【气味】苦，寒，无毒。

【主治】消渴热中，除邪气，肢体浮肿，下水，补不足，益气《本经》。疗伤寒久疟烦热，胁下邪气，膈中恶，及风汗内疸。多服令人泄《别录》。心烦燥闷，骨热劳往来，产后蓐劳，肾气劳，憎寒虚烦（甄权）。热劳传尸疰痛，通小肠，消痰止嗽，润心肺，安心，止惊悸（大明）。凉心去热，治阳明火热，泻膀胱、肾经火，热厥头痛，下痢腰痛，喉中腥臭（元素）。泻肺火，滋肾水，治命门相火有余（好古）。安胎，止子烦，辟射工、溪毒（时珍）。

【附方】

久近痰嗽（自胸膈下塞停饮，止于脏腑）：用知母、贝母各一两为末，巴豆三十枚去油，研匀。每服一字，用姜三片，二面蘸药，细嚼咽下，便睡，次早必泻一行，其嗽立止。壮人乃用之。一方不用巴豆。（《医学集成》）

紫癜风疾：醋磨知母擦之，日三次。（《卫生易简方》）

嵌甲肿痛：知母烧存性研，掺之。（《多能方》）

◆实用指南

【单方验方】

下焦湿热致阳痿早泄：知母、黄柏各20克，龙胆草、木通各15克，水蛭（研末）5克。水煎服，每日1剂。

咳嗽（肺热痰黄黏稠）：知母12克，黄芩9克，鱼腥草、瓜蒌各15克。水煎服，每日1剂。

血淋涩痛：知母、黄柏、木通、滑石各6克。水煎服，每日1剂。

骨蒸劳热、五心烦热：知母、熟地各12克，鳖甲、银柴胡各10克。水煎服，每日1剂。

烦渴不止：知母18克，生山药30克，生黄芪15克，生鸡内金6克，葛根5克，五味子、天花粉各9克。水煎服，每日1剂。

老年干燥综合征：知母、黄柏各20克，熟地15克，山茱萸、山药、泽泻、茯苓、牡丹皮各10克。水煎服，每日1剂。

前列腺肥大症：知母、黄柏、牛膝各20克，丹参30克，大黄15克，益母草50克。水煎服，每日1剂。

【食疗药膳】

⊙知母龙骨炖鸡

原料：知母20克，龙骨40克，雏母鸡1只（当年未下蛋）。

制法：将母鸡拔毛去内脏洗净，取知母、龙骨放入鸡腹腔内，小火炖至熟烂即可。

用法：早、晚佐餐食用。

功效：滋阴降火。

适用：早泄伴情欲亢盛、梦遗滑精者。

⊙山药知母汁

原料：生山药粉30克，知母、天花粉各15克，生鸡内金粉、五味子、葛根粉各10克。

制法：先将知母、五味子加水500毫升，煎汁300毫升，去渣，再将山药粉、葛根粉、天花粉、内金粉冷水调糊，趁药液沸滚时倒入搅拌为羹。

用法：每次100毫升，每日3次。

功效：利小便，消肿。

适用：糖尿病尿频、下肢浮肿等。

肉苁蓉《本经上品》

【释名】肉松容、黑司命《吴普》。

【气味】甘，微温，无毒。

【主治】五劳七伤，补中，除茎中寒热痛，养五脏，强阴，益精气，多子，妇人癥瘕。久服轻身《本经》。除膀胱邪气腰痛，止痢《别录》。益髓，悦颜色，延年，大补壮阳，日御过倍，治女人血崩（甄权）。男子绝阳不兴，女子绝阴不产，润五脏，长肌肉，暖腰膝，男子泄精，尿血遗沥，女子带下阴痛（大明）。

【附方】

补益劳伤（精败面黑）：肉苁蓉四两，水煮令烂，薄细切，研精羊肉，分为四度，下五味，以米煮粥空心食。（《药性论》）

肾虚白浊：肉苁蓉、鹿茸、山药、白茯苓各等分，为末，米糊丸梧子大，每枣汤下三十丸。（《圣济总录》）

汗多便秘（老人虚人皆可用）：肉苁蓉酒浸焙二两，研沉香末一两，为末，麻子仁汁打糊，丸梧子大。每服七十丸，白汤下。（《济生方》）

消中易饥：肉苁蓉、山茱萸、五味子为末，蜜丸梧子大，每盐酒下二十丸。（《医学指南》）

破伤风病（口禁身强）：肉苁蓉切片晒干，用一小盏，底上穿定，烧烟于疮上熏之，累效。（《卫生总录》）

◆实用指南

【单方验方】

老年阴虚血亏、大便秘结：肉苁蓉20克，当归15克，火麻仁10克。水煎好，待适温时加蜂糖适量服。

中老年人久病体质虚弱、体倦乏力、性功能减退：肉苁蓉片20克，狗肉200克。将狗肉洗净切为小块，放入肉苁蓉，加水适量，炖煮1～2小时，食肉喝汤。

病后体虚、全身无力、消化不良者：肉苁蓉10克，大米100克。加水适量，煮粥食用。

肾虚精亏、肾阳不足而致阳痿：肉苁蓉、韭菜籽各9克。水煎服，每日1剂，连服1周，停3日再服1周。

习惯性便秘：肉苁蓉30克，火麻仁、当归各15克。水煎服，每日1剂，

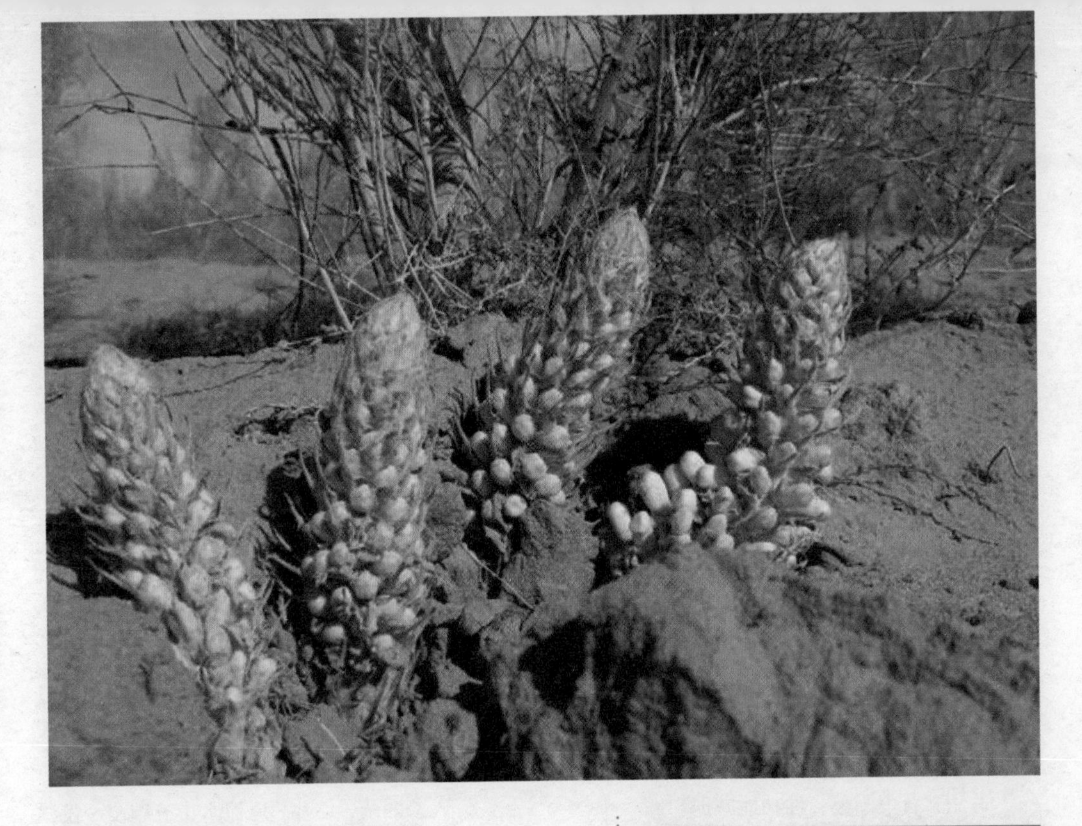

连服 5 剂，改为间日 1 剂，再服 5 剂。

【食疗药膳】

⊙苁蓉强身粥

原料：肉苁蓉 30 克，精羊肉、大米各 100 克。

制法：先将肉苁蓉放入沙罐中，加水煮熟后，捞出切成薄片备用；将切细的羊肉、洗净的大米与肉苁蓉片同放入沙罐，熬煮至粥熟加葱、姜、盐等调味料，再煮 2 沸即成。

用法：每日 1 剂，分 2 次于空腹时食粥。

功效：补肾温阳，填精健骨，益气和中。

适用：脾肾阳虚、精血不足之腰膝酸冷、下肢软弱、阳痿早泄、遗精遗尿等。

⊙肉苁蓉豆豉汤

原料：豆豉 150 克，萝卜 90 克，芋头 5 个，豆腐 2 块，肉苁蓉 12 克。

制法：将豆豉压碎，萝卜切丝，芋头切成细块，豆腐切小方块。肉苁蓉用 6 杯水，以慢火煎约 1 小时，煮至约 4 杯分量，隔渣留汁待用。肉苁蓉汁加放适量水，放入豆豉和少许盐，搅匀溶开，加盖煮。煮滚后放萝卜丝和芋头，加盖煮滚，再放入豆腐，煮至豆腐浮起，调味即可。

用法：不拘时饮用。

功效：补脾益肾，延年益寿。

适用：男子性功能减退。

锁阳《补遗》

【气味】甘，温，无毒。

【主治】大补阴气，益精血，利大便。虚人大便燥结者，啖之可代苁蓉，煮粥弥佳，不燥结者勿用（震亨）。润燥养筋，治痿弱（时珍）。

◆实用指南

【单方验方】

气虚之便秘：锁阳、桑椹各 15 克，蜂蜜 30 克。将锁阳切片与桑椹水煎取汁，入蜂蜜搅匀，分 2 次服。

肠燥便秘：锁阳 1500 克，浓煎，加炼蜜熬成膏，每次 1 ~ 2 匙，用开水或热酒化服，每日 3 次。

腹泻：锁阳 30 克，姜粉 6 克。水煎服，每日 1 剂，一般服 2 ~ 4 剂。

消化性溃疡：锁阳 15 克，珠芽蓼 9 克。水煎服，每日 1 剂，连服 30 日。

心脏病伴小便不利：锁阳 15 克，枸杞子 9 克。水煎服，每日 1 剂。

泌尿系统感染尿血：锁阳、金银花藤各15克，白茅根30克。水煎服，每日1剂。

胃痛、胃酸过多：锁阳120克，寒水石（煅）150克，盐3克，龙胆草30克，冰糖300克。共为细末，每服9克，沸水冲服，每日2次。

【食疗药膳】

⊙锁阳粥

原料：锁阳15克，大米50克。

制法：将锁阳择净，放入锅中，加清水适量，浸泡5～10分钟，水煎取汁，加大米煮粥服食。

用法：每日1剂，连续3～5日。

功效：补肾壮阳，润肠通便。

适用：肾阳不足，精血亏虚所致的阳痿、遗精、不孕、腰膝酸软、筋骨无力等。

⊙锁阳酒

原料：锁阳30克，白酒500克。

制法：锁阳切成薄片，泡酒中7日。

用法：每次1小杯，每日2次。

功效：补肾壮阳。

适用：肾虚阳痿、性功能减退。

白术《本经上品》

【释名】山蓟《本经》，马蓟《纲目》，山姜、山连《别录》，吃力伽《日华》。

【气味】甘，温，无毒。

【主治】风寒湿痹，死肌痉疸，止汗除热消食。作煎饵久服，轻身延年不饥《本经》。主大风在身面，风眩头痛，目泪出，消痰水，逐皮间风水结肿，除心下急满，霍乱吐下不止，利腰脐间血，益津液，暖胃消谷嗜食《别录》。治心腹胀满，腹中冷痛，胃虚下利，多年气痢，除寒热，止呕逆（甄权）。反胃，利小便，主五劳七伤，补腰膝，长肌肉，治冷气，痃癖气块，妇人冷癥瘕（大明）。除湿益气，和中补阳，消痰逐水，生津止渴，止泻痢，消足胫湿肿，除胃中热、肌热。得枳实，消痞满气分。佐黄芩，安胎清热（元素）。理胃益脾，补肝风虚，主舌本强，食则呕，胃脘痛，身体重，心下急痛，心下水痞。冲脉为病，逆气里急，脐腹痛（好古）。

【附方】

一切脾胃虚损，益元气：白术一斤，人参四两，切片，以流水十五碗浸一夜，桑柴文大火煎取浓汁熬膏，入炼蜜收之，每以白汤点服。（《集简方》）

胸膈烦闷：白术末，水服方寸匕。（《千金方》）

心下有水：白术三两，泽泻五两，水三升，煎一升半，分三服。(《梅师方》)

中风口噤，不知人事：白术四两，

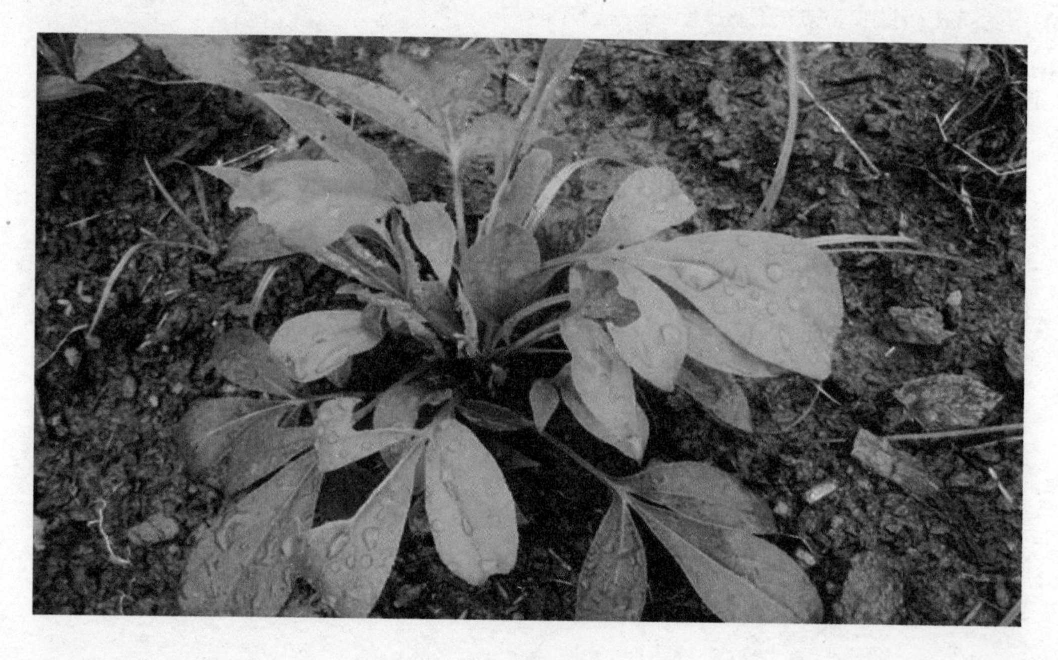

酒三升，煮取一升，顿服。（《千金方》）

湿气作痛：白术切片，煎汁熬膏，白汤点服。（《集简方》）

中湿骨痛：术一两，酒三盏，煎一盏，顿服。不饮酒，以水煎之。（《三因良方》）

妇人肌热（血虚者）：用白术、白茯苓、白芍药各一两，甘草半两，为散，姜、枣煎服，王焘。（《外台秘要》）

风瘙瘾疹：白术为末，酒服方寸匕，日二服。（《千金方》）

自汗不止：白术为末，饮服方寸匕，日二服。（《千金方》）

久泻滑肠：白术炒、茯苓各一两，糯米炒二两，为末，枣肉拌食，或丸服之。（《简便方》）

老人常泻：白术二两，黄土拌蒸，焙干去土，苍术五钱，泔浸炒，茯苓一两，为末，米糊丸梧子大，每米汤下七八十丸。（《简便方》）

◆实用指南

【单方验方】

儿童流涎：生白术适量。捣碎，加水和白糖，放锅上蒸汁，分次口服，每日 10 毫升。

气血不足：生白术 30 ~ 60 克，枳壳、火麻仁各 10 ~ 30 克，蜂蜜 10 克，核桃肉 2 个。水煎服，每日 1 剂，每日 2 次。

肝癌：白术 20 克，当归、山慈菇、半边莲、太子参各 30 克，昆布、海藻各 12 克，白花蛇舌草 25 克，三棱 10 克。水煎服，每日 1 剂。

单纯性便秘、老年便秘、产科手术后便秘、脑卒中偏瘫便秘：白术 60 ~ 90 克。水煎服，每日 1 剂。

体质虚弱（症见食少不化，脘腹虚胀，大便溏薄，倦怠乏力，或汗出等）：白术 5 ~ 10 克。水煎服，每日 1 剂。

白细胞减少：白术 30 克。水煎服，早、晚分服，每日 1 剂。

夜间口干症：白术 30 克。煎汤代茶饮。

【食疗药膳】

⊙白术半夏天麻粥

原料：白术、天麻各 10 克，半夏 5 克，橘红 3 克，大枣 3 枚，粳米 50 克。

制法：先将白术、天麻、半夏、橘红、大枣清理干净后，水煎取汗去渣；然后将药汁与淘洗干净的粳米一同入锅煮粥，粥将熟时加入白糖，稍煮即成。

用法：每日 2 次，温热服。

功效：健脾祛湿，熄风化痰。

适用：高血压、风痰所致之眩晕头痛、痰多、胸肠胀满等。

⊙白术黄花面

原料：白术、黄花菜各 15 克，面条 500 克，豆芽 250 克，水发香菇 30 克，嫩姜、芹菜、菜油、酱油、味精各适量。

制法：将白术研成细粉；香菇、嫩姜切丝；芹菜放沸水锅焯一下，切碎；豆芽洗净去根，黄花菜切寸段。将面条放在沸水锅中浸透，捞起沥干水分，然后披开，淋上熟菜油，拌匀抖松。将炒锅放在中火上，倒入菜油烧至油冒烟，取出一半待用。然后将姜丝放入稍煸，加香菇、黄花菜，翻炒，加酱油、白术粉、味精，加少量水煮沸后，即将面条、豆芽倒入锅中翻拌，加盖稍焖至干熟透，拌入留下的熟油。装盘时，在面条上铺芹菜珠。

用法：每日 1 次，每次吃面条适量。

功效：健脾益气，补虚益精。

适用：脾虚气弱的肿瘤、冠心病、高血压等。

苍术

【释名】赤术《别录》，山精《抱朴》，仙术《纲目》，山蓟。

【气味】苦、温，无毒。

【主治】风寒湿痹，死肌痉疸。作煎饵久服，轻身延年不饥《本经》。主头痛，消痰水，逐皮间风水结肿，除心下急满及霍乱吐下不止，暖胃消谷嗜食《别录》。除恶气，弭灾沴（弘景）。明目，暖水脏（刘完素）。除湿发汗，健胃安脾，治痿要药（李杲）。散风益气，总解诸郁（震亨）。治湿痰留饮或挟瘀血成窠囊，及脾湿下流，浊沥带下，滑泻肠风（时珍）。

苗

【主治】作饮甚香，去水（弘景）。亦止自汗。

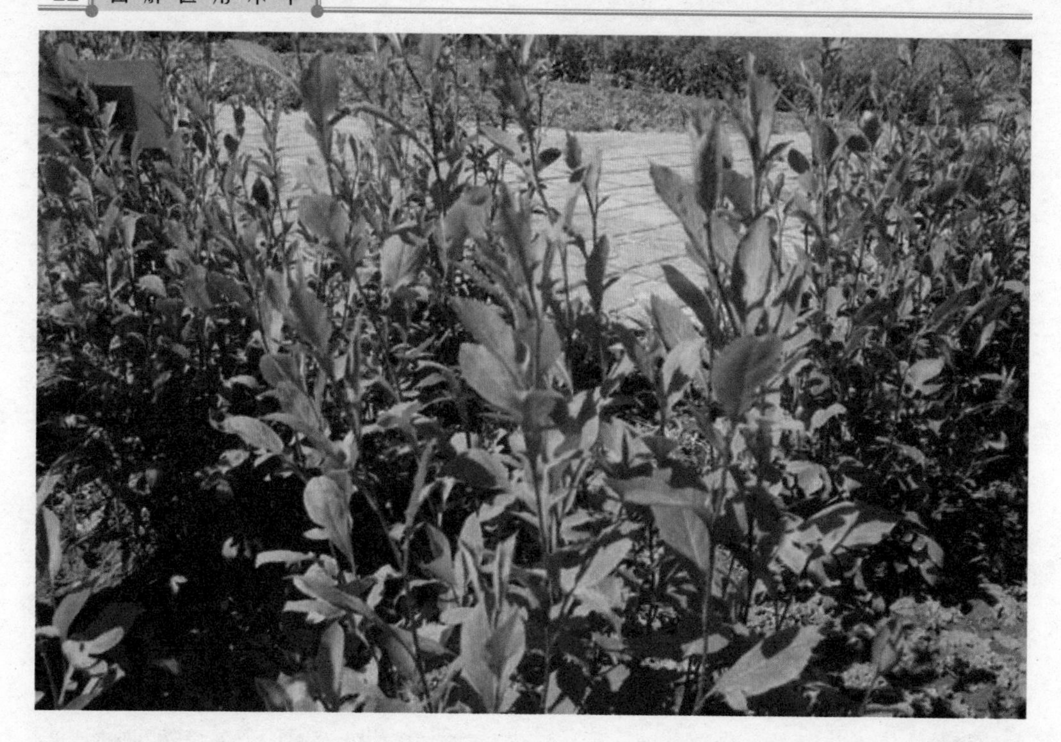

【附方】

乌髭发，驻颜色，壮筋骨，明耳目，除风气，润肌肤，久服令人轻健：苍术不计多少，米泔水浸三日，逐日换水，取出刮去黑皮，切片暴干，慢火炒黄，细捣为末。每一斤，用蒸过白茯苓末半斤，炼蜜和丸梧子大，空心卧时热水下十五丸。别用术末六两，甘草末一两，拌和作汤点之，吞丸尤妙。忌桃、李、雀、蛤、诸血。（《经验方》）

补虚损，固精气，乌髭发，此铁瓮城申先生方也，久服令人有子：茅山苍术刮净一斤，分作四分，用酒、醋、米泔、盐汤各浸七日，晒研，川椒红、小茴香各四两，炒研，陈米糊和丸梧子大。每服四十丸，空心温酒下。（《圣济总录》）

腹中虚冷（不能饮食，食辄不消，羸弱生病）：术二斤，曲一斤，炒为末，蜜丸梧子大。每服三十丸，米汤下，日三服。大冷加干姜三两，腹痛加当归三两，羸弱加甘草二两。（《肘后方》）

暑月暴泻：用神曲炒，苍术米泔浸一夜焙，等分为末，糊丸梧子大。每服三五十丸，米饮下。（《和剂局方》）

湿气身痛：苍术泔浸切，水煎，取浓汁熬膏，白汤点服。（《简便方》）

补虚明目，健骨和血：苍术泔浸四两，熟地焙二两，为末，酒糊丸梧子大。每温酒下三五十丸，日三服。（《普济方》）。

眼目昏涩：苍术半斤，泔浸七日，去皮切焙；木贼二两，为末。每服一钱，茶酒任下。（《圣惠方》）

风牙肿痛：苍术盐水浸过，烧存性，研末揩牙，去风热。（《普济方》）

◆实用指南

【单方验方】

湿疹：苍术、黄柏、煅石膏各等分。研末敷患处。

风湿性关节炎：苍术、黄柏各9克，忍冬藤30克。水煎服，每日1剂。

脾虚气陷型胃下垂：苍术15克。加水煎煮或用沸水浸泡，每剂可煎煮两次或冲泡3杯，每日1剂，连续服用1个月。

腰痛伴不能俯：苍术15克，白术30克，薏苡仁20克。水煎服，每日1剂。

恶心呕吐：苍术30克，麦麸250克，酒适量，醋少许。苍术研末，拌麦麸炒黄，乘热以酒淬。患者吸其热气，另取一部分，用布包，在前胸温拭。

【食疗药膳】

⊙苍术贯众茶

原料：苍术、贯众各 15 ~ 20 克。

制法：将上二味共研细末，布包沸水冲泡。

用法：代茶频饮，每日饮完。

功效：辟秽解毒，清除恶气。

适用：感冒流行季节，感受邪毒，头痛、鼻塞、周身沉重不适者。

⊙苍术粥

原料：苍术 10 克，大米 100 克，白糖少许。

制法：将苍术择净，放入锅中，加清水适量，水煎取汁，加大米煮粥，待熟时调入白糖，再煮一二沸即成。

用法：每日 1 剂，早餐食用。

功效：燥湿健脾，祛风除湿。

适用：湿阻中焦所致的脘腹胀满、食欲缺乏、恶心呕吐、倦怠乏力、风寒湿痹等。

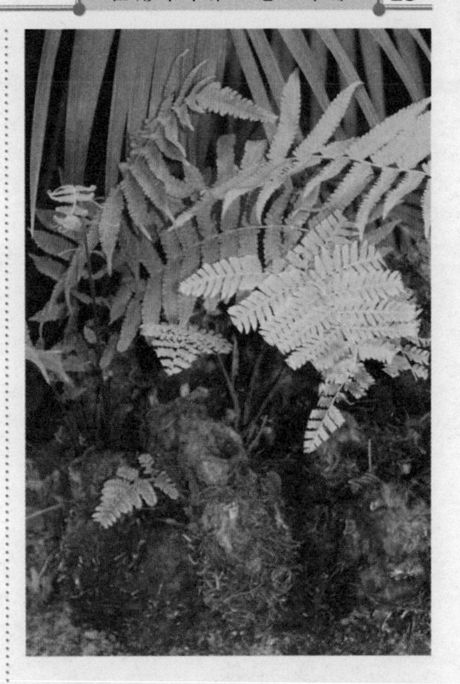

狗脊《本经中品》

【释名】强膂、扶筋《别录》，百枝《本经》，狗青《吴普》。

根

【气味】苦，平，无毒。

【主治】腰背强，关机缓急，周痹寒湿膝痛，颇利老人《本经》。疗失溺不节，男女脚弱腰痛，风邪淋露，少气目暗，坚脊利俯仰，女子伤中关节重《别录》。男子女人毒风软脚，坚气虚弱，续筋骨，补益男子（甄权）。强肝肾，健骨，治风虚（时珍）。

【附方】

男子诸风：四宝丹，用金毛狗脊，盐泥固济，煅红去毛，苏木、萆薢、川乌头生用各等分，为末，米醋和丸梧子大。每服二十丸，温酒、盐汤下。（《普济方》）

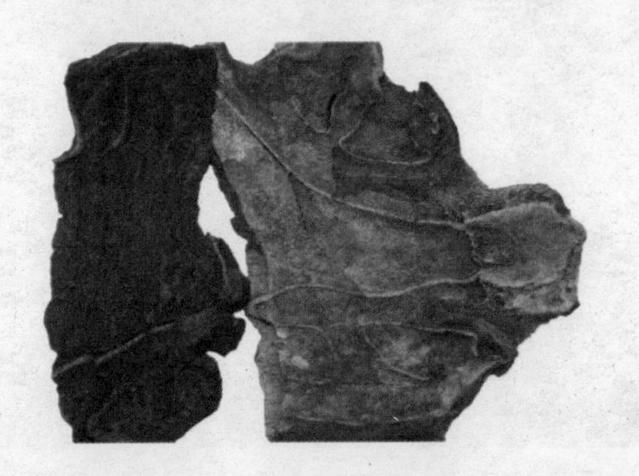

室女白带：冲任虚寒。鹿茸丸，用金毛狗脊燎去毛、白敛各一两，鹿茸酒蒸焙二两，为末，用艾煎醋汁打糯米糊，丸梧子大。每服五十丸，空心温酒下。（《济生方》）

固精强骨：金毛狗脊、远志肉、白茯神、当归身各等分，为末，炼蜜丸梧子大。每酒服五十丸。（《集简方》）

病后足肿：但节食以养胃气，外用狗脊煎汤渍洗。（《吴绥蕴要》）

◆实用指南

【单方验方】

阳痿遗精：狗脊、黄精各 15 克，仙茅 10 克，金樱子 30 克。水煎服，每日 1 剂。

腰痛、脚膝痿软：狗脊、萆薢各 100 克，菟丝子 500 克。共研粉，炼蜜为丸，每服 9 克，每日 2 次。

肾虚腰痛：狗脊、刀豆壳、扶芳藤各 15 克，千斤拔 30 克。水煎服，每日 1 剂。

外伤出血：狗脊茸毛适量。消毒后

敷贴创面。

【食疗药膳】

⊙狗脊粥

原料：狗脊 10 克，大米 100 克，白糖适量。

制法：将狗脊择净，放入锅中，加清水适量，浸泡 5 ~ 10 分钟后，水煎取汁，加大米煮粥，待粥熟时下白糖，再煮一二沸即成。

用法：每日 1 剂，连续 3 ~ 5 日。

功效：补益肝肾，祛风除湿，固精缩尿。

适用：肝肾不足、风湿侵袭所致的腰脊酸痛、不能俯卧、筋骨无力、足膝软弱、小便频数、夜尿频多、带下等。

⊙狗脊酒

原料：金毛狗脊 150 克，黄酒 1500 毫升。

制法：将狗脊切片，浸于酒中，封固容器置锅中，隔水加热煮 1.5 小时，取出，埋土中 7 日以去火毒。

用法：每日 3 次，每次饮酒 1 小盅。

功效：强筋壮骨。

适用：筋骨关节疼痛、腰膝无力、活动不便等。

贯众《本经下品》

【释名】贯节、贯渠、百头《本经》，黑狗脊《纲目》，凤尾草《图经》。

根

【气味】苦，微寒，有毒。

【主治】腹中邪热气，诸毒，杀三虫《本经》。去寸白，破癥瘕，除头风，止金疮《别录》。为末，水服一钱，止鼻血有效（苏颂）。治下血崩中带下，产后血气胀痛，斑疹毒，漆毒，骨哽。解猪病（时珍）。

花

【主治】恶疮，令人泄《别录》。

【附方】

鼻衄不止：贯众根末，水服一钱。（《普济方》）

诸般下血（肠风酒痢，血痔下血）：黑狗脊（黄者不用，须内肉赤色者，即本草贯众也）去皮毛，剉焙为末。每服二钱，空心米饮下。或醋糊丸梧子大，每米饮下三四十丸。或烧存性，出火毒为末，入麝香少许，米饮服二钱。（《普济方》）

女人血崩：贯众半两，煎酒服之，立止。（《集简方》）

头疮白秃：贯众、白芷为末，油调涂之。又方，贯众烧末，油调涂。（《圣惠方》）

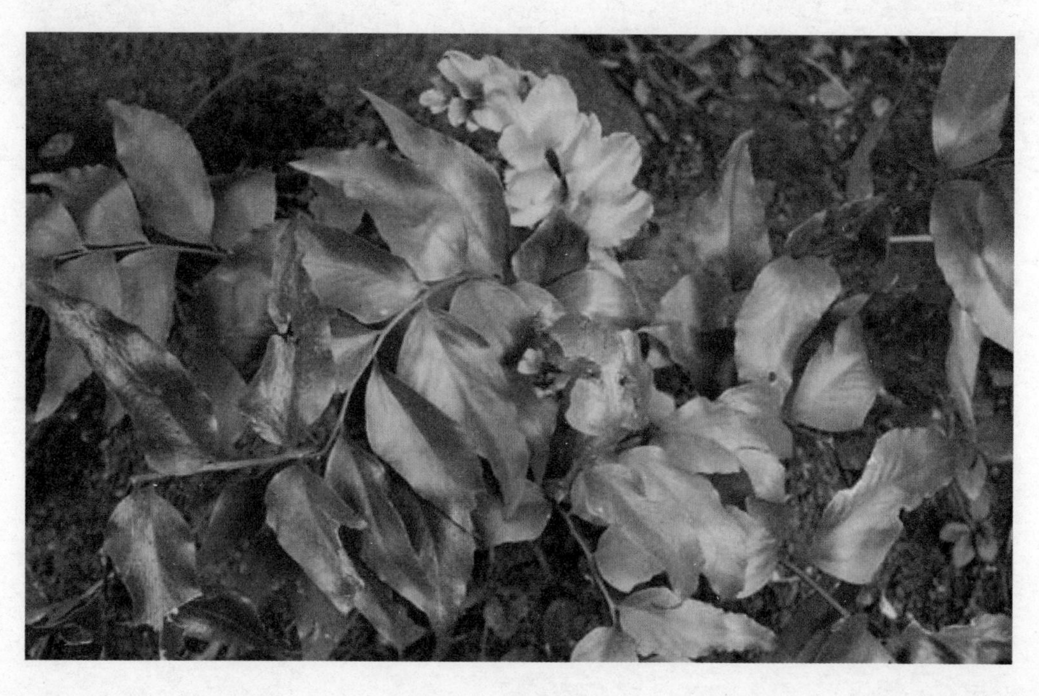

鸡鱼骨哽：贯众、缩砂、甘草各等分，为粗末，绵包少许，含之咽汁，久则随痰自出。（《普济方》）

血痢不止：凤尾草根即贯众五钱，煎酒服。（陈解元吉言所传《集简方》）

◆实用指南

【单方验方】

钩虫病：贯众 9 ~ 15 克。水煎服。

肺结核、支气管扩张之咳血，上消化道出血：贯众 60 克。水煎服，每日 1 剂，分 3 ~ 4 次服。

慢性铅中毒：贯众、萆薢各 24 克，党参 15 克，鸡血藤 12 克。水煎 2 次，使成 200 毫升药液，每日分 2 次服，10 日为 1 个疗程，间歇 5 日，共用 4 个疗程。

预防感冒、流行性感冒、流行性脑脊髓膜炎、流行性乙型脑炎：贯众、金银花各 15 克，黄芩 6 克，甘草 3 克。开水泡服当茶饮。

大吐血不止：贯众、黄连按 2 ∶ 1 之比配合。共研粉，以糯米饮调服 6 克。

钩虫、绦虫、蛲虫病：贯众 12 克，乌梅 9 克，大黄 6 克。水煎空腹服。

预防感冒、流行性感冒、流行性脑脊髓膜炎、流行性乙型脑炎：贯众 30 克，大青叶 20 克，甘草 6 克。水煎服。

预防麻疹：贯众研末。3 岁以下每服 0.15 克，每日 2 次，连服 3 日。

大吐血不止：贯众炭 15 克，血余炭 12 克，鲜侧柏叶 20 克。水煎服。

【食疗药膳】

⊙贯众板蓝根茶

原料：贯众、板蓝根各 30 克，甘草 15 克。

制法：将上三药放入茶杯内，冲入开水，加盖闷泡 15 分钟，代茶饮用。

用法：每日 1 剂，频频冲泡饮服，连饮 6 ~ 8 次。

功效：祛风，清热，利咽。

适用：流行性感冒、发热、头痛、周身酸痛等。

⊙凤尾草炖猪肠

原料：凤尾草 20 ~ 30 克，猪大肠 100 克。

制法：将凤尾草与猪大肠加水共炖，待大肠熟去渣。

用法：食肠及汤，每日 1 剂，连服 5 ~ 7 剂。

功效：清热解毒，凉血止血。

适用：大便秘结不下。

巴戟天《本经上品》

【释名】不凋草《日华》，三蔓草。

根

【气味】辛、甘，微温，无毒。

【主治】大风邪气，阴痿不起，强筋骨，安五脏，补中增益气《本经》。疗头面游风，小腹及阴中相引痛，补五劳，益精，利男子《别录》。治男子夜梦鬼交精泄，强阴下气，治风癞（甄权）。治一切风，疗水胀《日华》。治脚气，去风疾，补血海（时珍），出《仙经》。

【附方】

虚羸阳道不举，五劳七伤百病：巴戟天、生牛膝各三斤。以酒五斗浸之，去渣温服，常令酒气相及，勿至醉吐。（《千金方》）

妇人子宫久冷，月脉不调，或多或少，赤白带下：巴戟三两，良姜六两，紫金藤十六两，青盐二两，肉桂（去粗皮）、吴茱萸各四两。上为末，酒糊为丸。每服二十丸，暖盐酒送下，盐汤亦得。日午、夜卧各一服。（《和剂局方》巴戟丸）

风冷腰胯疼痛，行步不得：巴戟、羌活、桂心、五茄皮、干姜（炮裂）各一两半，杜仲二两（去粗皮，炙微黄，判），牛膝三两（去苗）。上药捣罗为末，炼蜜和捣三、二百杵，丸如梧桐子大。每于食前，以温酒饮下三十丸。（《圣惠方》巴戟丸）

小便不禁：益智仁、巴戟天（去心，二味以青盐、酒煮）、桑螵蛸、菟丝子（酒蒸）各等分，为细末，酒煮糊为丸，如梧桐子大。每服二十丸，食前用盐酒或盐汤送下。（《奇效良方》）

白浊：菟丝子（酒煮一日，焙干）、巴戟（去心，酒浸煮）、补骨脂（炒）、鹿茸、山药、赤石脂、五味子各一两。上为末，酒糊丸。空心盐汤下。（《普济方》）

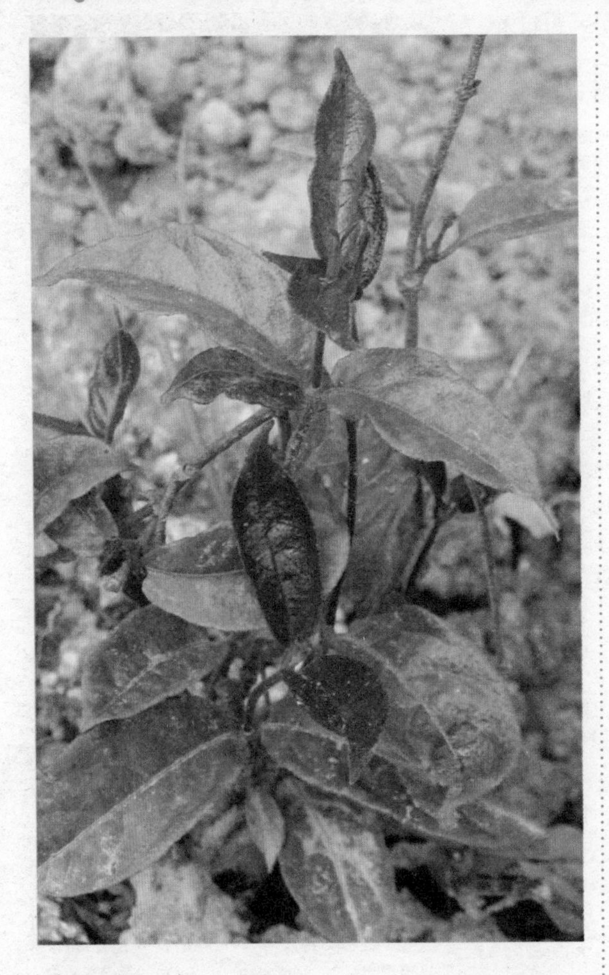

◆实用指南

【单方验方】

阳痿：巴戟天30克，菟丝子20克。水煎服，每日1剂。

老人衰弱，足膝痿软：巴戟天、熟地各10克，人参4克（或党参10克），菟丝子、补骨脂各6克，小茴香2克。水煎服，每日1剂。

更年期高血压：巴戟天6克，知母、黄柏、当归各9克，仙茅、淫羊藿各12克。每日1剂，水煎服，10日为1个疗程。

肾虚腰痛：巴戟天、牛尾菜、五加皮、当归藤各10克。水煎服，每日1剂。

风湿骨痛：巴戟天、鸡血藤各15克，千斤拔、五指毛桃各30克，六棱菊12克，牛膝10克。水煎服，每日1剂。

腰酸背痛，肢冷，腿膝无力：巴戟天15克，续断、补骨脂各10克，核桃仁30克。水煎服或研细粉用淡盐汤送服。

【食疗药膳】

⊙巴戟煲鸡肠

原料：巴戟天15克，鸡肠2～3副。

制法：鸡肠剪开洗净，同巴戟放砂锅内，加清水500毫升煮汤。

用法：去药渣，吃肠饮汤，每日2次。

功效：温补肾阳。

适用：肾阳亏虚引起的精子活力低下或少精子症。

⊙巴戟鹿肉

原料：巴戟20克，鹿肉250克，肉桂6克。

制法：将鹿肉洗净、切小块，与巴戟、肉桂共入砂锅内，加少许盐、料酒、味精，小火煮炖，待鹿肉烂熟即可。

用法：每晚1次顿服，连服数日。

功效：补益精，壮阳固精。

适用：精血不足、阳虚不固之阳痿、遗精、早泄、体弱身倦等。

远志《本经上品》

【释名】苗名小草、细草、棘苑《本经》。

根

【气味】苦，无毒。

【主治】咳逆伤中，补不足，除邪气，利九窍，益智慧，耳目聪明，不忘，强志倍力。久服轻身不老《本经》。利丈夫，定心气，止惊悸，益精，去心下膈气，皮肤中热，面目黄《别录》。杀天雄、附子、乌头毒，煎汁饮之（之才）。治健忘，安魂魄，令人不迷，坚状阳道（甄权）。长肌肉，助筋骨，妇人血噤失音，小儿客忤《日华》。肾积奔豚（好古）。治一切痈疽（时珍）。

叶

【主治】益精补阴气，止虚损梦泄《别录》。

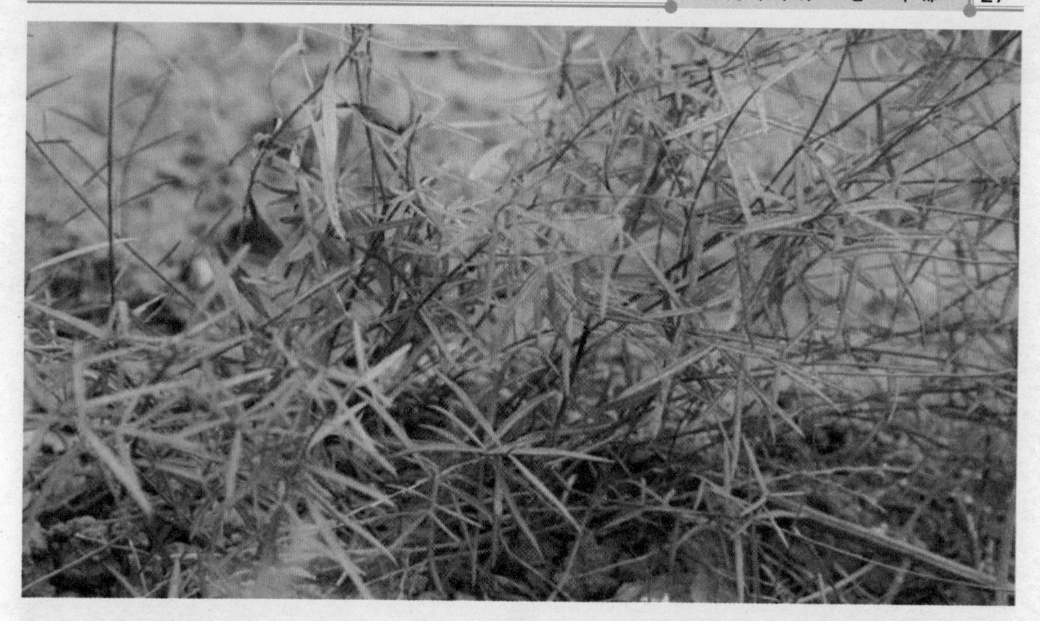

【附方】

心孔昏塞，多忘善误：丁酉日密自至市买远志，着巾角中，还为末服之，勿令人知。（《肘后方》）

喉痹作痛：远志肉为末，吹之，涎出为度。（《直指方》）

吹乳肿痛：远志焙研，酒服二钱，以滓敷之。（《袖珍方》）

小便赤浊：远志、甘草水煮半斤，茯神、益智仁各二两，为末，酒糊丸梧子大，每空心枣汤下五十丸。（《普济方》）

◆实用指南

【单方验方】

慢性哮喘：炒远志15克，加冰糖少许。水煎服，连服5～6次。16岁下之儿童可减成半量。

神经衰弱：远志6克，百合、酸枣仁各15克。水煎服，每日1剂。

经行心烦：远志10克，生地、炒枣仁各18克，朱砂0.5克。水煎服，每日1剂。

【食疗药膳】

⊙远志枣仁粥

原料：远志肉、炒酸枣仁各10克，粳米50克。

制法：如常法煮粥，粥熟时加入远志、枣仁稍煮即可。

用法：此粥宜睡前做夜宵服。枣仁不能久炒，否则油枯而失去镇静之效。

功效：补肝，宁心，安神。

适用：心肝两虚所致的心悸。

⊙远志酒

原料：远志500克，白酒2500毫升。

制法：将远志研末，放入酒坛，倒入白酒，密封坛口。每日摇晃1次，7日后即成。

用法：每日1次，每次10～20毫升。

功效：安神益智，消肿止痛。

适用：健忘、惊悸、失眠等。

淫羊藿《本经中品》

【释名】仙灵脾《唐本草》，放杖草《日华》，三枝九叶草《图经》，刚前《本经》。

根叶

【气味】辛，寒，无毒。

【主治】阴痿绝伤，茎中痛，利小便，益气力，强志《本经》。坚筋骨，消瘰疬赤痈，下部有疮，洗出虫。丈夫久服，令人无子《别录》。机曰：无子字误，当作有子。丈夫绝阳无子，女人绝阴无子，老人昏耄，中年健忘，一切冷风劳气，

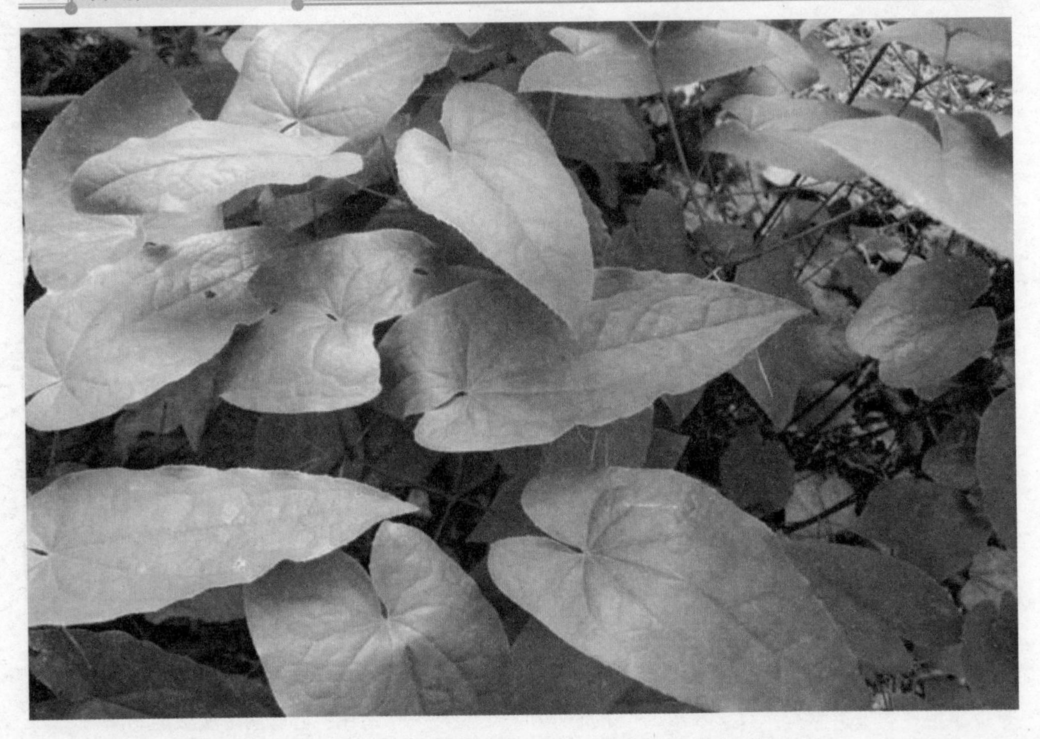

筋骨挛急，四肢不仁，补腰膝，强心力（大明）。

【附方】

益丈夫兴阳，理腰膝冷：仙灵脾酒，用淫羊藿一斤，酒一斗，浸三日，逐时饮之。（《食医心镜》）

偏风不遂（皮肤不仁，宜服）：仙灵脾酒，仙灵脾一斤，细剉，生绢袋盛，于不津器中，用无灰酒二斗浸之，重封，春、夏三日、秋、冬五日后，每日暖饮，常令醺然，不得大醉，酒尽再合，无不效验。合时，切忌鸡犬妇人见。（《圣惠方》）

小儿雀目：仙灵脾根、晚蚕蛾各半两，炙甘草、射干各二钱半，为末。用羊子肝一枚，切开掺药二钱，扎定，以黑豆一合，米泔一盏，煮熟，分两次食，以汁送之。（《普济方》）

牙齿虚痛：仙灵脾为粗末，煎汤频漱，大效。（《奇效方》）

◆实用指南

【单方验方】

肺肾两虚，喘咳短气：淫羊藿 15 克，黄芪 30 克，五味子 6 克。煎汤饮。

前列腺增生：淫羊藿、肉苁蓉、锁阳、王不留行各 15 克，党参、黄芪、贝母各 20 克，枳实、炮山甲各 10 克，益母草 30 ~ 50 克。水煎服，每日 1 剂，每日 2 次。

更年期综合征：淫羊藿、知母、女贞子、旱莲草各 12 克，黄柏、当归、仙茅各 10 克。每日 1 剂，分 2 次煎服。

腰膝酸软：淫羊藿 100 克，鸡血藤 50 克，白酒 1000 毫升。浸酒 7 日后，每日早、晚各饮 10 ~ 15 毫升。

外阴白斑：淫羊藿 100 克。研为极细末，以鱼肝油软膏适量调匀，洗净外阴后，用该药涂于患处，每日 2 次。7 日为 1 个疗程。

慢性支气管炎：淫羊霍、紫金牛按 4 ：1 配伍。研为细末，炼蜜为丸服之，每次 9 克，每日 2 次。

【食疗药膳】

⊙淫羊藿酒

原料：淫羊藿 60 克，白酒 500 毫升。

制法：将淫羊藿加工破碎，用细纱布装好，扎紧门，置于干净瓶中。将白酒倒入瓶中，加盖密封，置放于阴凉干燥处。每日摇动数下，经 7 日后即可开封取饮。

用法：每日晚临睡前饮服 10 ~ 15 毫升。

功效：补肾阳，强筋骨，祛风湿。

适用：肾阳亏虚所致的男子阳痿不举、女子宫寒不孕、筋骨无力、腰膝软弱等。

⊙兴阳酒

原料：淫羊藿30克，阳起石30克，米酒500毫升。

制法：将淫羊藿、阳起石在米酒中浸泡15～25日。

用法：每次20～30毫升，每晚1次。

功效：补肾壮阳。

适用：阳虚所致的阳痿、遗精、早泄、腰胫酸软、畏寒等。

仙茅《开宝》

【释名】独茅《开宝》，茅爪子《开宝》，婆罗门参。

根

【气味】辛，温。

【主治】心腹冷气不能食，腰脚风冷挛痹不能行，丈夫虚劳，老人失溺无子，益阳道。久服通神强记，助筋骨，益肌肤，长精神，明目《开宝》。治一切风气，补暖腰脚，清安五脏。久服轻身，益颜色。丈夫五劳七伤，明耳目，填骨髓（李珣）。开胃消食下气，益房事不倦（大明）。

【附方】

壮筋骨，益精神，明目，黑髭须：仙茅丸，仙茅二斤，糯米泔浸五日，去赤水，夏月浸三日，铜刀刮剉阴干，取一斤；苍术二斤，米泔浸五日，刮皮焙干，取一斤；枸杞子一斤；车前子十二两；白茯苓去皮，茴香炒，柏子仁去壳，各八两；生地焙，熟地焙，各四两；为末，酒煮糊丸如梧子大。每服五十丸，食前温酒下，日二服。（《圣济总录》）

◆实用指南

【单方验方】

妇女更年期高血压：仙茅、淫羊藿、巴戟天、知母、黄柏、当归各10克。水煎取药汁，每日1剂，每日2次。20日为1个疗程。

阳痿、遗精：仙茅根、金樱子根及果实各15克。炖肉吃。

老人遗尿：仙茅30克。泡酒服，每日饮用适量。

月经过多：仙茅、艾叶各10克，仙鹤草15克。水煎服，每日1剂。

辅助治疗大肠癌：白花蛇舌草、仙茅各120克。水煎服。

【食疗药膳】

⊙仙茅酒

原料：仙茅50克，白酒500毫升。

制法：将仙茅洗净，装入纱布袋内，扎紧口，放入盛有白酒的瓶或罐中，浸泡7日即可。

用法：每日1次，每次10毫升。

功效：温肾壮阳。

适用：肝肾不足之遗精、阳痿、早泄小便频数或小便不禁等。

⊙仙茅壮阳肾

原料：仙茅、巴戟各15克，补骨脂10克，猪肾1对。

制法：仙茅、巴戟、补骨脂共为细末。猪肾洗净、剖开，把上药末放入，用线扎固，放入砂锅内，加清水适量，煮熟。

用法：温热食用，早、晚各1次，每次1肾，连服数日。

功效：补肾壮阳。

适用：阳虚之阳痿、遗精、早泄、五更泄等。

玄参《本经中品》

【释名】黑参《纲目》，玄台《吴普》，重台《本经》，正马《别录》，馥草《开宝》。

根

【气味】苦，微寒，无毒。

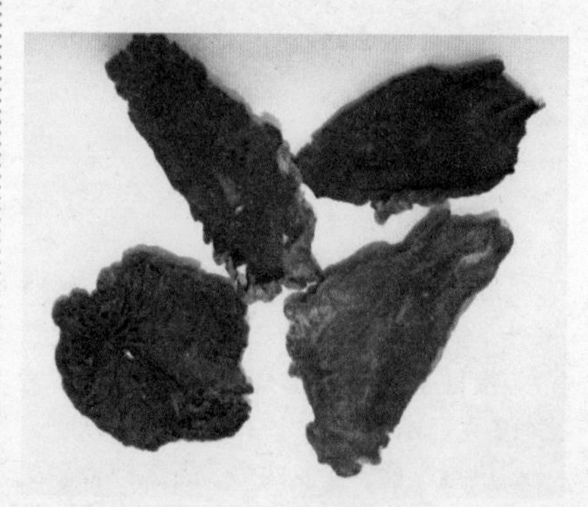

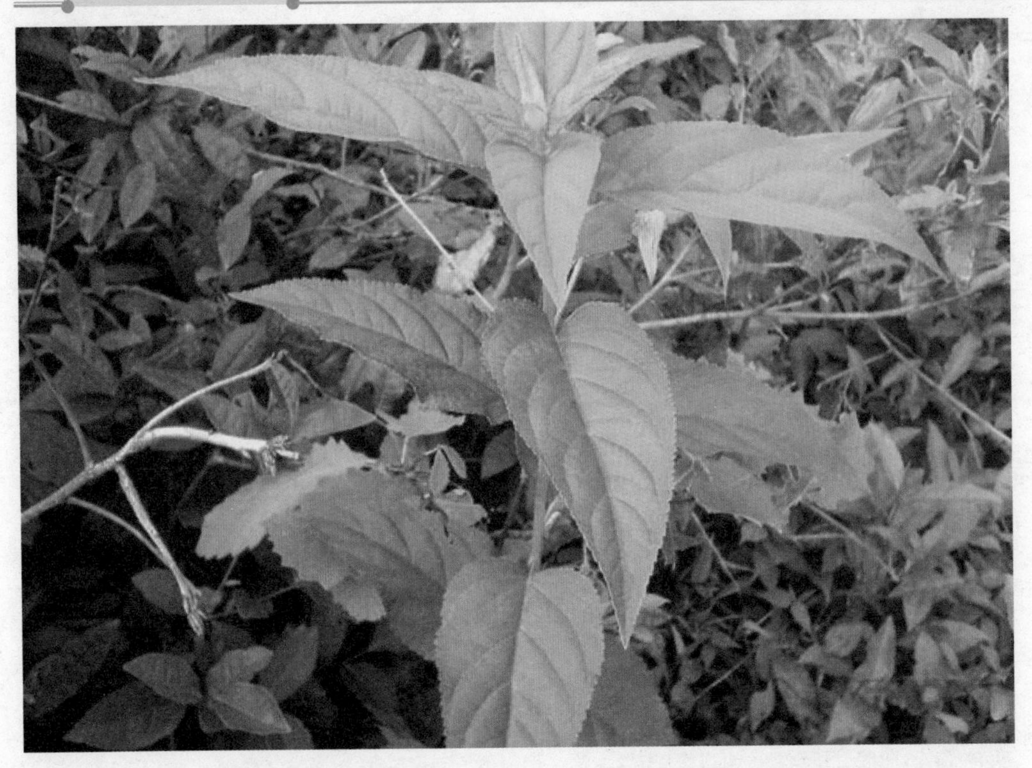

【主治】腹中寒热积聚，女子产乳余疾，补肾气，令人明目《本经》。热风头痛，伤寒劳复，治暴结热，散瘤瘘瘰疬（甄权）。治游风，补劳损，心惊烦躁，骨蒸传尸邪气，止健忘，消肿毒（大明）。滋阴降火，解斑毒，利咽喉，通小便血滞（时珍）。

【附方】

年久瘰疬：生玄参捣敷之，日二易之。(《广利方》)

发斑咽痛：玄参升麻汤，用玄参、升麻、甘草各半两，水三盏，煎一盏半，温服。（《南阳活人书》）

急喉痹风（不拘大人小儿）：玄参、牛蒡子半生半炒各一两，为末，新水服一盏立瘥。（《圣惠方》）

三焦积热：玄参、黄连、大黄各一两，为末，炼蜜丸梧子大。每服三四十丸，白汤下。小儿粟米大。(《丹溪方》）

◆实用指南

【单方验方】

肠燥便秘：麦冬、生地、玄参各15克。水煎服，每日1剂。

慢性咽喉肿痛：玄参、生地各15克，连翘、麦冬各10克。水煎服。

热毒壅盛、气血两燔、高热神昏、发斑发疹：玄参、甘草各10克，石膏30克，知母12克，水牛角60克，粳米9克。水煎服。

肺结核、颈部淋巴结肿大：玄参、牡蛎、贝母各等分。研粉，炼蜜为丸，每服9克，每日2次。

腮腺炎：玄参15克，板蓝根12克，夏枯草6克。水煎服。

热病伤津、口渴便秘：玄参30克，生地、麦冬各24克。水煎服。

急性扁桃体炎：玄参15克，连翘、射干、牛蒡子、黄芩、桔梗各10克，薄荷6克，甘草5克。水煎服。

热毒炽盛、瘀阻经脉之血栓闭塞性脉管炎：玄参、金银花各30克，当归15克，甘草6克。水煎服。

【食疗药膳】

⊙清肺止咳茶

原料：玄参、麦冬各60克，乌梅24克，桔梗30克，甘草15克。

制法：将上几味共制粗末，混匀分包，每包18克。

用法：每用1包，放入茶杯中，沸水冲泡代茶饮用。

功效：润肺止咳。

适用：感冒咳嗽、夏秋季预防上呼吸道感染。

⊙玄参粥

原料：玄参15克，大米100克，白糖适量。

制法：将玄参洗净，放入锅中，加清水适量，水煎取汁，再加大米煮粥，待熟时调入白糖，再煮一二沸即成。

用法：每日1剂。

功效：凉血滋阴，解毒软坚。

适用：温热病热入营血所致的烦热口渴、夜寐不安、神昏谵语、发斑及咽喉肿痛等。

地榆《本经中品》

【释名】玉豉，酸赭。

根

【气味】苦，微寒，无毒。

【主治】妇人乳产，痓痛七伤，带下五漏，止痛止汗，除恶肉，疗金疮《本经》。止脓血，诸瘘恶疮热疮，补绝伤，产后内塞，可作金疮膏，消酒，除渴，明目《别录》。止冷热痢疳痢，极效《开宝》。止吐血鼻衄肠风，月经不止，血崩，产前后诸血疾，并止泻（大明）。治胆气不足（李杲）。汁酿酒治风痹，补脑。捣汁涂虎犬蛇虫伤（时珍）。酸赭：味酸。主内漏，止血不足《别录》。

叶

【主治】作饮代茶，甚解热（苏恭）。

【附方】

男女吐血：地榆三两，米醋一斤，煮十余沸，去滓，食前稍热服一合。（《圣惠方》）

血痢不止：地榆晒研，每服二钱，掺在羊血上，炙熟食之，以捻头煎汤送下。一方，以地榆煮汁作饮，每服三合。（《圣济总录》）

下血不止（二十年者）：取地榆、鼠尾草各二两，水二升，煮一升，顿服。若不断，以水渍屋尘饮一小杯投之。（《肘后方》）

小儿疳痢：地榆煮汁，熬如饴糖，与服便已。（《肘后方》）

毒蛇螫人：新地榆根捣汁饮，兼以渍疮。（《肘后方》）

虎犬咬伤：地榆煮汁饮，并为末敷之。亦可为末，白汤服，日三。忌酒。（《梅师方》）

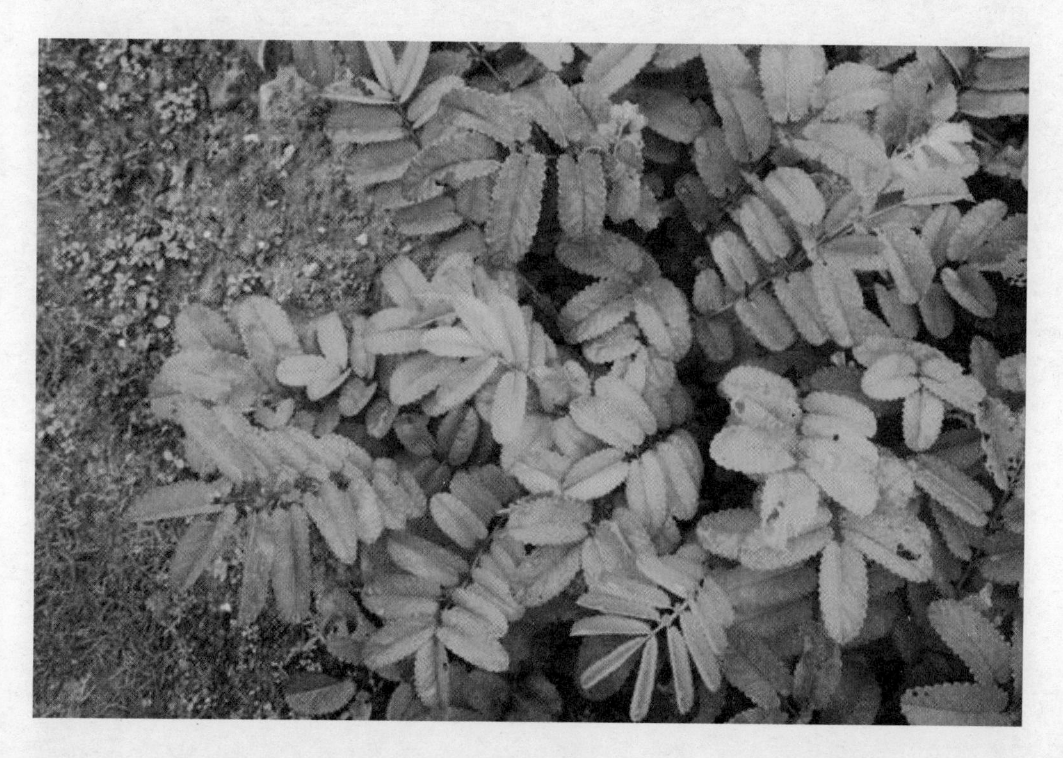

代指肿痛：地榆煮汁渍之，半日愈。（《千金方》）

小儿湿疮：地榆煮浓汁，日洗两次。（《千金方》）

◆实用指南

【单方验方】

湿疹：地榆 50 克。加水两碗，煎成半碗，用纱布沾药液湿敷。

红白痢、禁口痢：白地榆 10 克，炒乌梅 5 枚，山楂 5 克。水煎服。

原发性血小板减少性紫癜：生地榆、太子参各 50 克。水煎服，连服 2 个月。

无名肿毒、疖肿、痈肿、深部脓肿：地榆 500 克，田基黄 200 克，研末，田七粉 5 ~ 15 克。调入 700 克凡士林中成膏，外敷患处。

久病肠风、痛痒不止：地榆 25 克，苍术 50 克。水 300 毫升，煎 150 毫升，空腹服用，每日 1 次。

烧烫伤：地榆根炒炭存性，磨粉，用麻油调成 50% 软膏，涂于创面，每日数次。

【食疗药膳】

⊙地榆酒

原料：地榆 60 克，甜酒适量。

制法：将地榆洗净切段，焙干研成细末，用甜酒煎服。

用法：每次 6 克，每日 2 次。

功效：调经止漏。

适用：崩漏。

⊙地榆粥

原料：地榆 20 克，大米 100 克，白糖适量。

制法：将地榆择净，放入锅中，加清水适量，浸泡 5 ~ 10 分钟后，水煎取汁，加大米煮粥，待粥熟时下白糖，再煮一二沸即成。

用法：每日 1 剂，连续 3 ~ 5 日。

功效：凉血止血，解毒敛疮。

适用：衄血、咯血、吐血、尿血、痔疮出血、崩漏、血痢不止及水火烫伤等。

丹参《本经上品》

【释名】赤参《别录》，山参《日华》，郄蝉草《本经》，木羊乳《吴普》。

根

【气味】苦，微寒，无毒。

【主治】心腹邪气，肠鸣幽幽如走水，寒热积聚，破癥除瘕，止烦满，益气《本经》。养血，去心腹痛疾结气，腰脊强脚痹，除风邪留热。久服利人《别录》。渍酒饮，疗风痹足软（弘景）。主中恶及百邪鬼魅，腹痛气作，声音鸣吼，能定精（甄权）。养神定志，通利关脉，治冷热劳，骨节疼痛，四肢不遂，头痛赤眼，热温狂闷，破宿血，生新血，安生胎，落死胎，止血崩带下，调妇人经脉不匀，血邪心烦，恶疮疥癣，瘿赘肿毒丹毒，排脓止痛，生肌长肉（大明）。活血，通心包络，治疝痛（时珍）。

【附方】

妇人经脉不调，或前或后，或多或少，产前胎不安，产后恶血不下，兼治冷热劳，腰脊痛，骨节烦疼：丹参散，用丹参洗净，切晒为末。每服二钱，温酒调下。（《妇人明理方》）

落胎下血：丹参十二两，酒五升，煮取三升，温服一升，一日三服。亦可水煮。（《千金方》）

寒疝腹痛（小腹阴中相引痛，白汗出，欲死）：以丹参一两为末。每服二钱，热酒调下。（《圣惠方》）

惊痫发热：丹参摩膏，用丹参、雷丸各半两，猪膏二两，同煎七上七下，滤去滓盛之。每以摩儿身上，日三次。（《千金方》）

热油火灼（除痛生肌）：丹参八两剉，以水微调，取羊脂二斤，煎三上三下，以涂疮上。（《肘后方》）

◆实用指南

【单方验方】

急性黄疸性肝炎：丹参 60 克，茵陈 30 克。水煎服，每日 1 剂。

冠心病心绞痛：丹参 20 克，川芎、降香各 15 克，赤芍 10 克。水煎服，每日 1 剂。

肝胆气郁、耳鸣耳聋：丹参、川芎、

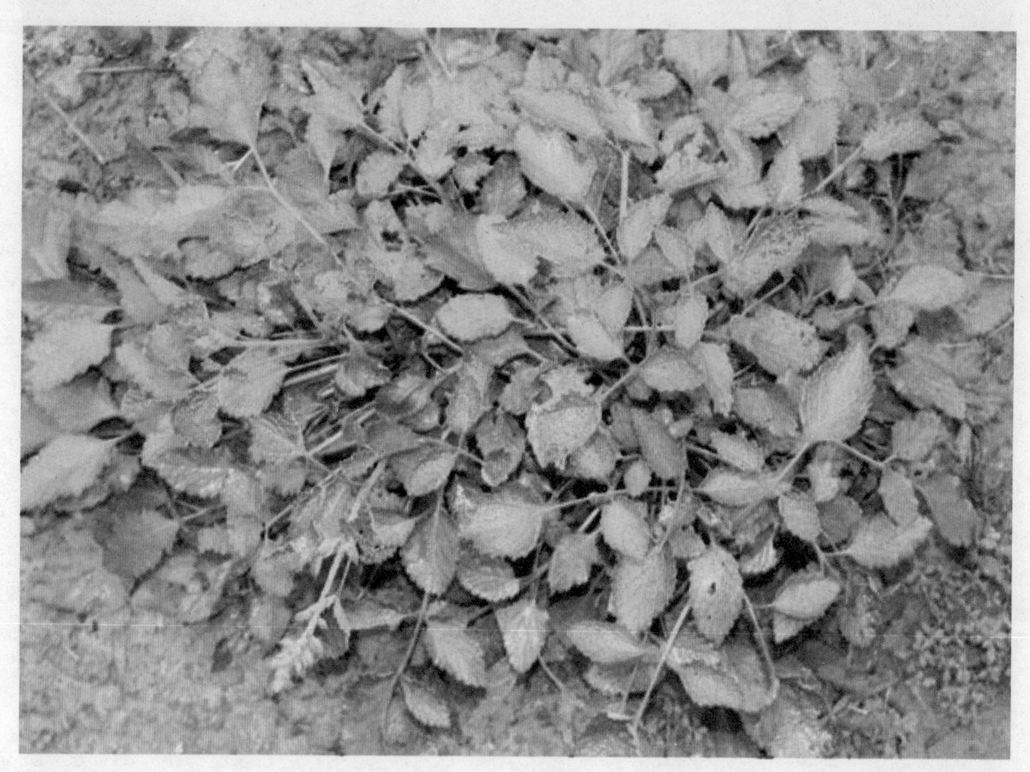

香附各30克，柴胡10克。研细末，每日3次，每次3克。

血栓闭塞性脉管炎：丹参、赤芍、金银花、土茯苓各30克，当归、川芎各15克。水煎服。

神经衰弱：丹参15克，五味子30克。水煎服。

血栓闭塞性脉管炎：将丹参晒干切碎压为细末，用白酒（55度）浸泡15日，配制成5% ~ 10%的丹参酒。每次20 ~ 30毫升，每日3次。

【食疗药膳】

⊙丹参蜜茶

原料：丹参15克，檀香9克，炙甘草3克，蜂蜜30克，茶叶3克。

制法：丹参、檀香、炙草加水煎煮后，去渣取汁，调入蜂蜜，再煎几沸。

用法：不拘时饮用。

功效：补益脾胃，行气活血。

适用：胃及十二指肠溃疡、胃脘隐痛、饥饿、劳倦等。

⊙丹参米酒

原料：丹参300克，米酒500毫升。

制法：将丹参切碎置米酒内浸泡数日，滤取浸出液，再加米酒至1000毫升，过滤后取服。

用法：每次根据酒量饮服1 ~ 2盅。

功效：安神助眠。

适用：神经衰弱所致之心悸、失眠等。

紫参《本经中品》

【释名】牡蒙《本经》，童肠《别录》，五鸟花《纲目》。

根

【气味】苦、寒，无毒。

【主治】心腹积聚，寒热邪气，通九窍，利大小便《本经》。疗肠大热，唾血衄血，肠中聚血，痈肿诸疮，止渴益精《别录》。治心腹坚胀，散瘀血，治妇人血闭不通（甄权）。主狂疟瘟疟，鼽血汗出（好古）。治血痢（好古）。牡蒙：治金疮，破血，生肌肉，止痛，赤白痢，补虚益气，除脚肿，发阴阳（苏恭）

【附方】

痢下：紫参半斤，水五升，煎二升，

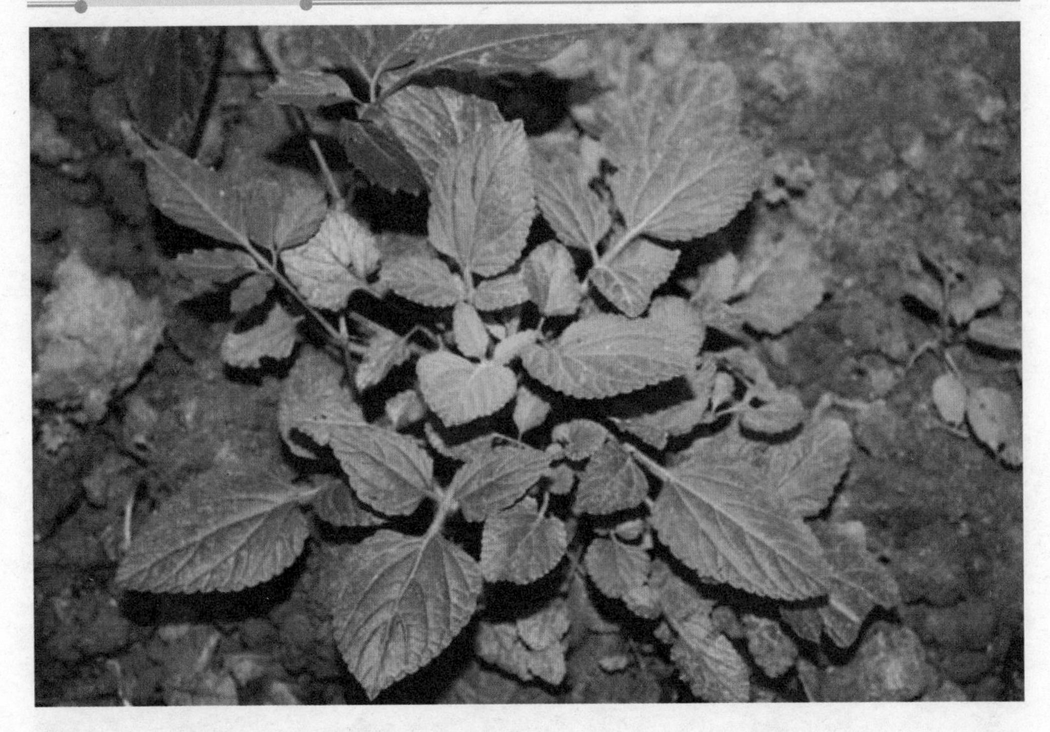

入甘草二两，煎取半升，分三服。（张仲景《金匮玉函》）

吐血不止：紫参、人参、阿胶炒各等分，为末，乌梅汤服一钱。一方去人参，加甘草，以糯米汤服。（《圣惠方》）

面上酒刺：五参丸，用紫参、丹参、人参、苦参、沙参各一两，为末，胡桃仁杵和丸梧子大。每服三十丸，茶下。（《普济方》）

◆实用指南

【单方验方】

急性黄疸性肝炎：紫参、糯稻根各 60 克。水煎服，每日 2 次。

菌痢：紫参、陈皮各 30 克，甘草 3 ～ 6 克。水煎服。

痛经：紫参 36 克，生姜 2 片，红枣适量。水煎服。

【食疗药膳】

⊙二紫通尿茶

原料：紫参、紫花地丁、车前草各 15 克，海金沙 30 克。

制法：先将上几味研为粗末，置保温瓶中，以沸水 500 毫升泡闷 15 分钟。

用法：代茶饮用，每日 1 剂，连服 5 ～ 7 日。

功效：消炎利尿。

适用：前列腺炎、排尿困难及尿频尿痛者。

白头翁《本经下品》

【释名】野丈人、胡王使者《本经》，奈何草《别录》。

根

【气味】苦，温，无毒。

【主治】温疟狂易寒热，癥瘕积聚瘿气，逐血止腹痛，疗金疮《本经》。鼻衄《别录》。止毒痢（弘景）。赤痢腹痛，齿痛，百节骨痛，项下瘤疬（甄权）。一切风气，暖腰膝，明目消赘（大明）。

花

【主治】疟疾寒热，白秃头疮（时珍）。

【附方】

白头翁汤（治热痢下重）：用白头翁二两，黄连、黄柏、秦皮各三两，水

七升，煮二升，每服一升，不愈更服。妇人产后痢虚极者，加甘草、阿胶各二两。（仲景《金匮玉函方》）

下痢咽痛：春夏病此，宜用白头翁、黄连各一两，木香二两，水五升，煎一升半，分三服。（《圣惠方》）

外痔肿痛：白头翁草，以根捣涂之，逐血止痛。（《卫生易简方》）

小儿秃疮：白头翁根捣敷，一宿作疮，半月愈。（《肘后方》）

◆实用指南

【单方验方】

阴痒带下：白头翁、秦皮各适量。煎汤外洗。

气喘：白头翁 10 克。水煎服。

外痔：用白头翁草。以根捣红贴用。

心烦口渴、发热、里急后重：白头翁 9 克，川黄连、川黄柏、北秦皮各 6 克。水煎服。

细菌性痢疾：白头翁 15 克，马齿苋 30 克，鸡冠花 10 克。水煎服。

小儿湿热腹泻：白头翁 15 克，生薏苡仁 30 克，高粱米与白糖各适量；高粱米放锅中爆花，取 6 克与生薏苡仁、白头翁同煎水，加适量调服，每日 1 剂，分 2 ～ 3 次服用，连服数日。

伤寒：白头翁 18 克，苏叶 10 克。水煎服，每日 2 ～ 3 次。

非特异性阴道炎：白头翁 20 克，青皮 15 克，海藻 10 克。水煎服，每日 2 次。

【食疗药膳】

⊙白头翁秦皮粥

原料：白头翁 15 克，秦皮 12 克，黄柏 10 克，黄连 3 克，粳米 100 克。

制法：先煎前四种，取汁去渣，淘净的粳米煮粥，粥熟时调入白糖即可。

用法：每日早、晚各 1 次，温热服。

功效：清热利湿，杀菌止痢。

适用：细菌性痢疾、肠炎。

⊙黄连白头翁粥

原料：白头翁 50 克，黄连 10 克，粳米 30 克。

制法：将黄连、白头翁入砂锅，水煎，去渣取汁。将锅中加清水 400 毫升，煮至米开花，加入药汁，煮成粥，待食。

用法：每日 3 次，温热服食。

功效：清热，解毒，凉血。

适用：中毒性痢疾。

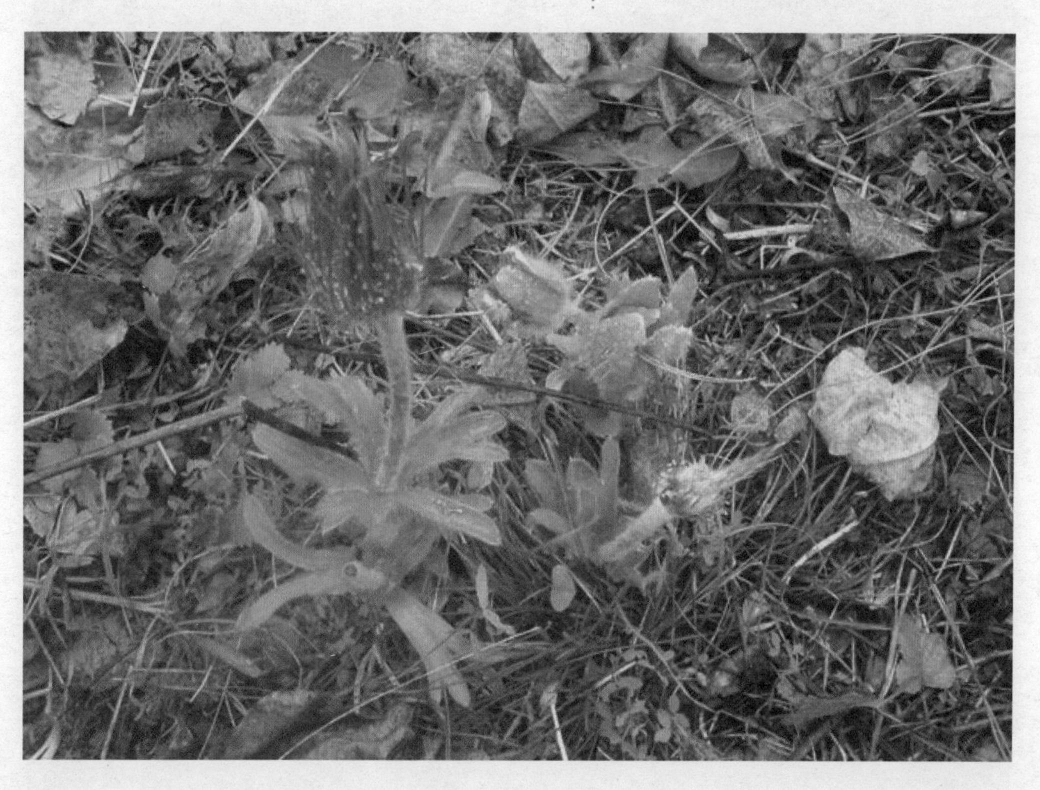

白及《本经下品》

【释名】连及草、甘根《本经》，白给。

根

【气味】苦，平，无毒。

【主治】痈肿恶疮败疽，伤阴死肌，胃中邪气，贼风鬼击，痱缓不收《本经》。止惊邪血、邪血痢，痫疾风痹，温热疟疾，发背瘰疬，肠风痔瘘，扑损，刀箭疮，汤火疮，生肌止痛（大明）。止肺血（李杲）。白给：主伏虫白癣肿痛《别录》。

【附方】

鼻衄不止：津调白及末，涂山根上，仍以水服一钱，立止。（《经验方》）

重舌鹅口：白及末，乳汁调涂足心。（《圣惠方》）

疔疮肿毒：白及末半钱，以水澄之，去水，摊于厚纸上贴之。（《袖珍方》）

打跌骨折：酒调白及末二钱服，其功不减自然铜、古铢钱也。（《永类方》）

刀斧伤损：白及、石膏煅各等分，为末。掺之，亦可收口。（《济急方》）

手足皲裂：白及末水调塞之。勿犯水。（《济急方》）

汤火伤灼：白及末油调敷之。（《赵真人方》）

◆实用指南

【单方验方】

刀斧损伤肌肉出血不止：白及适量，研细末，撒敷创面。

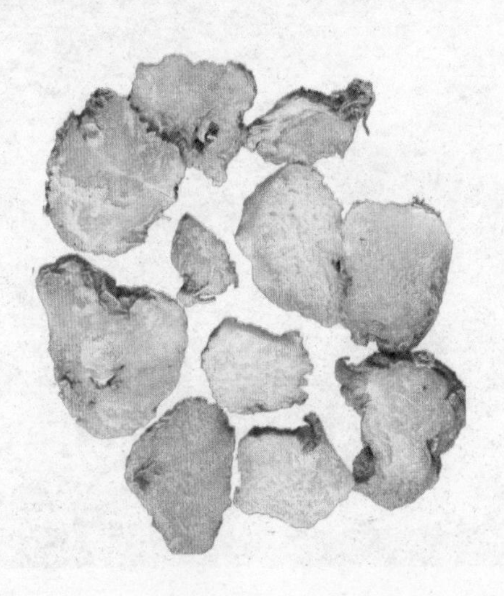

肺痨咯血：白及、乌贼骨各 40 克，研细粉，每次 6 克，每日 2 次。

肛裂大便出血：白及适量，研细粉，每次 6 克，每日 3 次，连服 2 ~ 3 日。

胃、十二指肠溃疡出血：白及适量，研粉，每次6克，每日3次，连服3 ~ 5日。

咳嗽、咯血：白及、蔗糖各适量，制成粉剂，每次 15 克，每日 2 次，温开水送服。

上消化道出血：白及、生大黄各等量，共研为细末，每次 5 克，加云南白药 0.5 克，每日 3 次。

胸痛咳嗽吐脓痰：白及片 10 克，猪肺 1 具。将洗净的猪肺同白及入瓦罐加酒煮熟，食肺饮汤。

肺结核：白及、百合、薏苡仁、杏仁各 150 克，川贝母 30 克，共研为细末，每次 10 克，每日 3 次。21 日为 1 个疗程。

鼻血不止：白及适量，研末，用醋调白及末敷于鼻梁上低处，另取白及末 3 克用温开水冲服。

龋齿痛：白及、大黄、白敛各 30 克，雄黄 10 克，共研为细末，瓶装备用。每次取药末 10 克，用酒调成糊状，敷于患侧颜面地仓与颊车穴等部位，上盖一层薄膜，再敷上纱布，用胶布固定，24 小时后取下。

疖痈疽：白及、木芙蓉叶、大黄、黄柏、五倍子各等量，共研为细末，用酒、醋等调匀，涂搽或敷贴于患部。

【食疗药膳】

⊙白及米蒜粥

原料：紫皮大蒜 30 克，大米 60 克，白及粉 5 克。

制法：先将紫皮大蒜去皮，放沸水中煮 1 分钟后捞出，将大米、白及粉放水中煮成粥，再放入大蒜共煮成粥。

用法：早、晚常服。

功效：补肺养阴。

适用：脾肺气虚型肺结核。

⊙白及沙参粥

原料：白及粉 6 克，北沙参 20 克，百合 25 克，川贝母 10 克，粳米 400 克，白糖 15 克。

制法：将川贝母、百合、北沙参、

粳米洗净，备用。将粳米、川贝母、百合、北沙参、白及粉同放炖锅内，加入清水，置大火烧沸，再用小火炖煮35分钟，加入白糖即成。

用法：每日1次，每次吃粥200克。

功效：滋阴润肺。

适用：干咳、咳声短促、少痰或痰中带血等。

三七《纲目》

【释名】山漆《纲目》，金不换。

根

【气味】甘、微苦，温，无毒。

【主治】止血散血定痛，金刃箭伤跌扑杖疮血出不止者，嚼烂涂，或为末掺之，其血即止。亦主吐血衄血，下血血痢，崩中经水不止，产后恶血不下，血运血痛，赤目痈肿，虎咬蛇伤诸病（时珍）。

叶

【主治】折伤跌扑出血，敷之即止，青肿经夜即散，余功同根（时珍）。

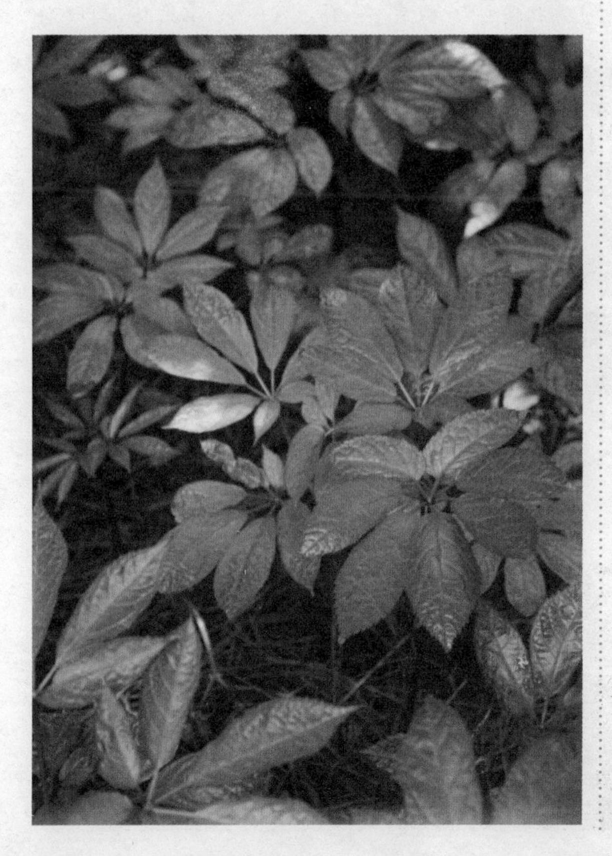

【附方】

吐血衄血：山漆一钱，自嚼米汤送下；或以五分，加入八核汤。（《濒湖集简方》）

赤痢血痢：三七三钱，研末，米泔水调服，即愈。（《濒湖集简方》）

大肠下血、妇人血崩：三七研末，同淡白酒调一二钱服，三服可愈。加五分入四物汤，亦可。（《圣济总录》）

◆实用指南

【单方验方】

血瘀性心痛：三七粉适量。冲服0.5克，每日3次。

胆结石：田三七250克，老陈醋2500毫升。放一起泡3个月，将三七捞出放阴凉处阴干，磨成粉面状，每日早、晚各服1小勺，温开水送服。

跌打损伤等各种出血症：三七粉适量。撒布伤口即可，伤口较大的，撒布三七粉后，再用消毒纱布加压包扎，可迅速止血。

皮肤光洁、细嫩：三七粉、蜂蜜各适量。将两味调和成糊状，直接敷面10～20分钟。

急性咽喉炎：三七花3～5朵，青果适量。开水冲泡。

【食疗药膳】

⊙三七粉粥

原料：三七粉6克，粳米100克，白糖适量。

制法：先将粳米洗净，放入砂锅中；加水适量，煮至米烂汤稠时，调入三七粉和白糖，再煮一二沸即可。

用法：每日2次，温热服，30日为1个疗程。

功效：活血散瘀，止血定痛。

适用：高脂血症及冠心病、动脉硬化、各种出血症等。

⊙三七猪心

原料：三七粉4克，猪心200克，水发木耳2克，蛋清50克。

制法：将猪心切成薄片，用蛋清、盐、胡椒粉、淀粉上浆。再把三七粉、绍酒、酱油、白糖、味精、生姜末加水兑成卤汁。炒勺内放油适量，烧至四五成热，把猪心片放油中滑开，倒入漏勺内，在原炒勺内放姜末少许，待炒出味后，把滑好的猪心片和木耳倒入，翻炒几下，再加卤汁炒匀煮沸，淋入香油即成。

用法：佐餐食用，可常食。

功效：益气养血，活血化瘀。

适用：各种出血症。

黄连《本经上品》

【释名】王连《本经》，支连《药性》。

根

【气味】苦，寒，无毒。

【主治】热气，目痛眦伤泣出，明目，肠澼腹痛下痢，妇人阴中肿痛。久服令人不忘《本经》。主五脏冷热，久下泄澼脓血，止消渴大惊，除水利骨，调胃厚肠益胆，疗口疮《别录》。治五劳七伤，益气，止心腹痛，惊悸烦躁，润心肺，长肉止血，天行热疾，止盗汗并疮疥。猪肚蒸为丸，治小儿疳气，杀虫（大明）。羸瘦气急（藏器）。治郁热在中，烦躁恶心，兀兀欲吐，心下痞满（元素）。主心病逆而盛，心积伏梁（好古）。去心窍恶血，解服药过剂烦闷及巴豆、轻粉毒（时珍）。

【附方】

阳毒发狂、奔走不定：宣黄连、寒水石各等分，为末。每服三钱，浓煎甘草汤下。（《易简方》）

热毒血痢：宣黄连一两，水二升，煮取半升，露一宿，空腹热服，少卧将息，一二日即止。（《千金方》）

赤痢久下（累治不瘥）：黄连一两，鸡子白和为饼，炙紫为末，以浆水三升，慢火煎成膏。每服半合，温米饮下。一方，只以鸡子白和丸服。（《胜金方》）

赤白暴痢：如鹅鸭肝者，痛不可忍。用黄连、黄芩各一两，水二升，煎一升，分三次热服。（《经验方》）

下痢腹痛（赤白痢下，令人下部疼重，故名重下，日夜数十行，脐腹绞痛）：以黄连一升，酒五升，煮取一升半，分

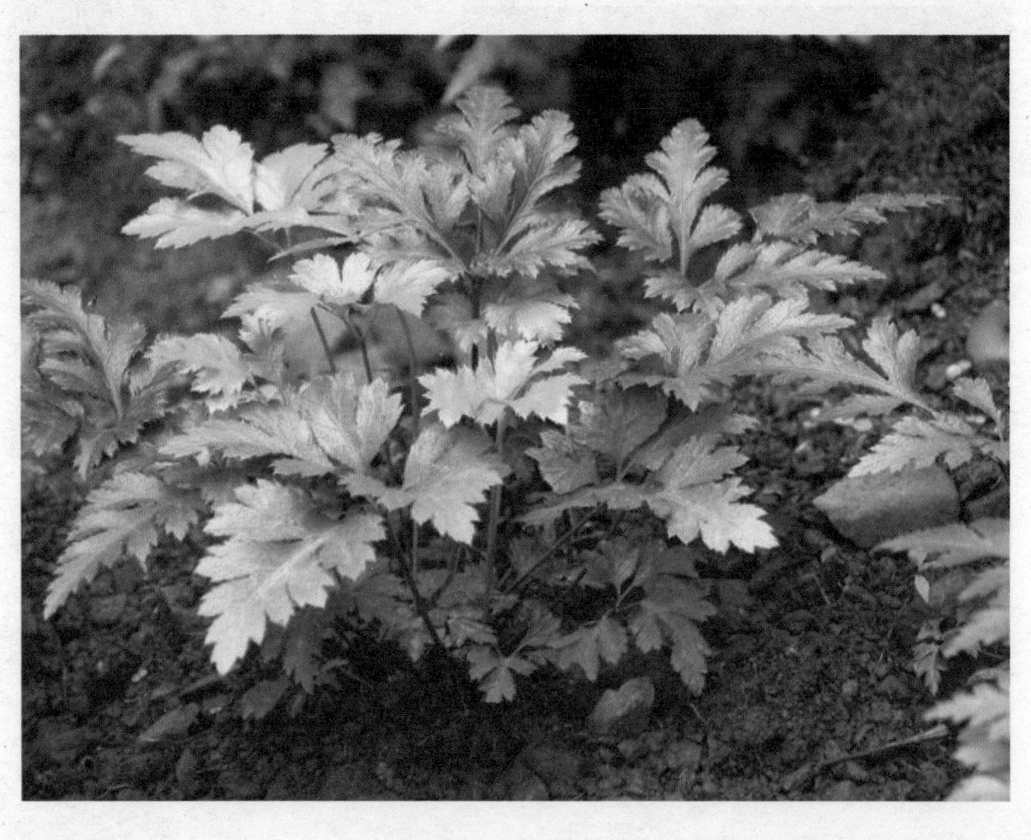

再服，当止绞痛也。（《肘后方》）

伤寒下痢（不能食者）：黄连一升，乌梅二十枚去核，炙燥为末，蜡一棋子大，蜜一升、合煎，和丸梧子大。一服二十丸，日三服。又方，黄连二两，熟艾如鸭子大一团，水三升，煮取一升，顿服立止。（并《肘后方》）

痢痔脱肛：冷水调黄连末涂之，良。（《经验良方》）

口舌生疮：用黄连煎酒，时含呷之。（《肘后方》）

小儿口疳：黄连、芦荟各等分，为末，每蜜汤服五分。走马疳，入蟾灰等分，青黛减半，麝香少许。（《简便方》）

◆实用指南

【单方验方】

黄疸：黄连 5 克，茵陈 15 克，栀子 10 克。水煎服。

痈疮、湿疮、耳道流脓：黄连研末，茶油调涂患处。

口舌生疮：黄连 20 克，以水、酒各半煎汁，时时含吐。

汤火烫伤：黄连、地榆各等分，研极细末，香油调敷患处。

痔疮：黄连 100 克。煎膏，加入等分芒硝、冰片 5 克，敷痔疮上。

心肾不交失眠：黄连、肉桂各 5 克，半夏、炙甘草各 20 克。水煎服。

诸下痢症、腹痛、下痢（或泄泻）后痛解：黄连、药用青木香各 10 克，白芍 20 克。水煎浓汁，待温服，每日 3 次，每日 1 剂。

下痢、泄泻：黄连 15 克，独头蒜（大者）5 枚。黄连研细末，独头蒜煨至烂熟，去皮，合黄连末，于钵中杵烂和匀为丸，每丸重 5 克，米汤送服，每日 3 次，每次 1 丸。

脾受湿困、泄痢不止、完谷不化、腹脐刺痛等：药用黄连、吴茱萸各 10 克，白芍 20 克。水煎取浓汁服用，每日 3 次，每日 1 剂。

小儿胃热吐乳：黄连、清半夏各 10 克。共研极细末，每日 3 次，每次 1 ~ 2 克，米汤送服。

痈疽肿毒：黄连、槟榔各等分，研细末，用鸡子清混合，调敷患处，每日换药 1 次。换药时用冷盐开水洗净“旧药”。

【食疗药膳】

⊙黄连鸡子炖阿胶

原料：黄连、生白芍各 10 克，阿胶 50 克，鲜鸡蛋（去蛋清）2 枚。

制法：先将黄连、生白芍加水煮取浓汁约 150 毫升，然后去药渣；再将阿胶加水 50 毫升，隔水炖化，把药汁倒入用慢火煎膏，快熟时放入蛋黄拌匀即可。

用法：每晚睡前服 1 次。

功效：滋阴养血，交通心肾。

适用：心肾不交之不寐。

⊙黄连白头翁粥

原料：川黄连 10 克，粳米 30 克，白头翁 50 克。

制法：将黄连、白头翁入砂锅，加清水 300 毫升，浸透，煎至 150 毫升，去渣取汁。粳米加水 400 毫升，煮至米开花时，兑入药汁，煮成粥，待食。

用法：每日 3 次，温热服食。

功效：清热，凉血，解毒。

适用：中毒性痢疾，症见起病暴急、痢下鲜紫脓血、腹痛里急后重尤甚、壮热烦躁等。

黄芩《本经中品》

【释名】腐肠《本经》，空肠、经芩、黄文《别录》，条芩《纲目》。

根

【气味】苦，平，无毒。

【主治】诸热黄疸，肠澼泄痢，逐水，下血闭，恶疮疽蚀火疡《本经》。疗痰热胃中热，小腹绞痛，消谷，利小肠，女子血闭淋露下血，小儿腹痛《别录》。治热毒骨蒸，寒热往来，肠胃不利，破拥气，治五淋，令人宣畅，去关节烦闷，解热渴（甄权）。下气，主天行热疾，丁疮排脓，治乳痈发背（大明）。凉心，治肺中湿热，泻肺火上逆，疗上热，目中肿赤，瘀血壅盛，上部积血，补膀胱寒水，安胎，养阴退阳（元素）。治风热湿热头疼，奔豚热痛，火咳肺痿喉腥，诸失血（时珍）。

子

【主治】肠澼脓血《别录》。

【附方】

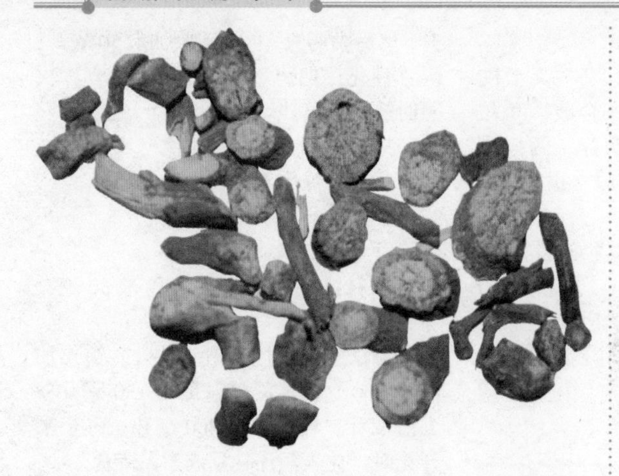

小儿惊啼：黄芩、人参各等分，为末。每服一字，水饮下。（《普济方》）

吐血衄血（或发或止，积热所致）：黄芩一两，去中心黑朽者，为末。每服三钱，水一盏，煎六分，和滓温服。（《圣惠方》）

吐衄下血：黄芩三两，水三升，煎一升半，每温服一钱。亦治妇人漏下血，庞安时。（《总病论》）

血淋热痛：黄芩一两，水煎热服。（《千金方》）

崩中下血：黄芩为细末，每服一钱，霹雳酒下，以秤锤烧赤，淬酒中也。许学士云，崩中多用止血及补血药。此方乃治阳乘于阴，所谓天暑地热，经水沸溢者也。（《本事方》）

◆实用指南

【单方验方】

颈痈：黄芩、玄参各10克，陈皮、黄连、牛蒡子、柴胡各6克，连翘15克，板蓝根30克，马勃、僵蚕、桔梗、升麻、生甘草各3克。水煎取药汁，每日1剂，分2次服用。

慢性气管炎：黄芩、葶苈子各等分。共为细末，糖衣为片，每片含生药0.8克，每日3次，每次5片。

痄腮：黄芩、连翘、夏枯草各10克，生石膏50克。水煎服，每日1剂，连服3～4次。

泄泻热痢：黄芩、白芍、葛根各10克，白头翁15克。水煎服。

偏正头痛：黄芩片适量。酒浸透，晒干为末，每服3克，茶、酒下。

灸疮血出：酒炒黄芩10克。研为细末，酒送服。

月经周期提前7日以上，甚至每月两潮之月经先期者：益母草、酒黄芩各15克，姜10克。水煎服，每日2次，月经来潮时连服3日。

【食疗药膳】

⊙黄芩炖羊肾

原料：羊肾1双，远志（去心）、黄芩（去黑心）、防风（去叉）、白茯苓、人参、独活、炙甘草各15克，白芍、熟地（焙干）各30克。

制法：羊肾去脂膜，切片，用水煮1小时。余药为末，入肾汤内继煮半小时，去渣。

用法：温服，每次1小碗。

功效：健脾益肾，益气补血。

适用：产后血虚，心气不足，言语谬妄，眠卧不安。

⊙绿茶芩汤

原料：黄芩12克，绿茶、甘草各3克，罗汉果15克。

制法：将黄芩、罗汉果、甘草放入砂锅中，加清水500毫升，小火煎药至水剩一半时止。把茶叶放保温瓶中，将煎好的药汁倒入保湿瓶中沏茶，盖好保温瓶盖。向药锅中加清水500毫升，如前次一样再煎一次，把药汁也倒入保温瓶中彻茶，盖好瓶盖。药渣可弃去。

用法：代茶饮或早、中、晚饭后30分钟顿服。此药膳每日1剂。第2日可重新制作新的绿茶黄芩汤。

功效：泻火解毒，清热燥湿，安胎，抗菌消炎，降压止痛，抗癌抑癌。

适用：癌症初期。

秦艽《本经中品》

【释名】秦爪（萧炳）。

根

【气味】苦，平，无毒。

【主治】寒热邪气，寒湿风痹，肢节痛，下水利小便《本经》。疗风无问久新，通身挛急《别录》。传尸骨蒸，治疳及时气（大明）。牛乳点服，利大小便，疗酒黄：黄疸，解酒毒，去头风（甄权）。除阳明风湿，及手足不遂，口噤牙痛口疮，肠风泻血，养血荣筋（元素）。

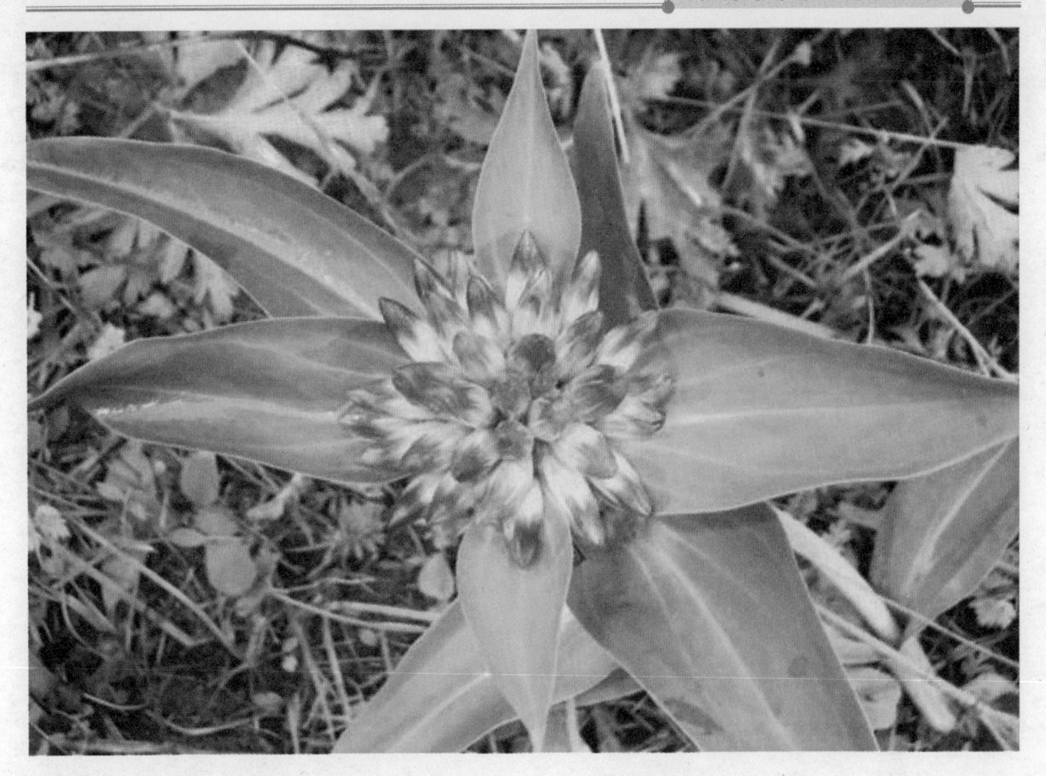

泄热益胆气（好古）。治胃热虚劳发热（时珍）。

【附方】

暴泻引饮：秦艽二两，甘草炙半两。每服三钱，水煎服。（《圣惠方》）

伤寒烦渴（心神躁热）：用秦艽一两，牛乳一大盏，煎六分，分作二服。（《太平圣惠方》）

小便艰难（或转胞，腹满闷，不急疗，杀人）：用秦艽一两，水一盏，煎六分，分作二服。又方，加冬葵子等分，为末，酒服一匕。（《圣惠方》）

胎动不安：秦艽、甘草炙、鹿角胶炒各半两，为末。每服三钱，水一大盏，糯米五十粒，煎服。又方，秦艽、阿胶炒、艾叶各等分，如上煎服。（《圣惠方》）

疮口不合（一切皆治）：秦艽为末掺之。（《直指方》）

◆实用指南

【单方验方】

头风痛：秦艽、川芎、白芷各6克。水煎服。

外感头痛：秦艽、独活、细辛、川芎、羌活、防风、生地各15克，甘草10克。水煎服。

牙肿痛：秦艽、大黄、防风、连翘、栀子、薄荷各10克。水煎服。

骨蒸潮热：秦艽、知母、当归各5克，鳖甲、地骨皮、柴胡各9克。水煎服。

损伤发热：秦艽15克，地骨皮、银柴胡各18克，白薇30克，知母、胡黄连各9克，青蒿（后下）、甘草各6克。水煎服。

【食疗药膳】

⊙秦艽牛奶

原料：秦艽20克，牛奶500克。

制法：将秦艽与牛乳一同煮沸后去渣。

用法：温服，每日2次。

功效：补虚，解毒，燥湿，利胆。

适用：黄疸、心烦热、口干、尿黄少。

⊙秦艽酒

原料：秦艽50克，黄酒300毫升。

制法：将秦艽捣碎后置于容器中；加入黄酒密封浸泡7日后，过滤去渣即成。

用法：每日2次，每次10毫升。

功效：祛风湿，退黄疸。

适用：风湿患者。

柴胡《本经上品》

【释名】地熏《本经》，山菜、茹草《吴普》，柴胡。

根

【气味】苦，平，无毒。

【主治】心腹，肠胃中结气，饮食积聚，寒热邪气，推陈致新。久服轻身明目益精《本经》。除伤寒心下烦热，诸痰热结实，胸中邪气，五脏间游气，大肠停积水胀，及湿痹拘挛，亦可作浴汤《别录》。治热劳骨节烦疼，热气肩背疼痛，劳乏羸瘦，下气消食，宣畅气血，主时疾内外热不解，单煮服之良（甄权）。五劳七伤，除烦止惊，益气力，消痰止嗽，润心肺，添精髓，健忘（大明）。除虚劳，散肌热，去早晨潮热，寒热往来，胆瘅，妇人产前产后诸热，心下痞，胸胁痛（元素）治阳气下陷，平肝胆三焦包络相火，及头痛眩运，目昏赤痛障翳，耳聋鸣，诸疟，及肥气寒热，妇人热入血室，经水不调，小儿痘疹余热，五疳羸热（时珍）。

苗

【主治】卒聋，捣汁频滴之。（《千金方》）

【附方】

虚劳发热：柴胡、人参各等分，每服三钱，姜、枣同水煎服。（《澹寮方》）

湿热黄疸：柴胡一两，甘草二钱半，作一剂，以水一碗、白茅根一握，煎至十分，任意时服。（《药秘宝方》）

眼目昏暗：柴胡六铢，决明子十八铢，治筛，人乳汁和敷目上，久久夜见五色。（《千金方》）

积热下痢：柴胡、黄芩各等分，半酒半水煎七分，浸冷，空心服之。（《济急方》

◆实用指南

【单方验方】

风寒感冒诱发胸胁痛，如胸膜炎，胆囊炎痛：柴胡 10 克，黄芩 12 克，炙甘草 6 克，党参、半夏、生姜各 9 克，红枣 4 枚。水煎服。

黄褐斑：柴胡、白术各 10 克，生地、丹参、煨姜、茯苓各 15 克，香附 12 克，薄荷 3 克，蝉蜕 6 克。水煎服，每日 1 剂，

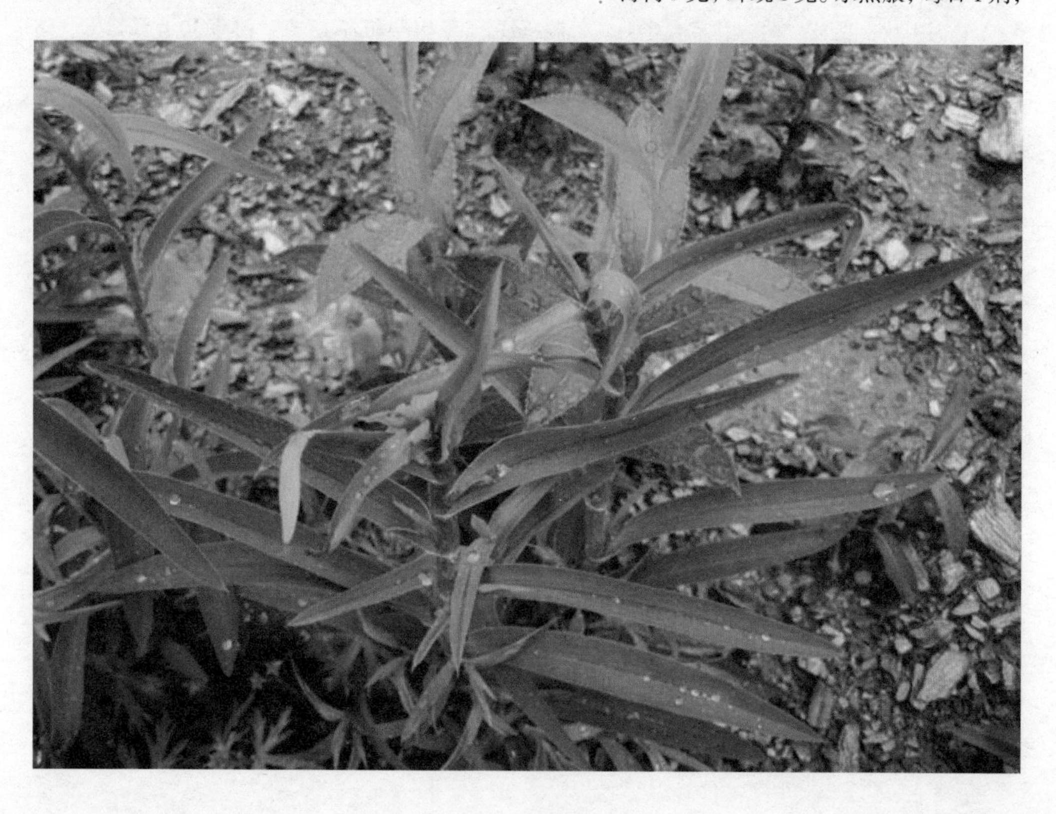

15日为1个疗程。

脑外伤后头痛不止：柴胡、当归尾、丹参、制半夏、泽兰叶各10克，薄荷、土鳖虫、川芎、黄连各5克，细辛6克。水煎服，每日1剂。

流行性感冒：柴胡12克，黄芩、半夏各10克，太子参、炙甘草各5克，生姜6克，大枣（去核）3个，板蓝根15克。水煎服，每日1剂。

流行性腮腺炎：柴胡10克，板蓝根、金银花各30克，赤芍、玄参各12克，甘草3克。水煎服，每日1剂，5日为1个疗程。

过敏性鼻炎：柴胡10克，香附、川芎、当归、赤芍、苍耳子、辛夷花、白术、白芷各9克，黄芪18克，生甘草3克。水煎服，每日1剂。

乳房胀痛、乳腺增生症：柴胡12克，白芍、川楝子、炒玄胡、制乳香、制没药、佛手、路路通各10克，炙甘草6克。水煎服，每日1剂，10日为1个疗程。

慢性肝炎：蒲公英30克，柴胡、茯苓、栀子各10克，茵陈15克，丹参12克。水煎服，每日1剂，10日为1个疗程。

胆汁反流性胃炎：柴胡、佛手、黄芩、制半夏各9克，太子参、香附各10克，乌贼骨、芦根、合欢皮各15克，牡蛎30克。水煎分3次服，每日1剂。

【食疗药膳】

⊙柴胡黄芩粥

原料：柴胡、黄芩各10克，大米100克，白砂糖适量。

制法：将柴芩水煎取汁，加大米煮为稀粥，待熟时调入白糖，再煮一二沸服食。

用法：每日1剂，连续5～7日。

功效：清热解毒，泄火解肌。

适用：肝炎患者。

⊙柴草粥

原料：柴胡10克，紫草12克，粳米50克。

制法：将柴胡、紫草布包，加水适量，与粳米同煮，待米将熟时，捞出药包，再煮至米熟成粥。

用法：顿食，每日1次。

功效：调和肝脾。

适用：防治肝郁脾虚所致之面部蝴蝶斑。

前胡《别录中品》

【释名】时珍曰：按孙愐《唐韵》作湔胡，名义未解。

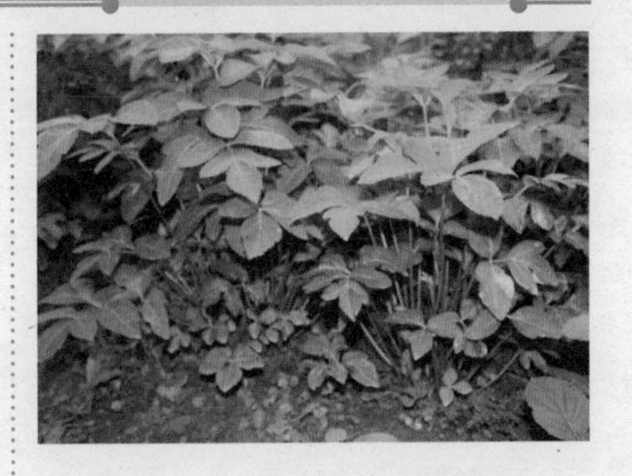

根

【气味】苦，微寒，无毒。

【主治】痰满，胸胁中痞，心腹结气，风头痛，去痰，下气，治伤寒寒热，推陈致新，明目益精《别录》。能去热实，及时气内外俱热，单煮服之（甄权）。治一切气，破癥结，开胃下食，通五脏，主霍乱转筋，骨节烦闷，反胃呕逆，气喘咳嗽，安胎，小儿一切疳气（大明）。清肺热，化痰热，散风邪（时珍）。

【附方】

小儿夜啼：前胡捣筛，蜜丸小豆大。日服一丸，熟水下，至五六丸，以瘥为度。（《普济方》）

◆实用指南

【单方验方】

下肢慢性丹毒所致的象皮肿：前胡鲜根适量，捣烂外敷。

麻疹初起，咳嗽气喘：前胡、防风、荆芥、葛根、苦杏仁、牛蒡子各6克。水煎服，每日1剂。

百日咳：前胡、车前子、款冬花、白前、百部、白及、紫菀各60克，川贝母、葶苈子各30克，射干、生甘草各15克，制成注射液。每次肌内注射2毫升，每日2～3次。

低热：前胡、玄胡各6克，枳壳、黄芩、广木香各5克，地榆、槐花、滑石各12克，桃仁、桑白皮各10克。水煎服，每日1剂。

支气管哮喘中医辨证痰火犯肺，瘀塞肺窍，肺失肃降：前胡、枇杷叶、知母、桑叶各12克，金银花15克，杏仁、麦冬、款冬花、桔梗、黄芩各9克，甘草6克。

水煎服，每日1剂，分早、晚2次服。

风寒咳嗽：前胡、旋覆花、炙甘草、荆芥、法半夏各10克，细辛5克。水煎服，每日1剂。

麻疹合并肺炎：前胡、杏仁、天花粉、桑叶、知母、麦冬各3克，元胡6克，金银花、板蓝根各9克，甘草1.5克。水煎服，每日1剂，频饮。

湿痰、寒痰证：常与白前相须为用。

【食疗药膳】

⊙前胡粥

原料：前胡10克，大米100克。

制法：将前胡择净，放入锅中，加清水适量，浸泡5～10分钟后，水煎取汁，加大米煮粥，服食。

用法：每日1剂，连续2～3日。

功效：降气祛痰，宣散风热。

适用：外感风热，或风热郁肺所致的咳嗽，气喘，痰稠，胸闷不舒等。

防风《本经中品》

【释名】铜芸《本经》，茴芸《吴普》，茴草《别录》，百枝《别录》，百蜚《吴普》。

【气味】甘，温，无毒。

【主治】大风，头眩痛恶风，风邪目盲无所见，风行周身，骨节疼痛。久服轻身《本经》。烦满胁痛，风头面去来，四肢挛急，字乳金疮内痉《别录》。治三十六般风，男子一切劳劣，补中益神，风赤眼，止冷泪及瘫痪，通利五脏关脉，五劳七伤，羸损盗汗，心烦体重，能安神定志，匀气脉（大明）。治上焦风邪，泻肺实，散头目中滞气，经络中留湿，主上部见血（元素）。搜肝气（好古）。

叶

【主治】中风热汗出《别录》。

花

【主治】四肢拘急，行履不得，经脉虚羸，骨节间痛，心腹痛（甄权）。

子

【主治】疗风更优，调食之（苏恭）。

【附方】

自汗不止：防风去芦为末，每服二钱，浮麦煎汤服。（《朱氏集验方》）防风用麸炒，猪皮煎汤下。

睡中盗汗：防风二两，川芎一两，

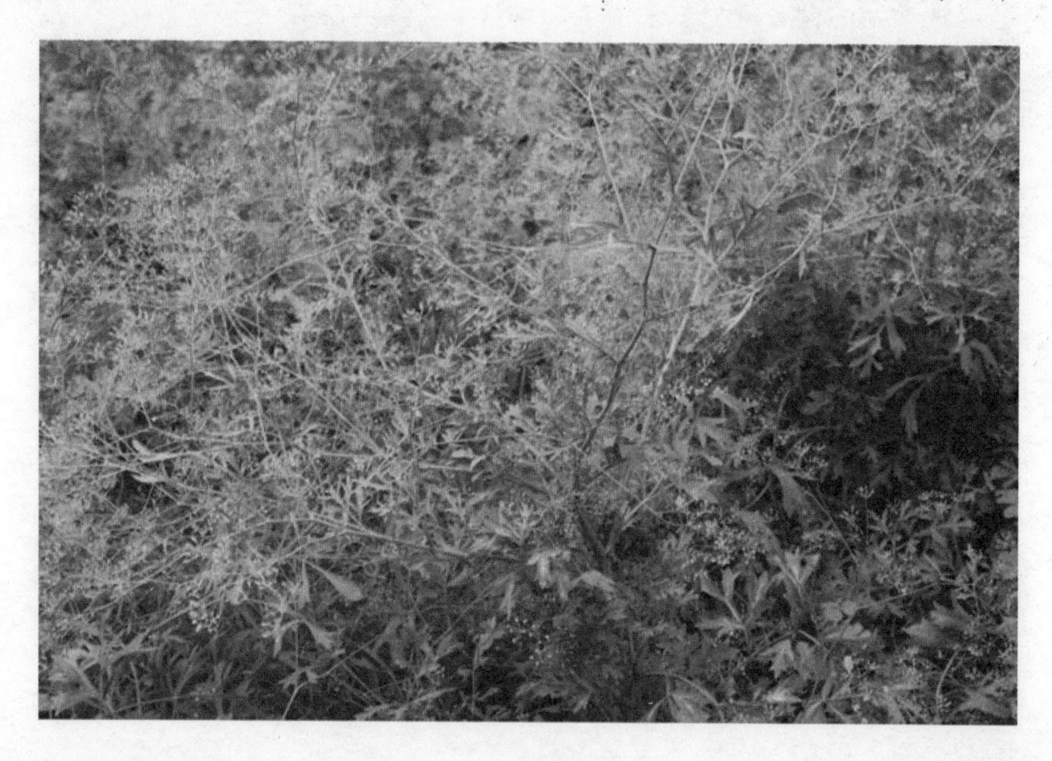

人参半两，为末。每服三钱，临卧饮下。（《简易方》）

消风顺气（老人大肠秘涩）：防风、枳壳麸炒各一两，甘草半两，为末，每食前白汤服二钱。（《简便方》）

偏正头风：防风、白芷各等分，为末，炼蜜丸弹子大。每嚼一丸，茶清下。（《普济方》）

破伤中风（牙关紧急）：天南星、防风各等分，为末。每服二三匙，童子小便五升，煎至四升，分二服，即止也。（《经验后方》）

妇人崩中：独圣散，用防风去芦头，炙赤为末。每服一钱，以面糊酒调下，更以面糊酒投之，此药累经效验。一方，加炒黑蒲黄等分。（《经验方》）

解乌头毒、解芫花毒、解野菌毒：附子、天雄毒。并用防风煎汁饮之。（《千金方》）

◆实用指南

【单方验方】

辅助治疗酒糟鼻：荆芥穗 4 克，防风、右仁、白僵蚕、白蒺藜、甘草 各 1 克，黄芩 6 克，茶叶 1 撮。水煎服，每日 1 剂。

感冒头痛、风湿性关节炎、神经性头痛：羌活、独活、藁本、防风、川芎、蔓荆子各 10 克，甘草 6 克。水煎服，每日 1 剂。

少阴寒郁头痛：独活 15 克，防风 6 克。水煎服，每日 1 剂。

落枕：防风、羌活各 9 克，刀豆壳 15 克。水煎服，每日 1 剂。

破伤风：防风、黄芩、荆芥、制白附子各 10 克，蝉蜕 12 克，钩藤（后下）、僵蚕各 20 克，蜈蚣 3 条，炙全蝎 3 克，甘草 6 克。水煎服，每日 1 剂。

风湿性关节炎：防风 6 克，白术 10 克，薏苡仁 12 克，土茯苓 15 克。水煎服，每日 1 剂。

【食疗药膳】

⊙防风粥

原料：防风 105 克，葱白 2 棵，粳米 100 克。

制法：先将防风择洗干净，放入锅中，加清水适量，浸泡 10 分钟后，同葱白煎取药汁，去渣取汁。粳米洗净煮粥，待粥将熟时加入药汁，煮成稀饭。

用法：每日 2 次，趁热服食，连服 2 ~ 3 日。

功效：祛风解表，散寒止痛。

适用：感冒风寒、发热畏冷、恶风自汗、风寒痹痛、关节酸楚、肠鸣腹泻等。

⊙防风黄芪牛肉汤

原料：牛肉 250 克，黄芪、防风、白术各 10 克，红枣 10 枚。

制法：将牛肉洗净、切块，放入水中煮沸，撇掉血沫，3 分钟后将牛肉捞起，在凉水中过一下将黄芪、白术、防风、红枣放进锅里，搅拌均匀，用大火煮半小时把牛肉块放入药汤锅里，改用小火再炖两小时。将黄芪、白术、防风拣出，加入盐、葱、姜，继续用大火煮 8 分钟后放入味精。

用法：每日 2 次，早、晚分服。

功效：益气补肺，养心安神，强身健体。

适用：容易感冒、畏风怕冷、体虚多汗者。

独活《本经上品》

【释名】羌活、护羌使者《本经》，独摇草《别录》，胡王使者《吴普》，长生草。

根

【气味】苦、甘，平，无毒。

【主治】风寒所击，金疮止痛，奔豚痫痓，女子疝瘕。久服轻身耐老《本经》。疗诸贼风，百节痛风，无问久新《别录》。独活，治诸中风湿冷，奔喘逆气，皮肤苦痒，手足挛痛劳损，风毒齿痛。羌活，治贼风失音不语，多痒，手足不遂，口面㖞斜，血癞（甄权）。羌、独活，治一切风并气，筋骨挛拳，骨节酸疼，头旋目赤疼痛，五劳七伤，利五脏及伏梁水气（大明）。治风寒湿痹，酸痛不仁，诸风掉眩，颈项难伸（李杲）。去肾间风邪，搜肝风，泻肝气，治项强、腰脊痛（好古）。散痈疽败血（元素）。

【附方】

中风口噤（通身冷，不知人）：独活四两，好酒一升，煎半升服。（《千金方》）

历节风痛：独活、羌活、松节各等分，用酒煮过，每日空心饮一杯。（《外台秘要》）

风牙肿痛：（《肘后方》）用独活

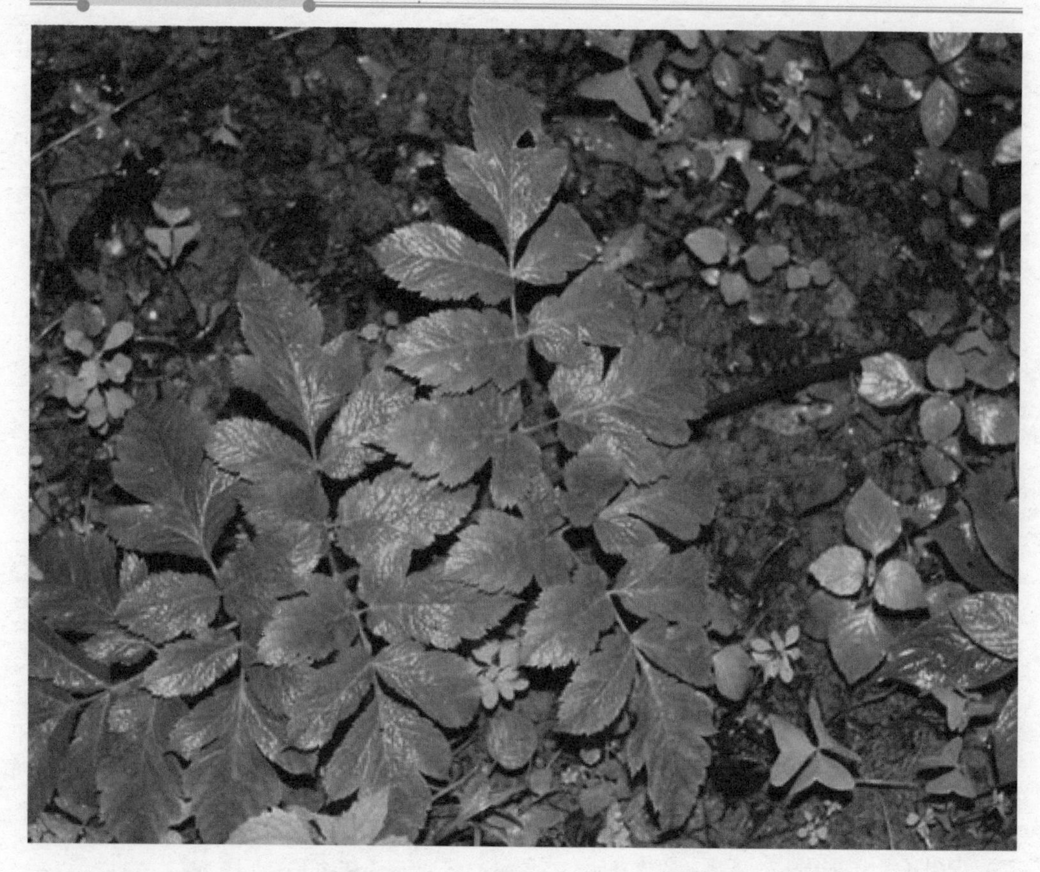

煮酒热漱之。(《文潞公药准》)用独活、地黄各三两,为末。每服三钱,水一盏煎,和渣温服,卧时再服。

◆实用指南

【单方验方】

肩周炎:独活、甘草、木香、乳香、海风藤、桑枝、羌活、秦艽各10克,桂心1克,当归、川芎各15克。水煎取药汁,每日1剂,分次服用。

青光眼:独活、羌活、五味子各6克,白芍12克。水煎服,每日1剂。

慢性气管炎:独活15克,红糖25克。加水煎成100毫升,分3～4次服。

面神经炎:独活、薄荷、白芷各30克。上药共研为细末,炼蜜为丸,每丸重3克,每日3丸,口含服。

风湿性腰腿痛:独活、防风、川芎、秦艽、赤芍、当归、牛膝、杜仲、茯苓、党参各9克,桑寄生12～30克,细辛3～6克,桂心3克,干地黄15克,炙甘草6克。水煎服,每日1剂。

伤风头痛:独活10克,白芷、川芎各6克,细辛3克。水煎服,每日1剂。

【食疗药膳】

⊙独活当归酒

原料:独活、川芎、杜仲、丹参、熟地各30克,白酒1000毫升。

制法:将独活、杜仲、川芎、熟地、丹参细锉后置于容器中,加入白酒密封用近火煨。

用法:每日候冷,即可饮用。

功效:祛风活血,壮腰通络。

适用:负湿性腰腿痛、腰痛等。

⊙羌独活酒

原料:独活(去芦头)60克,五加皮90克,羌活(去芦头)180克,生地汁200毫升,黑豆(炒熟)700克,清酒5000毫升。

制法:上五味药,先将地黄汁煎十余沸后,滤过,羌活、独活、五加皮均切如麻子大,放铛中,入清酒内煮熟,下豆及地黄汁入其中,再煮至如鱼眼沸,取出去滓候冷。

用法：每次任意服之，常令有酒力为佳。

功效：祛风止痛，通经络。

适用：腰痛强直、难以俯仰等。

升麻《别录上品》

【释名】周麻。

根

【气味】甘、苦，平、微寒，无毒。

【主治】解百毒，杀百精老物殃鬼，辟瘟疫瘴气邪气，蛊毒入口皆吐出，中恶腹痛，时气毒疠，头痛寒热，风肿诸毒，喉痛口疮。久服不夭，轻身长年《本经》。安魂定魄，鬼附啼泣，疳䘌，游风肿毒（大明）。小儿惊痫，热壅不通，疗痈肿豌豆疮，水煎绵沾拭疮上（甄权）。治阳明头痛，补脾胃，去皮肤风邪，解肌肉间风热，疗肺痿咳唾脓血，能发浮汗（元素）。牙根浮烂恶臭，太阳鼽衄，为疮家圣药（好古）。消斑疹，行瘀血，治阳陷眩运，胸胁虚痛，久泄下痢，后重遗浊，带下崩中，血淋下血，阴痿足寒（时珍）。

【附方】

卒肿毒起：升麻磨醋频涂之。（《肘后方》）

喉痹作痛：升麻片含咽，或以半两煎服取吐。（《直指方》）

胃热齿痛：升麻煎汤，热漱咽之，解毒；或加生地。（《直指方》）

口舌生疮：升麻一两，黄连三分，为末，绵裹含咽。（《本事方》）

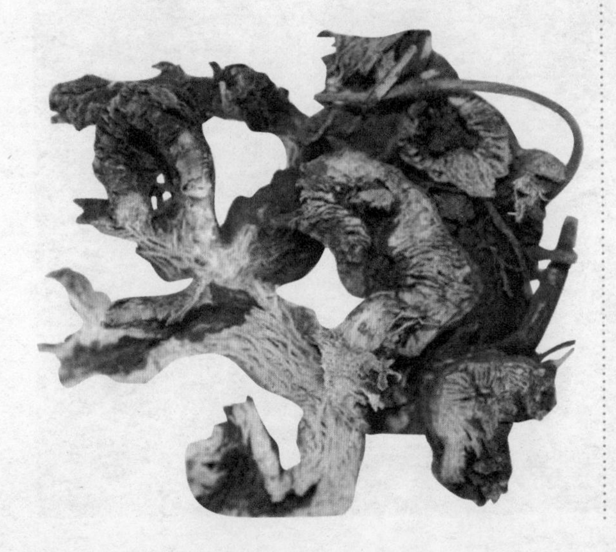

热痱瘙痒：升麻煎汤饮并洗之。（《千金方》）

解莨菪毒：升麻煮汁，多服之。（《外台秘要》）

◆实用指南

【单方验方】

胃火牙痛，咽喉肿痛，口舌生疮：升麻5克，玄参、生地各10克，生石膏15克。水煎服，每日1剂。

牙周炎：升麻10克，黄连、知母各6克。水煎服，每日1剂。

脱肛：升麻6克，五倍子10克，黄芪12克。水煎服，每日1剂。

百日咳：升麻5克，鱼腥草、钩藤各6克，金银花10克。水煎服，每日1剂。

前额部痛，寒热面赤：升麻6克，葛根、白芷各3克，生石膏15克。水煎服，每日1剂。

感冒头痛：升麻、菊花、桑叶、连翘各10克，薄荷6克。水煎服，每日1剂。

辅助治疗迁延性肝炎、慢性肝炎：升麻30克，甘草6克，合入加味一贯煎、加味异味散、加味黄精汤方中同煎。

气虚型子宫脱垂：升麻、当归各15克，党参、枳壳各25克，牡蛎、黄芪各50克，益母草20克。水煎服，每日1剂，连服2周。

青光眼症见偏头痛：升麻、天麻、炙麻黄各9克，川芎12克。水煎服，每日1剂，早、晚分服。

【食疗药膳】

⊙托肠汤

原料：升麻、石榴皮各15克，猕猴桃根20克，猪大肠250克。

制法：将升麻、酸石榴皮、猕猴桃根用新纱布包扎。用清水洗净猪大肠，段节，与药包共入砂锅内，加清水适量，在小火上煎煮1小时，取出药袋，将猪大肠切碎，加少许盐、味精调味。

用法：食肠、饮汤，1～2次服完，连服5～7日。

功效：升清，补虚，固涩。

适用：久泻、久痢所致的脱肛等。

⊙升麻芝麻炖大肠

原料：猪大肠600克，升麻15克，黑芝麻100克，大葱10克，姜8克，盐2克，黄酒5克。

制法：升麻、黑芝麻装入洗净之猪大肠内，两头扎紧。放入砂锅内，加葱段、姜片、盐、黄酒、清水适量，小火炖3小时，至猪大肠熟透。

用法：佐餐食用。

功效：升提中气，补虚润肠。

适用：脱汗、子宫脱垂及便秘等。

苦参《本经中品》

【释名】苦骨、野槐、地槐、菟槐《别录》。

根

【气味】苦，寒，无毒。

【主治】心腹结气，癥瘕积聚，黄疸，溺有余沥，逐水，除痈肿，补中，明目止泪《本经》。养肝胆气，安五脏，平胃气，令人嗜食轻身，定志益精，利九窍，除伏热肠澼，止渴醒酒，小便黄赤，疗恶疮、下部䘌《别录》。渍酒饮，治疥杀虫（弘景）。治恶虫、胫酸（苏恭）。治热毒风，皮肌烦躁生疮，赤癞眉脱，除大热嗜睡，治腹中冷痛，中恶腹痛（甄权）。杀疳虫。炒存性，米饮服，治肠风泻血并热痢（时珍）。

果实（十月收采）

【气味】苦，寒，无毒。

【主治】久服轻身不老，明目。饵如槐子法，有验（苏恭）。

【附方】

热病狂邪（不避水火，欲杀人）：苦参末，蜜丸梧子大。每服十丸，薄荷汤下。亦可为末，二钱，水煎服。（《千金方》）

伤寒结胸（天行病四五日，结胸满痛壮热）：苦参一两，以醋三升，煮取一升二合，饮之取吐即愈。天行毒病，非苦参、醋药不解，及温覆取汗良。（《外台秘要》）

谷疸食劳、头旋、心怫郁不安而发黄，由失饥大食、胃气冲熏所致：苦参三两，龙胆一合，为末，牛胆丸梧子大。生大麦苗汁服五丸，日三服。（《肘后方》）

小儿身热：苦参煎汤浴之良。（《外台秘要》）

毒热足肿，作痛欲脱者：苦参煮酒渍之。（《姚僧坦集验方》）

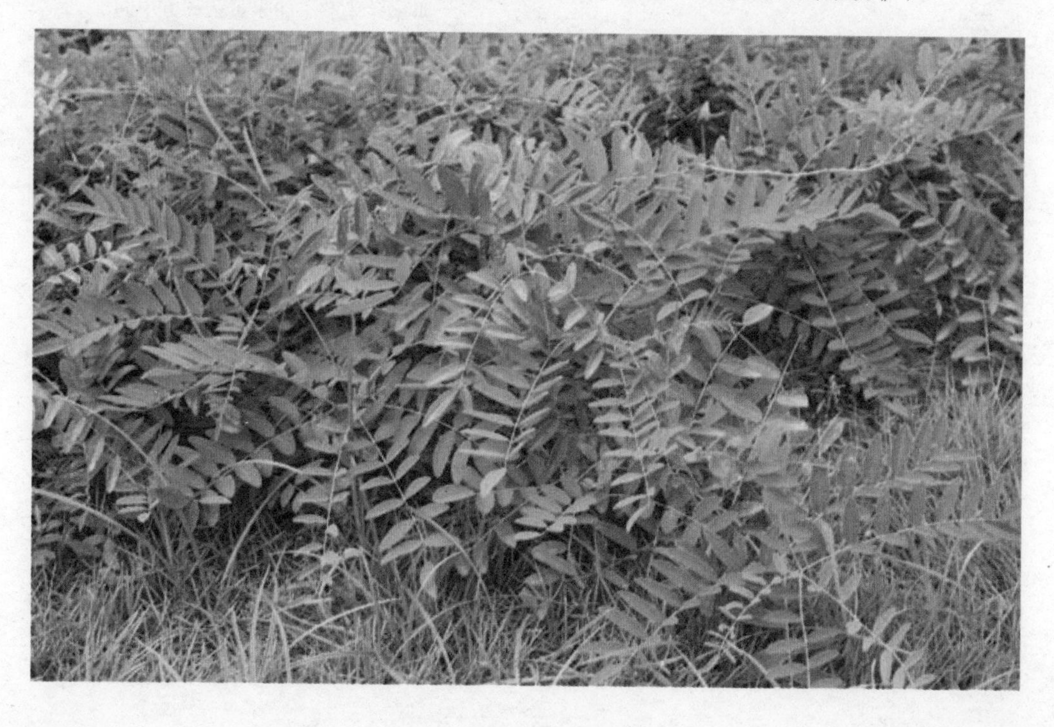

中恶心痛：苦参三两，苦酒一升半，煮取八合，分二服。（《肘后方》）

饮食中毒、鱼肉菜等毒：上方煎服，取吐即愈。（《梅师方》）

大肠脱肛：苦参、五倍子、陈壁土各等分，煎汤洗之，以木贼末敷之。（《医方摘要》）

齿缝出血：苦参一两，枯矾一钱，为末，日三揩之，立验。（《普济方》）

上下诸瘘（或在项，或在下部）：用苦参五升，苦酒一斗，渍三四日服之，以知为度。（《肘后方》）

鼠瘘恶疮：苦参二斤，露蜂房二两，神曲二斤，水二斗，渍二宿，去滓，入黍米二升，酿熟，稍饮，日三次。（《肘后方》）

下部漏疮：苦参煎汤，日日洗之。（《直指方》）

汤火伤灼：苦参末，油调敷之。（《卫生宝鉴》）

赤白带下：苦参二两，牡蛎粉一两五钱，为末。以雄猪肚一个，水三碗煮烂，捣泥和丸梧子大。每服百丸，温酒下。（《陆氏积德堂方》）

◆实用指南

【单方验方】

烫伤：苦参适量，研细粉，麻油调涂患处。

急性菌痢：苦参、黄芩各10克，白头翁20克，马齿苋30克。水煎服，每日1剂，每日2次。

痔疮出血：苦参、槐花各10克，地榆20克。水煎服，每日1剂，每日2次。

婴儿湿疹：先将苦参30克浓煎取汁，去渣，再将打散的1个鸡蛋及红糖30克同时加入，煮熟即可。饮汤，每日1次，连用6日。

心悸：苦参20克。水煎服，每日1剂，每日2次。

湿热阴痒：车前子15克，苦参、黄柏各6克。水煎服，每日1剂，每日2次。

前列腺增生：贝母、苦参、党参各25克。水煎服，每日1剂，每日3次。

念珠菌阴道炎：苦参、贯众各15克，白糖适量。将苦参、贯众加水煎煮，去渣取汁，服用时加入白糖。每日2次，连服5～10日为1个疗程。

【食疗药膳】

⊙苦参菊花茶

原料：苦参15克，野菊花12克，生地10克。

制法：将苦参、野菊花、生地共研粗末，置保温瓶中，冲入沸水，焖20分钟。

用法：代茶频频饮服，每日1剂。

功效：清热燥湿，凉血解毒。

适用：痒疹属湿热夹血热症如痒疹红色（以下肢、躯干为多）、遇热加重、皮肤瘙痒等。

⊙苦参刺猬酒

原料：苦参100克，刺猬皮1具，露蜂房15克，黍米1000克，神曲150克。

制法：先将苦参、刺猬皮、露蜂房捣成粗末，放锅中，加水750毫升，煎取汁500毫升备用。再将黍米蒸成饭，与药汁、神曲相拌，放容器中，密封瓶口，酿造7～10日，滤取汁，装瓶备用。

用法：每日3次，饭前温服10～15毫升，10日为1个疗程。

功效：清热解毒，通络止痒。

适用：各种疥疮。

白鲜《本经中品》

【释名】白膻（弘景），地羊鲜《图经》，金雀儿椒《日华》。

根皮

【气味】苦，寒，无毒。

【主治】头风黄疸，咳逆淋沥，女子阴中肿痛，湿痹死肌，不可屈伸起止行步《本经》。疗四肢不安，时行腹中大热饮水，欲走大呼，小儿惊痫，妇人产后余痛《别录》。治一切热毒风、恶风，风疮疥癣赤烂，眉发脱脆，皮肌急，壮热恶寒，解热黄、酒黄、急黄、谷黄、劳黄（甄权）。通关节，利九窍及血脉，通小肠水气，天行时疾，头痛眼疼。其花同功（大明）。治肺嗽（苏颂）。

【附方】

鼠瘘已破，出脓血者：白鲜皮煮汁，服一升，当吐若鼠子也。（《肘后方》）

产后中风（人虚不可服他药者）：白鲜皮汤，用新汲水三升，煮取一升，温服。（《陈延小品方》）

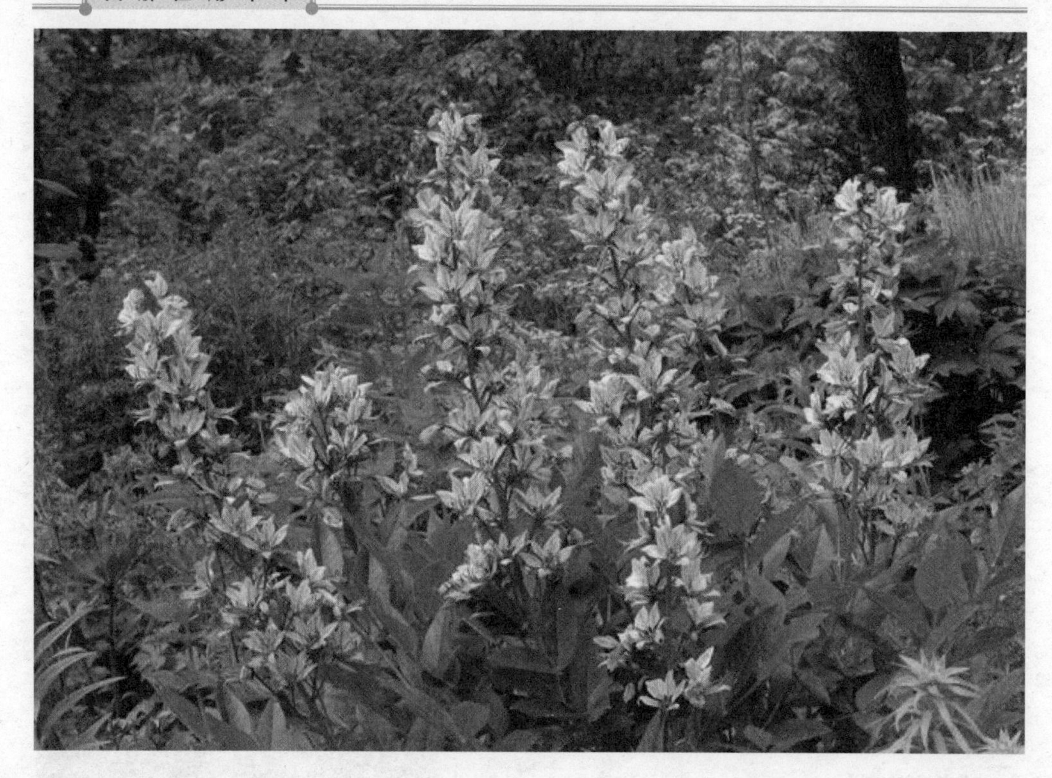

◆实用指南

【单方验方】

生殖器疱疹：白鲜皮、连翘、土茯苓各12克，牡丹皮、黄芪、赤芍、桑叶各10克，金银花15克，当归、苦参、生甘草、苍术各6克。水煎取药汁，每日1剂，分2次服用。

荨麻疹：白鲜皮、防风各25克，蝉蜕15克，金银花50克。水煎服。

神经性皮炎：白鲜皮、蛇床子、苦参、地肤子各30克。水煎，趁热熏洗患处。

急性肝炎：白鲜皮、栀子、大黄9克，茵陈15克。水煎服。

外伤出血：白鲜皮适量，研细末，外敷。

湿热黄疸：白鲜皮、茵陈各9克。水煎服。

【食疗药膳】

⊙白鲜皮茶

原料：白鲜皮15 ~ 30克，丹参、赤芍各15克，防风、黄芩、蝉蜕、荆芥、苍术、当归各9克，甘草6克，茶叶3克。

制法：将以上各种原料水煎取药汁200毫升。

用法：每日1剂，分2次服。

功效：清热祛风，凉血活血。

适用：神经性皮炎。

⊙竹林霄鸡

原料：白鲜皮、竹林霄（百尾笋）、鹿衔草各30克，鸡1只。

制法：将鸡去毛、内脏，洗净，与前3药加水共炖，小火炖至鸡肉熟烂为度，去渣。

用法：食鸡、喝汤，每次适量，可加少许调味品。

功效：清肺止咳，润肺补虚。

适用：肺气肿。

延胡索（宋·《开宝》）

【释名】玄胡索。

根

【气味】辛，温，无毒。

【主治】破血，妇人月经不调，腹中结块，崩中淋露，产后诸血病，血运，暴血冲上，因损下血。煮酒或酒磨服《开宝》。除风活气，暖腰膝，止暴腰痛，破癥癖，扑损瘀血，落胎（大明）。治心气小腹痛，有神（好古）。散气，治肾气，通经络（李珣）。活血利气，止痛，通小便（时珍）。

【附方】

鼻出衄血：玄胡索末绵裹塞耳内，左衄塞右，右衄塞左。（《普济方》）

小便尿血：玄胡索一两，朴硝七钱半，为末。每服四钱，水煎服。（《活人书》）

妇女血气，腹中刺痛，经候不调：用玄胡索去皮醋炒，当归酒浸炒，各一两。橘红二两，为末，酒煮米糊丸梧子大。每服一百丸，空心艾醋汤下。（《济生方》）

产后诸病（凡产后秽污不尽，腹满，及产后血运，心头硬，或寒热不禁，或心闷、手足烦热、气力欲绝诸病）：并用玄胡索炒研，酒服二钱，甚效。（《圣惠方》）

小儿盘肠气痛：玄胡索、茴香各等分，炒研，空心米饮量儿大小与服。（《卫生易简方》）

疝气危急：玄胡索盐炒，全蝎去毒生用，等分为末。每服半钱，空心盐酒下。（《直指方》）

坠落车马（筋骨痛不止）：玄胡索末，豆淋酒服二钱，日二服。（《圣惠方》）

◆实用指南

【单方验方】

慢性胃炎：延胡索9克，香附子12克，焦山楂15克。水煎服，每日1剂，分2次服。

冠心病：延胡索、广郁金、檀香各等分。研为细末，每次2～3克，温开水送服，每日2～3次。

偏正头痛不可忍者：延胡索、川芎、白芷、蔓荆子各15克，白芍20克。水煎服。

妇女痛经或经来不畅，并伴有瘀块：延胡索15克，蒲黄、五灵脂、川芎各10克，当归20克。水煎服。

妇女产后恶露不尽、小腹剧痛：延胡索、当归各15克，炒桃仁、川芎、甘草各10克，炮姜6克。水煎服。

疝气肿痛：延胡索15克，川楝子、乌药、小茴香各10克。水煎服。

【食疗药膳】

⊙三七延胡索大蒜糊

原料：延胡索粉、三七粉各10克，紫皮大蒜50克。

制法：先将三七、延胡索分别除杂、洗净，晒干，研成细末后，充分拌和均匀，备用；用紫皮大蒜剥去外膜，洗净、切碎，剁成大蒜茸糊，盛入碗中，拌入三七、延胡索细末，加温开水适量，搅拌成糊状。

用法：早、晚2次分服。

功效：活血行气，抗癌止痛。

适用：气滞血瘀型胃癌、肺癌等癌症引起的疼痛。

⊙佛手延胡索山楂茶

原料：延胡索、佛手各6克，山楂10克。

制法：将以上三味水煎，取汁。

用法：代茶频饮，每日1剂。

功效：行血逐瘀。

适用：血淤气闭型产后血晕。

贝母《本经中品》

【释名】勤母、苦菜、空草《别录》。

根

【气味】辛，平，无毒。

【主治】伤寒烦热，淋沥邪气疝瘕，喉痹乳难，金疮风痉《本经》。疗腹中结实，心下满，洗洗恶风寒，目眩项直，咳嗽上气，止烦热渴，出汗，安五脏，利骨髓《别录》。服之不饥断谷（弘景）。消痰，润心肺。末和砂糖丸含，止嗽。烧灰油调，敷人畜恶疮，敛疮口（大明）。主胸胁逆气，时疾黄疸。研末点目，去肤翳。以七枚作末酒服，治产难及胞衣不出。与连翘同服，主项下瘤瘿疾（甄权）。

【附方】

忧郁不伸（胸膈不宽）：贝母去心，姜汁炒研，姜汁面糊丸。每服七十丸，征士锁甲煎汤下。（《集效方》）

孕妇咳嗽：贝母去心，麸炒黄为末，砂糖拌丸芡子大。每含咽一丸，神效。（《救急易方》）

妊娠尿难（饮食如故）：用贝母、苦参、当归各四两，为末，蜜丸小豆大，每饮服三至十丸。（《金匮要略》）

目生胬肉：（《肘后方》）用贝母、真丹各等分，为末，日点。（《摘玄方》）

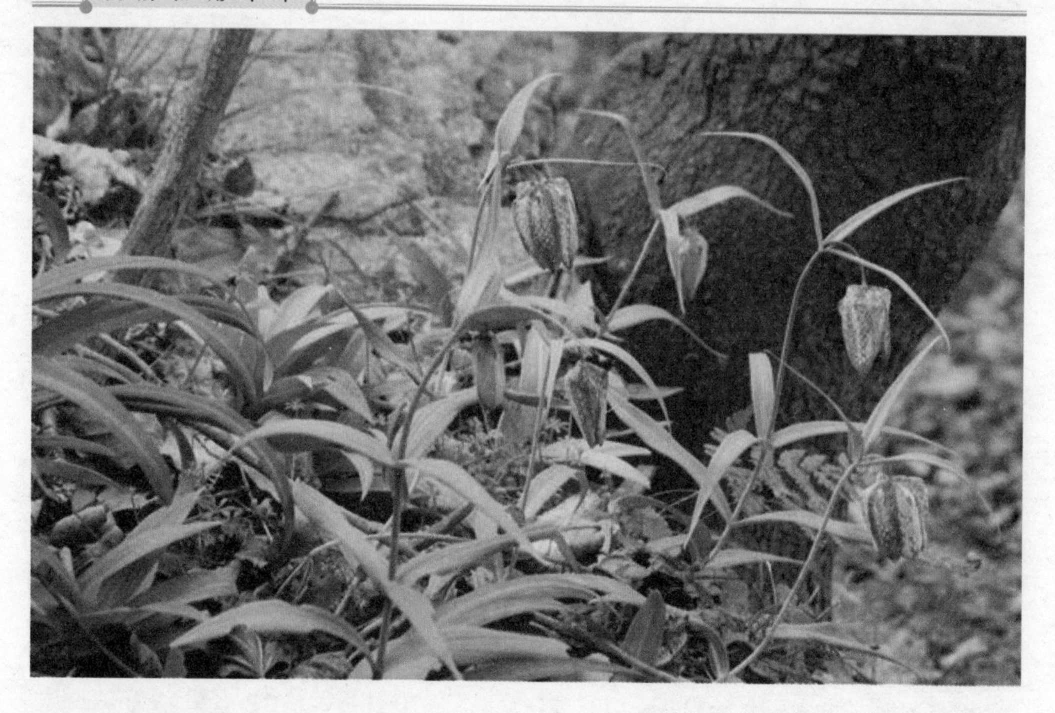

用贝母、丁香各等分，为末，乳汁调点。

衄血不止：贝母炮研末，浆水服二钱，良久再服。（《普济方》）

小儿鹅口疮（满口白烂）：贝母去心为末，半钱，水五分，蜜少许，煎三沸，滤汁抹之，日四五度。（《圣惠方》）

紫白癜斑：贝母、南星各等分，为末，生姜带汁擦之。（《德生堂方》）用贝母、干姜等分，为末，如澡豆，入密室中浴擦，得汗为妙。（谈野翁方）以生姜擦动，醋磨贝母涂之。（《圣惠方》）用贝母、百部各等分，为末，自然姜汁调搽。

◆实用指南

【单方验方】

气管炎：川贝母 5 克研末，用梨 1 个切开去核，将贝母粉填入梨空处合紧，蒸或煎水服均可。

辅助治疗舌癌：贝母、茯苓、陈皮各 9 克，清半夏 12 克，生牡蛎、元参各 15 克，制川乌、制草乌各 4.5 克。水煎服。

干咳：川贝末 6 克，柿饼 1 个。柿饼挖开去核，加入贝母粉末蒸熟，1 次服，每日 2 次。

乳头皲裂：川贝母 10 克，黑、白芝麻各 20 克。将川贝母研为细末，黑、白芝麻炒黄研细，混合过筛备用。用时以香油调成糊状，涂搽患处，每日 2 次。

婴幼儿消化不良：川贝母研极细末备用。按每日每千克体重 0.1 克计量，分 3 次服，连用 2 ~ 4 日。

【食疗药膳】

⊙贝母粥

原料：贝母粉 10 克，粳米 100 克，砂糖适量。

制法：将粳米、砂糖放入砂锅内，加水煮粥，待粥将成时，调入贝母粉，再煮即可。

用法：每日 1 剂，分次服食。

功效：清热散结，润肺化痰，止咳宁嗽。

适用：痰热内蕴、肺气郁闭之咳嗽咳痰、痰黄黏稠、胸闷短气、口干咽燥、尿黄便秘等。

山慈菇（宋·《嘉祐》）

【释名】金灯《拾遗》，鬼灯檠、朱姑、鹿蹄草《纲目》，无义草。

根

【气味】甘、微辛，有小毒。

【主治】痈肿疮瘘瘰疬结核等，醋磨敷之。亦剥人面皮，除皯黵（藏器）。主疔肿，攻毒破皮，解诸毒虫毒，蛇虫狂犬伤（时珍）。

叶

【主治】疮肿，入蜜捣涂疮口，候清血出，效（慎微）。涂乳痈、便毒尤妙（时珍）。

【附方】

中溪毒生疮：朱姑叶捣烂涂之。生东间，叶如蒜叶。（《外台秘要》）

花

【主治】小便血淋涩痛，同地檗花阴干，每用三钱，水煎服《圣惠》。

【附方】

粉滓面皯：山慈菇根，夜涂旦洗。（《普济方》）

牙龈肿痛：红灯笼枝根，煎汤漱吐。（《集效方》）

◆实用指南

【单方验方】

痛风：山慈菇、生大黄、水蛭各200克，玄明粉300克，甘遂100克。用上药研成细末，每次3～5克，以薄荷油调匀，外敷患处，隔日1次。

缓解痛风发作：山慈菇30克。水煎服。

乳腺癌：山慈菇200克，蟹爪（带爪尖）、蟹壳各100克。共研细末，以蜜为丸，每丸重10克，每日3次，每次1～2丸，饭后用。

脓性指头炎：将鲜山慈菇25克洗净捣烂，加米醋3毫升和匀稍蒸温，用塑料薄膜包敷患指，每日换药1次。

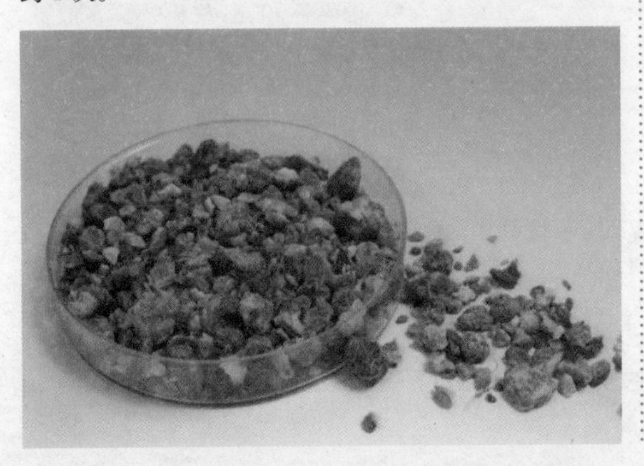

乳腺增生：山慈菇、半枝莲、鹿角霜各等分。共研细末，蜜制为丸如梧桐子大，每次4克，每日2次，温开水送服，2周为1个疗程。

【食疗药膳】

⊙蒸慈姑

原料：生慈菇数枚，蜂蜜、米泔各适量。

制法：将生慈菇去皮捣烂，用蜂蜜、米泔同拌匀，饭上蒸熟。

用法：趁热服用。

功效：行血，止嗽，补虚。

适用：肺虚咳血。

⊙二山芪归汤

原料：山慈菇、山甲珠、黄连、藕节、枸杞子、菟丝子、鸡内金各10克，连翘、蒲公英、川芎各12克，党参、金银花、陈皮、半枝莲、当归各15克，丹参20克，黄芪30克，砂仁、三七各6克，甘草3克。

制法：水煎取药汁。

用法：每日1剂，分2次服。

功效：益气养血，解毒散结。

适用：色素基底细胞舌癌。

白茅《本经中品》

【释名】根名茹根、兰根《本经》，地筋《别录》。

茅根

【气味】甘，寒，无毒。

【主治】劳伤虚羸，补中益气，除瘀血血闭寒热，利小便《本经》。下五淋，除客热在肠胃，止渴坚筋，妇人崩中。久服利人《别录》。主妇人月经不匀，通血脉淋沥（大明）。止吐衄诸血，伤寒哕逆，肺热喘急，水肿黄疸，解毒酒(时珍）。

【附方】

山中辟谷：凡辟难无人之境，取白茅根洗净，咀嚼，或石上晒焦捣末，水服方寸匕，可辟谷不饥。（《肘后方》）

反胃上气（食入即吐）：茅根、芦

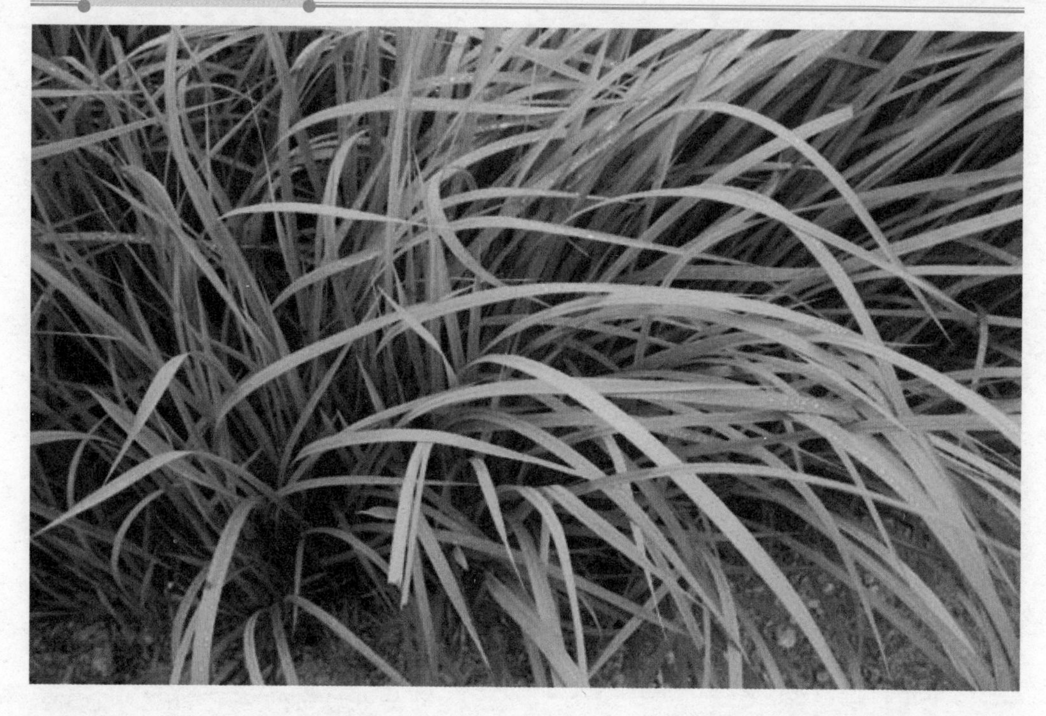

根各二两，水四升，煮二升，顿服得下，良。（《圣济总录》）

肺热气喘：生茅根一握，㕮咀，水二盏，煎一盏，食后温服。甚者三服止，名如神汤。（《圣惠方》）

虚后水肿（因饮水多，小便不利）：用白茅根一大把，小豆三升，水三升，煮干，去茅食豆，水随小便下也。（《肘后方》）

五种黄病（黄疸、谷疸、酒疸、女疸、劳疸也）：黄汗者，乃大汗出入水所致，身体微肿，汗出如黄檗汁。用生茅根一把细切，以猪肉一斤，合作羹食。（《肘后方》）

解中酒毒（恐烂五脏）：茅根汁，饮一升。（《千金方》）

小便出血：茅根煎汤，频饮为佳。（《谈野翁方》）

鼻衄不止：茅根为末，米泔水服二钱。（《圣惠方》）

◆实用指南

【单方验方】

尿血：鲜茅根120克，侧拍叶30克。水煎服。

急性肾炎：鲜白茅根40克，白花蛇舌草、一枝黄花各30克，葫芦壳15克。水煎服，每日1剂。

出血性出血热：白茅根50 ~ 100克，丹参20 ~ 30克，芦根30 ~ 40克，黄柏、丹皮各10 ~ 15克，佩兰15 ~ 30克。每日1 ~ 3剂，水煎分多次频服。

鼻衄：栀子18克，鲜茅根120克（或干茅根36克）。水煎，饭后微温服下，睡前服更佳。

急性黄疸性肝炎：鲜白茅根60克，茵陈30克。浓煎去渣取汁，加入冰糖少许饮服，每日2 ~ 3次，每次300 ~ 500毫升。

肺炎：白茅根、鱼腥草各50克，金银花25克，连翘15克。水煎服，每日1剂，连用3 ~ 5日。

糖尿病：白茅根30克，太子参、生地、黄精各20克，天花粉、麦冬各15克，葛根10克。水煎服。

急性黄疸性肝炎：白茅根、积雪草、金丝草、茵陈各30克，黄芩9克。水煎服，每日2次。

急性黄疸性肝炎：白茅根、板蓝根、柳树叶各30克。水煎服，每日1剂。

急性黄疸性肝炎：白茅根、茵陈各30克，虎杖、紫参各15克。水煎服，每日2次。

【食疗药膳】

⊙白茅根雪梨猪肺汤

原料：鲜白茅根200克，猪瘦肉

250 克，陈皮 5 克，雪梨 4 个，猪肺 1 个。

制法：猪肺洗净，放入开水中煮 5 分钟；雪梨切块，白茅根切段，陈皮用水浸软。用料一起放入汤煲，先大火煲滚后，改用小火煲约 2 小时即可。

用法：佐餐食用，每日 1 剂。

功效：清热生津，化痰止咳。

适用：秋季身体燥热、流鼻血、咳嗽，或痰中带血者服用。

⊙茅根茶

原料：白茅根 10 克，茶叶 5 克。

制法：将白茅根摘根须，洗净，同茶叶一起加水，煎服。

用法：每日 1 次。

功效：清热利尿，凉血解毒。

适用：急性肾炎、血尿、急性传染性肝炎。

龙胆《本经中品》

【释名】陵游。

根

【气味】苦、涩，大寒，无毒。

【主治】骨间寒热，惊痫邪气，续绝伤，定五脏，杀蛊毒《本经》。除胃中伏热，时气温热，热泄下痢，去肠中小虫，益肝胆气，止惊惕。久服益智不忘，轻身耐老《别录》。治小儿壮热骨热，惊痫入心，时疾热黄，痈肿口干（甄权）。客忤疳气，热狂，明目止烦，治疮疥（大明）。去目中黄及睛赤肿胀，瘀肉高起，痛不可忍（元素）。退肝经邪热，除下焦湿热之肿，泻膀胱火（李杲）。疗咽喉痛，风热盗汗（时珍）。

【附方】

伤寒发狂：草龙胆为末，入鸡子清、白蜜，化凉水服二钱。（《伤寒蕴要》）

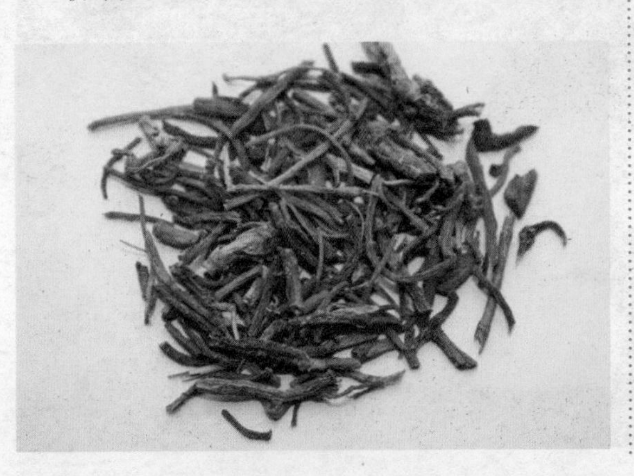

四肢疼痛：山龙胆根细切，用生姜自然汁浸一宿，去其性，焙干捣末，水煎一钱匕，温服之。此与龙胆同类别种，经霜不凋。（《图经本草》）

谷疸劳疸（谷疸因食而得，劳疸因劳而得）：用龙胆一两，苦参三两，为末，牛胆汁和丸梧子大。先食以麦饮服五丸，日三服，不知稍增。劳疸加龙胆一两，栀子仁三七枚，以猪胆和丸。（《删繁方》）

小儿盗汗、身热：龙胆草、防风各等分，为末。每服一钱，米饮调下。亦可丸服及水煎服。（《婴童百问》）

咽喉热痛：龙胆擂水服之。（《集简方》）

暑行目涩：生龙胆捣汁合，黄连浸汁一匙，和点之。（《危氏得效方》）

眼中漏脓：龙胆草、当归各等分，为末。每服二钱，温水下。（《鸿飞集》）

蛔虫攻心（刺痛，吐清水）：龙胆一两，去头剉，水二盏，煮一盏，隔宿勿食，平旦顿服之。（《圣惠方》）

卒然尿血不止：龙胆一虎口，水五升，煮取二升半，分为五服。（《姚僧坦集验方》）

◆实用指南

【单方验方】

肝胆热上扰致多眠：龙胆草、泽泻、黄芩、柴胡各 10 克，栀子 6 克，薏苡仁 20 克，生地、车前子各 15 克。包煎，水煎服。

瘖疮期梅毒：龙胆草、泽泻、生地、金银花、栀子、黄芩各 15 克，滑石 20 克，土茯苓 30 克，赤芍 12 克，甘草 8 克。水煎取药汁，每日 1 剂，每日 2 次。

肛门尖锐湿疣：龙胆草、黄芩、炒栀子、生地、泽泻、车前子、当归各 10 克，柴胡、木通各 6 克，甘草 3 克。水煎取药汁，每日 1 剂，每日 2 次。

流行性乙型脑炎：对轻症能口服者给予 20% 龙胆草糖浆，每次 10 ~ 15 毫升，每日 3 次。

带状疱疹：龙胆草 30 克，丹参 15 克，川芎10克。水煎服，每日1剂，早、晚分2次服。大便秘结者加大黄12克。

【食疗药膳】

⊙龙胆草粥

原料：龙胆草10克，竹叶20克，大米100克。

制法：先用水煎龙胆草、竹叶，取汁加入白米煮成粥。

用法：早餐食用。

功效：泻肝降火，清心除烦。

适用：失眠兼急躁易怒、目赤口苦、小便黄、大便秘结，属于肝郁化火者。

细辛《本经上品》

【释名】小辛《本经》，少辛。

根

【气味】辛，温，无毒。

【主治】咳逆上气，头痛脑动，百节拘挛，风湿痹痛死肌。久服明目利九窍，轻身长年《本经》。温中下气，破痰利水道，开胸中滞结，除喉痹齆鼻不闻香臭，风痫癫疾，下乳结，汗不出，血不行，安五脏，益肝胆，通精气《别录》。添胆气，治嗽，去皮风湿痒，风眼泪下，除齿痛，血闭，妇人血沥腰痛（甄权）。含之，去口臭（弘景）。润肝燥，治督脉为病，脊强而厥（好古）。治口舌生疮，大便燥结，起目中倒睫（时珍）。

【附方】

暗风卒倒，不省人事：细辛末，吹入鼻中。（《危氏得效方》）

虚寒呕哕，饮食不下：细辛去叶半两，丁香二钱半，为末。每服一钱，柿蒂汤下。

小儿客忤，口不能言：细辛、桂心末各等分，以少许内口中。（《外台秘要》）

小儿口疮：细辛末，醋调，贴脐上。（《卫生家宝方》）

口舌生疮：细辛、黄连各等分，为末掺之，漱涎甚效，名兼金散。一方用细辛、黄檗。（《三因方》）

鼻中息肉：细辛末，时时吹之。（《圣惠方》）

诸般耳聋：细辛末，溶黄蜡丸鼠屎大，绵裹一丸塞之，一二次即愈。须戒怒气，名聪耳丸。（《龚氏经验方》）

◆实用指南

【单方验方】

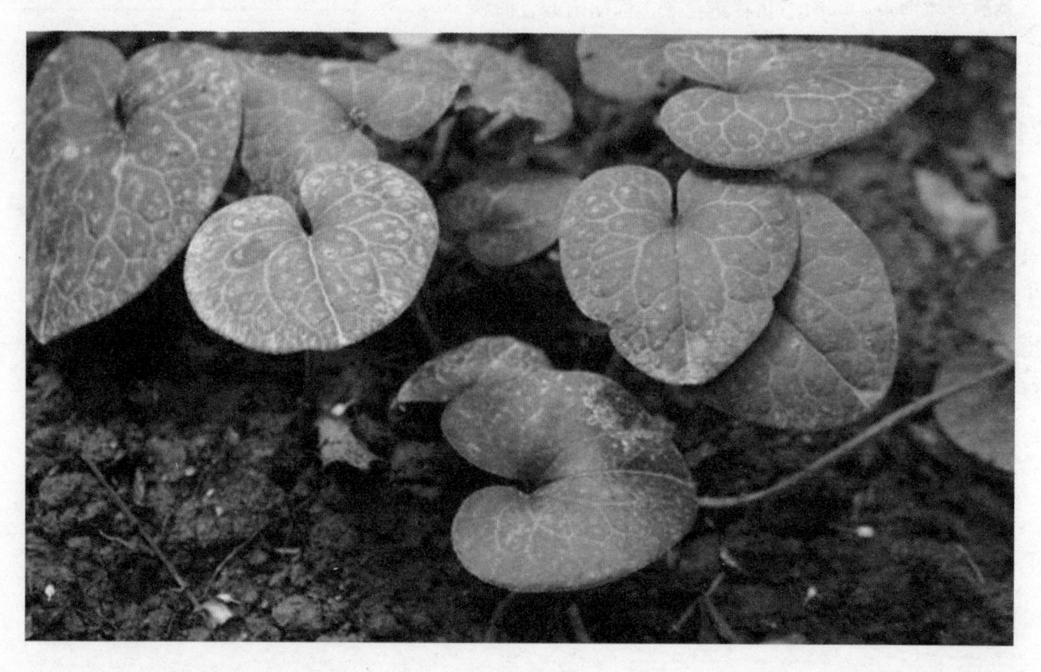

风火牙痛：细辛4.5克，生石膏45克。水煎2次，药液混匀，一半漱口，一半分两次服下，每日1剂。

阳虚感冒：细辛、麻黄各3克，附子10克。水煎温服。

偏头痛：细辛5克，川芎、当归各30克，辛夷、蔓荆子各10克。水煎服，每日1剂。

鼻塞不通：细辛末少许，吹入鼻中。

外感风寒，头痛咳嗽：细辛1～3克，水煎服。

小儿目疮：细辛末适量，醋调，贴脐上。

肩周炎：细辛、姜黄各10克，甘草、桂枝各6克，白芥子12克，茯苓20克，白芍30克，蜈蚣3条。水煎取药汁，每日1剂，分2次服，10日为1个疗程。寒痛者加制川乌、麻黄；甚者加重细辛至20克。

【食疗药膳】

⊙细辛粥

原料：细辛3克，大米100克。

制法：将细辛择净，放入锅中，加清水适量，浸泡5～10分钟后，水煎取汁，加大米煮为稀粥。

用法：每日1～2剂，连续2～3日。

功效：祛风散寒，温肺化饮，宣通鼻窍。

适用：外感风寒头痛、身痛、牙痛、痰饮咳嗽、痰白清稀、鼻塞等。

杜衡《别录中品》

【释名】杜葵、土细辛《纲目》，马蹄香《唐本》，土卤《尔雅》。

根

【气味】辛，温，无毒。

【主治】风寒咳逆。作浴汤，香人衣体《别录》。止气奔喘促，消痰饮，破留血，项间瘿瘤之疾（甄权）。下气杀虫（时珍）。

【附方】

风寒头痛（伤风伤寒，头痛发热，初觉者）：马蹄香为末，每服一钱，热酒调下，少顷饮热茶一碗，催之出汗即愈，名香汗散。（《杏林摘要》）

饮水停滞（大热行极，及食热饼后，饮冷水过多不消，停滞在胸不利，呼吸喘息者）：杜衡三分，瓜蒂二分，人参一分，为末。汤服一钱，日二服，取吐为度。（《肘后方》）

痰气哮喘：马蹄香焙研，每服二三钱，正发时淡醋调下，少顷吐出痰涎为验。（《普济方》）

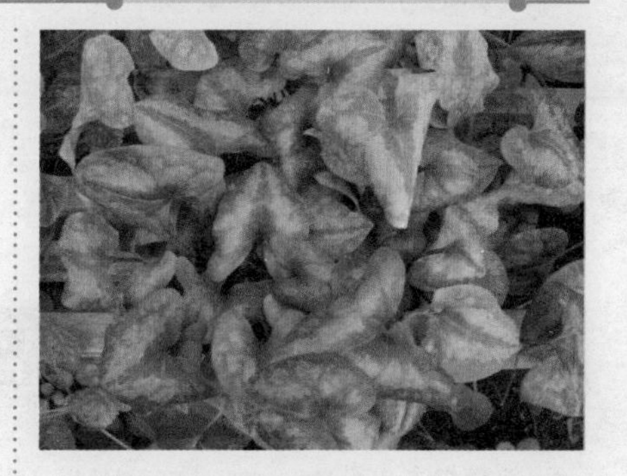

噎食膈气：马蹄香四两，为末，好酒三升，熬膏。每服二匙，好酒调下，日三服。（《孙氏集效方》）

喉闭肿痛：草药金锁匙，即马蹄草以根捣，井华水调下即效。（《救急方》）

◆实用指南

【单方验方】

蛀齿疼痛：杜衡鲜叶适量，捻烂，塞入蛀孔中。

跌打损伤：杜衡根6克，娃儿藤9克，接骨金粟兰、寥刁竹各10克。水煎服。

挫伤、肋间神经痛：杜衡根3克，研末，水酒冲服。

牙痛：杜衡根3克，生姜3片。捣烂外敷。

无名肿毒：鲜杜衡叶7片。酌冲开水，炖1小时，服后出微汗，每日1次。渣研烂加热外敷。

伤风感冒：鲜杜衡叶2～3片，用冷开水洗净，揉搓塞鼻孔；或取叶7片，酌冲开水，炖1小时，温服取汗。

支气管哮喘：杜衡1克，甘草末5克。为散服，每日2次。

【食疗药膳】

⊙九子酒

原料：杜衡子、仙茅、鹿茸、川续断、远志肉、蛇床子、巴戟肉、车前子各21克，肉苁蓉84克，白酒2500毫升。

制法：将上药研碎，装入纱布袋内，扎口，放入酒坛内，倒入白酒，密封坛口，浸泡20日后即成。

用法：每日2次，每次15 ~ 30毫升。

功效：强阳补肾，益精气，壮筋骨。

适用：阳痿不举、早泄精冷、宫冷不育、神疲乏力等。

徐长卿《本经上品》

【释名】鬼督邮《本经》，别仙踪（苏颂）。

根

【气味】辛，温，无毒。

【主治】鬼物百精蛊毒，疫疾邪恶气，温疟。久服强悍轻身《本经》。益气延年。又曰，石下长卿：主鬼疰精物邪恶气，杀百精蛊毒，老魅注易，亡走啼哭，悲伤恍惚《别录》。

【附方】

小便关格（徐长卿汤，治气壅关格不通、小便淋结、脐下妨闷）：徐长卿炙、瞿麦穗各半两，茅根三分，木通、冬葵子各一两，滑石二两，槟榔一分，每服五钱，水煎，入朴消一钱，温服，日二服。（《圣惠方》）

◆实用指南

【单方验方】

生殖器疱疹：徐长卿、川芎、七叶莲、黄芪各15克，

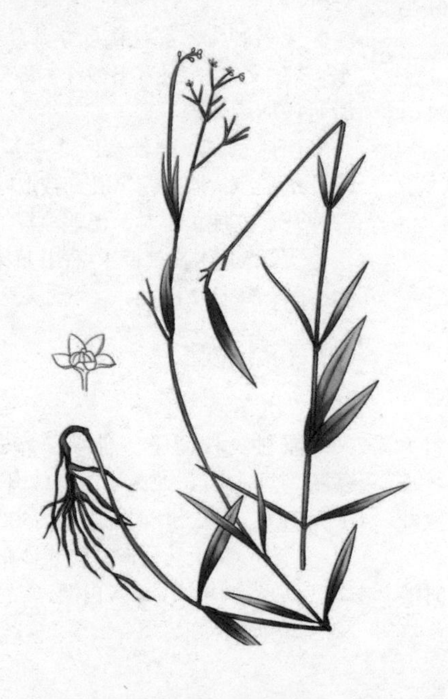

丹参20克，七叶一枝花、远志各10克，牡丹皮12克，琥珀（冲服）1克。水煎取药汁，每日1剂，分2次服用，5日为1个疗程。

慢性气管炎：徐长卿30克。水煎分2次服，10日为1个疗程。

皮肤病：徐长卿6 ~ 12克。水煎服，余汤外洗。

跌打损伤、腰腿疼痛：徐长卿根研末，每次5 ~ 10克，早、晚各1次，水酒送眼。

寒气腹痛：徐长卿根末6 ~ 10克，开水送服，每日1次。

中暑：鲜徐长卿根10克，白酒60毫升。将徐长卿根洗净切碎，擂汁服，若不饮酒者，以水酒或冷开水代酒擂取汁亦可；或用徐长卿末5克冷开水冲服。

牙痛：徐长卿12克，水煎2次，混合后分2次服，每日1剂。

萎缩性胃炎：徐长卿、炙黄芪各30克，莪术、丹参、赤芍、当归、炙木瓜、延胡索各10克，砂仁3克。水煎取药汁，每日1剂，分2次服，4周为1个疗程。

【食疗药膳】

⊙徐长卿猪肉酒

原料：徐长卿根24 ~ 30克，猪瘦肉200克，老酒100毫升。

制法：将上三味酌加水煎成半碗。

用法：饭前服，每日2次。

功效：祛风除湿，活血镇痛。

适用：风湿痛。

⊙徐长卿茶

原料：徐长卿10克，炙甘草3克，茶叶2克。

制法：将徐长卿、炙甘草洗净，用水煎煮，入茶叶取汁200毫升。

用法：代茶饮用，每日1剂。

功效：祛风通络，止痛。

适用：风湿痹痛、肩周炎等。

白薇《本经中品》

【释名】薇草、白幕《别录》，春

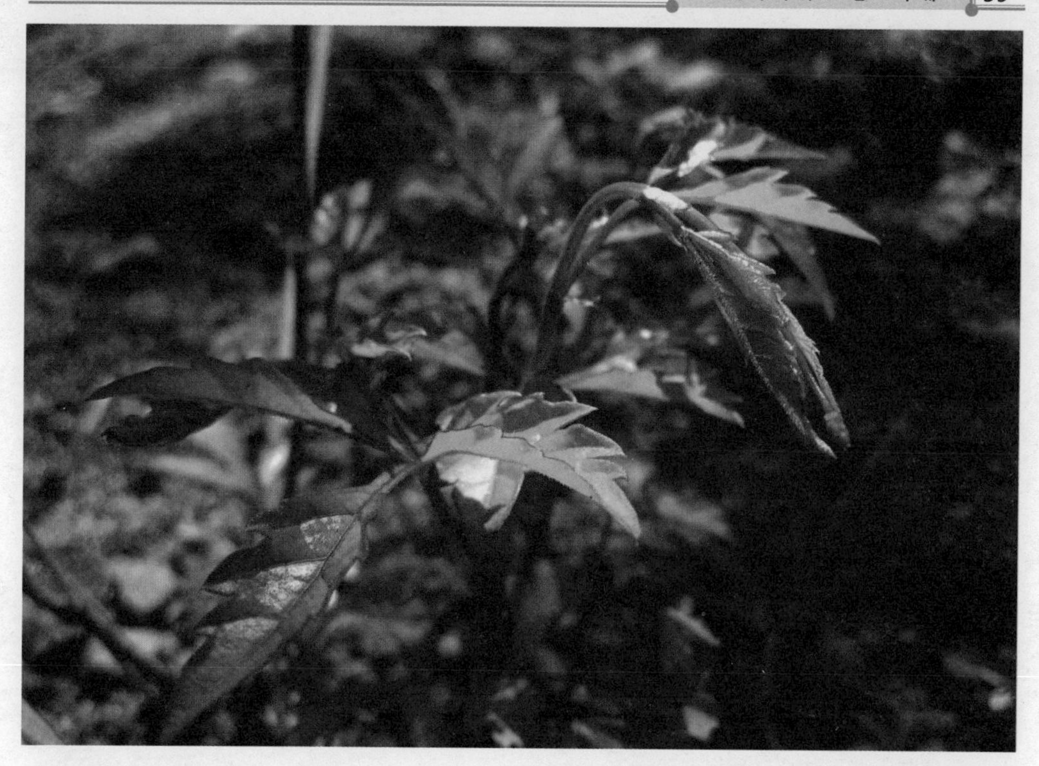

草《本经》，骨美。

根

【气味】苦、咸，平，无毒。

【主治】暴中风身热肢满，忽忽不知人，狂惑邪气，寒热酸疼，温疟洗洗，发作有时《本经》。疗伤中淋露，下水气，利阴气，益精。久服利人《别录》。治惊邪风狂痓病，百邪鬼魅（弘景）。风温灼热多眠，及热淋遗尿，金疮出血（时珍）。

【附方】

肺实鼻塞（不知香臭）：白薇、贝母、款冬花各一两，百部二两，为末。每服一钱，米饮下。（《普济方》）

妇人遗尿、白淋热淋（不拘胎前产后）：白薇、芍药各一两，为末。酒服方寸匕，日三服。（《千金方》）

金疮血出：白薇为末，贴之。（《儒门事亲》）

◆实用指南

【单方验方】

体虚低热盗汗、结核病潮热：白薇、地骨皮各适量。水煎服，每日1剂。

偏头痛：白薇、当归、党参各10克，生石决明25克。水煎服，每日1剂，分2次服。

泪囊炎：白薇、羌活、防风、白蒺藜、石榴皮各10克，金银花、蒲公英各12克。水煎服，每日1剂，每日2次。

妇女妊娠或产后尿频、尿失禁：白薇、白芍各30克。每日1剂，水煎服。

血管抑制性晕厥：白薇30克，当归、党参各15克，炙甘草6克。水煎服，每日1剂，可随症加减。

红斑性肢痛症：白薇、知母各12克，蝉衣10克，黄连20克，甘草、白芍各30克，玄参60克，双花90克。每日1剂，水煎服。

肺结核发热：白薇、葎草果实各9克，地骨皮12克。水煎服，每日1剂。

颈淋巴结核：鲜白薇、鲜天冬各等分。捣烂敷患处。

风湿性关节炎：白薇、臭山羊、大鹅儿肠根各15克。泡酒服，每日2次，每次10毫升。

【食疗药膳】

⊙丹参桃仁白薇粥

原料：白薇、桃仁（去皮尖）各10克，

丹参15克，粳米50克。

制法：将桃仁研碎，与白薇、丹参同煎取汁去渣，与粳米同煮为粥。

用法：温服适量。

功效：清热凉血，化瘀。

适用：损伤后瘀血发热、大便干结等。

⊙白薇冬茶

原料：白薇5克，桔梗、天冬、绿茶、甘草各3克。

制法：用200毫升开水冲泡10分钟后饮用，也可直接冲饮。

用法：代茶频饮。

功效：清热消核。

适用：瘰疬痰核、皮肤肿块等。

白前《别录中品》

【释名】石蓝、嗽药《唐本》。

根

【气味】甘，微温，无毒。

【主治】胸胁逆气，咳嗽上气，呼吸欲绝《别录》。主一切气，肺气烦闷，贲豚肾气《大明》。降气下痰（时珍）。

【附方】

久嗽唾血：白前、桔梗、桑白皮（炒）各三两，甘草（炙）一两，水六升，煮一升，分三服。忌猪肉、菘菜（白菜）。（《外台秘要》）

久咳上气（体肿，短气胀满，昼夜倚壁不得卧，常作水鸡声者）：白前汤主之，白前二两，紫菀、半夏各三两，大戟七合，以水一斗，渍一宿，煮取三升，分作数服。禁食羊肉、饴糖大佳。（《深师方》）

久患暇呷（咳嗽，喉中作声，不得眠）：取白前焙捣为末，每温酒服二钱。（《深师方》）

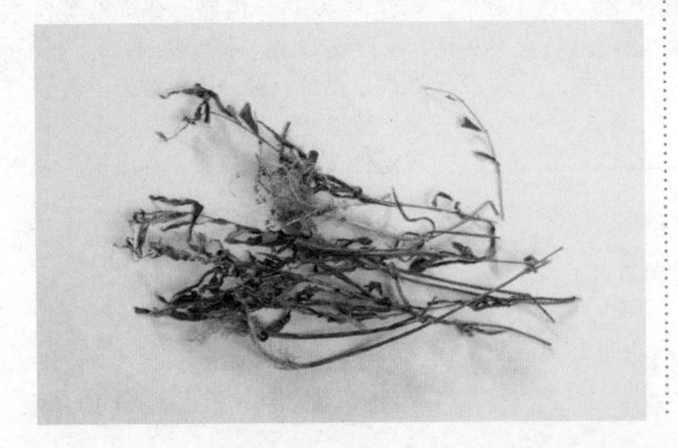

◆实用指南

【单方验方】

尿路感染及肾炎：白前30克。水煎服，早、晚各1次，连服15日。

小儿肺炎：白前、桔梗、紫菀、百部各9克，甘草、陈皮各3克，荆芥4.5克。水煎服，每日3剂，连用3个月。

烧伤：白前、白芷、紫草、冰片、忍冬藤（金银花藤）各适量。共研细粉，香油调敷患处。

跌打胁痛：白前15克，香附9克，青皮3克。水煎服。

小儿急性上呼吸道感染：白前、杏仁各12克，玄参、金银花各15克，薄荷、荆芥、甘草各6克。水煎服。

小儿慢性支气管炎：白前、杏仁、桃仁、前胡各4.5克，莱菔子、苏子、玉蝴蝶各6克，冬瓜子、薏苡仁各12克，鲜芦根30克，胆星3克。水煎服。

【食疗药膳】

⊙白前粥

原料：白前10克，大米100克。

制法：将白前择净，放入锅中，加清水适量，浸泡5～10分钟后，水煎取汁，加大米煮粥，服食。

用法：每日1剂，连续2～3日。

功效：祛痰，降气，止咳。

适用：肺气壅实、痰多而咳嗽不爽、气逆喘促等。

朱砂根《纲目》

根

【气味】苦，凉，无毒。

【主治】咽喉肿痹，磨水或醋咽之，甚良（时珍）。

【附方】

咽喉肿痛：朱砂根全草二钱，射干、甘草各一钱。水煎服。（《湖南药物志》）

风湿骨节痛：小郎伞五钱，木通二

两，虎骨、鸡骨香、桑寄生各三钱，大血藤四钱。浸酒二斤，每服五钱至一两，日二次。（《广西中药志》）

流火（丝虫病引起的淋巴管炎）：朱砂根干根一至二两，水煎，调酒服。（《福建中草药》）

肺病及劳伤吐血：朱砂根三至五钱，同猪肺炖服。先吃汤，后去药吃肺，连吃3肺为1个疗程。（《浙江民间常用草药》）

跌打损伤、关节风痛：朱砂根三至五钱，水煎或冲黄酒服。（《浙江民间常用草药》）

妇女白带、痛经：朱砂根三至五钱，水煎或加白糖、黄酒冲服。（《浙江民间常用草药》）

毒蛇咬伤：朱砂根鲜者二两，水煎服；另用盐肤木叶或树皮、乌桕叶适量，煎汤清洗伤口，用朱砂根皮捣烂，敷创口周围。（《单方验方调查资料选编》）

◆实用指南

【单方验方】

跌打肿痛：鲜朱砂根30克，鲜黑老虎根25克，鲜走马胎根15克，鲜两面针根、鲜楤木根各10克，猪骨适量。共煲，冲酒服。

咽喉炎：朱砂根30克。水煎，口含频频吞咽。

风湿骨痛：朱砂根30克，水煎服；另取鲜朱砂根叶适量捣烂敷患处。

跌打扭伤：鲜朱砂根100克，鲜榕树叶250克。共捣烂，加童尿或酒炒热敷患处。

妇女痛经、白带：朱砂根15克。水煎服或加白糖、黄酒冲服。

肺病及劳伤吐血：朱砂根15克，猪肺适量。炖服，先吃汤，后去药吃肺。

咽喉肿痛、牙痛：朱砂根10克，射干6克，甘草3克。水煎服。

腰背痛：朱砂根、杜仲各10克，穿破石12克，大血藤15克，细辛1.5克。水煎服。

扭挫伤：鲜朱砂根、鲜积雪草、鲜鹅不食草、鲜樟树叶各适量，捣烂加酒调敷患处。

【食疗药膳】

⊙朱砂根炖猪肺

原料：朱砂根9～15克，猪肺250克。

制法：将朱砂根与猪肺共置砂锅内，加水适量，小火炖煮1小时，去朱砂根。

用法：先喝汤，后吃肺。连吃3肺为1个疗程。

功效：清热解毒，散瘀止血，补肺。

适用：肺病及劳伤吐血。

⊙朱砂根酒

原料：朱砂根15克，大血藤12克，木通60克，鸡骨香、虎骨、桑寄生各9克，白酒1000毫升。

制法：将前六味药浸酒中5～7日。

用法：每日2次，每次15～30毫升。

功效：祛风湿，活血止痛。

适用：风湿骨节痛。

当归《本经中品》

【释名】乾归《本经》，山蕲、白蕲《尔雅》，文无《纲目》。

根

【气味】苦，温，无毒。

【主治】咳逆上气，温疟寒热，洗洗在皮肤中，妇人漏下绝子，诸恶疮疡金疮，煮汁饮之。《本经》。温中止痛，除客血内塞，中风痓汗不出，湿痹中恶，客气虚冷，补五脏，生肌肉《别录》。治头痛，心腹诸痛，润肠胃筋骨皮肤，治痈疽，排脓止痛，和血补血（时珍）。主痿躄嗜卧，足下热而痛。冲脉为病，气逆里急。带脉为病，腹痛，腰溶溶如坐水中（好古）。

【附方】

衄血不止：当归焙研末，每服一钱，米饮调下。（《圣济总录》）

小便出血：当归四两，剉，酒三升，煮取一升，顿服。（《肘后方》）

头痛欲裂：当归二两，酒一升，煮取六合，饮之，日再服。（《外台秘要》）

大便不通：当归、白芷各等分，为末。每服二钱，米汤下。（《圣济总录》）

月经逆行（从口鼻出）：先以京墨磨汁服，止之。次用当归尾、红花各三钱，水一钟半，煎八分，温服，其经即通。（《简便方》）

室女经闭：当归尾、没药各一钱，为末，红花浸酒，面北饮之，一日一服。（《普济方》）

产后腹痛（如绞）：当归末五钱，白蜜一合，水一盏，煎一盏，分为二服。

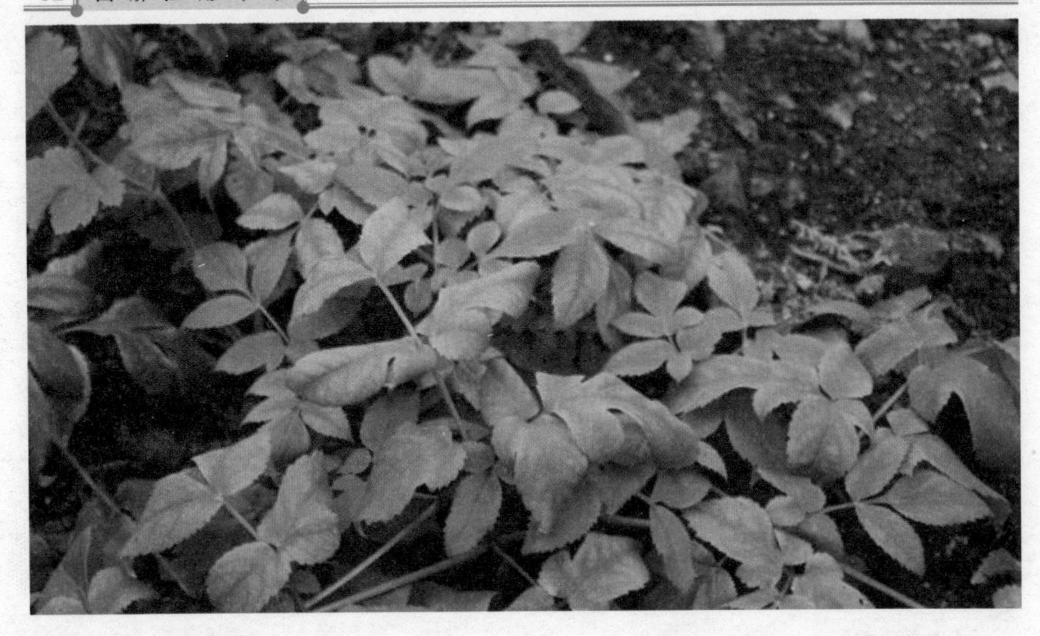

未效再服。（《妇人良方》）

◆实用指南

【单方验方】

痛证：当归 150 克，天麻 72 克，全虫、炙甘草各 60 克，胆南星 21 克。共为细末，每日 2 ~ 3 次，每次 3 克，轻者 1 ~ 2 次，开水送服。

老年性便秘：当归 15 克，郁李仁、麻仁、冬瓜仁、黑芝麻、炒枳壳、桃仁、杏仁各 9 克，瓜蒌仁 12 克，制大黄 6 克，焦谷芽、松子仁各 10 克。水煎服。

血虚便秘：当归、炙首乌、地黄各 12 克，白芍、川芎各 10 克，大麻仁 20 克（冲），山药、黄芪各 15 克，檀香 7 克（研末后放入汤药内冲服）。水煎服，每日 1 剂，早、晚 2 次分服。

气滞血瘀呃逆：当归、红花、柴胡、元胡、桃仁、枳壳各 10 克，赤芍、栝蒌各 15 克，丁香 6 克。水煎服。

痛经：当归 15 克，鲜辣椒叶 150 克，青壳鸭蛋 2 只。冷水同煎至蛋熟为度，饮汤食蛋，每月月经前 3 日开始，每日 1 次，连服 3 ~ 4 个月。

【食疗药膳】

⊙当归酒

原料：当归 60 克，白酒 500 毫升。

制法：将当归和白酒一起放入锅内煎煮 20 分钟，待药液晾温后装入瓶中密封，1 周后即可饮用。

用法：每次 10 ~ 20 毫升，每日 2 ~ 3 次。

功效：补血活血，温经止痛。

适用：血虚夹瘀所致的头痛、心悸怔忡、失眠健忘、头晕目眩、面色萎黄、痛经以及更年期综合征等。

⊙当归首乌鸡肉汤

原料：当归、何首乌各 20 克，枸杞子 15 克，鸡肉 200 克。

制法：将鸡肉洗净、切块，与当归、何首乌、枸杞同放锅内，加清水适量煮至鸡肉烂熟时放入生姜、葱花、盐、味精调味。

用法：饮汤食肉。

功效：补肝肾，益气血。

适用：肝血不足所致的身体虚弱、头晕目眩、倦怠乏力、心悸怔忡、失眠健忘、食欲不佳等。

川芎《本经上品》

【释名】香果《别录》，山鞠穷《纲目》。

根

【气味】辛，温，无毒。

【主治】中风入脑头痛，寒痹筋挛缓急，金疮，妇人血闭无子《本经》。除脑中冷动，面上游风去来，目泪出，多涕唾，忽忽如醉，诸寒冷气，心腹坚痛，中恶卒急肿痛，胁风痛，温中内寒《别录》。腰脚软弱，半身不遂，胞衣不下（甄权）。一切风，一切气，一切劳损，一切血。补五劳，壮筋骨，调众脉，破癥结宿血，养新血，吐血鼻血溺血，脑痈发背，瘰疬瘿赘，痔瘘疮疥，长肉排脓，消瘀血（大明）。搜肝气，补肝血，润肝燥，补风虚（好古）。燥湿，止泻痢，行气开郁（时珍）。蜜和大丸，夜服，治风痰殊效。（苏颂）。齿根出血，含之多瘥（弘景）。

【附方】

气虚头痛：真川芎为末，腊茶调服二钱，甚捷。曾有妇人产后头痛，一服即愈。（《集简方》）

风热头痛：川芎一钱，茶叶二钱，水一钟，煎五分，食前热服。（《简便方》）

头风化痰：川芎洗切，晒干为末，炼蜜丸如小弹子大。不拘时嚼一丸，茶清下。（《经验后方》）

偏头风痛：川芎细剉，浸酒日饮之。（《斗门方》））

崩中下血（昼夜不止）：（《千金方》）用川芎一两，清酒一大盏，煎取五分，徐徐进之。（《圣惠方》）加生地汁二合，同煎。

小儿脑热（好闭目，或太阳痛，或目赤肿）：川芎、薄荷、朴消各二钱，为末，以少许吹鼻中。（《全幼心鉴》）

齿败口臭：川芎适量，水煎含之。（《广济方》）

诸疮肿痛：川芎煅研，入轻粉，麻油调涂。（《普济方》）

◆实用指南

【单方验方】

眼睛昏花：川芎、薄荷、荆芥穗各15克，石膏、芒硝、桔梗各30克，冰片1克。上七味共研为细末，

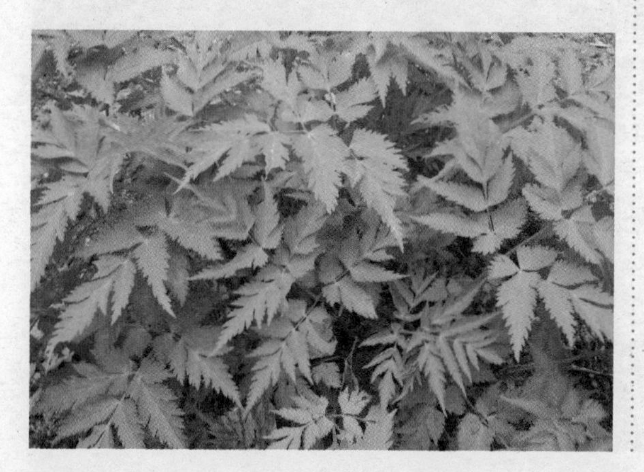

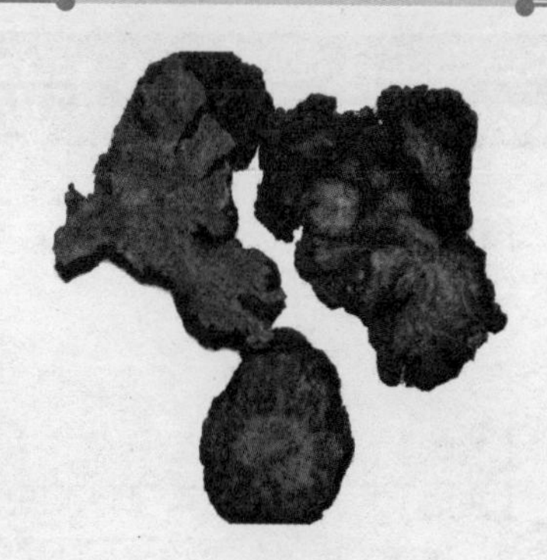

每用时，以一纸筒取少许药末，放于患者鼻孔中。

风热头痛：川芎、菊花各15克。水煎服。

风寒头痛：川芎15克，细辛3克。水煎服。

阳亢头痛：川芎15克，天麻10克。水煎服。

血虚头痛：川芎15克，当归10克。水煎服。

头风头痛，痛连项背，遇风尤剧：川芎、白芷各3克，大葱15克。川芎、白芷研为细末，加入大葱共捣如泥，外敷贴太阳穴。

【食疗药膳】

⊙川芎调经茶

原料：川芎、红茶各6克。

制法：上二味共置盖杯中，冲入沸水适量，泡闷15分钟后，分2～3次温饮。

用法：每日1剂。

功效：理气开郁，活血止痛。

适用：经前腹痛、经行不畅、经闭不行、胁腹胀痛等。

⊙芎芷辛夷猪脑汤

原料：川芎、白芷各10克，辛夷花15克，猪脑2副（牛、羊脑亦可）。

制法：先将猪脑洗净剔去红筋备用，把川芎、白芷、辛夷花同放入砂锅内，加清水1000毫升，煎取500毫升，复将药汁倾炖盅内，加入猪脑，隔水炖熟即成。

用法：每2日1剂，饮汤吃猪脑。

功效：祛风利窍。

适用：慢性鼻炎、鼻塞不通等。

蛇床《本经上品》

【释名】蛇粟、蛇米《本经》，虺床《尔雅》，马床《广雅》，墙蘼《别录》。

子

【气味】苦，平，无毒。

【主治】男子阴痿湿痒，妇人阴中肿痛，除痹气，利关节，癫痫恶疮。久服轻身。好颜色《本经》。温中下气，令妇人子脏热，男子阴强。久服令人有子《别录》。治男子女人虚湿痹，毒风㾦痛，去男子腰痛，浴男子阴，去风冷，大益阳事（甄权）。暖丈夫阳气，女人阴气，治腰胯酸疼，四肢顽痹，缩小便，去阴汗湿癣齿痛，赤白带下，小儿惊痫，扑损瘀血，煎汤浴大风身痒（大明）。

【附方】

阳事不起：蛇床子、五味子、菟丝子各等分，为末，蜜丸梧子大。每服三十丸，温酒下，日三服。（《千金方》）

妇人阴痒：蛇床子一两，白矾二钱，煎汤频洗。（《集简方》）

产后阴脱、妇人阴痛：绢盛蛇床子，蒸热熨之。又法：蛇床子五两，乌梅十四个，煎水，日洗五六次。（《千金方》）

大肠脱肛：蛇床子、甘草各一两，为末。每服一钱，白汤下，日三服。并以蛇床末敷之。（《经验方》）

风虫牙痛：（《千金方》）用蛇床子、烛烬同研，涂之。（《集简方》）用蛇床子煎汤，乘热漱数次，立止。

冬月喉痹（肿痛，不可下药者）：蛇床子烧烟于瓶中，口含瓶嘴吸烟，其痰自出。（《圣惠方》）

◆实用指南

【单方验方】

子宫颈癌：蛇床子、忍冬藤、半枝莲各 30 克，地肤子、苦参各 15 克，苍术、黄柏各 12 克。取上药煎水，洗外阴，每日 1 ~ 2 次，每日 1 剂。

更年期阴道瘙痒或外阴湿疹：蛇床子 15 克，白矾 3 克。煎汤熏洗，每日 1 次。

滴虫阴道炎，宫颈糜烂：蛇床子、苦参各 15 克。煎汤熏洗，每日 1 次。

绣球风：蛇床子、吴茱萸、艾叶各 30 克，水 1500 ~ 2000 毫升。煎煮至沸再煮 10 分钟，加芒硝 15 克，先熏后洗。

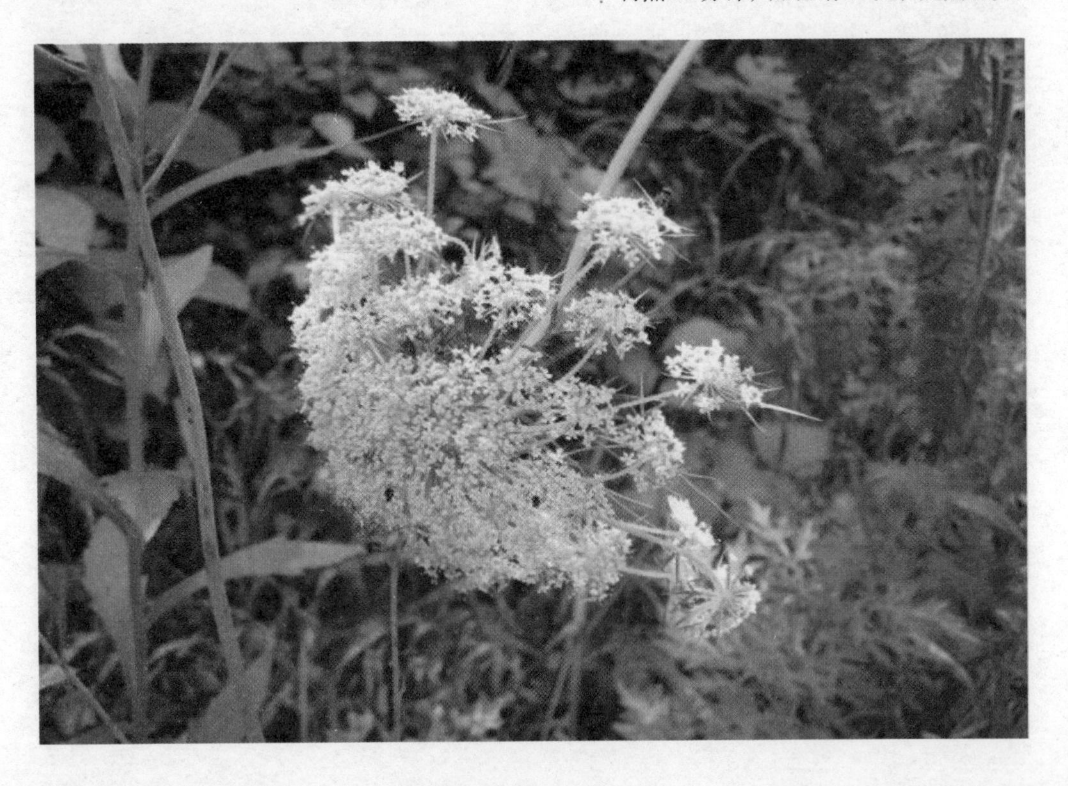

婴儿湿疹、慢性湿疹急性发作期、汗疱疹糜烂期：蛇床子18克。研为细末，加凡士林75克，调为软膏，涂抹患处。

咽喉肿痛，吞咽困难：蛇床子适量。捣烂，放烟斗中或做成卷烟，当烟吸，每日2次。

皮肤瘙痒：蛇床子、地肤子、苦参各30克，甘草、黄柏各10克，花椒5克。水煎3次，每次加水约300毫升煎取200毫升，第一、第三次药液加温水适量洗澡，第二药液分3次内服，治全身瘙痒症疗效较好，一般需连续用药2～4剂。

周围神经炎：蛇床子、地肤子、没药、黄柏、苦参各6克。煎水后温热适中浸泡患处，每日1剂。

【食疗药膳】

⊙蛇床子炖麻雀

原料：蛇床子15克，生姜12克，大蒜6克，麻雀5只，花椒、酱油、味精、盐、葱各适量。

制法：将麻雀去毛及肠杂，洗净备用；生姜切片；蛇床子去净灰尘装入麻雀腹内，放碗内，并加入生姜、葱、大蒜、酱油、花椒等，隔水炖熟，至熟后去掉药渣，锅中放油，加入调料略炖煮即成。

用法：食肉饮汤，每日1次。

功效：补肾壮阳，生精补髓。

适用：肾阳虚型畸形精子过多症。

藁本《本经中品》

【释名】藁茇《纲目》，鬼卿、鬼新《本经》，微茎《别录》。

根

【气味】辛，温，无毒。

【主治】妇人疝瘕，阴中寒肿痛，腹中急，除风头痛，长肌肤，悦颜色《本经》。辟雾露润泽，疗风邪亸曳金疮，可作沐药面脂《别录》。治一百六十种恶风鬼疰，流入腰痛冷，能化小便，通血，去头风䵟疱（甄权）。治皮肤疵皯，酒齄粉刺，痫疾（大明）。治太阳头痛巅顶痛，大寒犯脑，痛连齿颊（元素）。头面身体皮肤风湿（李杲）。督脉为病，脊强而厥（好古）。治痈疽，排脓内塞（时珍）。

实

【主治】风邪流入四肢《别录》。

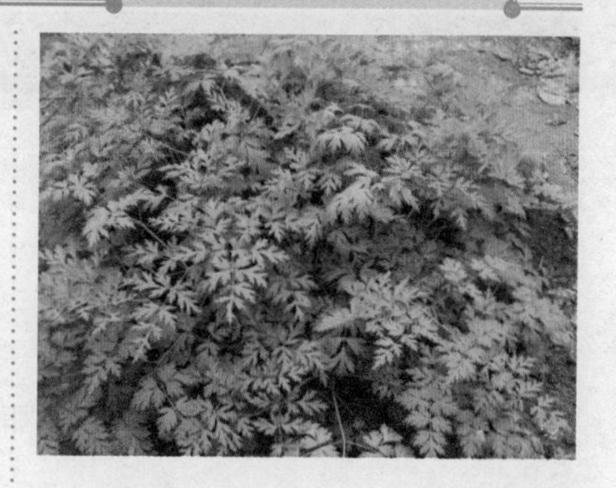

【附方】

大实心痛（已用利药，用此彻其毒）：藁本半两，苍术一两，作二服。水二钟，煎一钟，温服。（《活法机要》）

干洗头屑：藁本、白芷各等分，为末，夜擦旦梳，垢自去也。（《便民图纂》）

小儿疥癣：藁本煎汤浴之，并以浣衣。（《保幼大全》）

◆实用指南

【单方验方】

鼻上面上赤：藁本适量，研细末，先以皂角水擦动赤处，拭干，以冷水或蜜水调涂，干再用。

破伤风：蒿本、菊花、石斛、赤芍、白芷各9克、川芎、防风、红花、荆芥各6克、薄荷、蝉衣、制乳香各3克。水煎服。

头屑多：藁本、白芷各等分，研为细末，夜间干擦头发，清晨梳去，头屑自除。

头痛、偏头痛：藁本、白芷各10克，川芎6克，细辛3克。水煎服。

【食疗药膳】

⊙藁本蒸猪脑髓

原料：藁本、天麻、红木子、决明子、夏枯草各15克，猪脑髓250克。

制法：将前五味原料与猪脑髓一起蒸熟即可。

用法：食猪脑髓。

功效：平肝，健脑。

适用：头闷、健忘等。

白芷《本经上品》

【释名】芳香《本经》，泽芬《别录》。

根

【气味】辛，温，无毒。

【主治】女人漏下赤白，血闭阴肿，寒热，头风侵目泪出，长肌肤，润泽颜色，可作面脂《本经》。疗风邪，久渴吐呕，两胁满，头眩目痒。可作膏药《别录》。治目赤胬肉，去面皯疵瘢，补胎漏滑落，破宿血，补新血，乳痈发背瘰疬，肠风痔瘘，疮痍疥癣，止痛排脓（大明）。能蚀脓，止心腹血刺痛，女人沥血腰痛，血崩（甄权）。解利手阳明头痛，中风寒热，及肺经风热，头面皮肤风痹燥痒（元素）。治鼻渊鼻衄，齿痛，眉棱骨痛，大肠风秘，小便去血，妇人血风眩运，翻胃吐食，解砒毒蛇伤，刀箭金疮（时珍）。

【附方】

风寒流涕：香白芷一两，荆齐穗一钱，为末，蜡茶点服二钱。（《百一选方》）

小儿流涕：白芷末、葱白，捣丸小豆大，每茶下二十丸。仍以白芷末，姜汁调，涂太阳穴，乃食热葱粥取汗。（《圣惠方》）

口齿气臭：（《百一选方》）用香白芷七钱，为末，食后井水服一钱。（《济生方》）用白芷、川芎各等分，为末，蜜丸芡子大，日噙之。

大便风秘：香白芷炒，为末。每服二钱，米饮入蜜少许，连进二服。（《十便良方》）

小便气淋，结涩不通：白芷醋浸焙干，二两，为末。煎木通、甘草酒调下一钱，连进二服。（《普济方》）

鼻衄不止：就以所出血调白芷末，涂山根，立止。（《简便方》）

小便出血：白芷、当归各等分，为末，米饮每服二钱。（《经验方》）

痔疮肿痛：先以皂角烟熏之，后以鹅胆汁调白芷末涂之，即消。（《医方摘要》）

疔疮初起：白芷一钱，生姜一两，擂酒一盏，温服取汗，即散。此陈指挥方也。（《袖珍方》）

痈疽赤肿：白芷、大黄各等分，为末，米饮服二钱。（《经验方》）

诸骨哽咽：白芷、半夏各等分，为末。水服一钱，即呕出。（《普济方》）

◆实用指南

【单方验方】

外感风寒、风热头痛：白芷、菊花

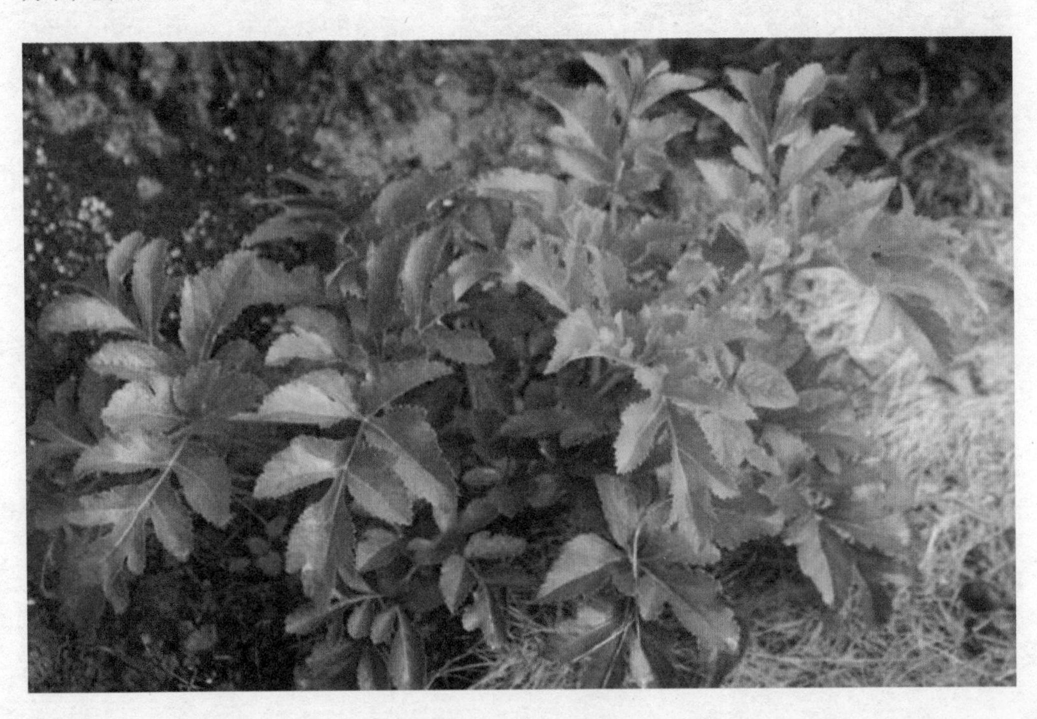

各9克。水煎服，每日1剂，分2次服。

胃脘痛：白芷、黄芪、白及、甘草各等分。研细末，每次8克，每日2次，加蜂蜜2匙，冲服。

跟骨刺：白芷、白芥子、川芎以3∶1∶1比例用量。研细末，醋调成膏外敷。

膝关节肿痛积水：白芷适量。研细粉，黄酒冲服。

疮疡肿痛初期：白芷60克。水煎服，分3次。

妇女湿热带下：白芷15克，海螵蛸、苍术、黄柏各12克。水煎服，连服3日。

【食疗药膳】

⊙白芷菠菜羊肝汤

原料：菠菜250克，羊肝200克，白芷末2克，香油、盐、味精各适量。

制法：将菠菜择洗净，切段；羊肝洗净，切片，放入碗中，加入白芷末、香油、盐，拌匀腌渍，备用。锅置火上，加适量清水煮沸，放入羊肝、菠菜，煮熟时加入味精、盐调味即可。

用法：佐餐食用。

功效：养血止痛。

适用：产后血虚身痛者。

⊙白芷粥

原料：白芷10克，大米100克。

制法：将白芷择净，放入锅中，加清水适量，浸泡5～10分钟后，水煎取汁，加大米煮为稀粥。

用法：每日1～2剂，连续2～3日。

功效：祛风解表，宣通鼻窍。

适用：外感风寒所致的鼻塞、头痛、眉棱骨痛等。

芍药《本经中品》

【释名】将离《纲目》，犁食、白术、余容《别录》。

根

【气味】苦，平，无毒。

【主治】邪气腹痛，除血痹，破坚积，寒热疝瘕，止痛，利小便，益气《本经》。通顺血脉，缓中，散恶血，逐贼血，去水气，利膀胱大小肠，消痈肿，时行寒热，中恶腹痛腰痛《别录》。治脏腑拥气、强五脏，补肾气，治时疾骨热，妇人血闭不通，能蚀脓（甄权）。女人一切病，胎前产后诸疾，治风补劳，退热除烦益气，惊狂头痛，目赤明目，肠风泻血痔瘘，发背疮疥（大明）。泻肝，安脾肺，收胃气，止泻利，固腠理，和血脉，收阴气，敛逆气（元素）。理中气，治脾虚中满，心下痞，胁下痛，善噫，肺急胀逆喘咳，太阳鼽衄目涩，肝血不足，阳维病苦寒热，带脉病苦腹痛满，腰溶溶如坐水中（好古）。止下痢腹痛后重（时珍）。

【附方】

风毒骨痛在髓中：芍药二分，虎骨一两，炙为末，夹绢袋盛，酒三升，渍五日。每服三合，日三服。（《经验方》）

小便五淋：赤芍药一两，槟榔一个，面裹煨，为末。每服一钱，水一盏，煎七分，空心服。（《博济方》）

衄血咯血：白芍药一两，犀角末二钱半，为末。新水服一钱匕，血止为限。（《古今录验》）

崩中下血，小腹痛甚者：芍药一两，炒黄色，柏叶六四，微炒。每服二两，水一升，煎六合，入酒五合，再煎七合，空心分为两服。亦可为末，酒服二钱。（《圣惠方》）

血崩带下：赤芍药、香附子各等分，为末。每服二钱，盐一捻，水一盏，煎七分，温服。日二服，十服见效，名如神散。（《十便良方》）

痘疮胀痛：白芍药为末，酒服半钱匕。（《痘疹方》）

◆实用指南

【单方验方】

肾气虚致砂淋腰痛：白芍30克，黄芪120克。水煎服。

肝郁气眩晕：白芍、枳壳各12克，甘草、柴胡各10克。水煎服。

肝脾不和腹水膨胀：白芍30克，茯苓、白术、泽泻各12克，当归10克，川芎6克。水煎服。

习惯性便秘：生白芍24～40克，生甘草10～15克。水煎服。

哮喘：白芍30克，甘草15克。共为细末，每次30克，加开水100～150毫升，煮沸3～5分钟，澄清温服。一般药后30～120分钟即可显效。

骨质增生症：白芍40克，甘草、

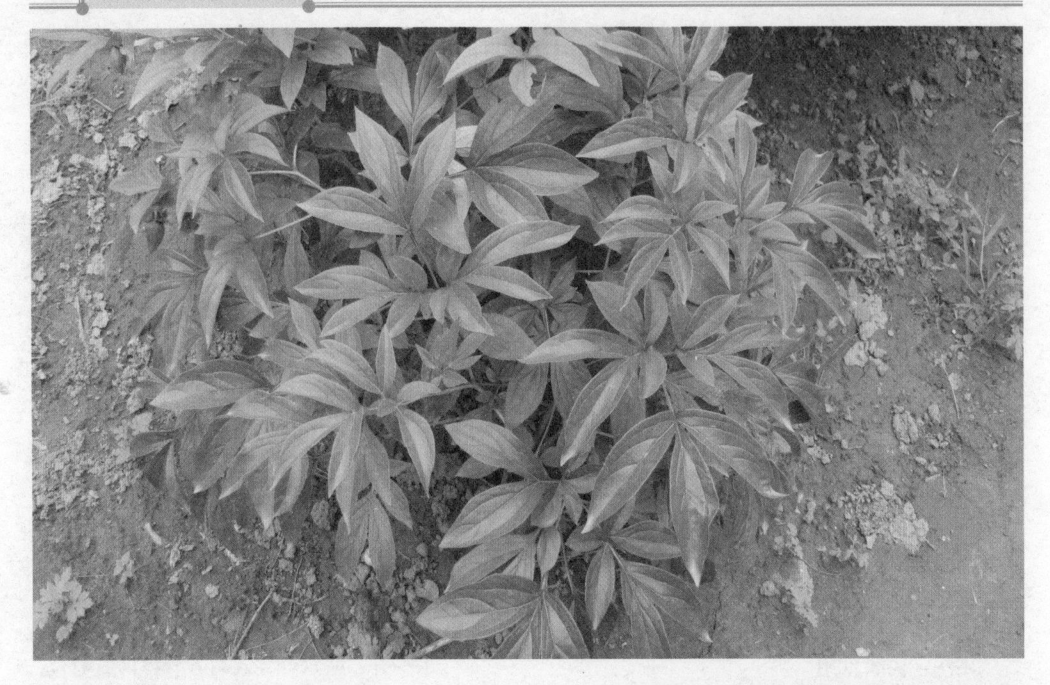

木瓜各 12 克，威灵仙、鸡血藤各 15 克。水煎服，每日 1 剂。

肌肉痉挛：杭白芍 30 ~ 60 克，炙甘草 10 ~ 15 克。水煎服，每日 1 剂，每日 3 次。

高血压：白芍 20 克，钩藤、生地各 15 克，牛膝 9 克。水煎服，每日 1 剂。

胃十二指肠溃疡患者：芍药、甘草各 10 克，陈皮 6 克，蜂蜜 60 克。将芍药、甘草、陈皮放入锅中，加水煎汤，去渣后加入蜂蜜调匀即成，每日 2 次。

【食疗药膳】

⊙芍药浸酒方

原料：芍药、黄芪、生地各 15 克，艾叶 5 克，白酒 250 毫升。

制法：将上四味除去杂质，放入容器中，倒入白酒，密封容器口，浸泡 3 ~ 5 日，滤取药汁即可。

用法：每食前随量温饮用。

功效：益气血，温经脉，理冲任，止带浊。

适用：气血双亏、冲任失调之妇女血伤、赤白带下等。

⊙三花茶

原料：芍药花、牡丹花、杭菊花各 3 克，薄荷 1 克。

制法：将上四味用沸水冲泡即可。

用法：代茶频饮。

功效：解郁消斑。

适用：面部蝴蝶斑。

牡丹《本经中品》

【释名】鼠姑、鹿韭《本经》，百两金《唐本》，木芍药《纲目》，花王。

根皮

【主治】寒热，中风瘛疭，惊痫邪气，除癥坚瘀血留舍肠胃，安五脏，疗痈疮《本经》。除时气头痛，客热五劳，劳气头腰痛，风噤癞疾《别录》。久服轻身益寿《吴普》。治冷气，散诸痛，女子经脉不通，血沥腰痛（甄权）。通关腠血脉，排脓，消扑损瘀血，续筋骨，除风痹，落胎下胞，产后一切冷热血气（大明）。治神志不足，无汗之骨蒸，衄血吐血（元素）。和血生血凉血，治血中伏火，除烦热（时珍）。

【附方】

癞疝偏坠，气胀不能动者：牡丹皮、防风各等分，为末，酒服二钱，甚效。（《千金方》）

妇人恶血，攻聚上面多怒：牡丹皮半两，干漆烧烟尽半两，水二钟，煎一钟服。（《诸证辨疑》）

伤损瘀血：牡丹皮二两，虻虫

二十一枚，熬过同捣末。每旦温酒服方寸匕，血当化为水下。（《贞元广利方》）

金疮内漏：牡丹皮为末，水服三指撮，立尿出血也。（《千金方》）

下部生疮已决洞者：牡丹末，汤服方寸匕，日三服。（《肘后方》）

解中蛊毒：牡丹根捣末，服一钱匕，日三服。（《外台秘要》）

◆实用指南

【单方验方】

腹有积块：丹皮、桂枝、赤芍、茯苓、桃仁各 9 克。水煎服，每日 1 剂。

通经：牡丹皮 6 ~ 9 克，六月雪、仙鹤草、槐花各 9 ~ 12 克。水煎，冲黄酒、红糖，经行时早、晚空腹服。

过敏性鼻炎：牡丹皮 9 克。水煎服，连服 10 日为 1 个疗程。

牙痛：牡丹皮、防风、生地、当归各 20 克，升麻 15 克，青皮 12 克，细辛 5 克。水煎服。

荨麻疹：牡丹皮、何首乌、丹参、连翘各 20 克，生地 35 克，知母、防风、苦参、蝉蜕、地肤子各 15 克，白鲜皮 30 克，通草 10 克。水煎，分 2 次服，每日 1 剂，2 周为 1 个疗程。

【食疗药膳】

⊙牡丹银耳汤

原料：白牡丹花 2 朵，银耳 30 克，料酒、味精、清汤、白胡椒粉、盐各适量。

制法：白牡丹花瓣洗净；银耳用开水浸泡膨胀后，摘洗干净、控干。将清汤倒入净锅内，加入盐、料酒、味精、白胡椒粉，烧沸撇去浮沫。把银耳放入大碗内，倒进调好的清汤，上笼蒸至银耳发软入味时，取出撒上白牡丹花瓣即可食用。

用法：饮汤食银耳。

功效：清肺热，益脾胃，滋阴生津。

适用：肺热咳嗽者。

⊙牡丹粥

原料：牡丹叶、决明子、漏芦（去芦头）各 10 克，雄猪肝 100 克，粳米 50 ~ 100 克。

制法：将猪肝洗净切片；先煎以上前三味药，去渣取汁，后入肝、米，煮粥即可。

用法：每日 2 次，空腹服食。

功效：活血消积。

适用：小儿癖瘕，症见两胁下出现结块，时痛时止或平时摸不到，痛时才触及。

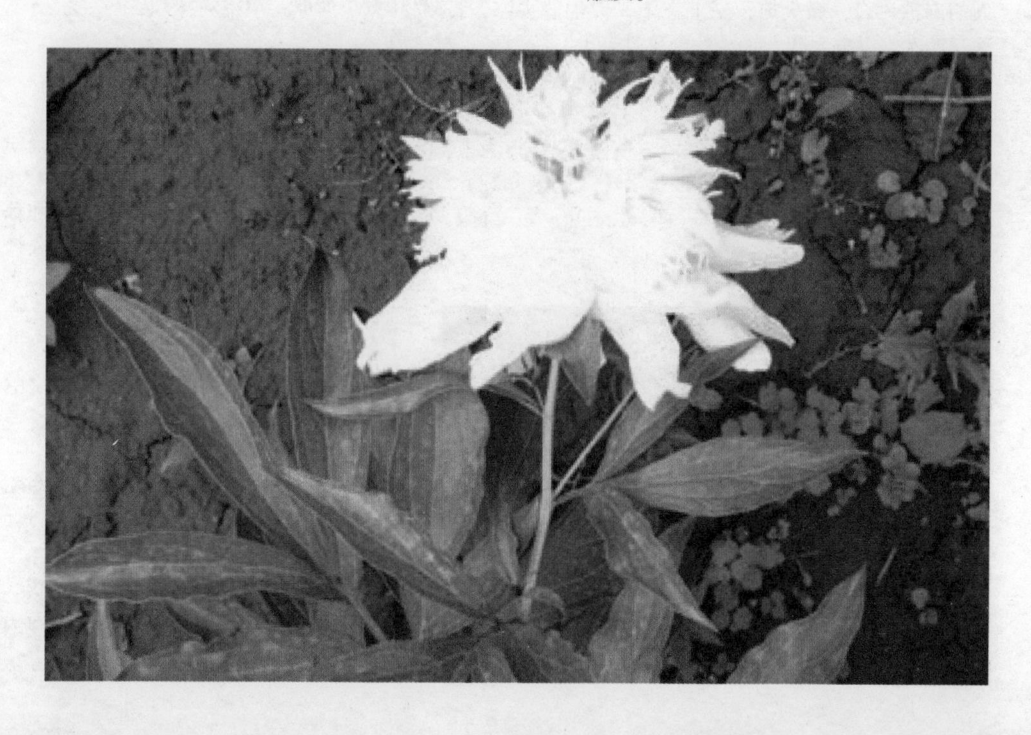

木香《本经上品》

【释名】蜜香《别录》，青木香（弘景），五木香《图经》，南木香《纲目》。

根

【气味】辛，温，无毒。

【主治】邪气，辟毒疫温鬼，强志，主淋露。久服不梦寤魇寐《本经》。消毒，杀鬼精物，温疟蛊毒，气劣气不足，肌中偏寒，引药之精《别录》。治心腹一切气，膀胱冷痛，呕逆反胃，霍乱泄泻痢疾，健脾消食，安胎（大明）。九种心痛，积气冷气、痃癖癥块胀痛，壅气上冲，烦闷羸劣，女人血气刺心，痛不可忍，末酒服之（甄权）。散滞气，调诸气，和胃气，泄肺气（元素）。行肝经气。煨熟，实大肠（震亨）。治冲脉为病，逆气里急，主脬渗小便秘（好古）。

【附方】

中气不省，闭目不语，如中风状：南木香为末，冬瓜子煎汤灌下三钱。痰盛者，加竹沥、姜汁。（《济生方》）

一切走注，气痛不和：广木香，温水磨浓汁，入热酒调服。（《简便方》）

气滞腰痛：青木香、乳香各二钱，酒浸，饭上蒸，均以酒调服。（《圣惠方》）

耳卒聋闭：昆仑真青木香一两切，以苦酒浸一夜，入胡麻油一合，微火煎，三上三下，以绵滤去滓，日滴三四次，以愈为度。（《外台秘要》）

耳内作痛：木香末，以葱黄染鹅脂，蘸末深纳入耳中。（《圣济总录》）

小儿天行壮热头痛：木香六分，白檀香三分，为末，清水和服。仍温水调涂囟顶上取瘥。（《圣惠方》）

天行发斑赤黑色：青木香一两，水二升，煮一升服。（《外台秘要》）

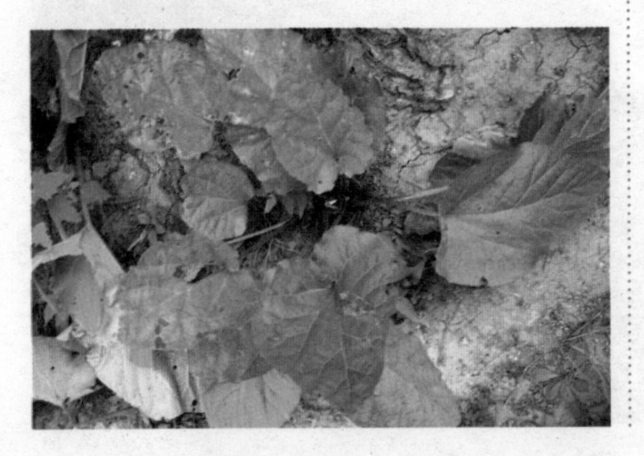

恶蛇虺伤：青木香不拘多少，煎水服，效不可述。（《袖珍方》）

腋臭阴湿，凡腋下、阴下湿臭，或作疮：青木香以好醋浸，夹于腋下、阴下。为末敷之。（《外台秘要》）

牙齿疼痛：青木香末，入麝香少许，揩牙，盐汤漱之。（《圣济录》）

◆实用指南

【单方验方】

肝炎：木香适量。研细末，每日9～18克，分3～4次服用。

痢疾腹痛：木香6克，黄连12克。水煎服。

预防脚气冲心症：干姜、木香、陈酒各4克，李子2克。加水400毫升，煎至200毫升，此煮汁为1日量，分3次饮用。

糖尿病血瘀证：木香10克，当归、川芎各15克，葛根、丹参、黄芪、益母草、山药各30克，赤芍、苍术各12克。水煎服。

便秘：广木香、番泻叶、厚朴各10克。用开水冲泡，当茶频饮。

【食疗药膳】

⊙香砂藕粉

原料：木香2克，砂仁3克，藕粉30克，糖适量。

制法：先将砂仁、木香研粉，和藕粉用温水调糊，再用滚开水冲熟，入糖调匀即可。

用法：做早餐食用。

功效：理气开胃，和中止呕。

适用：食气相结，或气郁所致之呕吐。

⊙木香酒

原料：木香25克，巴戟天、莲实肉、附子、茴香各52克，蛇床子2克，白酒2500毫升。

制法：将上药研碎，装入纱布袋，放入酒坛，倒入白酒，密封坛口，浸泡15日即成。

用法：每日 2 次，每次 15 ~ 30 毫升。

功效：补肾壮阳。

适用：元阳虚衰之阳痿不举、早泄遗精、宫冷不孕、小腹冷痛、小便频数不禁等。

山柰《纲目》

【释名】山辣《纲目》，三柰。

根

【气味】辛，温，无毒。

【主治】暖中，辟瘴疠恶气，治心腹冷气痛、寒湿霍乱、风虫牙痛。入合诸香用（时珍）。

【附方】

风虫牙痛：（《仁存方》）用山柰为末，铺纸上卷作筒，烧灯吹灭，乘热和药吹入鼻内，痛即止。（《摄生方》）用肥皂一个去瓤，入山柰、甘松各三分，花椒、盐不拘多少，填满，面包煅红，取研，日用擦牙漱去。

面上雀斑：三柰子、鹰粪、密陀僧、蓖麻子各等分，研匀，以乳汁调之，夜涂旦洗去。（《纲目》）

醒头去屑：三柰、甘松香、零陵香一钱，樟脑二分，滑石半两，为末，夜擦旦篦去。（《水云录》）

心腹冷痛：三柰、丁香、当归、甘草各等分，为末，醋糊丸梧子大。每服三十丸，酒下。（《集简方》）

◆实用指南

【单方验方】

食管骨哽：山楂、乌梅、桔梗各 15 克，威灵仙、沙姜各 30 克，甘草 4 克，砂仁 5 克。水煎徐徐含服，同时含嚼橄榄 5 ~ 6 枚。

心腹冷痛：山柰、当归、丁香、甘草各等分。研细末，醋糊丸如梧桐子大，每服 30 丸，酒下。

雀斑：山柰、白附子、僵蚕、白芷、硼砂各 10 克，冰片 2 克。研成极细粉，每晚睡前用水或牛乳调匀，搽面部。

【食疗药膳】

⊙山柰炒鸡

原料：山柰数块，土鸡半只，黄酒、蚝油适量。

制法：将鸡斩成小块，盐和料酒腌制。将山柰拍碎或切小块。锅油热，放入山柰爆炒。把鸡块倒进去，大火炒 2 ~ 3 分钟。稍焖，加调料起锅。

用法：佐餐食用。

功效：提高免疫力，预防流感。

适用：免疫力低的患者。

高良姜《别录中品》

【释名】蛮姜《纲目》，子名红豆蔻。

根

【气味】辛，大温，无毒。

【主治】暴冷，胃中冷逆，霍乱腹痛《别录》。下气益声，好颜色。煮饮服之，止痢（藏器）。治风破气，腹内久冷气痛，去风冷痹弱（甄权）。转筋泻痢，反胃，解酒毒，消宿食（大明）。含块咽津，治忽然恶心，呕清水，逡巡即瘥。若口臭者，同草豆蔻为末，煎饮（苏颂）。健脾胃，宽噎膈，破冷癖，除瘴疟（时珍）。

【附方】

霍乱吐利（火炙高良姜令焦香）：每用五两，以酒一升，煮三四沸，顿服。亦治腹痛中恶。（《外台秘要》）

霍乱腹痛：高良姜一两剉，以水三大盏，煎二盏半，去滓，入粳米一合，

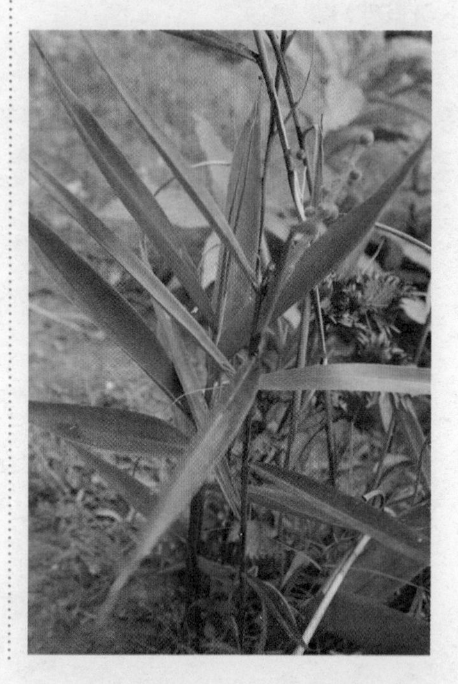

煮粥食之，便止。(《圣惠方》)

霍乱呕甚不止：用高良姜生剉二钱，大枣一枚，水煎冷服，立定。名冰壶汤。(《普济方》)

心脾冷痛：高良姜丸。用高良姜四两，切片，分作四份：一两用陈廪米半合，炒黄去米；一两用陈壁土半两，炒黄去土；一两用巴豆三十四个，炒黄去豆；一两用斑蝥三十四个，炒黄去蝥。吴茱萸一两，酒浸一夜，同姜再炒，为末，以浸茱酒打糊丸梧子大，每空心姜汤下五十丸。(《永类钤方》)用高良姜三钱，五灵脂六钱，为末。每服三钱，醋汤调下。

养脾温胃（去冷消痰，宽胸下气，大治心脾疼及一切物伤）：用高良姜、干姜各等分，炮研末，面糊丸梧子大，每食后橘皮汤下十五丸。妊妇勿服。(《和剂局方》)

◆实用指南

【单方验方】

脾寒疟疾：高良姜、干姜各等量。研末，每次6克，水冲服。

急性风湿性关节炎：高良姜、淮牛膝、甘草、防风各15克。以温火炒（勿炒焦）后研成细粉末，分2次温水送服，3日后再服1次。

慢性胃炎：高良姜、制香附各6～10克，丹参、百合各30克，乌药9～12克，檀香6克，砂仁3克。用上药浓煎取汁250克，每日1剂，分3次内服，连续服药2周。

咳嗽、失声、气喘、喉炎：高良姜适量。研细，与蜂蜜同服。

胃寒呕吐：高良姜、半夏、生姜各等量。水煎服。

【食疗药膳】

⊙良姜粥

原料：高良姜60克，高粱米50克。

制法：先煮良姜取汁，去滓，用汁煮米成粥即可。

用法：早餐食用。

功效：温中下气，散寒止痛。

适用：胃寒虚冷、心腹冷痛、吐泻、转筋等。

⊙良姜陈皮粥

原料：高良姜、陈皮各10克，粳米60克。

制法：将良姜切片，与陈皮、粳米一起熬粥。

用法：温热食用。

功效：温中止痛，行气健脾，燥湿化痰。

适用：脘腹冷痛、呕吐、泄泻、胀满以及痰湿壅滞的咳嗽痰多等。

⊙高良姜羊肉汤

原料：高良姜、赤芍药、桂心、当归各5克，羊肉500克，盐、葱、姜、椒各适量。

制法：以上除羊肉外，捣碎包，以水1500毫升，煮取300毫升，去滓即可食用。

用法：不计时候，吃肉渴汤。

功效：温肾散寒止痛。

适用：寒疝、心腹痛，及胁肋里急、不下饮食等。

草豆蔻《别录上品》

【释名】草豆蔻《开宝》，漏蔻《异物志》，草果《郑樵通志》。

仁

【气味】辛，温，涩，无毒。

【主治】温中，心腹痛，呕吐，去口臭气《别录》。下气，止霍乱，一切冷气，消酒毒《开宝》。调中补胃，健脾消食，去客寒，心与胃痛（李杲）。治瘴疠寒疟，伤暑吐下泄痢，噎膈反胃，痞满吐酸，痰饮积聚，妇人恶阻带下，除寒燥湿，开郁破气，杀鱼肉毒。制丹砂（时珍）。

花

【气味】辛，热，无毒。

【主治】下气，止呕逆，除霍乱，调中补胃气，消酒毒（大明）。

【附方】

心腹胀满（短气）：用草豆蔻一两，去皮为末，以木瓜生姜汤，调服半钱。(《千金方》)

胃弱呕逆（不食）：用草豆蔻仁二枚，高良姜半两，水一盏，煮取汁，入生姜汁半合，和白面作拨刀，以羊肉臛汁煮熟，空心食之。(《普济方》)

霍乱烦渴：草豆蔻、黄连各一钱半，乌豆五十粒，生姜三片，水煎服之。(《圣济总录》)

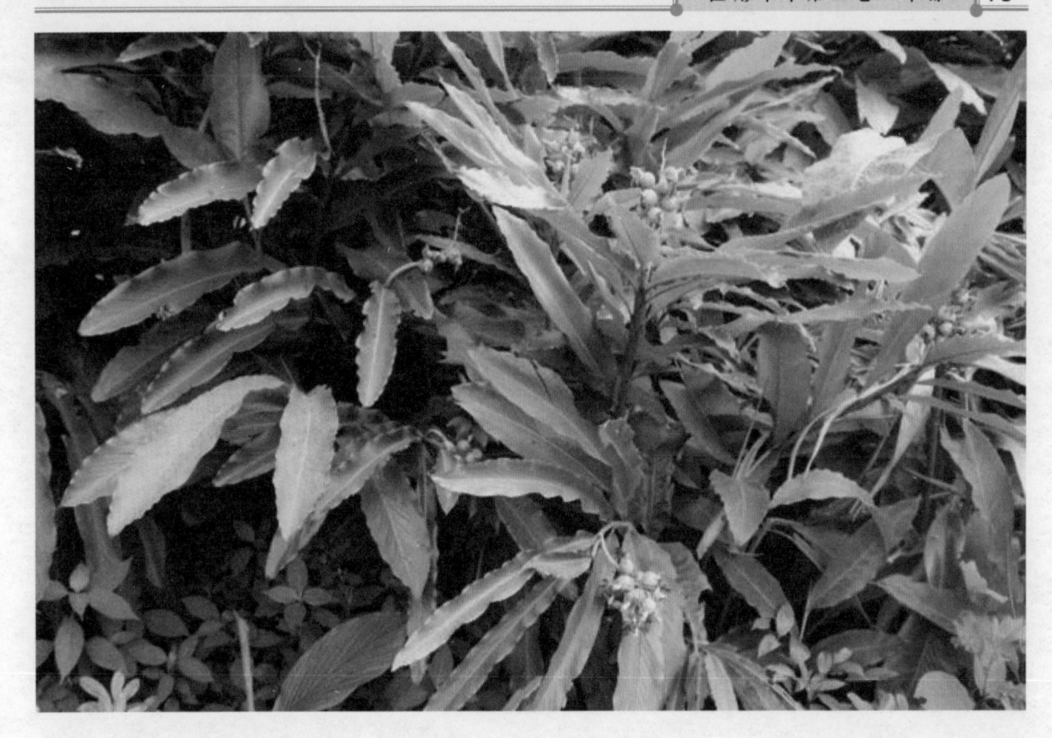

虚疟自汗(不止)：用草果一枚，面裹煨熟，连面研，入平胃散二钱，水煎服。(《经效济世方》)

气虚瘴疟(热少寒多，或单寒不热，或虚热不寒)：用草果仁、熟附子各等分，水一盏，姜七片，枣一枚，煎半盏服。名果附汤。(《济生方》)

赤白带下：连皮草果一枚，乳香一小块，面裹煨焦黄，同面研细。每米饮服二钱，日二服。(《卫生易简方》)

香口辟臭：豆蔻、细辛为末，含之。(《肘后方》)

脾痛胀满：草果仁两个，酒煎服之。(《直指方》)

◆实用指南

【单方验方】

心腹胀满：草豆蔻50克。去皮为末，以木瓜生姜汤，调服半钱。

虚疟自汗：草果1枚。面裹煨熟，连面研，入平胃散10克，水煎服。

剥脱性唇炎：草豆蔻、茯苓、白术、天花粉、山药、白扁豆、芡实、黄柏等各适量。水煎服，每日1次，10日为1个疗程。

慢性胃炎：草豆蔻炒黄研末。每次3克，每日3次，10日为1个疗程。

中暑受热，恶心呕吐，腹痛泄泻，胸中满闷，晕车晕船，水土不服：草豆蔻、茯苓、槟榔、砂仁、小茴香、橘皮、肉桂、青果各30克，甘草250克，木香45克，丁香、红花各15克，薄荷冰27克，冰片9克，麝香0.3克。糊丸，每服一二十粒，温开水送服；平时每用二至三粒，含化。

胆汁反流性胃炎：草豆蔻、延胡索、炒柴胡、制半夏、广郁金、枳壳、川楝子各10克，蒲公英20克，生大黄、生甘草各3克。水煎取药汁，每日1剂，分2次服。

【食疗药膳】

⊙果仁排骨

原料：草果仁10克，薏苡仁50克，排骨1500克，冰糖屑、卤汁、味精、花椒、料酒、香油、生姜、葱各适量。

制法：将草果仁、薏苡仁炒香后，捣碎，加水煎煮2次，提取滤液3000毫升；将猪排骨洗净，放入药液中，加生姜、葱、花椒，将排骨煮至七成熟，捞取排骨，晾凉。将卤汁倒入锅内，用小火烧沸，放入排骨，卤至透熟，即刻起锅。取适量卤汁倒入锅中，加冰糖、味精、盐，在小火上收成浓汁，烹入料酒后，均匀倒在排骨外面即成。

用法：每日1次，每次吃排骨100克，佐餐食用。

功效：健脾燥湿，行气止痛，消食和胃。

适用：脾虚湿重、骨节疼痛、食少便溏等。

⊙草果羊肉汤

原料：草果1个，豌豆100克，萝卜300克，羊肉500克，香菜、生姜、胡椒、盐、醋各适量。

制法：将羊肉洗净，切成2厘米见方的小块；豌豆择选干净，淘洗净；萝卜切3厘米见方的小块；香菜洗净，切段。将草果、羊肉、豌豆、生姜放入铝锅内，加水适量，置大火上烧开，即移用小火上煎熬1小时，再放入萝卜块煮熟。放入香菜、胡椒、盐即成。食用时，加醋少许，用粳米饭佐食。

用法：每日1次，每次吃羊肉100克。

功效：温胃消食。

适用：脘腹冷痛、食滞胃脘、消化不良等。

豆蔻（宋·《开宝》）

【释名】多骨。

仁

【气味】辛，大温，无毒。

【主治】积冷气，止吐逆反胃，消谷下气《开宝》。散肺中滞气，宽膈进食，去白睛翳膜（李杲）。补肺气，益脾胃，理元气，收脱气（好古）。治噎膈，除疟疾寒热，解酒毒（时珍）。

【附方】

胃冷恶心（凡食即欲吐）：用白豆蔻子三枚，捣细，好酒一盏，温服，并饮数服佳。（《张文仲备急方》）

人忽恶心：多嚼白豆蔻子最佳。（《肘后方》）

小儿吐乳（胃寒者）：白豆蔻仁、缩砂仁各十四个，生甘草、炙甘草各二钱。为末，常掺入小儿口中。（《危氏得效方》）

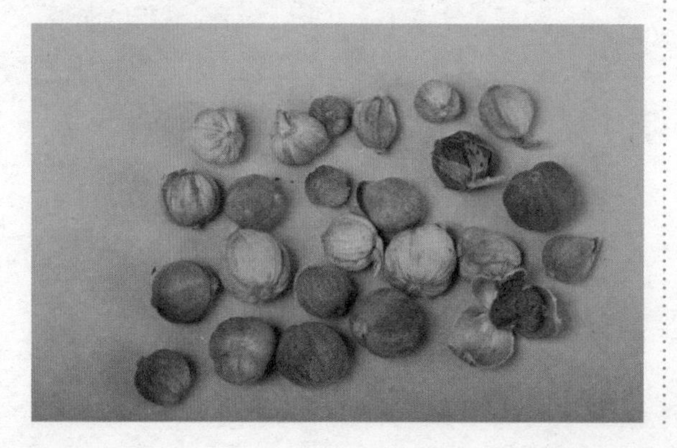

脾虚反胃：白豆蔻、缩砂仁各二两，丁香一两，陈禀米一升，黄土炒焦，去土研细，姜汁和丸梧子大。每服百丸，姜汤下。名太仓丸。（《济生方》）

产后呃逆：白豆蔻、丁香各半两，研细，桃仁汤服一钱，少顷再服。（《乾坤生意》）

◆实用指南

【单方验方】

小儿胃寒，吐乳不食：白豆蔻、砂仁、甘草各等量。研细末，每日1剂，水冲服。

湿邪侵下肢，足痿：白蔻仁、杏仁各15克，木通、半夏、川朴各10克，薏苡仁30克，滑石20克。水煎服，每日1剂。

慢性胃炎之胃寒胀痛：白豆蔻、荜澄茄各等分。研末，每服1.5～3克，水冲服。

慢性胃炎之恶心吐酸：白豆蔻、诃子、藿香各6克。共研末，每服3克，姜汤送下。

【食疗药膳】

⊙白豆蔻粥

原料：白豆蔻3克，生姜3片，大米50克。

制法：将白蔻、生姜择净，放入锅中，加清水适量，浸泡5～10分钟后，水煎取汁，加大米煮为稀粥；或将豆蔻、生姜研细，待粥熟时调入粥中，再煮一二沸即成。

用法：每日1剂，连续5～7日。

功效：温中散寒，健脾止泻。

适用：湿阻中焦、脘腹疼痛、纳食不香、肠鸣泻泄、恶心欲呕、肢体重困等。

⊙豆蔻馒头

原料：白豆蔻15克，酵面50克，面粉1000克。

制法：将白豆蔻研为细末，待面粉发酵后，与碱粉（或苏打粉）一起加入，制作馒头。

用法：每食适量。

功效：行气，化湿，健胃。

适用：气滞腹胀、食欲缺乏，或胃脘冷痛、恶心呕吐、舌苔白腻等。

缩砂蔤（宋·《开宝》）

【释名】时珍曰：名义未详。藕下白蒻多密，取其密藏之意。此物实在根下，仁藏壳内，亦或此意欤。砂仁。

仁

【气味】辛，温，涩，无毒。

【主治】虚劳冷泻，宿食不消，赤白泄痢，腹中虚痛下气《开宝》。主冷气腹痛，止休息气痢劳损，消化水谷，温暖肝胃（甄权）。上气咳嗽，奔豚鬼疰，惊痫邪气（藏器）。一切气，霍乱转筋。能起酒香味（大明）。和中行气，止痛安胎（杨士瀛）。治脾胃气结滞不散（元素）。补肺醒脾，养胃益肾，理元气，通滞气，散寒饮胀痞，噎膈呕吐，止女子崩中，除咽喉口齿浮热，化铜铁骨哽（时珍）。

【附方】

冷滑下痢（不禁虚羸）：用缩砂仁熬为末，以羊子肝薄切掺之，瓦上焙干为末，入干姜末等分，饭丸梧子大。每服四十丸，白汤下，日二服。又方：缩砂仁、炮附子、干姜、厚朴、陈橘皮各等分，为末，饭丸梧子大。每服四十丸，米饮下，日二服。（《药性论》）

大便泻血：缩砂仁为末，米饮热服二钱，以愈为度。（《十便良方》）

遍身肿满（阴亦肿者）：用缩砂仁、土狗各一个，等分，研末，和老酒服之。（《直指方》）

痰气膈胀：砂仁捣碎，以萝卜汁浸透，焙干为末。每服一二钱，食远沸汤服。（《简便方》）

上气咳逆：砂仁洗净炒研，生姜连皮，等分，捣烂，热酒食远泡服。（《简便方》）

妇人血崩：新缩砂仁，新瓦焙研末，米饮服三钱。（《妇人良方》）

热拥咽痛：缩砂壳为末，水服一钱。（《戴原礼方》）

牙齿疼痛：缩砂常嚼之良。（《直指方》）

口舌生疮：缩砂壳煅研，擦之即愈。此蔡医博秘方也。（《黎居士简易方》）

误吞诸物：金银铜钱等物不化者，浓煎缩砂汤饮之，即下。（《危氏得效方》）

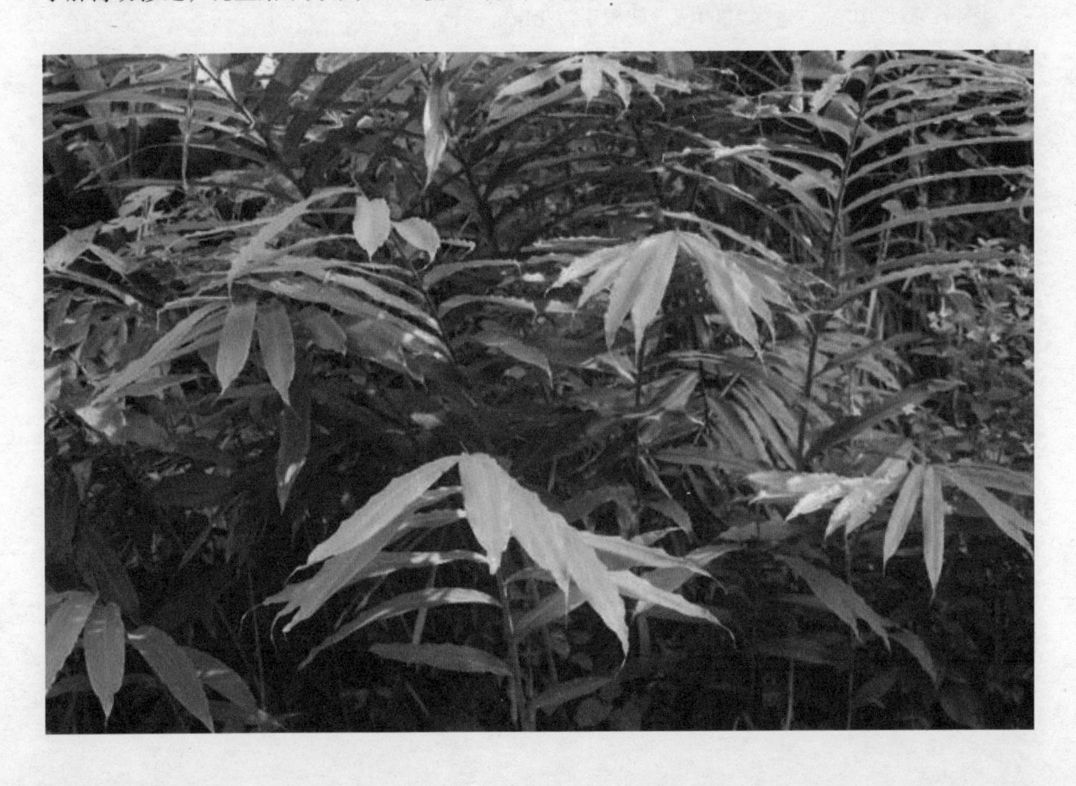

◆实用指南

【单方验方】

浮肿：砂仁、蝼蛄各等分。焙燥研细末，每次3克，以温黄酒和水各半送服，每日2次。

牙齿疼痛：砂仁适量。常嚼良。

妇女胎动不安：砂仁5克，苏梗9克，莲子60克。先将莲子以净水浸泡半日，再入锅中加水煮炖至九成熟时加入苏梗、砂仁，用小火煮至莲子熟透即可。吃莲子喝汤。逐日1剂，连用5～7日。

气滞血瘀型：缩砂仁10克，益母草、米醋各15克，红砂糖30克。将益母草、砂仁共煎往渣取汁再加入米醋、红糖炖至成羹。每日2次，连用3～5日。

【食疗药膳】

⊙砂仁粥

原料：砂仁细末3～5克，粳米100克。

制法：先将粳米煮粥，待粥煮成后调入砂仁末，再煮一二沸即可。

用法：早餐食用。

功能：暖脾胃，助消化，调中气。

适用：消化不良、脘腹肿满、食欲缺乏、气逆呕吐、脾胃虚寒性腹痛泻痢等。

⊙砂仁肚条

原料：砂仁10克，猪肚1000克，胡椒末、花椒、葱白、生姜各适量。

制法：将砂仁洗净后入锅煮八成熟后捞出沥干水分，猪肚洗净入锅煮熟后出锅切丝，再将两者入锅同炒5分钟，入调料拦匀即可。

用法：佐餐食用。

功效：温中化湿，行气止痛。

适用：脘腹冷痛、胀闷不舒、不思饮食、呕吐泄泻等。

⊙砂仁藕粉

原料：砂仁1.5克，木香1克，白糖、藕粉各适量。

制法：前两味研面与后两味混合冲服。

用法：每食适量。

功效：调和脾胃。

适用：气阻中焦、脾胃失和之呕吐、胃痛、噎膈、痛经和妊娠呕吐等。

益智子（宋·《开宝》）

【释名】时珍曰：脾主智，此物能益脾胃故也，与龙眼名益智义同。按苏轼记云：海南产益智，花实皆长穗，而分为三节。观其上中下节，以候早中晚禾之丰凶。大丰则皆实，大凶皆不实，罕有三节并熟者。其为药只治水，而无益于智，其得此名，岂以其知岁耶？此亦一说也，终近穿凿。

仁

【气味】辛，温，无毒

【主治】遗精虚漏，小便余沥，益气安神，补不足，利三焦，调诸气。夜多小便者，治二十四枚碎，入盐同煎服，有奇验（藏器）。治客寒犯胃，和中益气，及人多唾（李杲）。益脾胃，理元气，补肾虚滑沥（好古）。冷气腹痛，及心气不足，梦泄赤浊，热伤心系，吐血血崩诸证（时珍）。

【附方】

小便频数（脬气不足也）：雷州益智子盐炒，去盐，天台乌药等分，为末，酒煮山药粉为糊，丸如梧子大，每服七十丸，空心盐汤下。名缩泉丸。（《朱氏集验方》）

白浊腹满（不拘男妇）：用益智仁盐水浸炒，厚朴姜汁炒等分，姜三片、枣一枚，水煎服。（《永类钤方》）

腹胀忽泻（日夜不止，诸药不效，此气脱也）：用益智子仁二两，浓煎饮之，立愈。（《危氏得效方》）

妇人崩中：益智子炒碾细，米饮入盐，服一钱。（《产宝》）

香口辟臭：益智子仁一两，甘草二钱，碾粉舐之。（《经验良方》）

漏胎下血：益智仁半两，缩砂仁一两为末。每服三钱，空心白汤下，日二服。（《胡氏济阴方》）

◆实用指南

【单方验方】

老人尿频失禁：山茱萸10克，益智仁6克，五味子5克。水煎服。

遗尿症：益智仁、桑螵蛸各30克。水煎服，每日1剂。

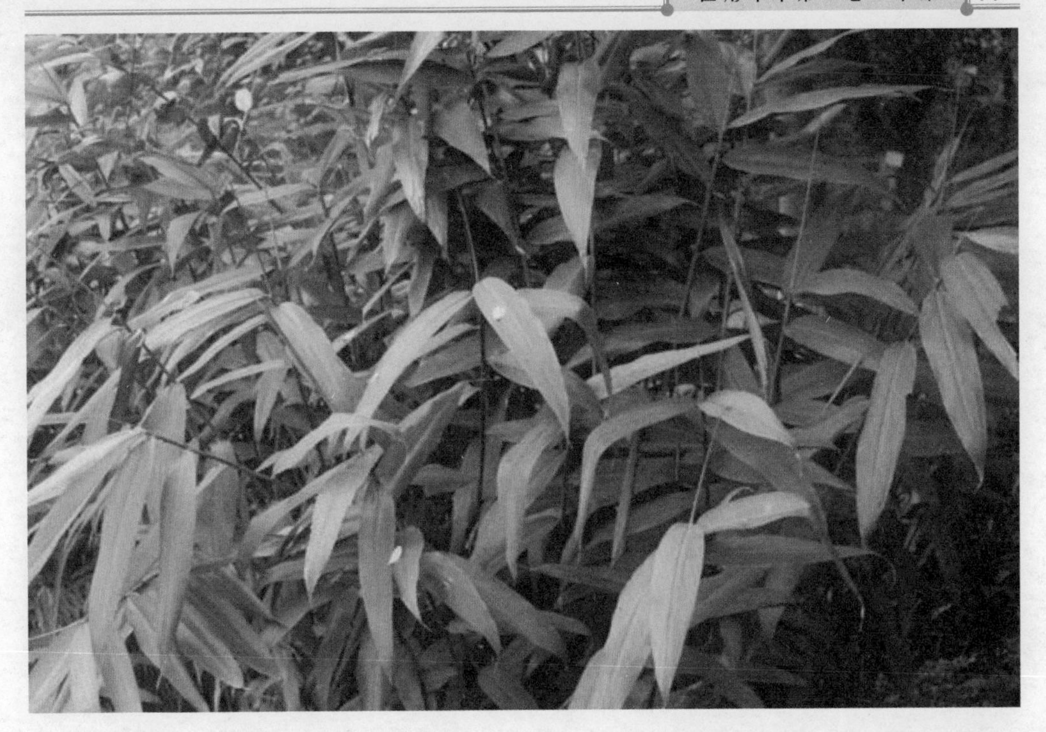

行经流涎：益智仁、党参各12克，五味子、白术各10克，干姜6克。水煎服。

小儿遗尿：益智仁9克。醋炒研细末，分3次开水冲服，连服6～7日。

中风后老年性痴呆症：益智仁、石菖蒲、郁金、川芎、骨碎补、补骨脂、天竺黄各10克，何首乌20克，枸杞子、丹参各30克，陈醋15克（冲服）。水煎服，每日1剂。

下焦虚寒、肾气不固所致的功能性子宫出血：益智仁、沙苑子各20克，焦艾叶30克。用前两味烘干，共研细末。另将艾叶煎取浓汁，熬调药末成膏状。敷于脐部，然后用消毒纱布覆盖，再用胶布固定。

【食疗药膳】

⊙益智仁粥

原料：益智仁5克，糯米或粳米50克。

制法：先将益智仁焙干，研为细末，过100目筛备用；将糯米洗净，放入沙罐，加水如常法煮至粥熟。下益智仁末，搅匀，加盐少许，稍煮片刻即可。

用法：每日1剂，于空腹时顿服。

功效：补肾益肾，暖脾温中，固精缩尿，止泻摄涎。

适用：肾虚脾寒，下关失约之腰腹冷痛、神疲倦怠、食欲不振、泄泻遗精、阳痿早泄等。

⊙益智仁炖肉

原料：益智仁10克，牛肉（或猪肉）30克。

制法：将益智仁、牛肉（或猪肉）炖煮至肉熟烂，加调料即成。

用法：每食适量。

功效：健脾益胃，补肾健脑。

适用：儿童食欲缺乏、发育迟缓等。

荜茇（宋·《开宝》）

【释名】荜茇。

【气味】辛，大温，无毒。

【主治】温中下气，补腰脚，杀腥气，消食，除胃冷，阴疝痃癖（藏器）。霍乱冷气，心痛血气（大明）。水泻虚痢，呕逆醋心，产后泄痢，与阿魏和合良。得诃子、人参、桂心、干姜，治脏腑虚冷肠鸣，神效（李珣）。治头痛、鼻渊、牙痛（时珍）。

【附方】

冷痰恶心：荜茇一两，为末，食前用米汤服半钱。（《圣惠方》）

暴泄身冷；自汗，甚则欲呕，小便清，脉微弱，宜已寒丸治之：荜茇、肉桂各

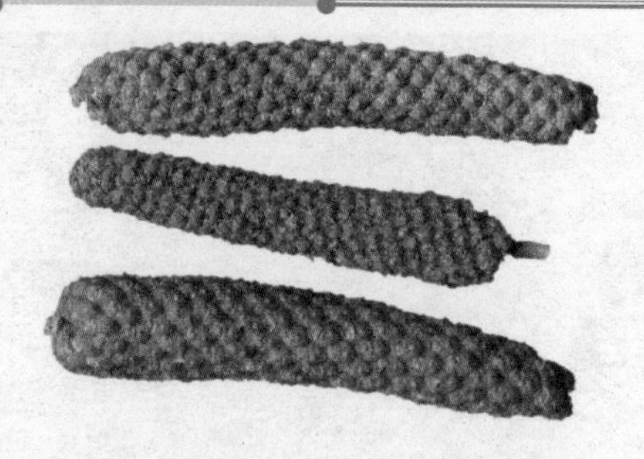

二钱半，高良姜、干姜各三钱半。为末，糊丸梧子大。每服三十丸，姜汤下。（《和剂局方》）

胃冷口酸（流清水，心下连脐痛）：用荜茇半两，厚朴姜汁浸炙一两，为末，入热鲫鱼肉，研和丸绿豆大。每米饮下二十丸，立效。（《余居士选奇方》）

瘴气成块，在腹不散：用荜茇、大黄各一两，并生为末，入麝香少许，炼蜜丸梧子大，每冷酒服三十丸。（《永类钤方》）

妇人血气（作痛，及下血无时，月水不调）：用荜茇盐炒，蒲黄炒，等分为末，炼蜜丸梧子大。每空心温酒服三十丸，两服即止。名二神丸。（《陈氏方》）

偏头风痛：荜茇为末，令患者口含温水，随左右痛，以左右鼻吸一字，有效。（《经验良方》）

鼻流清涕：荜茇末吹之，有效。（《卫生易简方》）

◆实用指南

【单方验方】

龋齿疼痛：荜茇、胡椒各适量。研细末，填塞龋齿孔中。

痢疾：荜茇9克，牛奶500毫升。同煎至250毫升，去荜茇，服牛奶，空腹顿服。

牙痛：荜茇5克，高良姜3克，川椒25克，生川乌、草乌各0.5克，洋金花0.2克。上药置瓶中，加入75%乙醇100毫升，浸泡1周后加入樟脑2克，密封备用。用时可将干棉球蘸取药液适量，抹齿周围、并咬住棉球，吐出口中唾液。

牙痛：荜茇10克，细辛6克。每日1剂，水煎漱口，每日3～5次，不宜内服。

乳腺炎：荜茇、樟脑、白芷各适量，研末混合，放于阳和膏中，外贴患外。

头痛、鼻渊、流清涕：荜茇适量，研细末吹鼻。

【食疗药膳】

⊙荜茇粥

原料：荜茇、桂心、胡椒各1克为末，粳米50克。

制法：如常法煮米做粥，将熟时入荜茇、胡椒、桂心末等调匀，可入盐少许。

用法：宜晨起空腹食用。

功效：温胃散寒，下气止痛。

适用：脾胃虚弱、胃脘疼痛、胀满、呕吐稀涎、肠鸣泄泻等。

⊙荜茇鹿头汤

原料：荜茇5克，鹿头1只，鹿蹄4只，盐、生姜、小茴香、八角、味精、胡椒粉各适量。

制法：将鹿头、鹿蹄除去毛桩，洗净；荜茇、生姜洗净，用刀拍破。将鹿头、鹿蹄放入砂锅内，加水适量，再放入荜茇、生姜、八角、小茴香，置大火上炖熬，烧开后，移小火熬熟。将鹿头、鹿蹄取出，剖下鹿肉，切成粗条，再置汤中烧开，放入盐、味精、胡椒粉即成。

用法：可佐餐，可单食。

功效：壮阳益精。

适用：阴虚体弱、肾精亏虚所出现的腰膝酸软、畏寒怯冷、阳痿早泄等。

肉豆蔻（宋·《开宝》）

【释名】肉果《纲目》，迦拘勒。

实

【气味】辛，温，无毒。

【主治】温中，消食止泄，治积冷心腹胀痛，霍乱中恶，鬼气冷疰，呕沫冷气，小儿乳霍《开宝》。调中下气，开胃，解酒毒，消皮外络下气（大明）。治宿食痰饮，止小儿吐逆，不下乳，腹痛（甄权）。主心腹虫痛，脾胃虚冷，气并冷热，虚泄赤白痢，研末粥饮服之（李珣）。暖脾胃，固大肠（时珍）。

【附方】

暖胃除痰（进食消食）：肉豆蔻两个，半夏姜汁炒五钱，木香二钱半，为末，蒸饼丸芥子大，每食后津液下五丸、十丸。（《普济方》）

霍乱吐利：肉豆蔻为末，姜汤服一钱。（《普济方》）

久泻不止：肉豆蔻煨一两，木香二

钱半，为末，枣肉和丸，米饮服四五十丸。又方：肉豆蔻煨一两，熟附子七钱，为末糊丸，米饮服四五十丸。又方：肉豆蔻煨，粟壳炙，等分为末，醋糊丸，米饮服四五十丸，并。（《百一选方》）

老人虚泻：肉豆蔻三钱，面裹煨熟，去面研，乳香一两，为末，陈米粉糊丸梧子大。每服五七十丸，米饮下。此乃常州侯教授所传方。（《瑞竹堂方》）

小儿泄泻：肉豆蔻五钱，乳香二钱半，生姜五片，同炒黑色，去姜，研为膏收，旋丸绿豆大。每量大小，米饮下。（《全幼心鉴》）

冷痢腹痛，不能食者：肉豆蔻一两去皮，醋和面裹煨，捣末。每服一钱，粥饮调下。（《圣惠方》）

◆实用指南

【单方验方】

结肠炎：煨肉豆蔻、炒五味子各60克，煨广木香、诃子肉、炒吴茱萸各12克。共研细末，每服6克，每日2次。

慢性腹泻：煨肉蔻、炒五味子各60克，炒吴茱萸15克，煨木香、诃子肉各12克。共研末，每次6克，每日2次，开水调服。

胸闷疼痛，心神不安，心跳气短，失眠健忘：肉豆蔻、沉香、木香、丁香、枫香脂、牛心粉各1克，广枣5克。共研细粉，1剂量分3次，每次3克，开水送服。

脾肾虚寒，五更泄泻：肉豆蔻、五味子各6克，吴茱萸3克，补骨脂10克。水煎服。

【食疗药膳】

⊙豆蔻粥

原料：肉豆蔻1枚，粳米100克。

制法：先将肉豆蔻研末，粳米如常法做稀粥，粥熟后入肉豆蔻末，搅匀即可。

用法：温热顿服。

功效：温中健脾。

适用：伤寒后、脾胃虚冷、呕逆不下食等。

⊙肉豆蔻莲子粥

原料：莲子60克，肉豆蔻5克，米、盐各少许。

制法：莲子用开水烫过，备用。米洗净后加水、肉豆蔻、莲子一同用小火煮，煮至成粥状，加盐，即可。

用法：早餐食用。

功效：温中健胃，行气止痛。

适用：食欲缺乏、脾胃虚寒、胃寒呕吐、虚寒性胃痛等。

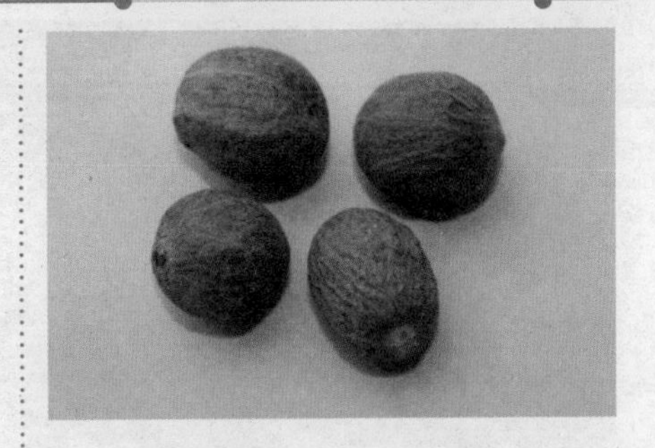

⊙豆蔻蒸鱼

原料：肉豆蔻6克，白术8克，干姜、姜片、花椒、党参各10克，鲜草鱼1条（约600克），胡椒面1克，葱节15克，红油50克，黄酒10毫升，猪网油半张。

制法：将中药洗净烘干成末。草鱼去鳞除腮及内脏，洗净。用刀在鱼两边斜划几道花纹，将绍酒、盐、味精、胡椒面、中药末调匀，抹满鱼身内外，待几分钟后抹上红油，把姜片、葱丝分放在鱼身上，用猪网油包好，放于盘中入笼蒸约40分钟，去掉猪网油、姜、葱即成。

用法：佐餐食用。

功效：补气温中，行气止痛，涩肠止泻。

适用：脾胃虚寒之食少乏力、胃脘冷痛、腹痛久泻等。

补骨脂（宋·《开宝》）

【释名】破故纸《开宝》，婆固脂《药性论》，胡韭子《日华》。

子

【气味】辛，大温，无毒。

【主治】五劳七伤，风虚冷，骨髓伤败，肾冷精流，及妇人血气堕胎《开宝》。男子腰疼，膝冷囊湿，逐诸冷痹顽，止小便，腹中冷（甄权）。兴阳事，明耳目（大明）。治肾泄，通命门，暖丹田，敛精神（时珍）。

【附方】

下元虚败，脚手沉重，夜多盗汗，纵欲所致：补骨脂四两炒香，菟丝子四两酒蒸，胡桃肉一两去皮，乳香、没药、

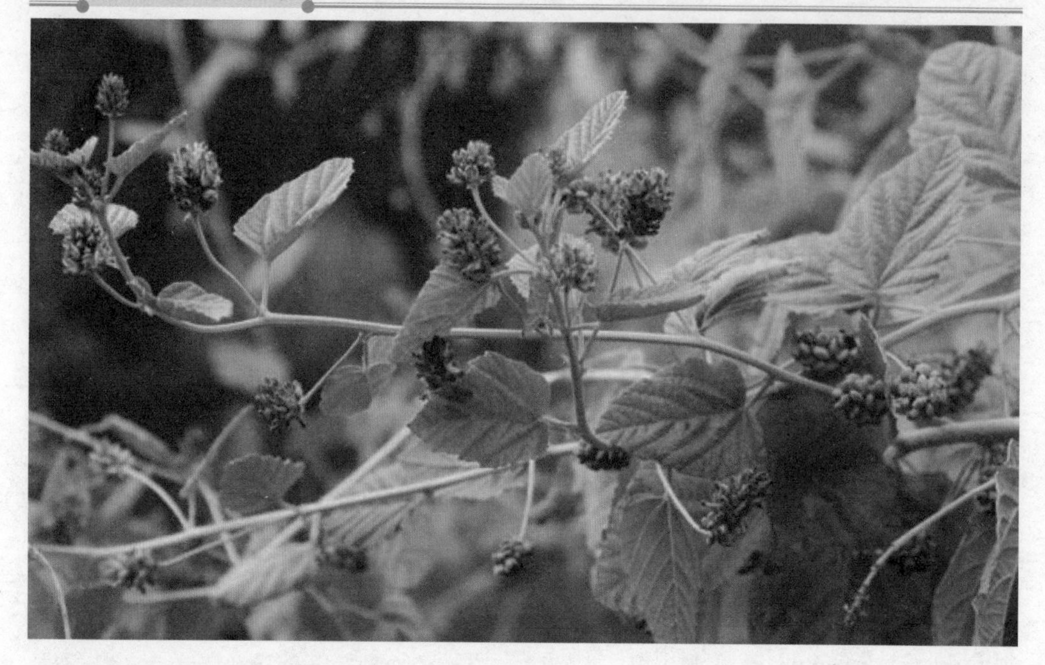

沉香各研二钱半，炼蜜丸如梧子大。每服二三十丸，空心盐汤、温酒任下。自夏至起冬至止，日一服。此乃唐宣宗时，张寿太尉知广州，得方于南番人。有诗云：三年时节向边隅，人信方知药力殊。夺得春光来在手，青娥休笑白髭须。（《和剂方》。

男女虚劳（男子女人五劳七伤，下元久冷，一切风病，四肢疼痛，驻颜壮气，乌髭须）：补骨脂一斤，酒浸一宿，晒干，却用乌油麻一升和炒，令麻子声绝，簸去，只取补骨脂为末。醋煮面糊丸如梧子大。每服二三十丸，空心温酒、盐汤任下。（《经验方》）

肾虚腰痛：（《经验方》）用破故纸一两，炒为末，温酒服三钱，神妙。或加木香一钱。（《和剂局方》）青娥丸，治肾气虚弱，风冷乘之，或血气相搏，腰痛如折，俯仰不利，或因劳役伤肾，或卑湿伤腰，或损坠堕伤，或风寒客搏，或气滞不散，皆令腰痛，或腰间如物重坠。用破故纸酒浸炒一斤，杜仲去皮姜汁浸炒一斤，胡桃肉去皮二十个，为末，以蒜捣膏一两，和丸梧子大，每空心温酒服二十丸。妇人淡醋汤下。常服壮筋骨，活血脉，乌髭须，益颜色。

妊娠腰痛：通气散，用破故纸二两，炒香为末。先嚼胡桃肉半个，空心温酒调下二钱。此药神妙。（《妇人良方》）

精气不固：破故纸、青盐各等分，同炒为末。每服二钱，米饮下。（《三因方》）

小便无度（肾气虚寒）：破故纸十两酒蒸，茴香十两盐炒，为末，酒糊丸梧子大。每服百丸，盐酒下。或以末糁猪肾煨食之。（《普济方》）

小儿遗尿（膀胱冷也。夜属阴，故小便不禁）：破故纸炒为末，每夜热汤服五分。（《婴童百问》）

◆实用指南

【单方验方】

肾虚遗精：补骨脂、青盐各等分。研末，每服6克，每日2次。

五更（黎明）泄泻：补骨脂12克，五味子、肉豆寇各10克，吴茱萸、生姜各5克，大枣5枚。水煎服，每日1剂。

阳痿：补骨脂50克，杜仲、核桃仁各30克。共研细末，每服9克，每日2次。

白癜风：补骨脂、白鲜皮、刺蒺藜、生地各15克，白芷、菟丝子、赤芍、防风各10克，僵蚕6克，红花6～10克，丹参15～20克。水煎服，每日或隔日1剂。

关节炎：制附片12克，路路通、补骨脂、白术、狗脊各15克，桑寄生、党参、穿山龙、车前子各20克，甘草10克。水煎服，每日1剂，每日2次。

胎动不安：补骨脂70克，猪肚5个。两者共同煮熟，食肉喝汤，用量酌定，每月2剂。

子宫出血：补骨脂、赤石脂（先煎）各10克。每日1剂，水煎服，分2次服。

肾气不固型遗精阳痿：补骨脂、核桃仁各10克。共捣为泥、炖服，每日1次。

青少年白发：补骨脂、旱莲草、仙茅、桑椹、枸杞子、覆盆子、菟丝子各10克，熟地30克，莲须5克。每日1剂，每剂加水煎3次，每次加蜂蜜适量，餐前温服。

【食疗药膳】

⊙补骨脂白果煮猪腰

原料：补骨脂10克，白果20克，猪腰子2个，鸡精、料酒、姜、葱、盐各适量。

制法：将白果去壳，浸泡软，去心；补骨脂洗净，去杂质；猪腰子一切两半，除去白色臊腺，切成腰花；姜切片，葱切段。将白果仁、补骨脂、猪腰子、姜、葱、料酒同放炖锅内，加入清水，置大火烧沸，再用小火煮50分钟，加入盐、鸡精即成。

用法：每日1次，每次吃猪腰1个。

功效：敛肺补肾，纳气平喘。

适用：喘促日久、动则喘甚、气不得续、汗出肢冷、面浮胫肿等。

⊙菟丝补骨瘦肉汤

原料：补骨脂10克，猪瘦肉60克，菟丝子15克，红枣4个。

制法：补骨脂、菟丝子、红枣（去核）洗净；猪瘦肉洗净、切件。把全部用料放入锅内，加清水适量，大火煮沸后，小火煲1小时，调味供用。

用法：佐餐食用。

功效：补肾延寿，美发养颜。

适用：早衰发白属肾阳虚者，症见未老先衰、须发花白、形态虚弱、头晕耳鸣、腰膝酸软、小便频数，或小便余沥、遗精早泄、皮肤色斑等。

郁金《唐本草》

【释名】马蒁。

根

【气味】辛、苦，寒，无毒。

【主治】血积下气，生肌止血，破恶血，血淋尿血，金疮《唐本》。单用，治女人宿血气心痛，冷气结聚，温醋摩敷之。亦治马胀（甄权）。凉心（元素）。治阳毒入胃，下血频痛（李杲）。治血气心腹痛，产后败血冲心欲死，失心颠狂蛊毒（时珍）。

【附方】

厥心气痛（不可忍）：郁金、附子、干姜各等分，为末，醋糊丸梧子大，朱砂为衣。每服三十丸，男酒女醋下。（《奇效方》）

产后心痛（血气上冲欲死）：郁金烧存性，为末二钱，米醋一呷，调灌即苏。（《袖珍方》）

自汗不止：郁金末，卧时调涂于乳上。（《集简方》）

尿血不定；郁金末一两，葱白一握，水一盏，煎至三合，温服，日三服。（《经验方》）

风痰壅滞：郁金一分，藜芦十分，为末。每服一字，温浆水调下。仍以浆水一盏漱口，以食压之。（《经验方》）

中砒霜毒：郁金末二钱，入蜜少许，冷水调服。（《事林广记》）

痔疮肿痛：郁金末，水调涂之，即消。（《医方摘要》）

耳内作痛；郁金末一钱，水调，倾入耳内，急倾出之。（《圣济总录》）

◆实用指南

【单方验方】

肝胆郁热兼有气滞胁痛，并治胆囊炎：郁金、姜黄各12克，茵陈24克。水煎服。

胆结石：郁金草12克，柴胡9克，白芍、太子参各15克，金钱草30克，五灵脂、蒲黄各6克，甘草3克。水煎服，每日1剂，每日2次。

内伤头痛、头风：郁金1粒，苦葫芦45克。共为细末，以白绢包裹，置清水内浸泡，取浸出液滴鼻。

自汗：郁金30克，五倍子9克。共研细末，每次10～15克，用蜂蜜调成药饼两块（以不流动为度），贴两乳头上，覆盖纱布，胶布固定。每日换1次。

胆结石与胆囊炎、胆道炎：姜黄、郁金各20克，茵陈40克。水煎服。

心绞痛：郁金、菖蒲各6克，柏子仁10克，黄精、制何首乌各15克，延胡索 3 克。水煎服。

急性胆囊炎：郁金、蒲公英、金银花各 15 克，苦木根 10 克。水煎服。

内伤头痛、头风：郁金 1 粒，苦葫芦 45 克。共为细末，以白绢包裹，置清水内浸泡，取浸出液滴鼻。

【食疗药膳】

⊙郁金香附茶

原料：郁金 10 克，香附 30 克，甘草 15 克。

制法：将三味药放入砂锅内，加水 1000 毫升，煎沸 20 分钟，取汁代茶饮。

用法：每日 1 剂，分 2 次饮服，连用 25 ~ 35 日。

功效：行气解郁。

适用：虚寒性胃痛。

⊙田七郁金蒸乌鸡

原料：郁金 9 克，田七 6 克，乌鸡 1 只（500 克），绍酒 10 克，葱、姜、盐、大蒜各适量。

制法：把田七切成小颗粒（绿豆大小）；郁金洗净，润透，切片；乌鸡宰杀后，去毛、内脏及爪；大蒜去皮，切片；姜切片，葱切段。乌鸡放入蒸盆内，加入姜、葱、大蒜，在鸡身上抹匀绍酒、盐，把田七、郁金放入鸡腹内，注入清水 300 毫升。把蒸盆置蒸笼内，用大火大汽蒸 50 分钟即成。

用法：每日 1 次，每次吃鸡肉 50 克，佐餐食用。

功效：补气血，祛瘀血。

适用：肝硬化腹水患者食用。

⊙金胡莲子汤

原料：郁金、柴胡各 10 克，莲子 30 克。

制法：郁金、柴胡布包，加水适量与莲子煎煮，至莲子熟，去渣取汁留莲子。

用法：吃莲子饮汁，日服 1 剂，连用 3 ~ 5 日。

功效：解郁热，钦乳汁。

适用：肝经郁热所致之乳汁自出。

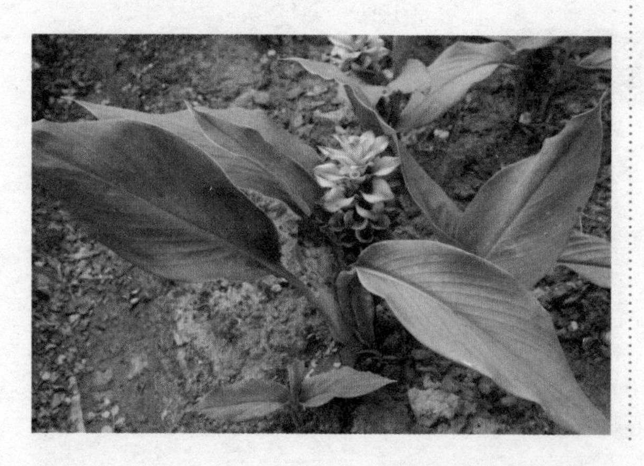

莎草、香附子《别录中品》

【释名】雀头香《唐本》，草附子、水香棱、水莎《图经》，侯莎《尔雅》，地毛《广雅》。

根

【气味】甘，微寒，无毒。

【主治】除胸中热，充皮毛，久服令人，益气，长须眉《别录》。治心腹中客热，膀胱间连胁下气妨，常日忧愁不乐，心忪少气（苏颂）。治一切气，霍乱吐泻腹痛，肾气膀胱冷气（李杲）。散时气寒疫，利三焦，解六郁，消饮食积聚，痰饮痞满，胕肿腹胀，脚气，止心腹肢体头目齿耳诸痛，痈疽疮疡，吐血下血尿血，妇人崩漏带下，月侯不调，胎前产后百病（时珍）。

苗及花

【主治】丈夫心肺中虚风及客热，膀胱连胁下时有气妨，皮肤瘙痒瘾疹，饮食不多，日渐瘦损，常有忧愁心忪少气等证。并收苗花二十余斤剉细，以水二石五斗，煮一石五斗，斛中浸浴，令汗出五六度，其瘙痒即止。四时常用，瘾疹风永除《天宝单方图》。煎饮散气郁，利胸膈，降痰热（时珍）。

【附方】

气热上攻，头目昏眩，及治偏正头痛：大香附子去皮，水煮一时，捣晒焙研为末，炼蜜丸弹子大。每服一丸，水一盏，煎八分服。女人醋汤煎之。（《奇效良方》）

一切气疾（心腹胀满，噎塞，噫气吞酸，痰逆呕恶，及宿酒不解）：香附子一斤，缩砂仁八两，甘草炙四两，为末，每白汤入盐点服。为粗末煎服亦可。名快气汤。（《和剂局方》）

调中快气（心腹刺痛）：小乌沉汤，香附子擦去毛焙二十两，乌药十两，甘草炒一两，为末，每服二钱，盐汤随时点服。（《和剂局方》）

心腹诸痛（男女心气痛、腹痛、少

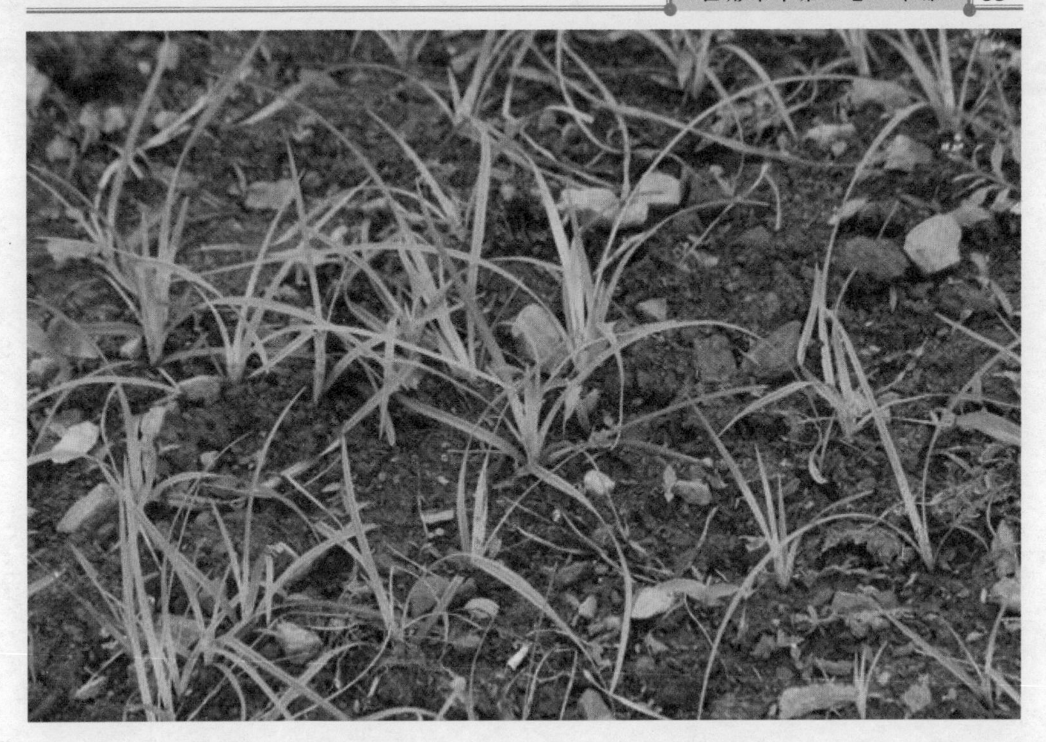

腹痛、血气痛，不可忍者）：香附子二两，蕲艾叶半两，以醋汤同煮熟，去艾炒为末，米醋糊丸梧子大，每白汤服五十丸。（《集简方》）

元脏腹冷（及开胃）：香附子炒为末，每用二钱，姜、盐同煎服。（《普济方》）

酒肿虚肿：香附去皮，米醋煮干，焙研为末，米醋糊丸服。久之败水从小便出，神效。（《经济方》。

气虚浮肿：香附子一斤，童子小便浸三日，焙为末，糊丸。每米饮下四五十丸，日二服。（《丹溪心法》。

老小痃癖（往来疼痛）：香附、南星各等分，为末，姜汁糊丸梧子大，每姜汤下二三十丸。（《圣惠方》）

血气刺痛：香附子炒一两，荔枝核烧存性五钱，为末。每服二钱，米饮调下。（《妇人良方》）

赤白带下（及血崩不止）：香附子、赤芍药各等分，为末，盐一捻，水二盏，煎一盏，食前温服。（《圣惠方》）

偏正头风：香附子炒一斤，乌头炒一两，甘草二两，为末，炼蜜丸弹子大。每服一丸，葱茶嚼下。（《本事方》）

女人头痛：香附子末，茶服三钱，日三五服。（《经验良方》）

肝虚睛痛（冷泪羞明）：补肝散，用香附子一两，夏枯草半两，为末。每服一钱，茶清下。（《简易方》）

聤耳出汁：香附末，以绵杖送入。蔡邦度知府常用，有效。（《经验良方》）

诸般牙痛：香附、艾叶煎汤漱之，仍以香附末擦之，去涎。（《普济方》）

蜈蚣咬伤：嚼香附涂之，立效。（《袖珍方》）

◆实用指南

【单方验方】

地方性甲状腺肿：香附 20 克，干姜 15 克，白芷、夏枯草各 30 克，贝母、玄参、丹参各 60 克，紫草 120 克。共研为极细末，水泛或炼蜜为丸。每服 6 克，每日 2 次。

痛经：香附 9 克，益母草 30 克。水煎，冲酒服。

妇女月经痛：香附、当归、川芎、苦楝子各 10 克。水煎服。

胃痛、腹痛：香附、苦楝子、延胡索各等量。研细末，每次 4.5 克，每日 3 次，开水送服。

腹痛胀气：香附 12 克，延胡索、小茴香、苦楝子各 10 克。水煎服。

消化不良：香附 3 克，石榴皮、乌药各 10 克。水煎服。

【食疗药膳】

⊙明目茶

原料：香附子、夏枯草各 30 克，茶适量。

制法：先将前两味捣为散备用。

用法：每服 5 克，茶调下，不计时候。

功效：精肝补虚，明目。

适用：肚虚目睛眩疼、冷泪不止、筋脉疼痛，及眼羞明怕日等。

⊙香附子饼

原料：香附子300克，米酒、面粉各适量，菜油少许。

制法：把香附子用米酒炒，研成细粉，再加面粉与水适量，做成饼，每个饼重约 30 克。另锅中放菜油少许，加热，把饼放入烙熟即成。

用法：每日 3 次，每次吃饼 1 个，连用 10 日，于经前用之效佳。

功效：理气调经。

适用：肝气不舒所致的月经先后无定期。

⊙香茶树根茶

原料：香附子 10 克，小茴香 5 克，茶树根 20 克，红糖 30 克。

制法：将前三味，加水共煎，取汁入红糖即可，药煎 2 次代茶饮。

用法：每日 1 剂，连服 7 ~ 10 剂。

功效：理气活血，促进孕育。

适用：血气不和、经水不调所致之不孕症。

藿香（宋·《嘉祐》）

【释名】兜娄婆香。

枝叶

【气味】辛，微温，无毒。

【主治】风水毒肿，去恶气，止霍乱心腹痛《别录》。脾胃吐逆为要药（苏颂）。助胃气，开胃口，进饮食（元素）。温中快气，肺虚有寒，上焦壅热，饮酒口臭，煎汤漱（好古）。

【附方】

升降诸气：藿香一两，香附炒五两，为末，每以白汤点服一钱。（《经效济世方》）

暑月吐泻：滑石炒二两，藿香二钱半，丁香五分，为末。每服一二钱，淅米泔调服。（《禹讲师经验方》。

胎气不安（气不升降，呕吐酸水）：香附、藿香、甘草各二钱，为末。每服二钱，入盐少许，沸汤服之。（《圣惠方》）

香口去臭：藿香洗净，煎汤，时时噙漱。（《摘玄方》）

冷露疮烂：藿香叶、细茶各等分，烧灰，油调涂叶上贴之。（《应验方》）

◆实用指南

【单方验方】

口臭：藿香适量，洗净，煎汤，时时噙漱。

冷露疮烂：藿香叶、细茶各等分，烧灰，油调涂叶上贴之。

过敏性鼻炎：藿香、辛夷、连翘、苍耳子各 10 克，升麻 6 克。将药材浸泡于水中，约 30 分钟，用大火煮开后代茶饮用，每日 1 ~ 2 次。

乙型脑炎：藿香、佩兰、连翘、金银花、竹叶各 10 克，六一散 12 克，生石膏 30 克。水煎服，每日 1 剂。

流感：藿香、艾叶、防风、葛根各 15 克，槟榔 3 克。水煎服。

寒湿泻：藿香、炮姜各 10 克，车前子 20 克。水煎服。

【食疗药膳】

⊙藿香茶

原料：鲜藿香叶 10 克，砂糖适量。

制法：将藿香叶加糖和水煎服。

用法：每日 1 剂，不拘时代茶饮。

功效：祛暑化湿，疏风解表。

适用：暑湿型感冒。

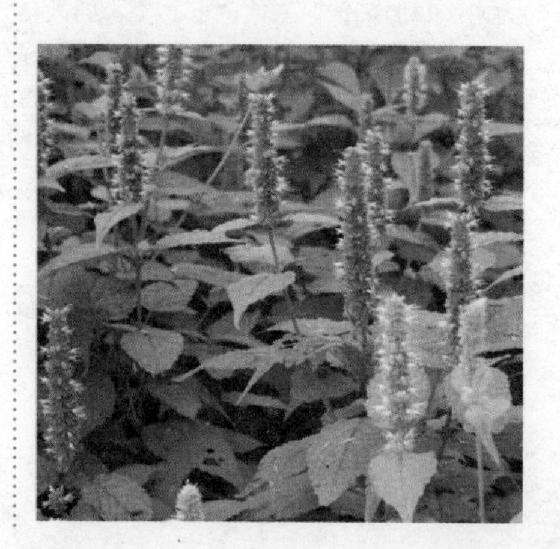

⊙藿香荆芥防风粥

原料：藿香、荆芥各5克，防风10克，粳米50克。

制法：将荆芥、防风、藿香共入锅中，水煎去渣取汁，再同粳米煮为稀粥。

用法：每日1剂，连用3～5日为1个疗程。

功效：驱邪解表，和胃止呕。

适用：外邪犯胃引起的呕吐。

⊙藿香粳米粥

原料：藿香30克，粳米100克。

制法：将藿香洗净，放入铝锅内，煎熬5分钟，去渣取汁待用。再将粳米淘净，入锅内加凉水适量，置大火上烧沸，再移小火熬煮。待煮成熟时放入藿香汁，再煮沸后即成。

用法：每日1次，供早餐食。

功效：芳香祛秽。

适用：口臭。

泽兰《本经中品》

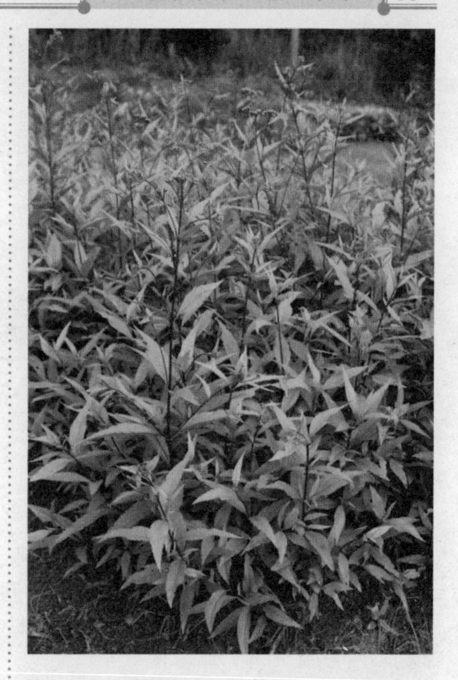

【释名】水香（吴普），虎兰《本经》，虎蒲《别录》，孩儿菊、风药《纲目》。

叶

【气味】苦，微温，无毒。

【主治】金疮，痈肿疮脓《本经》产后金疮内塞《别录》。产后复痛，频产血气衰冷，成劳瘦羸，妇人血沥腰痛（甄权）。产前产后百病，通九窍，利关节，养血气，破宿血，消癥瘕，通小肠，长肌肉，消扑损瘀血，治鼻血吐血，头风目痛，妇人劳瘦，丈夫面黄（大明）。

【附方】

产后水肿，血虚浮肿：泽兰、防己各等分，为末。每服二钱，醋汤下。（《张文仲备急方》）

小儿蓐疮：嚼泽兰心封之良。（《子母秘录》）

疮肿初起：泽兰捣封之良。（《集简方》）

产后阴翻（产后阴户燥热，遂成翻花）：泽兰四两，煎汤熏洗二三次，再入枯矾煎洗之，即安。（《集简方》）

◆实用指南

【单方验方】

痛经：以泽兰、川断各14克，香附、赤芍、柏子仁各12克，当归、元胡各10克，牛膝3克，红花2克。水煎服，每日1剂，分2次服。

腹水身肿：泽兰、白术、茯苓、防己、车前子各等量。水煎服，每日1剂。

产后腹痛：泽兰叶30～60克。水煎服，加红糖适量，每日1剂，分2次服。

月经不调、痛经、闭经：泽兰、当归、生地、白芍、生姜各10克，甘草5克，大枣6个。水煎服，每日1剂。

急性黄疸性肝炎，湿热中阻，瘀热发黄型：泽兰、丹参、桃仁、郁金各15克，白茅根、虎杖各20克，贯众、栀子各12克，生大黄9克。水煎取药汁，每日1剂，分2次服。

【食疗药膳】

⊙泽泻泽兰茶

原料：泽兰、泽泻各12克，绿茶1克，大枣7枚。

制法：取以上几种同放入茶杯中，以刚烧沸的开水泡沏，盖浸10分钟后服饮。

用法：早、中、晚饭后随意喝，不宜空腹服用此茶。

功效：泄热利水，活血散淤。

适用：产后发热。

⊙泽兰茶

原料：泽兰叶（干品）10克，绿茶1克。

制法：用刚沸的开水冲泡大半杯，加盖5分钟后可饮。

用法：代茶频饮。

功效：活血化瘀，通经利尿，健胃舒气。

适用：对月经提前或错后、经血时多时少、气滞血阻、小腹胀痛等。

香薷《别录中品》

【释名】香茸《食疗》，香菜《千金》，蜜蜂草《纲目》。

【气味】辛，微温，无毒。

【主治】霍乱腹痛吐下，散水肿《别录》。去热风。卒转筋者，煮汁顿服半升，即止。为末水服，止鼻衄（孟诜）。下气，除烦热，疗呕逆冷气（大明）。春月煮饮代茶，可无热病，调中温胃。含汁漱口，去臭气（汪颖）。主脚气寒热（时珍）。

【附方】

一切伤暑：（《和剂局方》）香薷饮，治暑月卧湿当风，成生冷不节，真邪相干，便致吐利，或发热头痛体痛，或心腹痛，或转筋，或干呕，或四肢逆冷，或烦闷欲死，并主之。用香薷一斤，厚朴姜汁炙，白扁豆微炒，各半斤，剉散。每服五钱，水二盏，酒半盏，煎一盏，水中沉冷，连进二服立效。（《活人书》）去扁豆，入黄连四两，姜汁同炒黄色用。

水病洪肿：胡治居士香薷煎，用干香薷五十斤剉，入釜中，以水淹过三寸，煮使气力都尽，去滓澄之，微火煎至可丸，丸如梧子大。一服五丸，日三服，日渐增之，以小便利则愈。（《苏颂图经本草》。

通身水肿：（《深师方》）薷术丸，治暴水风水气水，通身皆肿，服至小便利为效。（《外台秘要》）

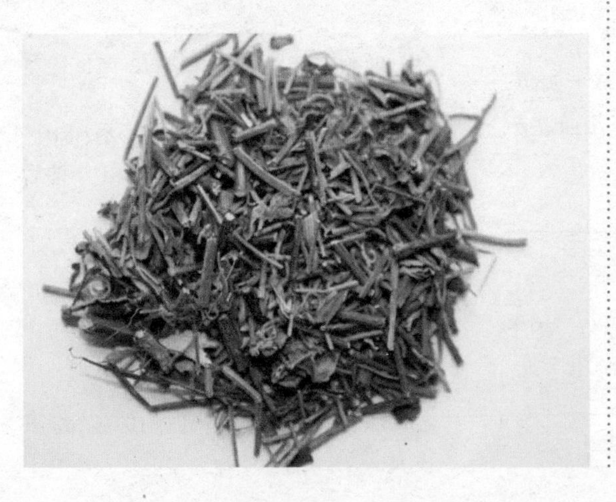

用香薷叶一斤，水一斗，熬极烂去滓，再熬成膏，加白术末七两，和丸梧子大。每服十丸，米饮下，日五、夜一服。

四时伤寒，不正之气：用水香薷为末，热酒调服一二钱，取汗。（《卫生易简方》）

心烦胁痛，连胸欲死者：香薷捣汁一二升服。（《肘后方》）

鼻衄不止：香薷研末，水服一钱。（《圣济总录》）

舌上出血，如钻孔者：香薷煎汁服一升，日三服。（《肘后方》）

口中臭气：香薷一把，煎汁含之。（《千金方》）

◆实用指南

【单方验方】

暑天感冒，发热无汗：香薷、青蒿、金银花各10克，甘草3克。水煎服。

急性胃炎：香薷8克，黄连3克，厚朴6克，白扁豆15克。水煎2次，分上、下午服，每日1剂。

防治流感：香薷、麻黄、虎杖、生甘草各3克，黄芩、金银花各5克。开水浸泡代茶，随时可饮。

【食疗药膳】

⊙豌豆香薷粥

原料：豌豆200克，香薷90克，大米50克。

制法：将前两味入砂锅内，加水适量煮沸后，再加大米煮为粥。

用法：分2次食用。

功效：和中下气，利水，解毒。

适用：霍乱吐痢、转筋、心膈烦闷等。

薄荷《唐本草》

【释名】蕃荷菜，吴菝蔄《食性》，南薄荷《衍义》，金钱薄荷。

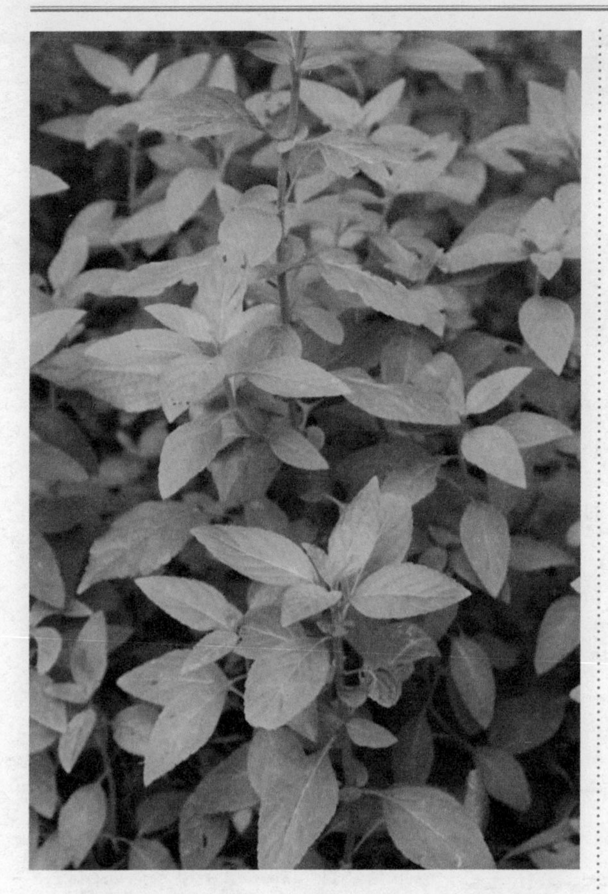

茎叶

【气味】辛，温，无毒。

【主治】贼风伤寒发汗，恶气心腹胀满，霍乱，宿食不消，下气，煮汁服之，发汗，大解劳乏，亦堪生食《唐本》。作菜久食，却肾气，辟邪毒，除劳气，令人口气香洁。煎汤洗漆疮（思邈）。通利关节，发毒汗，去愤气，破血止痢（甄权）。疗阴阳毒，伤寒头痛，四季宜食（士良）。治中风失音吐痰（日华）。主伤风头脑风，通关格，及小儿风涎，为要药（苏颂）。杵汁服，去心脏风热（孟诜）。清头目，除风热（李杲）。利咽喉口齿诸病，治瘰疬疮疥，风瘙瘾疹。捣汁含漱，去舌胎语涩。挼叶塞鼻，止衄血。涂蜂螯蛇伤（时珍）。

【附方】

清上化痰（利咽膈，治风热）：以薄荷末，炼蜜丸芡子大，每噙一丸。白砂糖和之亦可。（《简便单方》）

舌胎语蹇：薄荷自然汁，和白蜜、姜汁擦之。（《医学集成》）

眼弦赤烂：薄荷以生姜汁浸一宿，晒干为末。每用一钱，沸汤炮洗。（《明目经验方》。

瘰疬结核（或破未破）：以新薄荷二斤，取汁，皂荚一挺，水浸去皮，捣取汁，同于银石器内熬膏。入连翘末半两，连白青皮、陈皮、黑牵牛半生半炒，各一两，皂荚仁一两半，同捣和丸梧子大。每服三十丸，煎连翘汤下。（《济生方》）

血痢不止：薄荷叶煎汤常服。（《普济方》）

水入耳中：薄荷汁滴入立效。（《外台秘要》）

◆实用指南

【单方验方】

一切牙痛、风热肿痛：薄荷、樟脑、花椒各等分。研为细末，擦患处。

眼弦赤烂：薄荷适量。以生姜汁浸一宿，晒干为末，每用5克，沸汤炮洗。

小儿感冒：鲜薄荷5克，钩藤、贝母各3克。水煎服。

外感发热、咽痛：薄荷3克，桑叶、菊花各9克。水煎服。

目赤、咽痛：薄荷、桔梗各6克，牛蒡子、板蓝根、菊花各10克。水煎服。

眼睛红肿：薄荷、夏枯草、鱼腥草、菊花各10克，黄连5克。水煎服。

【食疗药膳】

⊙薄荷粥

原料：薄荷30克，粳米100克。

制法：将薄荷煎汤候冷；用粳米煮粥，待粥将成时，加入冰糖适量及薄荷汤，再煮一二沸即可。

用法：早餐食用。

功效：疏散风热，清利咽喉。

适用：中老年人风热感冒、头痛目赤、咽喉肿痛等。

⊙薄荷茶

原料：细茶、薄荷、蜂蜜各60克。

制法：水煎细茶、薄荷，入蜂蜜，候冷，入童便1茶盅，露1宿。

用法：每空心温服1盅，如童子劳加姜汁少许。

功效：清热止咳，调经止痛。

适用：火动咳嗽、便闭及妇人经水不调。

积雪草《本经中品》

【释名】胡薄荷《天宝方》，地钱草《唐本》，连钱草《药图》，海苏。

茎叶

【气味】苦，寒，无毒。

【主治】大热，恶疮痈疽，浸淫赤熛，皮肤赤，身热《本经》。捣敷热肿丹毒（苏恭）。主暴热，小儿寒热，腹内热结，捣汁服之（藏器）。单用治瘰疬鼠漏，寒热时节来往（甄权）。以盐挼贴肿毒，并风疹疥癣《日华》。胡菝茼：主风气壅并攻胸膈，作汤饮之立效（士良）。研汁点暴赤眼，良（时珍）。

【附方】

热毒痈肿：秋后收连钱草阴干为末，水调敷之。生捣亦可。（《寇氏衍义》。

牙痛塞耳：用连钱草即积雪草，和水沟污泥同捣烂，随左右塞耳内。（《摘玄方》）

◆实用指南

【单方验方】

急性胆囊炎：积雪草20克，生大黄、郁金各10克，川楝子、山楂各12克。水煎取药汁，每日1剂，分2次服用。

受暑腹痛吐泻：鲜积雪草全草30～60克，白米9～15克。将积雪草切碎，白米炒焦，同捣极烂，加冷开水擂汁服。

百日咳：鲜全草适量，捣烂，绞取自然汁15克，酌加蜂蜜调服，每日2～3次。

砂淋、热淋、腹胀小便不利：鲜积雪草120克，捣烂，加开水擂汁服；或干积雪草60克,用淘米第二次泔水煎服。

尿道结石：积雪草适量，水煎服。

雷公藤中毒（腹痛，腹中灼烧，恶心呕吐或腹泻）：鲜积雪草全草、鲜天胡荽各60克，捣烂，酌加泉水或井水擂汁服。

关节扭伤：积雪草适量，加水酒或熟盐捣烂，敷患处。

时行赤眼：积雪草适量，捣烂，敷于太阳穴。

指疔初起：鲜积雪草适量，酌加盐数粒，同捣烂敷患处。

带状疱疹：鲜积雪草适量，捣烂，绞取自然汁，和适量生糯米擂如糊状，

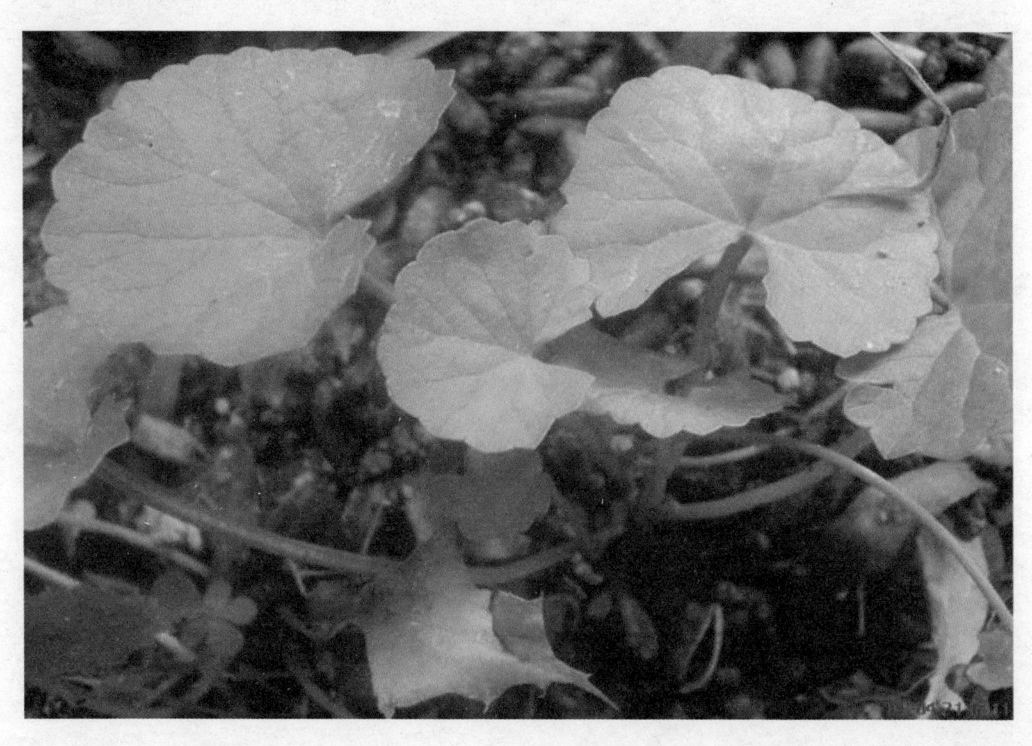

涂搽患处。

婴儿肛门肿烂：鲜积雪草 60 克，煎水洗。

毒蛇咬伤：鲜积雪草 60 克，鲜杠板归、鲜半边莲各 30 克，鲜犁头草 15 克。捣烂，加冷开水擂汁服。外用药照本方，捣烂如泥，敷伤口周围及肿处。

跌打损伤：鲜积雪草 120 克，捣烂取汁，兑酒服，药渣揉敷患处。

肠胃炎：鲜积雪草 120 克，煎水，冲蜜糖 30 克，冷服。

砒霜或其他食物中毒：鲜积雪草 120 克，胆矾 3 克。水煎服。

预防麻疹：鲜积雪草 30 ~ 60 克，水煎，分 2 次服。

睑腺炎：鲜积雪草适量、洗净捣烂，掺红糖敷之。

【食疗药膳】

⊙积雪草煮猪肉

原料：积雪草 90 克，猪瘦肉 50 克。

制法：将上两味同煎 1 小时，煮熟。

用法：分 2 次服，连服数日。

功效：祛风清热。

适用：肺热咳嗽、百日咳等。

苏《别录中品》

【释名】紫苏《食疗》，赤苏《肘后方》，桂荏。

茎叶

【气味】辛，温，无毒。

【主治】下气，除寒中，其子尤良《别录》。除寒热，治一切冷气（孟诜）。补中益气，治心腹胀满，止霍乱转筋，开胃下食，止脚气，通大小肠《日华》。通心经，益脾胃，煮饮尤胜，与橘皮相宜（苏颂）。解肌发表，散风寒，行气宽中，消痰利肺，和血温中止痛，定喘安胎，解鱼蟹毒，治蛇犬伤（时珍）。以叶生食作羹，杀一切鱼肉毒（甄权）。

【附方】

感寒上气：苏叶三两，橘皮四两，酒四升，煮一升半，分再服。（《肘后方》）

伤寒气喘，不止：用赤苏一把，水三升，煮一升，稍稍次之。（《肘后方》）

霍乱胀满，未得吐下：用生苏捣汁饮之，佳。干苏煮汁亦可。（《肘后方》）

疯狗咬伤：紫苏叶嚼敷之。（《千金方》）

蛇虺伤人：紫苏叶捣饮之。（《千金方》）

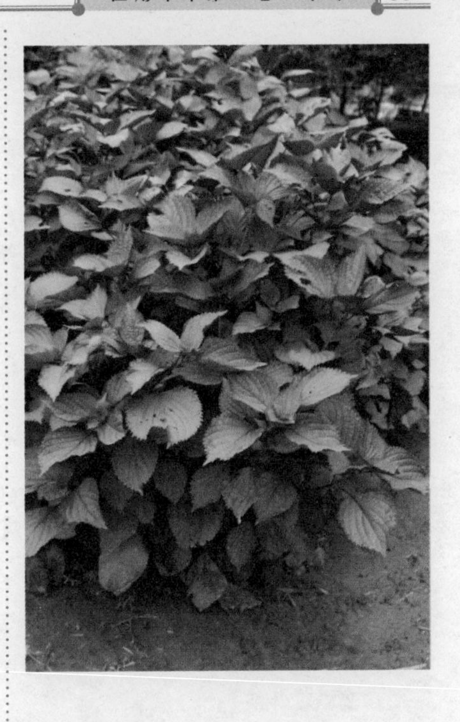

食蟹中毒：紫苏煮汁饮二升。（《金匮要略》）

飞丝入目，令人舌上生泡：用紫苏叶嚼烂，白汤咽之。（《危氏得效方》）

◆实用指南

【单方验方】

寒咳嗽：苏叶少许，冰糖 1 匙。加清水 2 碗，煎汤服用。

孕妇呕吐不止：紫苏 20 克，竹茹 30 克，生姜 15 克。煎水加红糖服。

胃痛：紫苏老梗 30 克，生姜 15 克，花椒 20 粒。放入一猪肚内炖熟服用。

风热感冒：紫苏、荆芥各 15 克，大青叶、四季青、鸭跖草各 30 克。加清水 500 毫升，浓煎，每日 3 ~ 4 次。

习惯性流产：苏梗 10 克，陈皮 6 克，莲子 60 克。将莲子去皮、蕊后放入锅内，加水 500 毫升煮至八成熟，然后加入苏梗、陈皮，再煮 3 ~ 5 分钟，食莲、饮汤，每日 1 ~ 2 次。

流行性腮腺炎：干紫苏适量。研细末，以醋调敷。

打呃：苏梗、橘皮各 6 克，生姜 3 片。

水煎温服。

【食疗药膳】

⊙紫苏红枣茶

原料：紫苏叶15克，红枣10克，姜3块。

制法：将紫苏叶洗净，红枣去核，姜切片。将原料一起放入砂锅中，开锅后用小火煮30分钟，之后将所有原料捞出，再将红枣挑出，再放入砂锅中用小火煮15分钟，代茶饮。

用法：不拘时饮用。

功效：暖胃顺气。

适用：胃寒者饮用。

⊙紫苏叶木瓜茶

原料：鲜紫苏叶、木瓜各500克，白砂糖100克。

制法：将紫苏叶洗净，木瓜切条，两味同白砂糖一起入锅内，加适量水煮沸15分钟，过滤去药渣即成。

用法：每次50克，每日2～3次。

功效：去湿解暑。

适用：夏季感冒、中暑等。

⊙姜糖苏叶茶

原料：紫苏叶3～6克，生姜3克，红砂糖15克。

制法：将生姜洗净切丝，苏叶洗去尘垢，同装入茶杯内，以沸水200～300毫升，加盖浸泡5～10分钟，再加入红糖搅匀代茶饮。

用法：趁热饮用。

功效：发汗解表，温中和胃。

适用：风寒感冒、恶寒发热、头痛、咳嗽、无汗，或恶心呕吐、腹胀、胃痛等。

菊《本经上品》

【释名】节华《本经》，女节、女华、日精《别录》，金蕊《纲目》。

花（叶、根、茎、实并同）

【气味】苦，平，无毒。

【主治】诸风头眩肿痛，目欲脱，泪出，皮肤死肌，恶风湿痹。久服利血气，轻身耐老延年《本经》。疗腰痛去来陶陶，除胸中烦热，安肠胃，利五脉，调四肢《别录》。陶陶，纵缓貌。治头目风热，风旋倒地，脑骨疼痛，身上一切游风令消散，利血脉，并无所忌（甄权）。作枕明目，叶亦明目，生熟并可食（大明）。养目血，去翳膜（元素）。主肝气不足（好古）。

白菊

【气味】苦、辛，平，无毒。

【主治】风眩，能令头不白（弘景）。染髭发令黑。和巨胜、茯苓蜜丸服之，去风眩，变白不老，益颜色（藏器）。

【附方】

风热头痛：菊花、石膏、川芎各三钱，为末。每服一钱半，茶调下。（《简便方》）

病后生翳：白菊花、蝉蜕各等分，为散。每用二三钱，入蜜少许，水煎服。大人小儿皆宜，屡验。（《救急方》）

疔肿垂死：菊花一握，捣汁一升，入口即活，此神验方也。冬月采根。（《肘后方》）

女人阴肿：甘菊苗捣烂煎汤，先熏后洗。（《危氏得效方》）

酒醉不醒：九月九日真菊花为末，饮服方寸匕。（《外台秘要》）

眼目昏花：双美丸，用甘菊花一斤，红椒去目六两，为末，用新地黄汁和丸梧子大。每服五十丸，临卧茶清下。（《瑞竹堂方》）

◆实用指南

【单方验方】

糖尿病并发视物模糊：白菊花，枸杞子各10克，黄连3克。水煎服，每日1剂。

肝火亢盛、肝阳上亢之早期原发性高血压：白菊花15克。将白菊花揉碎，放入茶杯中，加入沸水冲泡，加盖焖10分钟。代茶饮，可冲泡3～5次，每日1剂。

高血压：菊花、葛粉各25克，蜂蜜适量。将菊花焙干研末，葛粉加水熬成糊状，加入菊花末和蜂蜜，可经常服用。

急性结膜炎、风火赤眼：菊花22克，谷精草、木贼各15克。水煎服。

急性结膜炎、风火赤眼：菊花、桑叶各9克，木贼4.5克。水煎服。

小儿痱子、疮肿：菊花、双花各6克。水煎取液，内服外洗。

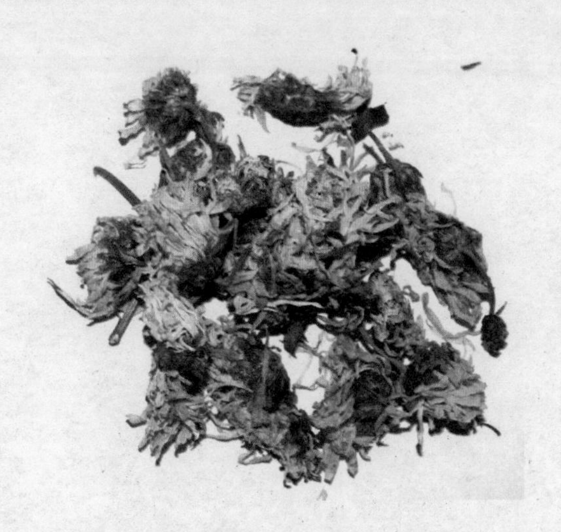

肝阳上亢之头痛目胀、心烦易怒：菊花、槐花、绿茶各3克。将三者放入杯中，用沸水冲泡，代茶饮，每日数次。

眼睑炎：白菊花9～15克。水煎洗、服用或加白矾1.5克同煎洗眼。

眼目赤肿、昏暗畏光：菊花、白蒺藜各50克，木贼、蝉蜕各20克。共为细末，每次9克，每日3次。

急、慢性中耳炎：杭菊花30克，紫花地丁15克。水煎服，分早、晚2次温服。

鼻出血：菊花叶适量，揉烂塞鼻。

急性喉炎、喉痛咳嗽：菊花12克，双花15克，桔梗、玄参、麦冬各10克，木蝴蝶3克。冷水浸泡，煎汤取汁，每日1剂，3～4次服完。

风寒感冒：菊花、枸杞子各6克，绍兴酒200毫升。蜂蜜适量，将绍兴酒浸泡菊花、枸杞子10～20日，去渣后加入蜂蜜，每日早、晚各饮1小杯。

口腔溃疡：菊花叶5～7片，加冰片末0.3～0.6克。菊花捣烂绞汁，加冰片拌匀，用棉花蘸药涂于患处。

齿龈炎：鲜菊花叶1把，捣细绞汁，加水代茶饮用。

声音嘶哑、失声：绿茶、菊花、木蝴蝶各3克，蜂蜜1汤勺。将上药前三味以水煎，加入蜂蜜，代茶饮。

【食疗药膳】

⊙白菊煮猪肝

原料：白菊花、沙苑子、决明子各10克，猪肝60克。

制法：将白菊花、沙苑子、决明子用新纱布包好，与肝同入砂锅内，加适量清水小火煎煮半小时。

用法：将肝切片，加少许调味食用，喝汤，每日内服完。连服数剂。

功效：清肝明目，养血补虚。

适用：肝虚血少及肝热所致的头晕、目昏、目暗等。

⊙菊花粥

原料：菊花适量，粳米100克。

制法：秋季霜降前，将菊花采摘去蒂，烘干或蒸后晒干，亦可置通风处阴干，然后磨粉备用。先用粳米煮粥，待粥将成时，调入菊花末10～15克，稍煮一二沸即可。

用法：早餐食用。

功效：散风热，清肝火，降血压。

适用：原发性高血压、冠心病、肝火头痛、眩晕目暗、风热目赤等。

艾《别录中品》

【释名】冰台《尔雅》，医草《别录》，黄草《埤雅》，艾蒿。

叶

【气味】苦，微温，无毒。

【主治】灸百病。可作煎，止吐血下痢，下部䘌疮，妇人漏血，利阴气，生肌肉，辟风寒，使人有子。作煎勿令见风《别录》。捣汁服，止伤血，杀蛔虫（弘景）。主衄血下血，脓血痢，水煮及丸散任用（苏恭）。止崩血、肠痔血，搨金疮，止腹痛，安胎。苦酒作煎，治癣甚良。捣汁饮，治心腹一切冷气鬼气（甄权）。治带下，止霍乱转筋，痢后寒热（大明）。治带脉为病，腹胀满，腰溶溶如坐水中（好古）。温中逐冷除湿（时珍）。

【附方】

伤寒时气（温疫头痛，壮热脉盛）：以干艾叶三升，水一斗，煮一升，顿服取汗。（《肘后方》）

妊娠伤寒，壮热，赤斑变为黑斑，溺血：用艾叶如鸡子大，酒三升，煮二升半，分为二服。（《伤寒类要》）

妊娠风寒，卒中，不省人事，状如中风：用熟艾三两，米醋炒极热，以绢包熨脐下，良久即苏。（《妇人良方》）

中风掣痛，不仁不随：并以干艾斛许，揉团纳瓦甑中，并下塞诸孔，独留一目，以痛处著甑目，而烧艾熏之，一

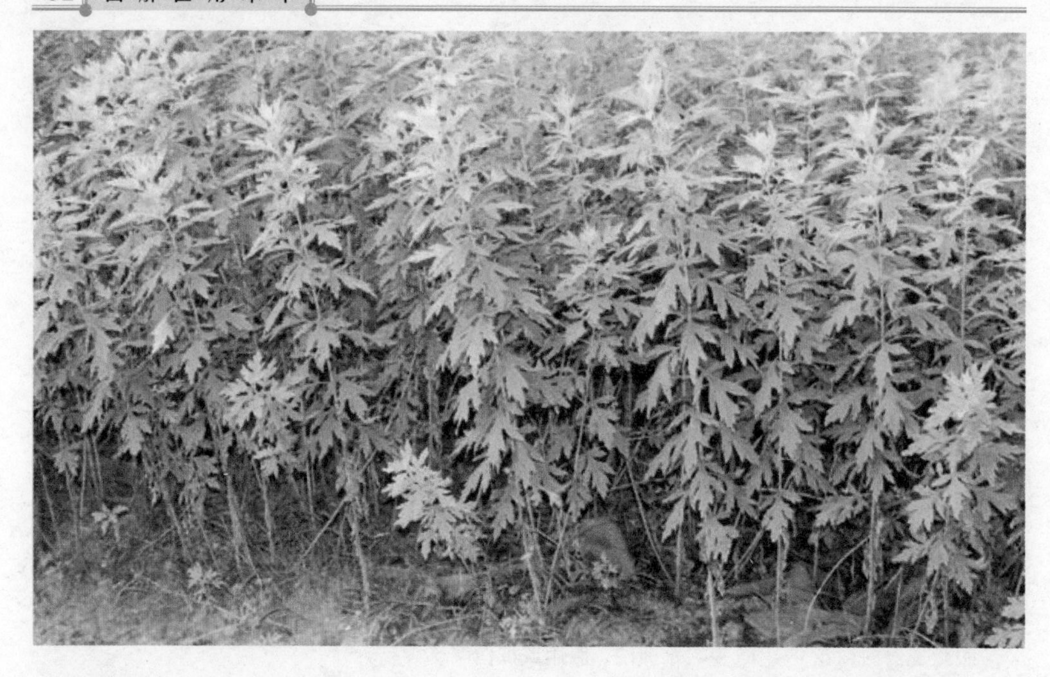

时即知矣。（《肘后方》）

舌缩口噤：以生艾捣敷之；干艾浸湿亦可。（《圣济总录》）

小儿脐风，撮口：艾叶烧灰填脐中，以帛缚定效；或隔蒜灸之，候口中有艾气立愈。（《简便方》）

心腹恶气：艾叶捣汁饮之。（《药性论》）

脾胃冷痛：白艾末，沸汤服二钱。（《卫生易简方》）

蛔虫心痛，如刺，口吐清水：白熟艾一升，水三升，煮一升服，吐虫出；或取生艾捣汁，五更食香脯一片，乃饮一升，当下虫出。（《肘后方》）

霍乱吐下，不止：以艾一把，水三升，煮一升，顿服。（《外台秘要》）

粪后下血：艾叶、生姜煎浓汁，服三合。（《千金方》）

妊娠胎动，或腰痛，或抢心，或下血不止，或倒产子死腹中：艾叶一鸡子大，酒四升，煮二升，分二服。（《肘后方》）

忽然吐血，一二口，或心衄，或内崩：熟艾三团，水五升，煮二升服。一方：烧灰水服二钱。（《千金方》）

鼻血不止：艾灰吹之；亦可以艾叶煎服。（《圣惠方》）

臁疮口冷，不合：熟艾烧烟熏之。（《经验方》）

白癞风疮：干艾随多少，以浸曲酿酒如常法，日饮之，觉痹即瘥。（《肘后方》）

痈疽不合，疮口冷滞：以北艾煎汤洗后，白胶熏之。（《直指方》）

咽喉骨哽：用生艾蒿数升，水、酒共一斗，煮四升，细细饮之，当下。（《外台秘要》）

诸虫蛇伤：艾灸数壮甚良。（《集简方》）

◆实用指南

【单方验方】

湿疹：艾叶炭、枯矾、黄柏各等分。共研细末，用香油调膏，外敷。

荨麻疹：生艾叶 10 克，白酒 100 毫升。共煎至 50 毫升左右，顿服，每日 1 次，连服 3 日。

皮肤溃疡：艾叶、茶叶、女贞子叶、皂角各 15 克。水煎外洗或湿敷患部，每日 3 次。

皮肤瘙痒：艾叶、千里光各 30 克。加水浓煎后温洗患处 10 ~ 15 分钟，每日 1 次，10 日为 1 个疗程。

跖疣：艾叶 200 克，白矾 100 克。水煎取液温泡患足 30 分钟，每日 2 次，连用 14 日。

风寒湿型产后身痛：艾叶 15 克，肉桂 2 克，木瓜 10 克，生姜 9 克。将艾叶、肉桂、木瓜、生姜放入锅中，加水煎取浓汁，代茶饮，每日 1 次，连服 3 日。

大便下脓血：艾叶 10 克，黑豆 60 克。

艾叶纱布包裹，与黑豆同煮，待豆熟烂，入生姜汁三大匙。稍热空心服，连服数日。

【食疗药膳】

⊙艾叶粳米粥

原料：鲜艾叶 40 克（干品减半），粳米 50 克，红糖适量。

制法：先将艾叶加水适量，煎取药汁 500 毫升，再将粳米淘洗干净，放锅中，兑入药汁，以大火煮沸，加红糖搅匀，改用小火煮至米烂汤稠为度。

用法：从月经过后 3 日开始服，约在下次来月经前 3 日停服，每日 2 次，早、晚空腹温热服食。

功效：温经散寒，调经止血。

适用：虚寒性痛经、月经不调、小腹冷痛、崩漏下血不止等。

⊙艾叶粥

原料：干艾叶 10 克（鲜者 20 克），粳米 50 克，红糖适量。

制法：先将艾叶煎汤取汁去渣，再加入洗净的粳米，红糖熬煮成粥即可食用。

用法：每日 2 次。

功效：温经止血，散寒止痛。

适用：下焦虚寒、腹中冷痛、月经不调、经行腹痛，或妇女崩漏下血以及带下等。

⊙艾叶生姜煨鸡蛋

原料：艾叶 15 克，生姜 25 克，鸡蛋 2 个。

制法：将上三味加水适量同煮；待鸡蛋熟，剥去壳，复入原汤中煨片刻。

用法：吃蛋饮汤，每日 2 次。

功效：温经止血，安胎，散寒。

适用：崩漏及胎动不安、习惯性流产。

茵陈蒿《本经上品》

【释名】藏器曰：此虽蒿类，经冬不死，更因旧苗而生，故名因陈，后加蒿字耳。

茎叶

【气味】苦，平、微寒，无毒。

【主治】风湿寒热邪气，热结黄疸。久服轻身益气耐老。面白悦长年。白兔食之仙《本经》。治通身发黄，小便不利，除头热，去伏瘕《别录》。通关节，去滞热，伤寒用之（藏器）。石茵陈：治天行时疾热狂，头痛头旋，风眼疼，瘴疟。女人癥瘕，并闪损乏绝（大明）。

【附方】

大热黄疸，伤寒头痛，风热瘴疟，利小便：以茵陈细切，煮羹食之。生食亦宜。（《食医心镜》）

遍身风痒，生疮疥：用茵陈煮浓汁洗之，立瘥。（《千金方》）

风疾挛急：茵陈蒿一斤，秫米一石，曲三斤，和匀，如常法酿酒服之。（《圣济总录》）

痫黄如金，好眠吐涎：茵陈蒿、白鲜皮各等分，水二钟，煎服，日二服。（《三十六黄方》）

男子酒疸：用茵陈蒿四根，栀子七个，大田螺一个，连壳捣烂，以百沸白酒一大盏，冲汁饮之，秘方也。

眼热赤肿：山茵陈、车前子各等分。煎汤调“茶调散”服数服。（《直指方》）

◆实用指南

【单方验方】

阴黄：茵陈 15 克，生姜 60 克，大枣 12 克。水煎服。

黄疸：茵陈 20 克，郁金、佩兰各 10 克，板蓝根 30 克。水煎服。

黄疸胁痛：茵陈 30 克，大黄、栀子、川朴各 15 克，川楝子 10 克。水煎服，每日 1 剂。

急性黄疸性肝炎：茵陈 45 ~ 60 克，连翘、蒲公英各 30 ~ 40 克，郁金、丹参各 10 ~ 25 克，青黛 6 ~ 10 克。水煎服，每日 1 剂。

湿邪致久泻，慢性结肠炎：茵陈蒿、白芷、秦皮各 15 克，茯苓 25 克，黄柏、藿香各 10 克。水煎服。

高脂血症：茵陈蒿 15 克。沸水泡服，代茶饮用，1 个月为 1 个疗程。一般 1 ~ 2 个疗程奏效。

口腔黏膜溃疡：茵陈蒿 30 克。沸水 250 毫升（即两碗半水量）泡焖或煎煮至 150 毫升（即一碗半水量），轻者每日漱口数次，重者代茶饮用，每日 3 ~ 4 次。

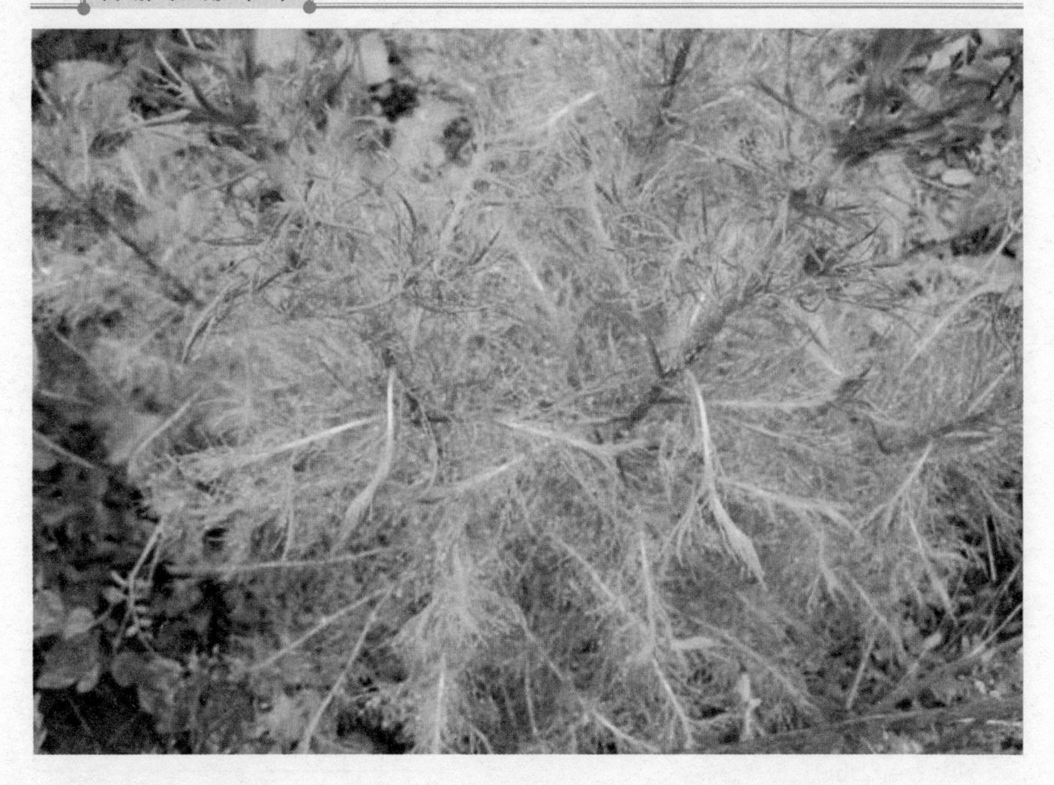

胆道蛔虫症：茵陈蒿30～60克。清水250毫升（即两碗水量）煎煮至100毫升（即一碗水量），每日1剂，连服5～7日。

溃疡性结肠炎：茵陈30克，白芷、茯苓皮、秦皮各15克，藿香、黄柏各10克。水煎取药汁，每日1剂，分2次服。15日为1个疗程。

【食疗药膳】

⊙茵陈蒿粥

原料：茵陈蒿30克，大米50克，白糖适量。

制法：将茵陈择净，放入锅中，加水浸泡5～10分钟后，水煎取汁，加大米煮粥，待煮至粥熟时，调入白糖，再煮一二沸即成。

用法：每日1剂。

功效：清热利湿，利胆退黄。

适用：湿热黄疸，身黄、目黄、小便黄、小便不利、脘腹胀满、食欲缺乏等。

青蒿《本经下品》

【释名】草蒿、方溃《本经》，香蒿《衍义》。

叶、茎、根、子

【气味】苦，寒，无毒。

【主治】疥瘙痂痒恶疮，杀虱，治留热在骨节间，明目《本经》。鬼气尸疰伏留，妇人血气，腹内满，及冷热久痢。秋冬用子，春夏用苗，并捣汁服。亦暴干为末，小便入酒和服（藏器）。补中益气，轻身补劳，驻颜色，长毛发，令黑不老，兼去蒜发，杀风毒。心痛热黄，生捣汁服，并贴之（大明）。治疟疾寒热（时珍）。生捣敷金疮，止血止疼良（苏恭）。烧灰隔纸淋汁，和石灰煎，治恶疮息肉靥瘢（孟诜）。

【附方】

骨蒸烦热：青蒿一握，猪胆汁一枚，杏仁四十个，去皮尖炒，以童子小便一大盏，煎五分，空心温服。（《十便良方》）

虚劳盗汗，烦热口干：用青蒿一斤，取汁熬膏，入人参末、麦门冬末各一两，熬至可丸，丸如梧子大，每食后米饮服二十丸，名青蒿煎。（《圣方总录》）

疟疾寒热：（《肘后方》）用青蒿一握，水二升，捣汁服之。（《仁存方》）

用五月五日天未明时采青蒿阴干四两，桂心一两，为末。未发作前，酒服二钱。（《经验方》）用端午日采青蒿叶阴干，桂心等分，为末。每服一钱，先寒用热酒，先热用冷酒，发日五更服之。切忌发物。

赤白痢下：五月五日采青蒿、艾叶各等分，同豆豉捣作饼，日干，名蒿豉丹。每用一饼，以水一盏半煎服。（《圣济总录》）

鼻中衄血：青蒿捣汁服之，并塞鼻中，极验。（《卫生易简方》）

金疮扑损：（《肘后方》）用青蒿捣封之，血止则愈。一方：用青蒿、麻叶、石灰各等分，五月五日捣和晒干。临时为末，搽之。

牙齿肿痛：青蒿一握，煎水漱之。（《济急方》）

毒蜂螫人：嚼青蒿封之即安。（《肘后方》）

耳出浓汁：青蒿末绵裹纳耳中。（《圣惠方》）

◆实用指南

【单方验方】

鼻中衄血：青蒿适量，捣汁服，并塞鼻中，极验。

牙齿肿痛：青蒿一握，煎水漱口。

疥疮：青蒿、苦参各 50 克，夜交藤 100 克。水煎外洗，每日 2 次。

头痛：青蒿、白萝卜叶各 30 克，山楂 10 克。水煎服，每日 2 ~ 3 次。

【食疗药膳】

⊙青蒿酒

原料：青蒿 2500 克，糯米、酒曲各适量。

制法：将青蒿洗净切碎，水煎取浓汁，糯米做饭，与酒曲一同按常法酿酒。酒熟即成。

用法：口服。不拘量服，勿醉，每日 2 次。

功效：清热凉血，解暑，退虚热。

适用：骨蒸潮热、无汗、夜热早凉、鼻衄、夏日感冒、黄疸、胸痞呕恶、小便不利等。

⊙青蒿粥

原料：鲜青蒿 100 克，粳米 50 克，白糖适量。

制法：鲜青蒿洗净后绞取药汁 30 ~ 60 毫升，以粳米煮粥，待粥熟后，倒入青蒿汁，加糖搅拌，煮 1 沸即可服食。

用法：每日 2 次，温热食用。

功效：清热退烧，除瘴杀疟。

适用：表证、里证的外感发热，对阴虚发热、恶性疟疾的发热等。

夏枯草《本经下品》

【释名】夕句、乃东《本经》，燕面《别录》，铁色草。

茎叶

【气味】苦、辛，寒，无毒。

【主治】寒热瘰疬鼠瘘头疮，破癥，散瘿结气，脚结湿痹，轻身《本经》。

【附方】

明目补肝肝虚目睛痛，冷泪不止，筋脉痛，羞明怕日：夏枯草半两，香附子一两，为末。每服一钱，茶汤调下。（《简要济众》）

赤白带下：夏枯草花开时采，阴干为末。每服二钱，米饮下，食前。（《徐氏家传方》）

血崩不止：夏枯草为末，每服方寸匕，米饮调下。（《圣惠方》）

汗斑白点：夏枯草煎浓汁，日日洗之。（《乾坤生意》）

瘰疬马刀，不问已溃未溃，或日久成漏：用夏枯草六两，水二钟，煎七分，食远温服。虚甚者，则煎汁熬膏服。并涂患处，兼以十全大补汤加香附、贝母、远志尤善。此物生血，乃治瘰疬之圣药也。其草易得，其功甚多。（《薛己外科经验方》）

◆实用指南

【单方验方】

原发性高血压（肝肾阴虚，肝阳上亢）：夏枯草、女贞子各 15 克，黄芩、白芍、白蒺藜、黄菊花各 10 克，山楂 12 克，车前子、丹参各 30 克。水煎取药汁，每日 1 剂，分 2 次服用。连服 2 周，血压稳定后隔日 1 剂，连服 4 周。

甲状腺腺瘤：夏枯草、莪术、三棱各 30 克，昆布、海藻各 40 克，半夏、牡蛎各 20 克，黄芩、白芷各 15 克，穿山甲 10 克。把以上药物加入植物油中煎至药物为炭后过滤，去掉药渣，重新加热药油，然后再加入樟丹调匀成膏。

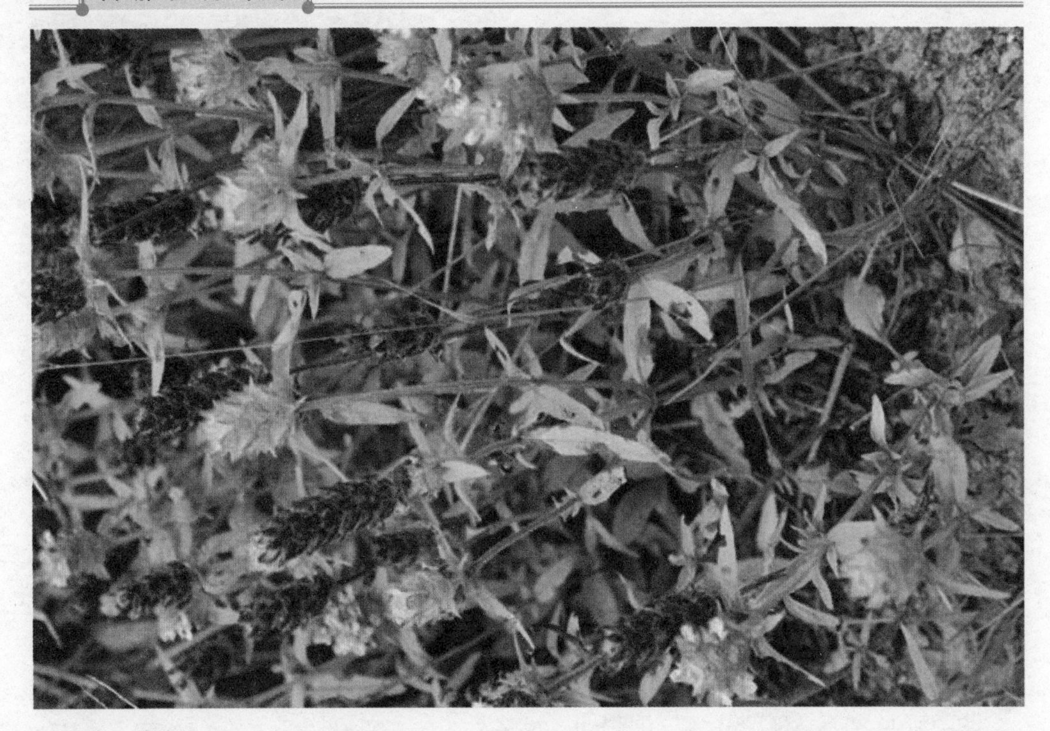

每4日敷1次，30日为1个疗程，一般1～2个疗程即可有效。

急性乳腺炎：夏枯草、败酱草各30克，赤芍18克。水煎服，分2次。

急、慢性结膜炎：夏枯草、菊花各18克，山栀子15克，蝉蜕9克，甘草6克。水煎，分2次服，病重者宜日服2剂。

巩膜炎：夏枯草、野菊花各30克。水煎，分2～3次服，以愈为度。

急、慢性中耳炎：夏枯草30克，龙胆草15克，生甘草6克。水煎服，分2次服，连服5～10日。

黄疸性肝炎：夏枯草、金钱草各30克，丹参18克。水煎服，分3次服，连服7～15日，未愈再服7日。

颈淋巴结核：夏枯草30克，百部24克，浙贝母12克，牡蛎18克。水煎服，分3次服，连服10剂，即见成效。

丹毒、扁平疣：夏枯草120克。煎汤熏洗患处，每日1～2次，连用2周。

高血压：夏枯草茎叶24克，丹参18克，黄芩12克，川牛膝9克。水煎服，早、晚2次分服。

胆热口苦或欲吐不得：夏枯草、竹茹各15克，枳实18克。水煎当茶饮。

肝热崩漏：夏枯草适量。研末，每服6克，米汤送下，每日2～3次。

痈疽肿痛：夏枯草、紫花地丁、蒲公英各30克。水煎服，分3次服，连服4～8剂。

【食疗药膳】

⊙冰糖夏枯草

原料：夏枯草60克，冰糖25克。

制法：将上两味用开水冲炖。

用法：饮后服用。

功效：清肝明目。

适用：头目眩晕。

⊙夏枯草猪肉汤

原料：夏枯草6～10克，猪瘦肉30～60克。

制法：将上两味加水适量，煮至肉熟即可。

用法：喝汤吃肉，每日2次。

功效：清肝火，散郁结，降血压。

适用：肝火上炎、目赤肿痛、高血压性头痛、眩晕等。

⊙夏枯草粥

原料：夏枯草10克，粳米50克，冰糖少许。

制法：夏枯草洗净入砂锅内煎煮，去渣取汁，粳米洗净入药汁中，粥将熟时放入冰糖调味。

用法：每日2次，温热食用。

功效：清肝，散结，降血压。

适用：瘰疬、乳痈、头目眩晕、肺结核、急性黄疸性肝炎等。

旋覆花《本经下品》

【释名】金沸草《本经》，金钱花、滴滴金、夏菊《纲目》，戴椹《别录》。

花

【气味】咸，温，有小毒。

【主治】结气胁下满，惊悸，除水，去五脏间寒热，补中下气《本经》。消胸上痰结，唾胶漆，心胸痰水，膀胱留饮，风气湿痹，皮间死肉，目中眵䁾，利大肠，通血脉，益色泽《别录》。主水肿，逐大腹，开胃，止呕逆不下食（甄权）。行痰水，去头目风（宗奭）。消坚软痞，治噫气（好古）。

叶

【主治】敷金疮，止血（大明）。治疗疮肿毒（时珍）。

根

【主治】风湿《别录》。

【附方】

中风壅滞：旋覆花，洗净焙研，炼蜜丸梧子大。夜卧以茶汤下五丸至七丸、十丸。（《经验方》）

月蚀耳疮：旋覆花烧研，羊脂和涂之。（《集简方》）

小儿眉癣，小儿眉毛眼睫，因癣退不生：用野油花即旋覆花、赤箭即天麻苗、防风各等分，为末。洗净，以油调涂之。（《总微论》）

半产漏下，虚寒相抟，其脉弦芤：旋覆花汤，用旋覆花三两，葱十四茎，新绛少许，水三升，煮一升，顿服。（《金匮要略》）

◆实用指南

【单方验方】

肝炎：旋覆花 150 克，葱 14 茎，新绛少许。以水 3000 毫升，煮取 1000 毫升，顿服。

风火牙痛：旋覆花适量，研为细末，搽牙根上，良久，去其痰涎，疼止。

风湿痰饮上攻，头目眩胀眵：旋覆花、天麻、甘菊花各等分，为末，每晚服 10 克，白汤下。

食管癌：旋覆花、菝葜、威灵仙各 15 克，五灵脂、刀豆子、姜半夏、姜竹茹、急性子各 9 克，代赭石 30 克。水

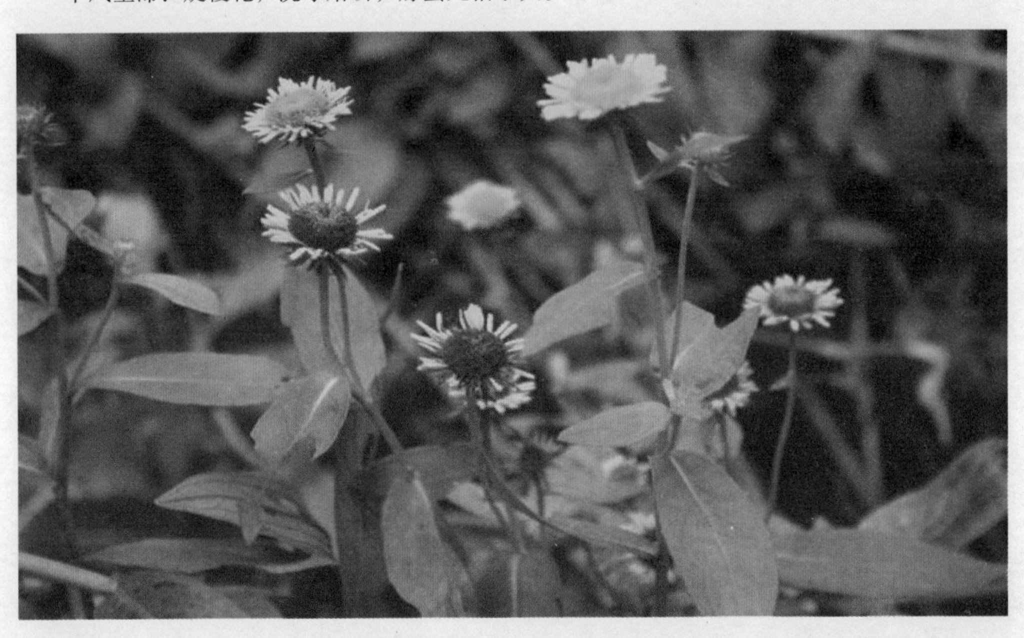

煎取药汁，每日 1 剂，分 2 次服。

胃癌胸胁胀满、食欲缺乏、胃痛：旋覆花、柴胡、枳壳各 12 克，白芍、黄药子各 15 克，丹参、白花蛇舌草、半枝莲各 30 克。水煎服，每日 1 剂。

慢性支气管炎兼气喘：旋覆花、百部各 10 克，黄芪 24 克，地龙 6 克。水煎服，每日 1 剂，分 2 次服。

【食疗药膳】

⊙旋覆花鲤鱼

原料：旋覆花适量，鲤鱼 1 条。

制法：将鱼肠去净，旋覆花入鱼肚内，煎煮至鱼熟为度。

用法：食鱼饮汤，小便利，肿胀即消。

功效：消痰下气，软坚行水。

适用：单腹胀。

⊙旋覆花粥

原料：旋覆花、郁金各 10 克，葱白 5 根，粳米 100 克，丹参 15 克。

制法：先将旋覆花用布包扎，与丹参、郁金同入砂锅中，加适量水煎煮，取药液约 1000 毫升，用药液与粳米同煮成粥，待粥熟时，加入葱白，搅和即可。

用法：早、晚空腹服食。

功效：活血通络，下气散结。

适用：慢性肝炎气滞血瘀、两胁胀痛、纳差食少等。

青葙子《本经下品》

【释名】草蒿、萋蒿《本经》，野鸡冠《纲目》，子名：草决明《本经》。

茎叶

【气味】苦，微寒，无毒。

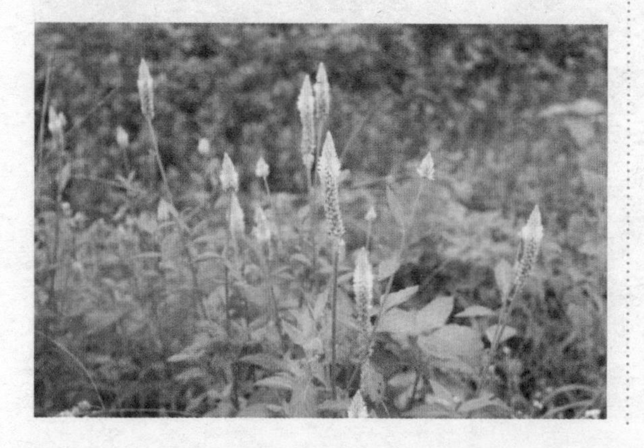

【主治】邪气，皮肤中热，风瘙身痒，杀三虫《本经》。恶疮疥虱痔蚀，下部䘌疮《别录》。捣汁服，大疗温疠（苏恭）。止金疮血（大明）。

子

【气味】苦，微寒，无毒。

【主治】唇口青《本经》。治五脏邪气，益脑髓，镇肝，明耳目，坚筋骨，去风寒湿痹（大明）。治肝脏热毒冲眼，赤障青盲翳肿，恶疮疥疮（甄权）。

【附方】

鼻衄不止，眩冒欲死：青葙子汁三合，灌入鼻中。（《贞元广利方》）

◆实用指南

【单方验方】

高血压：青葙子 10 克，山楂片 12 克。泡水代茶饮用。

降血脂：青葙子 30 克。水煎 2 次，取汁混匀分 3 次服，7 日为 1 个疗程。

目赤肿痛，眼生翳膜，视物昏花，属肝火上炎：青葙子 9 克，菊花、龙胆草各 6 克。水煎服。

高血压性头痛、头晕，属肝炎亢盛：青葙子 30 克。水煎 2 次，混匀分 3 次服，1 周为 1 个疗程。

湿疹、皮肤瘙痒：青葙子 15 克。水煎服。

眼睛生翳，视物不清：青葙子 50 克，谷精草 25 克。水煎服。

夜盲目翳：青葙子 15 克，乌枣 30 克。开水冲炖，饭前服。

视物不清：青葙子 6 克，夜明沙 60 克。蒸鸡肝或猪肝服。

慢性结膜炎：青葙子、白扁豆各 15 克，玄明粉（冲）4.5 克，酸枣仁、茯苓各 12 克，密蒙花、决明子各 9 克。水煎服。

【食疗药膳】

⊙草决明海带汤

原料：海带 20 克，草决明 10 克。

制法：海带、草决明入锅，加清水

2碗，煎至1碗。

用法：去渣饮汤。

功效：清肝明目。

适用：肝火头痛及高血压、眼结膜炎等。

⊙决肝饼

原料：草决明子10克，鸡肝1具。

制法：将草决明子研末，与鸡肝共捣烂，白酒少许，调和成饼，蒸熟。

用法：任意食用。

功效：清肝，通便，补肝。

适用：小儿疳积。

鸡冠（宋·《嘉祐》）

【释名】时珍曰：以花状命名。

苗

【气味】甘，凉，无毒。

【主治】疮痔及血病（时珍）。

子

【气味】甘，凉，无毒。

【主治】止肠风泻血，赤白痢（藏器）。崩中带下，入药炒用（大明）。

花

【气味】同上。

【主治】痔漏下血，赤白下痢，崩中赤白带下，分赤白用（时珍）。

【附方】

吐血不止：白鸡冠花，醋浸煮七次，为末。每服二钱，热酒下。（《经验方》）

粪后下血：白鸡冠花并子炒，煎服。（《圣惠方》）

五痔肛肿（久不愈，变成瘘疮）：用鸡冠花、凤眼草各一两，水二碗，煎汤频洗。（《卫生宝鉴》）

经水不止：红鸡冠花一味，晒干为末。每服二钱，空心酒调下。忌鱼腥猪肉。（《孙氏集效方》）

产后血痛：白鸡冠花，酒煎服之。（《李楼奇方》）

妇人白带：白鸡冠花晒干为末，每旦空心酒服三钱。赤带用红者。（《孙氏集效方》）

白带沙淋：白鸡冠花、苦壶卢各等分，烧存性，空心火酒服之。（《摘玄方》）

赤白下痢：鸡冠花煎酒服。赤用红，白用白。（《集简方》）

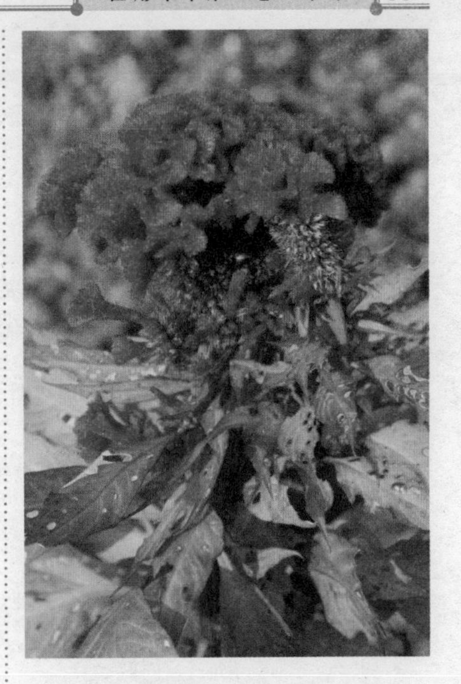

◆实用指南

【单方验方】

鼻出血：白鸡冠花（干品）6～15克，猪肉60～120克。酌加水炖服。

痢疾：鸡冠花10克，凤尾草15克。水煎冲蜜服。

血淋、大便下血、妇女赤带、月经过多：红鸡冠花适量。炒焦，研细末，每服6～10克，米汤送服。

阴道滴虫：鸡冠花（连鸡冠子）60克，蛇床子15克。水煎熏洗，每日1～2次。

热结肠燥型肛裂：鸡冠花、当归、黄芩各10克，生地12克，蜂蜜20克。将当归、生地、黄芩、鸡冠花同入锅中，加适量水，煎煮2次，每次30分钟，合并滤汁，待滤汁转温后调入蜂蜜即成。上、下午分别服用。

功能性子宫出血、白带过多：鸡冠花15克，海螵蛸12克，白扁豆花6克。水煎服。

白带：鸡冠花（去种子）10克，白牡丹15克。水煎服，每日2～3次。

血热漏下：鸡冠花24克。水煎服。

白带、男人下消：白鸡冠花。烘干

研末，红糖少许，早晨饭前开水送服，每次6～15克，每日1次。

咳血、吐血：红鸡冠花、茅根各30克。水煎服。

【食疗药膳】

⊙鸡冠花粥

原料：鲜鸡冠花15克，糯米60克。

制法：先将鲜鸡冠花洗净，水煎，去渣取汁，加水与糯米同煮为粥，先用大火煮，后用小火熬。待粥稠便可食用。

用法：每日早、晚温热食服。3～5日为1个疗程。

功效：凉血止血。

适用：咳血、衄血、吐血、便血、痔疮出血、高血压、妇人赤白带下等。

⊙白鸡冠花炖猪肺

原料：鲜白鸡冠花15～24克，猪肺250克。

制法：将鸡冠花与猪肺冲开水，共炖1小时许。

用法：饭后分2～3次服。

功效：凉血，止血，补肺。

适用：咳血、吐血等。

大蓟《别录中品》

【释名】虎蓟（弘景），刺蓟、山牛蒡《日华》，鸡项草、千针草《图经》，野红花《纲目》。

大蓟根叶

【气味】甘，温，无毒。

【主治】女子赤白沃，安胎，止吐血鼻衄，令人肥健《别录》。捣根绞汁服半升，主崩中血下立瘥（甄权）。叶：治肠痈，腹脏瘀血，作运扑损，生研，酒并小便任服。又恶疮疥癣，同盐研罯之（大明）。

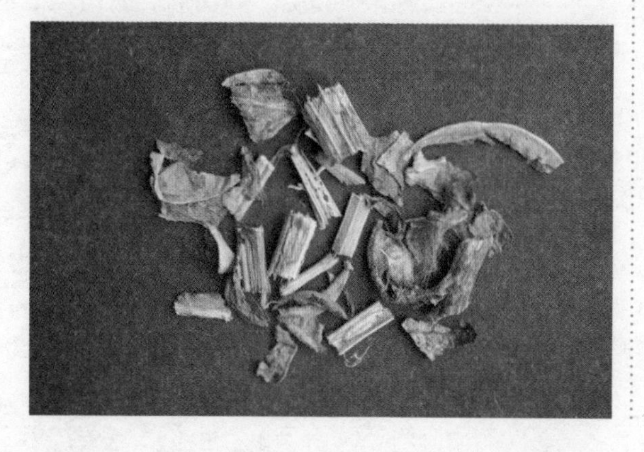

【附方】

小便热淋：大蓟根捣汁服。（《圣惠方》）

诸瘘不合：虎蓟根、猫蓟根、酸枣根、枳根、杜衡各一把，斑蝥三分，炒为末，蜜丸枣大。日一服，并以小丸纳疮中。（《肘后方》）

◆实用指南

【单方验方】

肺热咳嗽：大蓟30克，桑白皮、岗梅根、丝瓜络、枇杷叶各15克。水煎服。

乳糜尿：大蓟根30克。水煎服。

肺脓疡：鲜大蓟根、鲜鱼腥草各30克。水煎服。

肾炎水肿，阴、阳水肿：大蓟、小蓟（刺儿菜，苦荬菜）各150克。水煎服汤，吃菜。

带状疱疹：大蓟、小蓟、鲜牛奶各适量。将大、小蓟放在鲜牛奶中泡软后，捣成膏，外敷。

鼻出血：大蓟10克，侧柏叶、鸡冠花各15克。水煎服。

妇女月经过多，倒经：大蓟根、生地、桅子炭、黄芩、白芍各10克。水煎服。

【药膳食疗】

⊙大小蓟薄荷蜜

原料：大、小蓟各18克，薄荷9克，蜂蜜适量。

制法：将大小蓟、薄荷洗净，入锅，加水适量，煎煮2次，合并滤汁即成。

用法：上、下午分别服用，或佐餐食用。

功效：清热化湿，凉血止血，散瘀抗癌。

适用：湿热淤毒型子宫颈癌等癌症。

小蓟

【气味】甘，温，无毒。

【主治】养精保血《别录》。破宿血，生新血，暴下血血崩，金疮出血，呕血等，绞取汁温服。作煎和糖，合金疮，及蜘蛛蛇蝎毒，服之亦佳（藏器）。治热毒风，并胸膈烦闷，开胃下食，退热，补虚损。苗：去烦热，生研汁服（并大明）。作菜食，除风热。夏月热烦不止，捣汁半升服，立瘥（孟诜）。

【附方】

心热吐血（口干）：用刺蓟叶及根捣绞取汁，每顿服二小盏。（《圣惠方》）

舌硬出血（不止）：刺蓟捣汁，和酒服。干者为末，冷水服。（《普济方》）

卒泻鲜血：小蓟叶捣汁，温服一升。（《梅师方》）

堕胎下血：小蓟根叶、益母草五两，水两大碗，煮汁一碗，再煎至一盏，分二分，一日服尽。（《圣济总录》）

鼻塞不通：小蓟一把，水二升，煮取一升，分服。（《外台秘要》）

小儿浸淫（疮痛不可忍，发寒热者）：刺蓟叶新水调敷疮上，干即易之。（《简要济众方》）

癣疮作痒：刺蓟叶捣汁服之。（《千金方》）

妇人阴痒：小蓟煮汤，日洗三次。（《广济方》）

丁疮恶肿：千针草四两，乳香一两，明矾五钱，为末。酒服二钱，出汁为度。（《普济方》）

◆实用指南

【单方验方】

吐血：小蓟、侧柏叶、大蓟各 10 克，仙鹤草、栀子（炒焦）各 15 克。水煎服。

血尿、小便不利：鲜小蓟根 30 克，海金沙藤 20 克。水煎服，每日 1 剂，连服 3 ～ 5 日。

【食疗药膳】

⊙小蓟伏龙肝茶

原料：小蓟 80 克，伏龙肝 30 克。

制法：将小蓟与伏龙肝同入锅中，加水适量，煎汤取汁即成。

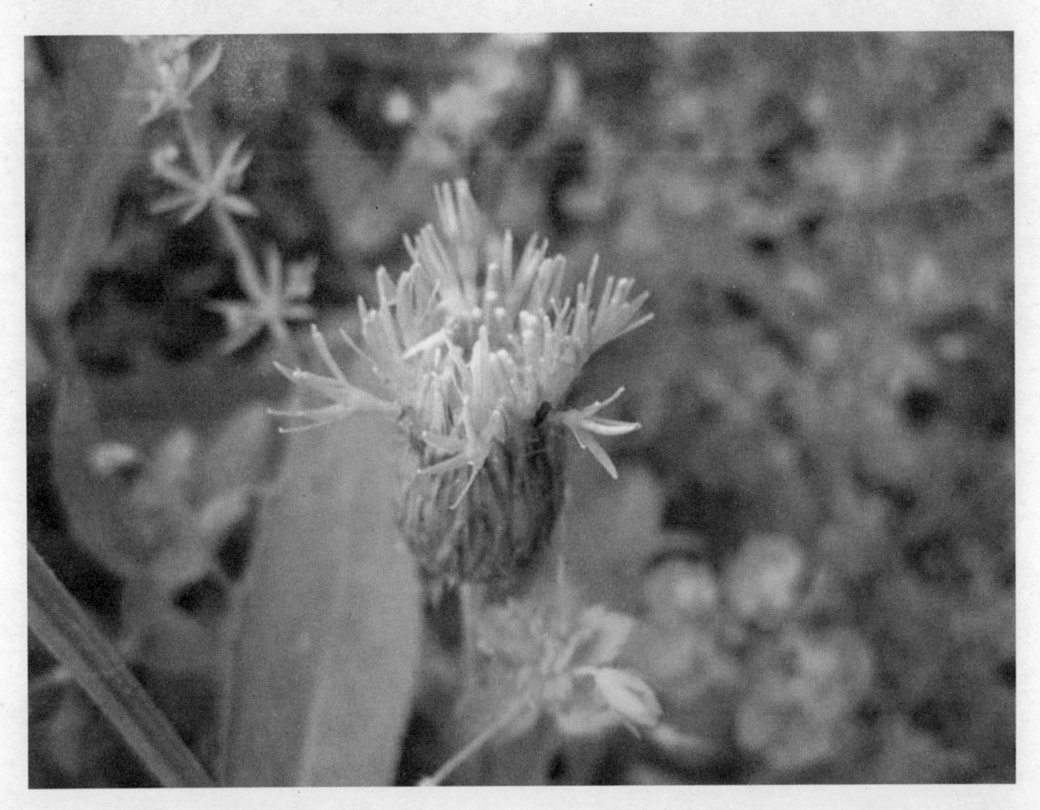

用法：代茶饮之，不拘时间。

功效：清热凉血，补土摄血。

适用：血热或气虚所致的倒经。

⊙小蓟炖肉

原料：小蓟（鲜）1把，猪瘦肉120克。

制法：把小蓟洗净，将肉洗净、切块，入水大火烧沸，改用小火煮至肉熟烂。

用法：食肉喝汤。

功效：清热，凉血，补虚。

适用：哮吼喘息或盐水呛肺。

续断《本经上品》

【释名】属折《本经》、龙豆《本经》，接骨、南草《别录》。

根

【气味】苦，微温，无毒。

【主治】伤寒，补不足，金疮痈疡折跌，续筋骨，妇人乳难。久服益气力《本经》。妇人崩中漏血，金疮血内漏，止痛生肌肉，及踠伤恶血腰痛，关节缓急《别录》。去诸温毒，通宣血脉（甄权）。助气，补五劳七伤，破癥结瘀血，消肿毒，肠风痔瘘，乳痈瘰疬，妇人产前后一切病，胎漏，子宫冷，面黄虚肿，缩小便，止泄精尿血（大明）。

【附方】

小便淋沥：生续断捣绞汁服，即马蓟根也。（《初虞世古今录验》）

妊娠胎动（两三月堕，预宜服此）：川续断酒浸，杜仲姜汁炒去丝，各二两，为末，枣肉煮烂杵和丸梧子大。每服三十丸，米饮下。

产后诸疾（血运，心闷烦热，厌气欲绝，心头硬，乍寒乍热）：续断皮一握，水三升，煎二升，分三服。如人行一里，再服。无所忌。此药救产后垂死。（《子母秘录》）

打扑伤损，闪肭骨接：用接骨草叶捣烂罨之，立效。（《卫生易简方》）

◆实用指南

【单方验方】

补肾、养血、安胎：川续断、桑寄生、阿胶各60克，菟丝子125克。水煎服。

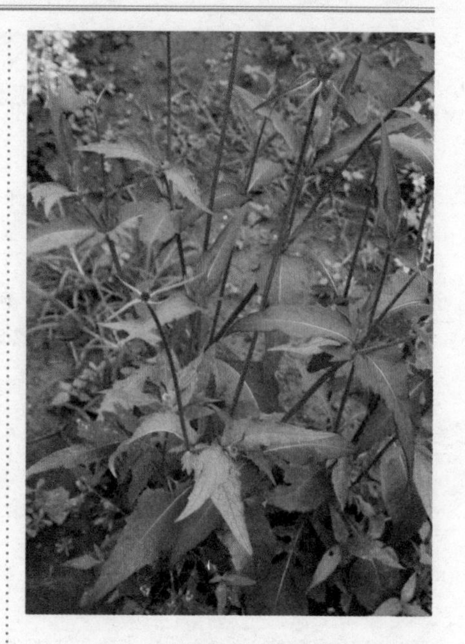

水肿：续断根适量。炖猪腰子食。

先兆流产：川断、菟丝子、孩儿参、白芍各15克，桑寄生、阿胶、山药各10克，炙甘草3克。每日1剂，水煎服。

慢性风湿性关节炎、肌炎对肝肾不足、血脉不利，腰膝肢体疼痛：续断、牛膝、秦艽、当归、木瓜各60克。共研末，每次6克，每日2次，开水送服。

【食疗药膳】

⊙续骨糖蟹糕

原料：续断、骨碎补各6克，白砂糖30克，鲜活河蟹250～300克。

制法：将续断、骨碎补混合粉碎，过100目筛备用，鲜活河蟹250～300克，去泥污，连壳捣碎，以细纱布过滤取汁，装入碗中，加入续断、骨碎补及白砂糖，锅中加少许水，把碗放入锅中蒸30分钟成糕状即成。

用法：温服，每日1次，晚间服用。7日为1个疗程。

功效：接骨续筋。

适用：各种骨折。

⊙续断炖猪腰子

原料：续断60克，猪腰子4枚。

制法：续断与猪腰子加水炖，以猪腰子煮熟为度。

用法：适量食用。

功效：补肝肾，续筋骨，调血脉。

适用：水肿。

大青《别录中品》

【释名】时珍曰：其茎叶皆深青，故名。

茎叶

【气味】苦，大寒，无毒。

【主治】时气头痛，大热口疮《别录》。除时行热毒，甚良（弘景）。治温疫寒热（甄权）。治热毒风，心烦闷，渴疾口干，小儿身热疾风疹，及金石药毒。涂罯肿毒（大明）。主热毒痢，黄疸、喉痹、丹毒（时珍）。

【附方】

喉风喉痹：大青叶捣汁灌之，取效止。（《卫生易简方》）

小儿口疮：大青十八铢，黄连十二铢，水三升，煮一升服。一日二服，以瘥为度。（《千金方》）

热病下痢困笃者，大青汤：用大青四两，甘草、赤石脂各三两，胶二两，豉八合，水一斗，煮三升，分三服，不过二剂瘥。（《肘后方》）

热病发斑，赤色烦痛：大青四物汤，用大青一两，阿胶、甘草各二钱半，豉二合，分三服。每用水一盏半，煎一盏，入胶烊化服。又犀角大青汤：用大青七钱半，犀角二钱半，栀子十枚，豉二撮，分二服。每服水一盏半，煎八分，温服。（《南阳活人书》）

肚皮青黑，小儿卒然肚皮青黑，乃血气失养，风寒乘之，危恶之候也：大青为末，纳口中，以酒送下。（《保幼大全方》）

◆实用指南

【单方验方】

流行性乙型脑炎：大青叶 30 克，加适量水煎取 100 毫升。1 岁以下每次 10 ~ 20 毫升，1 ~ 5 岁每次 50 毫升，11 ~ 13 岁每次 80 毫升，每 4 小时服 1 次，一般退热后 2 ~ 3 日停药。

小儿上呼吸道感染：大青叶 30 克，加水 40 毫升煎至 10 毫升，再加水 30 毫升煎至 10 毫升，两次煎液混合。3 岁以上者每次 6 毫升（每毫升相当生药 3 克），每日 3 ~ 6 次。

百日咳：大青叶 9 克，山栀子 3 克，知母 5 克，龙胆草、白茅根、藕节、竹茹、前胡各 6 克，水煎 60 毫升，每日 3 次。此为 6 个月 ~ 1 岁量，可随年龄大小酌

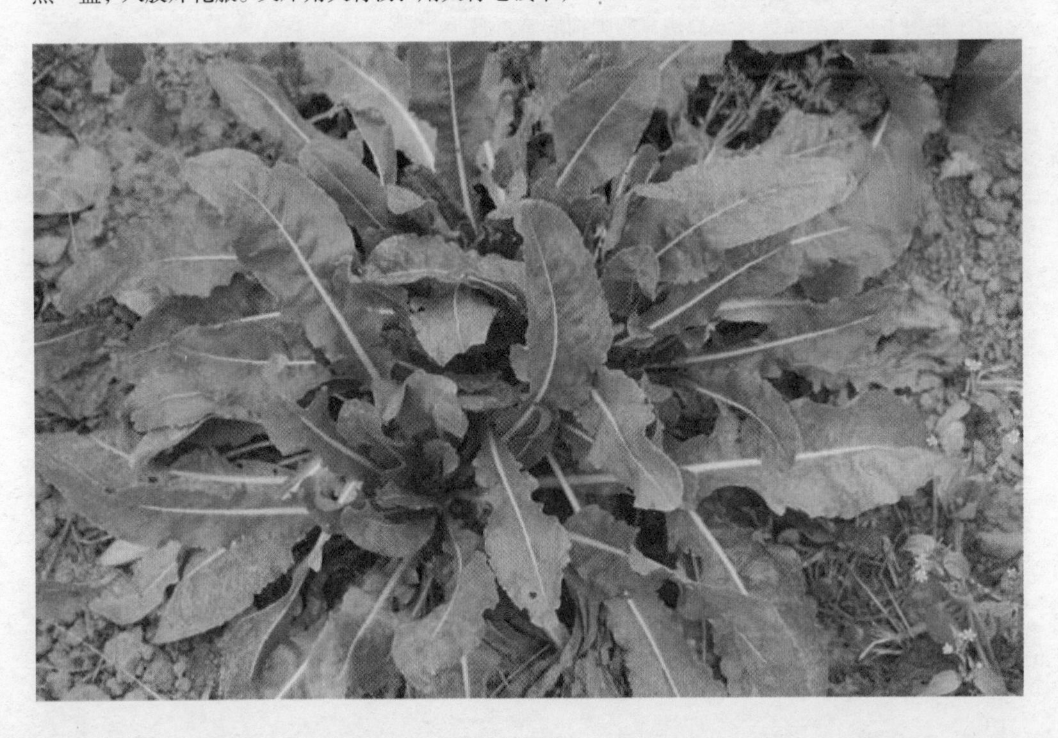

情增减。

肛门尖锐湿疣：大青叶30克，马齿苋、蒲公英、白花蛇舌草、败酱草各20克，板蓝根15克，生甘草10克。加水3000毫升，煎至1000毫升，去渣，于患处先熏后洗，每次10～15分钟，每日2～3次，7日为1个疗程。

【食疗药膳】

⊙大青银花茶

原料：大青叶（干品）、金银花各20克，茶叶5克。

制法：将上三味药加水煎茶，或以沸水冲泡10分钟，即可。

用法：每日1剂，不拘时饮服。

功效：清热祛暑，化浊解毒，生津止渴。

适用：暑热、流行性乙型脑炎等。

葈耳《本经中品》

【释名】胡葈、地葵《本经》，苍耳《尔雅》，卷耳《诗经》，耳珰《诗疏》，猪耳、喝起草《纲目》，野茄《纲目》。

实

【气味】甘，温，有小毒。

【主治】风头寒痛，风湿周痹，四脚拘挛痛，恶肉死肌。久服益气，（藏器）。治肝热，明目（甄权）。治一切风气，填髓暖腰脚，治瘰疬疥疮及瘙痒（大明）。炒香浸酒服，祛风补益（时珍）。

【附方】

久疟不瘥：苍耳子或根茎亦可，焙研末，酒糊丸梧子大。每酒服三十丸，日二服。生者捣汁服亦可。（《朱氏集验方》）

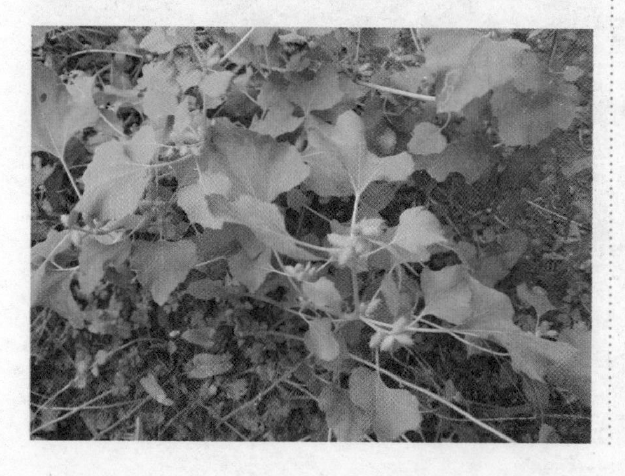

大腹水肿（小便不利）：苍耳子灰、葶苈末各等分。每服二钱，水下，日二服。（《千金方》）

风湿挛痹（一切风气）：苍耳子三两，炒为末，以水一升半，煎取七合，去滓呷之。（《食医心镜》）

牙齿痛肿：苍耳子五升，水一斗，煮取五升，热含之。冷即吐去，吐后复含，不过一剂瘥。茎叶亦可，或入盐少许。（《孙真人千金翼》）

鼻渊流涕：苍耳子即缣丝草子炒研为末，每白汤点服一二钱。（《证治要诀》）

眼目昏暗：苍耳实一升，为末，白米半升做粥，日食之。（《普济方》）

嗜酒不已：毡中苍耳子七枚，烧灰投酒中饮之，即不嗜。（《陈藏器本草》）。

◆实用指南

【单方验方】

鼻窦炎引起的头痛：苍耳子15克。炒黄，水煎当茶饮。

各种鼻炎、鼻窦炎、额窦炎：苍耳子适量。小火炒至微黄，水煎或加水蒸，口服。

中耳炎：苍耳子、冰片各适量。用香油热榨后滴耳。

外痔：苍耳子100克，白矾6克，花椒10克。水煎熏洗。

大腹水肿：苍耳子灰、葶苈末各等分。每服10克，水下，每日2次。

鼻渊流涕：苍耳子适量。炒研为末，每白汤点服1次，每次10克。

顽固性牙痛：苍耳子6克。焙黄去壳，研末，与1个鸡蛋和匀，不放油盐，炒熟食之，每日1次，连服3剂。

各种炎性肿痛：鲜苍耳草（茎叶）适量。捣烂如泥，敷患处。

【食疗药膳】

⊙苍耳子粥

原料：苍耳子10克，粳米50克。

制法：先煮苍耳子取汁去渣，再入米煮粥。

用法：早餐食用。

功效：散风除湿。

适用：因风湿上扰引起的头痛、鼻渊，或因湿热下注引起的老年痔疮，以及风湿阻痹之肢体作痛或皮肤瘙痒等。

⊙苍耳白芷茶

原料：苍耳子 10 克，白芷 5 克，绿茶 2 克。

制法：将苍耳子、白芷分别拣杂，洗净；白芷切成片，与苍耳子、绿茶同放入砂锅，加水浸泡片刻，煎煮 20 分钟，用洁净纱布过滤，取汁即成。

用法：早、晚各服 1 次。

功效：清火祛风。

适用：慢性鼻炎患者。对风寒型单纯性慢性鼻炎尤为适宜。

箬《纲目》

【释名】篛。

叶

【气味】甘，寒，无毒。

【主治】男女吐血、衄血、呕血、咯血、下血。并烧存性，温汤服一钱匕。又通小便，利肺气喉痹，消痈肿（时珍）。

【附方】

一切眼疾：笼篛烧灰，淋汁洗之，久之自效。（《经验方》）

耳忽作痛或红肿内胀：将经霜青箬露在外，将朽者烧存性，为末。敷入耳中，其疼即止。（《杨起简便方》）

肺壅鼻衄：箬叶烧灰、白面各三钱，研匀，井花水服二钱。（《圣济总录》）

经血不止：箬叶灰、蚕纸灰各等分，为末。每服二钱，米饮下。（《圣济总录》）

尿白如注（小腹气痛）：茶笼内箬叶烧存性，入麝香少许，米饮下。（《经验方》）

小便涩滞（不通）：干箬叶一两烧灰，滑石半两，为末，每米饮服三钱。（《普济方》）

吹奶乳痈：五月五日粽箬烧灰，酒服二钱，即散，累效。（《济急仙方》）

痘疮倒靥：箬叶灰一钱，麝香少许，酒服。（《张德恭痘疹便览方》）

◆实用指南

【单方验方】

辅助治疗口腔癌：竹箬叶不拘量。压汁，代茶饮用，并含漱之。

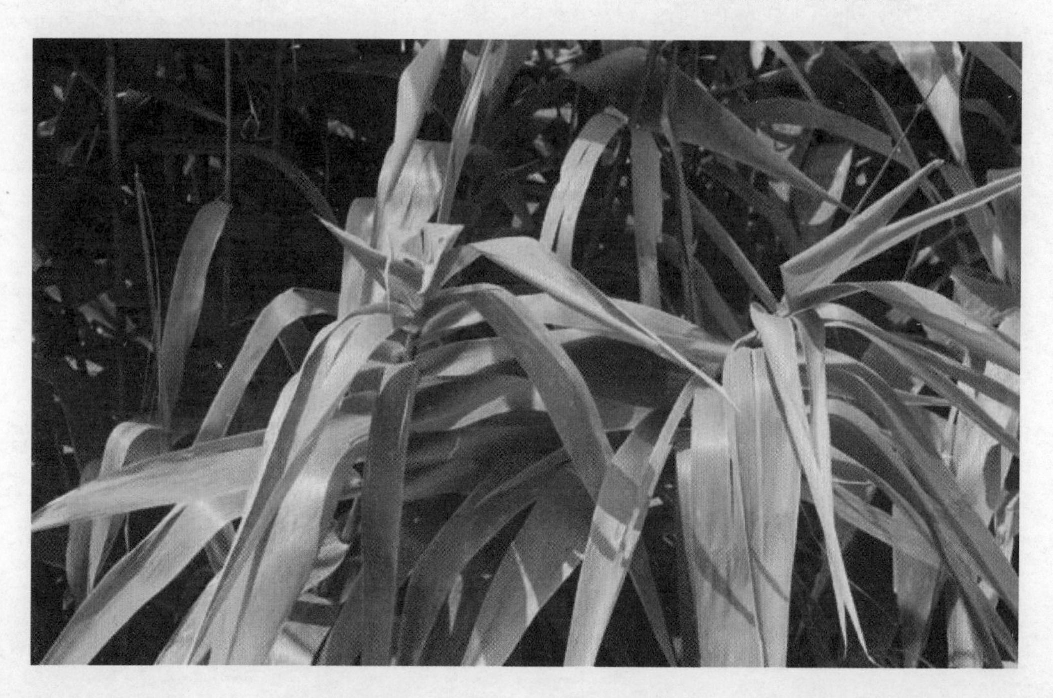

【食疗药膳】

⊙箬竹叶粥

原料：青箬竹叶、粳米各 100 克，红砂糖适量。

制法：将青箬竹叶洗净切碎入锅加入煮成浓汁，去药渣取药汁与粳米同煮。

用法：粥熟，加红糖调味服食。

功效：利小便，消痈肿。

适用：小便不通。

麻黄《本经中品》

【释名】龙沙《本经》，卑相、卑盐《别录》。

茎

【气味】苦，温，无毒。

【主治】中风伤寒头痛，温疟，发表出汗，去邪热气，止咳逆上气，除寒热，破癥坚积聚《本经》。五脏邪气缓急，风胁痛，字乳余疾，止好唾，通腠理，解肌，泄邪恶气，消赤黑斑毒。不可多服，令人虚《别录》。治身上毒风疹痹，皮肉不仁，主壮热温疫，山岚瘴气（甄权）。通九窍，调血脉，开毛孔皮肤（大明）。去营中寒邪，泄卫中风热（元素）。散赤目肿痛，水肿风肿，产后血滞（时珍）。

【附方】

伤寒雪煎：麻黄十斤去节，杏仁四升去皮熬，大黄一斤十二两。先以雪水五石四斗，渍麻黄于东向灶釜中。三宿后，纳大黄搅匀，桑薪煮至二石，去渣。纳杏仁同煮至六七斗，绞去渣，置铜器中。更以雪水三斗，合煎令得二斗四升，药成，丸如弹子大。有病者以沸白汤五合，研一丸服之，立汗出。不愈，再服一丸，封药勿令泄气。（《千金方》）

伤寒黄疸（表热者）：麻黄醇酒汤主之，麻黄一把，去节绵裹，美酒五升，煮取半升，顿服取小汗。春月用水煮。（《千金方》）

里水黄肿：张仲景云：一身面目黄肿，其脉沉，小便不利，甘草麻黄汤主之。麻黄四两，水五升，煮去沫，入甘草二两，煮取三升。每服一升，重覆汗出。不汗再服。慎风寒。（《千金方》）有患气急久不瘥，变成水病，从腰以上肿者，宜此发其汗。水肿脉沉，属少阴，其脉浮者为气，虚胀者为气，皆非水也。麻黄附子汤汗之。麻黄三两，水七升，煮去沫，入甘草二两，附子（炮）一枚，煮取二升半。每服八分，日三服，取汗。（《张仲景金匮要略》）

风痹冷痛：麻黄去根五两，桂心二两，为末，酒二升，慢火熬如饧。每服一匙，热酒调下，至汗出为度。避风。（《圣惠方》）

小儿慢脾风，因吐泄后而成：麻黄长五寸十个去节，白术指面大两块，全蝎两个，生薄荷叶包煨，为末。两岁以下一字，三岁以上半钱，薄荷汤下。（《圣惠方》）

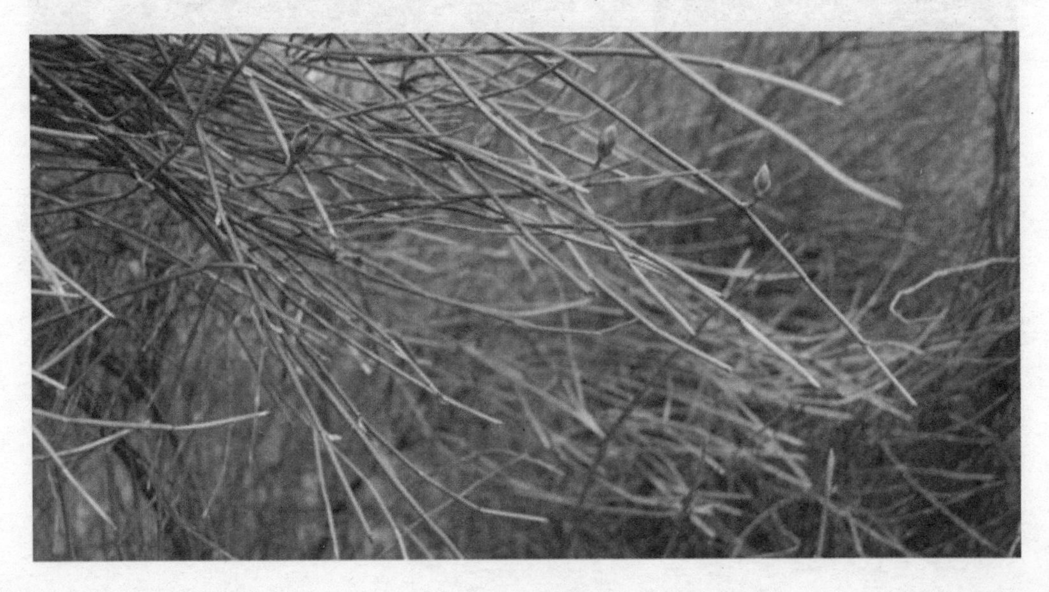

心下悸病：半夏麻黄丸，用半夏、麻黄各等分，末之，炼蜜丸小豆大。每饮服三丸，日三服。（《金匮要略》）

中风诸病：麻黄一秤去根，以王相日乙卯日，取东流水三石三斗，以净铛盛五七斗，先煮五沸，掠去沫，逐旋添水，尽至三五斗，漉去麻黄，澄定，滤去滓，取清再熬至一斗，再澄再滤，取汁再熬，至升半为度，密封收之，一二年不妨。每服一二匙，热汤化下取汗。熬时要勤搅，勿令着底，恐焦了。仍忌鸡犬阴人见之。此刘守真秘方也。（《宣明方》）

根节

【气味】甘，平，无毒。

【主治】止汗，夏月杂粉扑之（弘景）。

【附方】

盗汗阴汗：麻黄根、牡蛎粉为末，扑之。

盗汗不止：麻黄根、椒目各等分，为末。每服一钱，无灰酒下。外以麻黄根、故蒲扇为末，扑之。（《奇效良方》）

小儿盗汗：麻黄根三分，故蒲扇灰一分，为末。以乳服三分，日三服。仍以干姜三分同为末，三分扑之。（《古今录验》）

诸虚自汗，夜卧即甚，久则枯瘦：黄芪、麻黄根各一两，牡蛎米泔浸洗煅过，为散。每服五钱，水二盏，小麦百粒，煎服。（《和济局方》）。

产后虚汗：黄芪、当归各一两，麻黄根二两。每服一两，煎汤下。

阴囊湿疮：肾有劳热。麻黄根、石硫黄各一两，米粉一合，为末，敷之。（《千金方》）

内外障翳：麻黄根一两，当归身一钱，同炒黑色，入麝香少许，为末。嗃鼻，频用。此南京相国寺东黑孩儿方也。（《普济方》）

◆实用指南

【单方验方】

冬天久咳：麻黄60克，胡椒20粒，老姜15克。研为细末，然后与米酒、面粉再炒至成饼状，贴于患者后背上。每日换药1次，连续贴数日，以愈为度。

气喘症：麻黄6克，细辛1.5克，紫菀、大枣各10克，半夏2克，生姜3片，五味子15克。共煎汤汁服下。

过敏性哮喘：麻黄5克，炒杏仁10克（捣碎），生石膏20克，甘草6克，五味子9克（捣碎），陈皮3克。水煎服，每日1剂。

脚臭：麻黄根30克，丁香、木香、黄柏各15克。水煎，每日用以洗脚3～4次。

风寒感冒：麻黄30克，生石膏60克。共研细末，每服9克，盖被取汗。

小儿腹泻：麻黄2～4克，前胡4～8克。水煎，加少量白糖送服，每日1剂。

小儿百日咳：麻黄、甘草各3克，橘红5克，杏仁、百部各9克。水煎服。

荨麻疹：麻黄、蝉衣、槐花、黄柏、乌梅、板蓝根、甘草、生大黄各10克。水煎服。

头痛发热（恶风无汗而喘）：麻黄9克，桂枝6克，炙甘草3克，杏仁10克。煎服发汗。

【食疗药膳】

⊙麻黄粥

原料：麻黄10克，糯米1匙，豉汁10毫升。

制法：以水1500毫升，煮麻黄，去沫，取汁750毫升。去渣，后入米50克，豉汁60克，煮为稀粥。

用法：不计时候，顿服。衣覆取汗。

功效：发汗解表。

适用：时气一日、初觉等。

木贼（宋·《嘉祐》）

【释名】时珍曰：此草有节，面糙涩。治木骨者，用之磋擦则光净，犹云木之贼也。

茎

【气味】甘，微苦，无毒。

【主治】目疾，退翳膜，消积块，益肝胆，疗肠风，止痢，及妇人月水不断，崩中赤白（嘉祐）。解肌，止泪止血，祛风湿，疝痛，大肠脱肛（时珍）。

【附方】

目昏多泪：木贼去节，苍术泔浸，各一两，为末。每服二钱，茶调下。或蜜丸亦可。

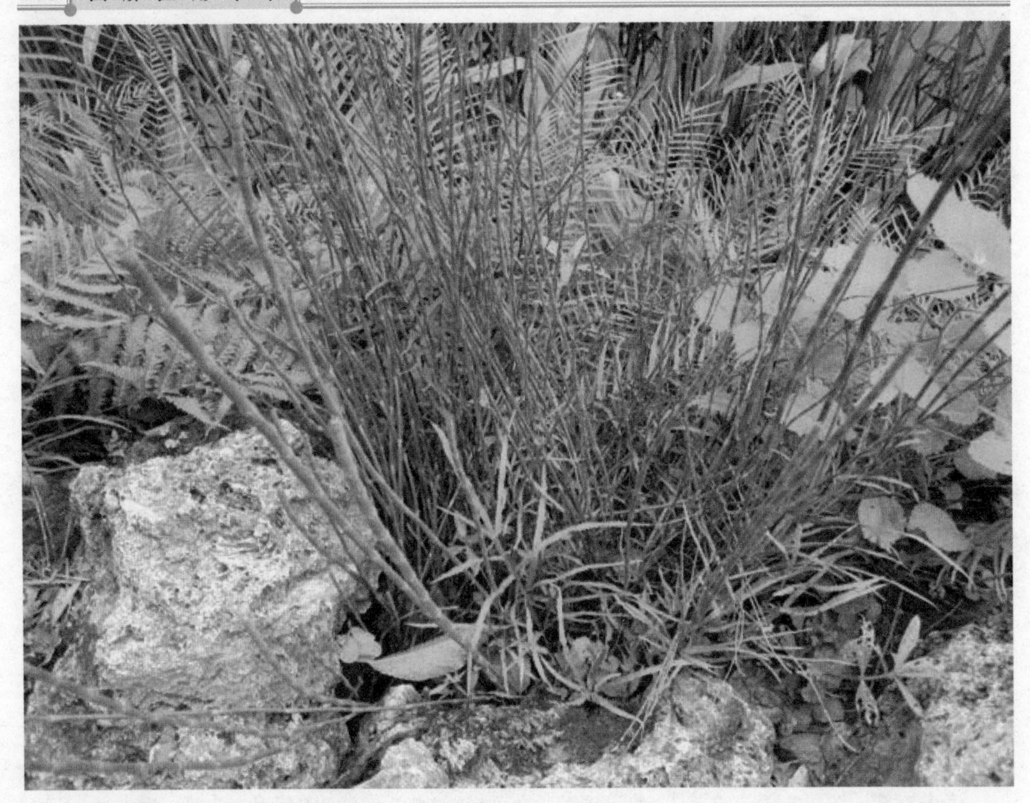

急喉痹塞：木贼以牛粪火烧存性，每冷水服一钱，血出即安也。（《圣惠方》）

舌硬出血：木贼煎水漱之，即止。（《圣惠方》）

血痢不止：木贼五钱，水煎温服，一日一服。（《圣惠方》）

大肠脱肛：木贼烧存性，为末掺之，按入即止。一加龙骨。（《三因方》）

月水不断：木贼炒三钱，水一盏，煎七分，温服，日一服。（《圣惠方》）

胎动不安：木贼去节、川芎各等分，为末。每服三钱，水一盏，入金银一钱，煎服。（《圣济总录》）

小肠疝气：木贼细剉，微炒为末，沸汤点服二钱，缓服取效。一方：用热酒下。（《本草衍义》）

误吞铜钱：木贼为末，鸡子白调服一钱。（《圣惠方》）

◆实用指南

【单方验方】

扁平疣：木贼、香附、夏枯草各30克。加水浓煎去渣，取药液洗患处，1天3～5次。

尿道炎：接骨铜20克，萹蓄30克。水煎服。

目赤肿痛常流目屎：木贼、五斤草各20克，千里光15克。水煎服。

黄疸型肝炎：五爪金英、三点金草、翠云草各50克，木贼20克。水煎服。

白浊：木贼35克。水煎去渣加青壳鸭蛋1粒，再煎服用。

慢性肝炎：接骨铜、络石藤、川楝子各12克，香茶菜、栀子根各15克。水煎服。

目生翳障：木贼15克，谷精草、决明草各12克，蝉壳5克。水煎服用。另取木贼30克，水煎洗患眼。

【食疗药膳】

⊙木贼蒸羊肝

原料：木贼2克（研末），羊肝10克（切薄片）。

制法：将两味和匀，隔水蒸熟即可。

用法：早、晚各1次，每次适量。

功效：清肝热，疏风热，明目退翳。

适用：肝热或风热目疾、目赤肿痛、翳膜遮睛、畏光流泪等。

地黄《本经上品》

【释名】苄，芑，地髓《本经》。

干地黄

【气味】甘，寒，无毒。

【主治】伤中，逐血痹，填骨髓，长肌肉。作汤除寒热积聚，除痹，疗折跌绝筋。久服轻身不老，生者尤良《本经》。主男子五劳七伤，女子伤中胞漏下血，破恶血，溺血，利大小肠，去胃中宿食，饱力断绝，补五脏内伤不足，通血脉，益气力，利耳目《别录》。助心胆气，强筋骨长志，安魂定魄，治惊悸劳劣，心肺损，吐血鼻衄，妇人崩中血运《大明》。产后腹痛。久服变白延年（甄权）。凉血生血，补肾水真阴，除皮肤燥，去诸湿热（元素）。主心病掌中热痛，脾气痿蹶嗜卧，足下热而痛（好古）。治齿痛唾血。

生地

【主治】大寒。妇人崩中血不止，及产后血上薄心闷绝。伤身胎动下血，胎不落，堕坠踠折，瘀血留血，鼻衄吐血，皆捣饮之《别录》。解诸热，通月水，利水道。捣贴心腹，能消瘀血（甄权）。

熟地

【气味】甘、微苦，微温，无毒。

【主治】填骨髓，长肌肉，生精血，补五脏内伤不足，通血脉，利耳目，黑须发，男子五劳七伤，女子伤中胞漏，经候不调，胎产百病（时珍）。补血气，滋肾水，益真阴，去脐腹急痛，病后胫骨酸痛（元素）。

【附方】

男女虚损（或大病后，或积劳后，四体沉滞，骨肉酸痛，及吸少气，或小腹拘急，腰背强痛，咽干唇燥，或饮食无味，多卧少起，久者积年，轻者百日，渐至瘦削）：用生地二斤，面一斤，捣烂，炒干为末。每空心酒服方寸匕，日三服。忌如法。（《肘后方》）

病后虚汗，口干心躁：熟地五两，水三盏，煎一盏半，分三服，一日尽。(《圣惠方》)

骨蒸劳热：张文仲方：用生地一升，捣三度，绞取汁尽，分再服。若利即减之，以凉为度。（《外台秘要》）

咳嗽唾血，劳瘦骨蒸，日晚寒热：生地汁三合，煮白粥临熟，入地黄汁搅匀，空心食之。（《食医心镜》）

吐血咳嗽：熟地末，酒服一钱，日三服。（《圣惠方》）

鼻出衄血：干地黄、地龙、薄荷各等分，为末，冷水调下。(《孙兆秘宝方》)

吐血便血：地黄汁六合，铜器煎沸，

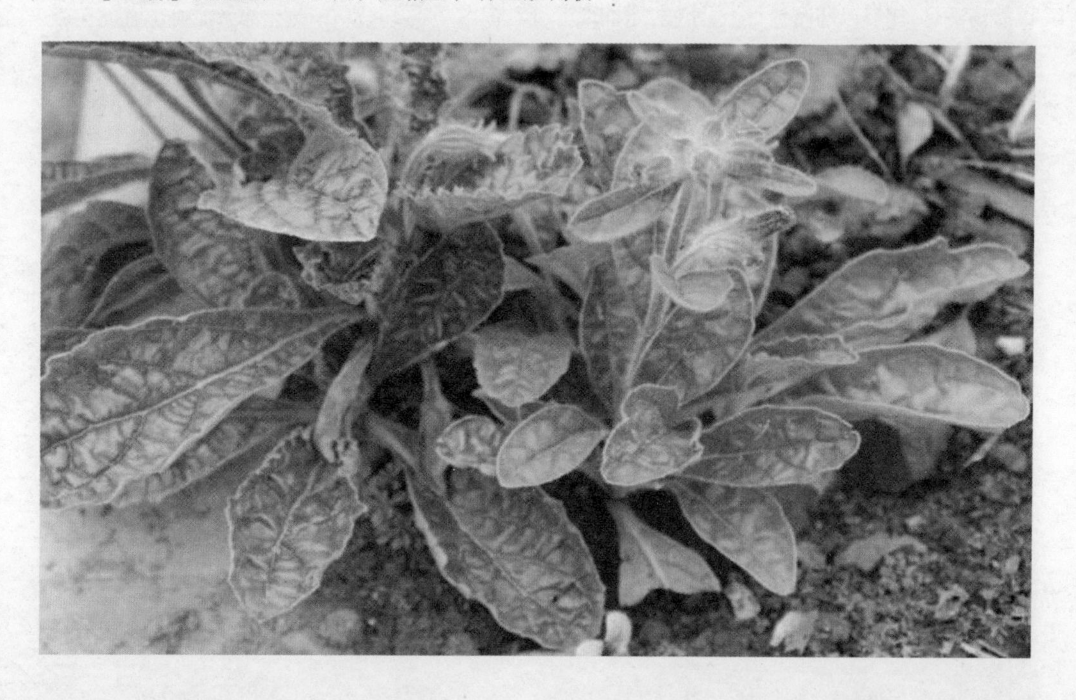

入牛皮胶一两，待化入姜汁半杯，分三服，便止。（《圣惠方》）

小便尿血，吐血，及耳鼻出血：生地汁半升，生姜汁半合，蜜一合，和服。（《圣惠方》）

小便血淋：生地汁、车前叶汁各三合，和煎服。（《圣惠方》）

月水不止：生地汁，每服一盏，酒一盏，煎服，日二次。（《千金方》）

妊娠胎动：生地捣汁，煎沸，入鸡子白一枚，搅服。（《圣惠方》）

产后中风，胁不得转：交加散，用生地五两研汁，生姜五两取汁，交互相浸一夕，次日各炒黄，浸汁干，乃焙为末。每酒服一方寸匕。（《济生方》）

产后烦闷（乃血气上冲）：生地汁、清酒各一升，相和煎沸，分二服。（《集验方》）

产后百病：地黄酒，用地黄汁渍曲二升，净秫米二斗，令发，如常酿之。至熟，封七日，取清，常服令相接。忌生冷酢滑、蒜鸡猪肉一切毒物。未产先一月酿成。夏月不可造。（《千金翼方》）

小儿热病，壮热烦渴，头痛：生地汁三合，蜜半合，和匀，时时与服。（《普济方》）

温毒发斑（黑膏，治温毒发斑呕逆）：生地二两六钱二字半，好豆豉一两六钱二字半，以猪膏十两合之，露一夜，煎减三分之一，绞去渣，入雄黄、麝香如豆大，搅匀，分作三服，毒从皮中出则愈。忌芜荑。（《千金方》）

血热生癣：地黄汁频服之。（《千金方》）

眼暴赤痛：水洗生地、黑豆各二两，捣膏。卧时以盐汤洗目，闭目以药厚罨目上，至晓，水润取下。（《圣济总录》）

牙疳宣露，脓血口气：生地一斤，盐二合，末，自捣和团，以面包煨令烟断，去面入麝一分，研匀，日夜贴之。（《圣济录》）

牙齿挺长、出一分者：常咋生地，甚妙。（《张文仲备急方》）

牙动欲脱：生地绵裹咂之，令汁渍根，并咽之，日五六次。（《千金方》）

◆实用指南

【单方验方】

口腔炎：生地 10 克。捣烂，冷开水调匀滴口腔，每日数次。

小儿疮疖：生地、新鲜猪瘦肉各 30 克。水煮熟，1 次或分 2 次服，每日 1 剂。

中耳炎：鲜生地适量。捣汁，滴入耳内，每日 2 ~ 3 次。

贫血：熟地、白芍各 12 克，当归 10 克，阿胶 10 克（另包烊化冲服），鹿角胶（另包烊化冲服）10 克。水煎服。

各种出血：生地、白茅根各 30 克，仙鹤草 15 克，小蓟 12 克。水煎服。

咽喉红肿疼痛，热病高热，吐血，衄血：鲜地黄 30 克。捣烂，榨汁，开水冲，冷服。

吐血咳嗽：熟地末适量。酒服 5 克，每日 3 次。

肝肾阴亏、虚热动血，胸腹膨胀：地黄、白茅根各 30 克，丹参 15 克，川楝子 9 克。水煎服。

风湿性关节炎：干生地 90 克。切碎，加水 600 ~ 800 毫升，煮沸约 1 小时，滤去药液约 300 毫升，为 1 日量，1 次或 2 次服完。

【食疗药膳】

⊙生地粥

原料：生地汁 50 毫升（或干地黄 60 克），粳米 60 克，生姜 2 片。

制法：用粳米加水煮粥，煮沸数分钟后加入生地汁（或去渣后之干地黄煎液）及生姜，煮成稀粥即可。

用法：每食适量。

功效：清热生津，凉血止血。

适用：热病后期，低热不退；或热入营血、高热心烦、发斑吐衄等。

⊙地黄羊肾粥

原料：生地 120 克，粳米 50 克，羊肾1对，胡椒30粒，生姜15克，盐5克。

制法：先将生地捣烂，取汁盛碗中；将椒、姜装入纱布袋；将羊肾去脂膜，洗净，切成韭叶状；制作时先将粳米煮粥，候粥半熟，兑生地汁，下胡椒、姜布袋，粥熟时取出布袋，下切好的羊肾，稍煮后，加少许盐调味即得。

用法：每日 1 剂，分早、晚佐膳食用。

功效：补血生津，滋肾益肝。

适用：肝肾亏虚、阴血不足所致的头晕目眩、面色萎黄、唇甲淡白无华、肢体麻木、须发花白等。

⊙生地鸡

原料：生地 250 克，饴糖 150 克，乌鸡 1 只。

制法：先将鸡去毛及内脏，洗净，生地切碎与饴糖一同放入鸡腹内，缝合，放入铜盘中，再将铜盘上笼，将鸡蒸熟烂，取出即可食用。

用法：食肉饮汁，每日 2 次。

功效：益精血，补脾肾。

适用：腰背疼痛、骨髓虚损、不能久立、肢体无力、盗汗、食少等。

牛膝《本经上品》

【释名】牛茎《广雅》，百倍《本经》，山苋菜《救荒》，对节菜。

根

【气味】苦、酸，平，无毒。

【主治】寒湿痿痹，四肢拘挛，膝痛不可屈伸，逐血气，伤热火烂，堕胎。久服轻身耐老《本经》。疗伤中少气，男子阴消，老人失溺，补中续绝，益精利阴气，填骨髓，止发白，除脑中痛及腰脊痛，妇人月水不通，血结《别录》。治阴痿，补肾，助十二经脉，逐恶血（甄权）。治腰膝软怯冷弱，破癥结，排脓止痛，产后心腹痛并血运。落死胎（大明）。强筋，补肝脏风虚（好古）。同苁蓉浸酒服，益痛。竹木刺入肉，嚼烂罨之，即出（宗奭）。治久疟寒热，五淋尿血，茎中痛，下痢，喉痹口疮齿痛，痈肿恶疮伤折（时珍）。

【附方】

劳疟积久（不止者）：长牛膝一握，生切，以水六升，煮二升，分三服。清早一服，未发前一服，临发时一服。（《外台秘要》）

消渴不止（下元虚损）：牛膝五两为末，生地五升浸之，日曝夜浸，汁尽为度，蜜丸梧子大，每空心温酒下三十丸。久服壮筋骨，驻颜色，黑发，津液自生。（《经验方》）

痢下肠蛊（凡痢下应先白后赤，若先赤后白为肠蛊）：牛膝三两捣碎，以酒一升渍经一宿。每服一两杯，日三服。（《肘后方》）

妇人血块：土牛膝根洗切，焙捣为末，酒煎温服，极效。福州人单用之。（《图经本草》）

妇人阴痛：牛膝五两，酒三升，煮取一升半，去渣，分三服。（《千金方》）

生胎欲去：牛膝一握捣，以无灰酒一盏，煎七分，空心服。仍以独根土牛膝涂麝香，插入牝户中。（《妇人良方》）

胞衣不出：牛膝八两，葵子三合，水九升，煎三升，分三服。（《延年方》）

产后尿血：川牛膝水煎频服。（《熊氏补遗》）

牙齿疼痛：牛膝研末含漱。亦可烧。（《千金方》）

卒得恶疮：人不识者，牛漆根捣敷之。（《千金方》）

◆实用指南

【单方验方】

关节肿痛：牛膝、鸡血藤各 12 克，黄柏、苍术各 10 克，金银花藤 15 克。水煎服。

脾虚腰膝冷痛：牛膝 6 克，补骨脂 10 克，肉桂 1.5 克。水煎服或研细粉调蜜糖开水送服。

妇女经期着冷腹痛：牛膝 15 克，生姜 30 克，红糖适量。水煎服。

肝风内动、挟痰上窜之眩晕：牛膝 30 克，天麻 10 克，陈皮 12 克。水煎服。

白痢：淮牛膝 60 克。捣碎，用 300 毫升酒泡，每次 1 ~ 2 杯，每日 3 次。

牙痛：牛膝、生石膏、生地、赭石各 50 克，甘草 10 克。水煎 2 次，混合后分上、下午服，每日 1 剂。

【食疗药膳】

⊙牛膝天门酒

原料：牛膝、秦艽、天门冬各 37.5 克，独活 45 克，肉桂、五加皮各 30 克，细辛、石楠叶、薏苡仁、附子、巴戟天、杜仲各 15 克，白酒 5000 毫升。

制法：将上药加工成粗末，装入纱布袋内，放入酒坛内，倒入白酒，浸泡 14 日即成。

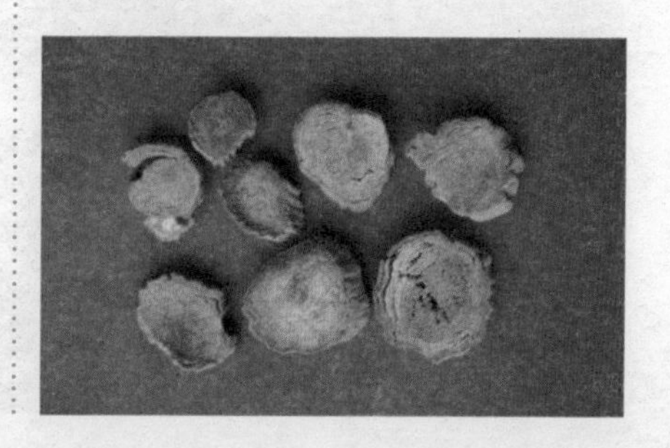

用法：每日3次，每次30毫升。

功效：祛风湿，壮腰膝。

适用：关节疼痛遇寒加重、兼见肢节屈伸挛急、麻痹不仁、步履无力的类风湿关节炎。

⊙利尿蛤蜊肉

原料：牛膝30克，蛤蜊肉250克，车前子、王不留行各20克。

制法：蛤蜊肉洗净。把牛膝、车前子、王不留行装入纱布袋内。将上共入砂锅内，加清水适量，小火煎煮半小时，取出药袋。

用法：加少许调味品，吃蛤蜊肉、喝汤。每次1碗，2次吃完，连服5～7日。

功效：滋阴清热，软坚，利水。

适用：肾阴不足、湿热内猪、前列腺肥大、小便淋漓涩痛、五心烦热等。

麦门冬《本经上品》

【释名】禹余粮《别录》，禹韭、忍冬《吴普》、忍凌、不死草《吴普》，阶前草。

根

【气味】甘，平，无毒。

【主治】心腹结气，伤中伤饱，胃络脉绝，羸瘦短气。久服轻身不老不饥《本经》。疗身重目黄，心下支满，虚劳客热，口干燥渴，止呕吐，愈痿蹶，强阴益精，消谷调中保神，定肺气，安五脏，令人肥健，美颜色，有子《别录》。去心热，止烦热，寒热体劳，下痰饮（藏器）。治五劳七伤，安魂定魄，止嗽，定肺痿吐脓，时疾热狂头痛（大明）。治热毒大水，面目肢节浮肿，下水，主泄精（甄权）。治肺中伏火，补心气不足，主血妄行，及经水枯，乳汁不下（元素）。

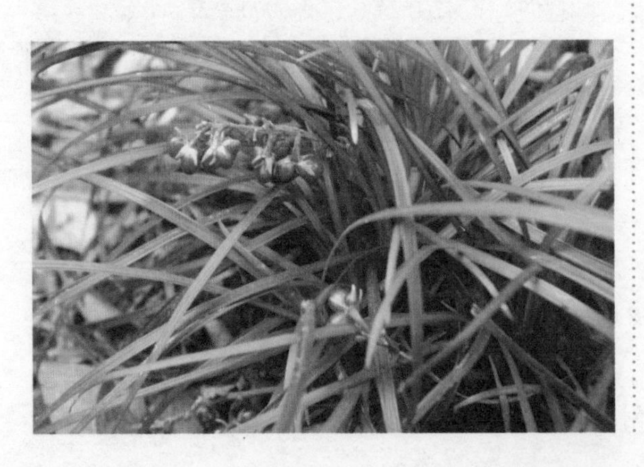

久服轻身明目。和车前、地黄丸服，去湿痹，变白，夜视有光（藏器）。断谷为要药（弘景）。

【附方】

衄血不止：麦门冬去心、生地各五钱，水煎服，立止。（《保命集》）

齿缝出血：麦门冬煎汤漱之。（《兰室宝鉴》）

喉生疮（脾肺虚热上攻也）：麦门冬一两，黄连半两，为末，炼蜜丸梧子大。每服二十丸，麦门冬汤下。（《普济方》）

下痢口渴，引饮无度：麦门冬去心三两，乌梅肉二十个，细剉，以水一升，煮取七合，细细呷之。（《必效方》）

金石药发：麦门冬六两，人参四两，甘草炙二两，为末，蜜丸梧子大。每服五十丸，饮下，日再服。（《本草图经》）

男女血虚：麦门冬三斤，取汁熬成膏，生地三斤，取汁熬成膏，等分，一处滤过，入蜜四之一，再熬成，瓶收。每日白汤点服。忌铁器。（《医方摘要》）

◆实用指南

【单方验方】

慢性支气管炎：麦冬、五味子各100克。泡入1000毫升蜂蜜中，浸泡6日后开始服用，每日早晨或中午服1次，每次一大汤匙。每次服后接着含服一小片人参，吃两瓣大蒜、3颗核桃。以上1剂为1个疗程，连服2～4个疗程。

肾阴亏虚型糖尿病：麦冬、山萸肉各60克，熟地90克，元参30克，车前子15克。水煎频饮。

咽干口燥：麦门冬10克，生地15克，藕200克。三味洗净，后两味切片；麦冬、生地置一锅内，藕放另一锅内，分别加水，烧沸，小火煎；前者煎20分钟，后者煎30分钟，取汁混合，酌加白糖，代茶饮，不拘次数。

冠心病、心绞痛：麦冬45克。加水煎成30～40毫升，早、晚2次服用，连服3～18个月。

鼻衄：麦冬、生地各15克。水煎服，每日1剂。

尿道感染：麦冬15克，白糖30克，牛奶200克。将麦冬洗净，放入锅内，加水1000毫升，大火烧沸后，小火煎熬20分钟，用纱布滤去麦冬。然后将牛奶烧沸，同麦冬药液混匀，加入白糖烧沸即成。每日2次，每次100毫升。

肝炎：麦冬、当归、北沙参、枸杞子、生地、炙甘草各10克，小麦、大枣各20克，随症加减。水煎服，每日1剂。

肺结核：麦冬、沙滲、天冬、山药、干地黄、川百合、川贝母、阿胶（烊化）各10克，白及、百部各6克，三七粉3克（冲服），牡蛎15克。水煎服，每日1剂，每日2次。

肺炎：麦冬、玉竹、浙贝母、百合、北沙参各15克、瓜蒌壳、枇杷叶、薤白、生甘草、炙马兜铃各10克。水煎服，每日1剂。

咽炎：金银花、连翘、麦冬、鱼腥草、胖大海各适量。开水泡，代茶频饮。

慢性喉炎：麦冬、桔梗、竹茹、生姜、桑白皮各15克，紫菀、半夏、甘草、五味子各10克，麻黄5克，山豆根25克，双花20克。水煎服，每日1剂，10日为1个疗程。

乳头皲裂：麦冬50克。研末装瓶内备用，用生理盐水洗患处，取适量麦冬末，用食醋调成糊状，均匀敷于患处，每隔5小时换药1次，3日为1个疗程。

【食疗药膳】

⊙麦门冬姜粥

原料：生麦门冬汁、生姜汁各30毫升，生地汁100毫升，薏苡仁30克，粳米60克。

制法：先以水煮粳米薏苡仁，令百沸，次下地黄麦冬生姜汁，相和煎成稀粥。

用法：温服1剂，呕不止，再服1剂。

功效：补血，止呕。

适用：妊娠反胃、呕逆不下食等。

⊙麦冬花生米

原料：麦冬10克，鸡蛋5个，花生米、枸杞子、猪瘦肉各30克，盐、湿淀粉、味精各适量。

制法：将花生米煎脆；枸杞子洗净，入沸水中略煮一下；麦冬洗净，入沸水中煮熟，切成碎末；猪瘦肉切丁；鸡蛋打在碗内，加盐少许搅匀，隔水蒸熟，冷却后将蛋切成粒状。然后将锅置旺火上，放花生油，把猪瘦肉丁炒熟，再倒进蛋粒、枸杞子、麦冬碎末，炒匀，放盐少许及湿淀粉勾芡。最后放味精适量，脆花生米铺在上面即成。

用法：佐餐食用。

功效：滋补肝肾。

适用：慢性肝炎、早期肝硬化体虚等。

⊙麦冬地黄粥

原料：鲜麦冬汁、鲜生地汁各50毫升，生姜10克，薏仁米15克，粳米50～100克。

制法：先将薏仁米、粳米及生姜放入砂锅内，煮至将熟，兑入麦冬与生地汁，调匀，继续煮成稀粥即得。

用法：每日1剂，于空腹时顿食之。

功效：益气养阴，清热生津，和胃化湿，止呕安胎。

适用：气阴不足、胃失和降之妊娠恶阻、呕吐畏食，或胃热津伤、胃气上逆之恶心欲呕、畏食纳差、脘腹嘈杂等。

鸭跖草（宋·《嘉祐》）

【释名】鸡舌草《拾遗》，竹叶菜、淡竹叶《纲目》，蓝姑草。

苗

【气味】苦，大寒，无毒。

【主治】寒热瘴疟，痰饮丁肿，肉癥涩滞，小儿丹毒，发热狂痫，大腹痞满，身面气肿，热痢，蛇犬咬、痈疽等毒（藏器）。和赤小豆煮食，下水气湿痹，利小便（大明）。消喉痹（时珍）。

【附方】

小便不通：竹鸡草一两，车前草一两，捣汁入蜜少许，空心服之。（《集简方》）

下痢赤白：蓝姑草即淡竹叶菜煎汤日服之。（《活幼全书》）

喉痹肿痛：鸭跖草汁点之。（《袖珍方》）

小便不通：鸭跖草一两，车前草一两。捣汁，入蜜少许，空心服之。（《濒湖集简方》）

五淋、小便刺痛：鲜鸭跖草枝端嫩叶四两。捣烂，加开水一杯，绞汁调蜜内服，每日三次。体质虚弱者药量酌减。（《泉州本草》）

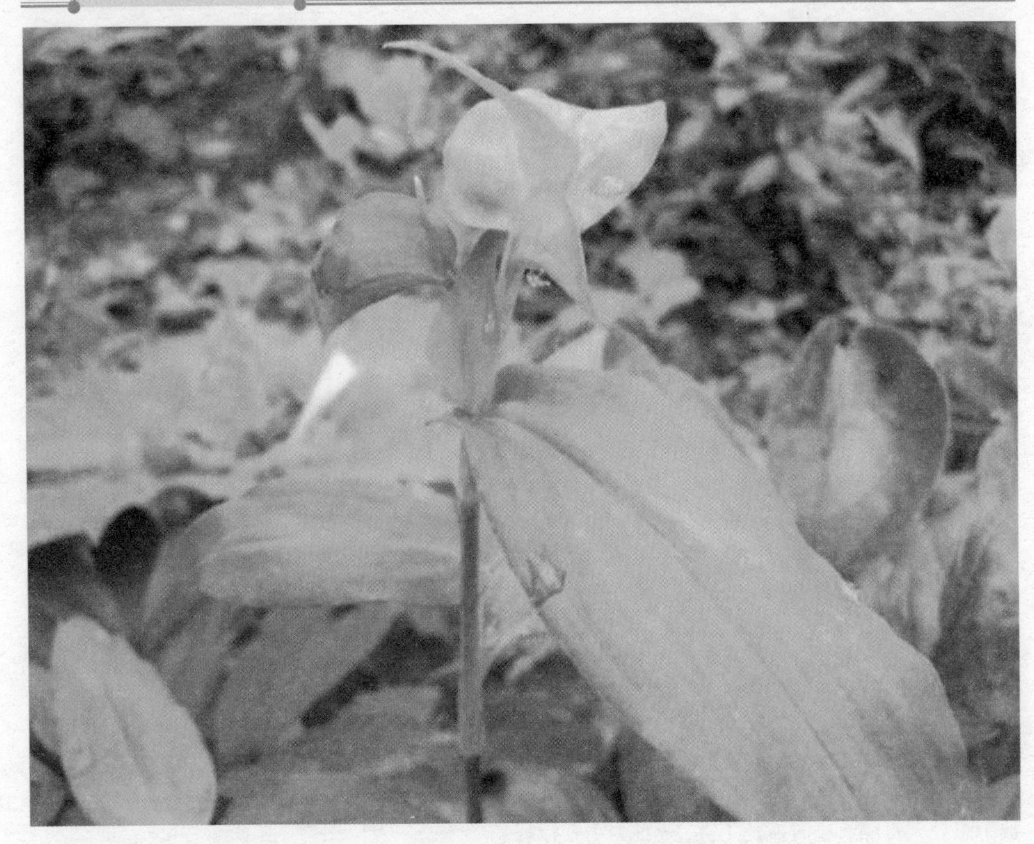

赤白下痢：鸭跖草煎汤日服之。（《活幼全书》）

喉痹肿痛：鸭跖草汁点之。（《袖珍方》）鸭跖草二两，洗净捣汁，频频含服。（《江西草药》）

手指蛇头疔：鲜鸭跖草合雄黄捣烂，敷患处，一日一换。初起能消，已化脓者能退癀止痛。（《泉州本草》）

◆实用指南

【单方验方】

感染性肺炎：鸭跖草30克，葎草15克，鱼腥草30克。水煎服，每日1～2剂。

外伤出血：鲜鸭跖草适量。捣烂外敷患处。

扁桃体炎：鸭跖草120克，鲜薄荷60克。捣烂，绞取汁液，每次30毫升，可用凉开水适量兑匀，频频含咽。

感冒：鸭跖草60克。水煎服，每日2～3次。

赤白下痢：鸭跖草适量。煎汤服。

一般菌痢：鲜鸭跖草60～90克，鲜马齿苋30～60克。水煎服，每日2～3次。

水肿：鸭跖草80克，白茅根30克，鸭肉100克。水煎，喝汤吃鸭肉，每日1次。

【食疗药膳】

⊙鸭跖竹叶茶

原料：鸭跖草60克，淡竹叶30克。

制法：鸭跖草、淡竹叶同煎2次，每次用水500毫升，煎半小时，2次混合，取汁。

用法：代茶频饮。

功效：清热解毒。

适用：流感、高热烦渴或原因不明的高热等。

⊙鸭跖草炖猪瘦肉

原料：鸭跖草120克，猪瘦肉100克。

制法：将上两味加适量水炖熟即可。

用法：服汤食肉，每日1剂。

功效：清热凉血，解毒行水。

适用：黄疸性肝炎。

龙葵《唐本草》

【释名】苦葵《图经》，苦菜《唐本》，天泡草《纲目》。

苗

【气味】苦、微甘，滑，寒，无毒。

【主治】食之解劳少睡，去虚热肿《唐本》。治风，补益男子元气，妇人败血（苏颂）。消热散血，压丹石毒宜食之（时珍）。

【附方】

去热少睡：龙葵菜同米煮做羹粥食之。（《食医心镜》）

茎、叶、根

【气味】同苗。

【主治】捣烂和土，敷丁肿火丹疮，良（孟诜）。疗痈疽肿毒，跌扑伤损，消肿散血（时珍）。根与木通、胡荽煎汤服，通利小便（苏颂）。

子（七月采之）

【主治】丁肿《唐本》。明目轻身甚良（甄权）。治风，益男子元气，妇人败血（苏颂）。

【附方】

痈肿无头：龙葵茎叶捣敷。（《经验方》）

发背痈疽，成疮者：（《苏颂图经》）云，用龙葵一两为末，麝香一分，研匀，涂之甚善。（《袖珍方》）云，一切发背痈疽恶疮。用蛤蟆一个，同龙葵草茎叶捣烂，敷之即散，神效。

诸疮恶肿：龙葵草擂酒服，以渣敷之。（《普济方》）

肿毒疮（黑色焮肿者，乃服丹石毒也；赤色者，肉面毒也）：用龙葵根一握洗切，乳香末、黄连各三两，杏仁六十枚，和捣作饼，厚如三钱，依疮大小敷之，觉痒即换去。痒不可忍，切勿搔动。候炊久，疮中似石榴子戢戢然，乃去药。时时以甘草汤温洗，洗后以蜡贴之。终身不得食羊血。如无龙葵，以蔓菁根代之。（《圣济总录》）

天泡湿疮：龙葵苗叶捣敷之。

吐血不止：龙葵草半两，人参二钱半，为末。每服二钱，新汲水下。（《圣济总录》）

辟除蚤虱：龙葵叶铺于席下，次日尽死。

多年恶疮：龙葵叶贴之，或为末贴。（《救急方》）

产后肠出不收：龙葵草一把，水煎，先熏后洗，收乃止。（《救急方》）

◆实用指南

【单方验方】

乳腺癌：龙葵、白芷、蒲公英各30克，蛇莓、薜荔果、七叶一枝花各

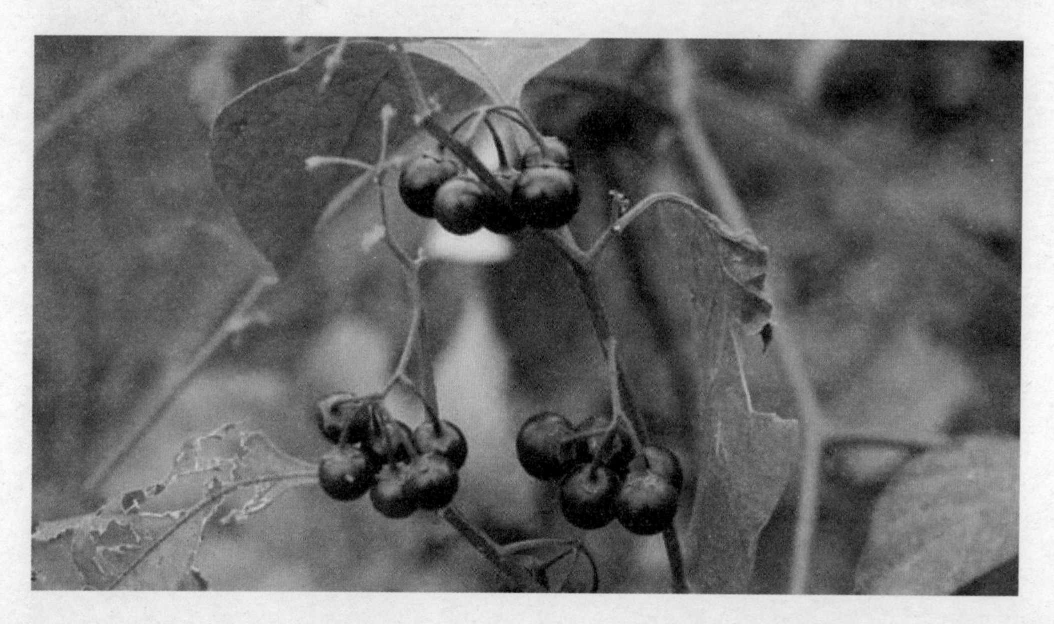

15克。水煎取药汁，每日1剂，每日2次。

咽喉肿痛：鲜龙葵适量。捣烂绞汁，每次20毫升，每日3次，小儿减半。

急性扁桃体炎：龙葵子10克。水煎，含漱后吐出。

肝癌：龙葵、白英、连钱草各30克，蛇莓、半枝莲各15克。水煎服。

疱疔（皮肤突发红色斑点，迅速扩大成疱，瘙痒、灼痛、红肿）：鲜龙葵120克，鲜犁头草30克。捣烂，外敷患处。

急性肾炎：龙葵、芫荽各15克，木通6克。水煎服。

痈疖、疔疮：鲜龙葵60克，鲜木芙蓉嫩叶30克，鲜紫花地丁15克。捣烂，敷患处。

天疱疮：龙葵茎叶100克，紫花地丁30克。水煎熏洗患处。

白喉：鲜龙葵适量。洗净捣烂，榨取自然汁，每次5～10毫升，频频含服。

胃癌、食管癌：龙葵30克，半枝莲、白英、石见穿各15克。水煎服。

【食疗药膳】

⊙龙葵拌蜂蜜

原料：龙葵60克，蜂蜜30克。

制法：将龙葵拣杂，洗净，晒干或烘干，切成段或切碎，放入砂锅内，加水浸泡片刻，浓煎2次，每次30分钟，合并2次煎液滤汁，放入容器内，调入蜂蜜，拌和均匀即成。

用法：佐餐食用，早、晚2次分服。

功效：清热解毒抗癌。

适用：肺癌。

⊙龙葵酒

原料：龙葵果120克，白酒250毫升。

制法：将上两味药共浸泡30日左右，取酒饮用。

用法：每日3次，每次1小杯。

功效：清热解毒，消肿散结。

适用：气管炎哮喘。

款冬花《本经中品》

【释名】款冻（郭璞），颗冻、菟奚《尔雅》，氐冬《别录》，钻冻《衍义》，橐吾、虎须《本经》。

【气味】辛，温，无毒。

【主治】咳逆上气善喘，喉痹，诸惊痫寒热邪气《本经》。消渴，喘息呼吸《别录》。疗肺气心促急，热劳咳，连连不绝，涕唾稠粘，肺痿肺痈，吐脓血（甄权）。润心肺，益五脏，除烦消痰，洗肝明目，及中风等疾（大明）。

【附方】

痰嗽带血：款冬花、百合蒸焙，等分为末，蜜丸龙眼大。每卧时嚼一丸，姜汤下。（《济生方》）

口中疳疮：款冬花、黄连各等分，为细末，用唾津调成饼子。先以蛇床子煎汤漱口，乃以饼子敷之，少顷确住，其疮立消也。（《杨诚经验方》）

◆实用指南

【单方验方】

咳嗽气喘：款冬花、杏仁、桑白皮各9克，知母、贝母各6克。水煎服。

久咳不愈：款冬花、紫菀各60克，百部30克。共研细末，每次9克，用生姜3片、乌梅1枚，煎汤送服。

痰咳哮喘，遇冷即发：款冬花、麻黄、杏仁、苏子各3～10克。水煎服。

肺痈、咳吐臭脓：款冬花45克，炙甘草、薏苡仁各30克，桔梗60克。水煎服，连服10剂。

肺热风邪咳嗽：款冬花、知母、桑叶、阿胶、麻黄、贝母、苦杏仁、甘草、半夏、生姜各3～9克。水煎服。

暴咳：款冬花、杏仁、贝母、五味子各9克，水煎服；或款冬花60克，桑白皮、贝母（去心）、五味子、炙甘草各15克，知母0.5克，杏仁1克，水煎服。

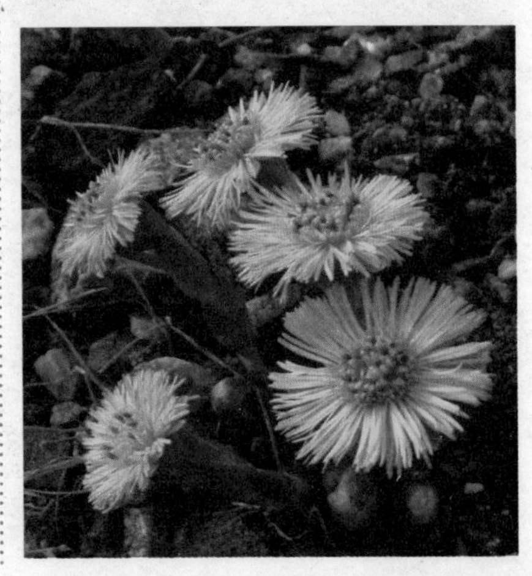

感冒咳嗽：款冬花15克，紫苏叶、杏仁各10克。水煎服。

口舌生疮：款冬花、黄连各等分。共研细末，加水做成药饼，先以蛇床子煎汤漱口，后以饼敷患处，每日数次。

【食疗药膳】

⊙款冬花粥

原料：款冬花50克，粳米100克，蜂蜜20克。

制法：粳米淘洗干净，用冷水浸泡半小时，捞出，沥干水分；将款冬花摘洗干净；取锅加入冷水、粳米，先用旺火煮沸；加入款冬花，改用小火续煮至粥成；加入蜂蜜调味即可。

用法：早餐食用。

功效：祛咳化痰，提高免疫力。

适用：湿痰、水饮的咳嗽气喘、吐痰清稀量多等。

⊙款冬花茶

原料：款冬花10克。

制法：款冬花放入茶杯中，加冰糖适量，沸水冲泡。

用法：代茶频饮。

功效：清热润肺，止咳化痰。

适用：感冒咳嗽。

鼠曲草

【释名】米曲《纲目》，鼠耳、无心草《别录》，佛耳草《法象》，香茅《拾遗》，黄蒿《会编》，茸母。

【气味】甘，平，无毒。

【主治】鼠耳：主痹寒寒热，止咳《别录》。鼠曲：调中益气，止泄除痰，压时气，去热嗽。杂米粉作粮食，甜美《日华》。佛耳：治寒嗽及痰，除肺中寒，大升肺气（李杲）。

【附方】

毒疗初起：鲜鼠曲草合冷饭粒及盐少许捣敷。

一切劳咳嗽，痈滞胸膈痞满：雄黄、佛耳草、鹅管石、款冬花各等分。上为末，每服用药一钱，安在炉子上焚着，以开口吸烟在喉中。（《宣明论方》焚香透膈散）

◆实用指南

【单方验方】

咳嗽痰多：鼠曲草全草、冰糖各2～3克。水煎服。

筋骨痛、脚膝肿痛、跌打损伤：鼠曲草30～50克。水煎服。

风寒感冒：鼠曲草全草2～3克。水煎服。

脾虚浮肿：鲜鼠曲草50克。水煎服。

无名肿痛、对口疮：鲜鼠曲草25克，水煎服。另取鲜叶调米饭捣烂敷患处。

白带：鼠曲草、凤尾草、灯芯草各15克，土牛膝9克。水煎服。

支气管炎、寒喘：鼠曲草、黄荆子各15克，前胡、云雾草各9克，天竺子12克，荠尼根25克。水煎服，连服5日，连服30日。

【食疗药膳】

⊙清明菜糕

原料：鼠曲草嫩苗、米粉（或玉米粉）、白糖各适量。

制法：鼠曲草嫩苗生用或用水略煮，与面粉、白糖加水和匀，做成糕团，蒸熟即成。

用法：不拘时食用。

功效：和胃调中。

适用：胃及十二指肠溃疡。

决明子《本经上品》

【释名】时珍曰：此马蹄决明也，以明目之功而名。又有草决明、石决明，皆同功者。草决明即青葙子，陶氏所谓萋蒿是也。

子

【气味】咸，平，无毒。

【主治】青盲，目淫肤，赤白膜，眼赤泪出。久服益精光，轻身《本经》。疗唇口青《别录》。助肝气，益精。以水调末涂，肿毒。熁太阳穴，治头痛。又贴胸心，止鼻洪。作枕，治头风明目，甚于黑豆《日华》。治肝热风眼赤泪。每旦取一匙挼净，空心吞之，百日后夜见物光（甄权）。益肾，解蛇毒（震亨）。叶作菜食，利五脏明目，甚良（甄权）。

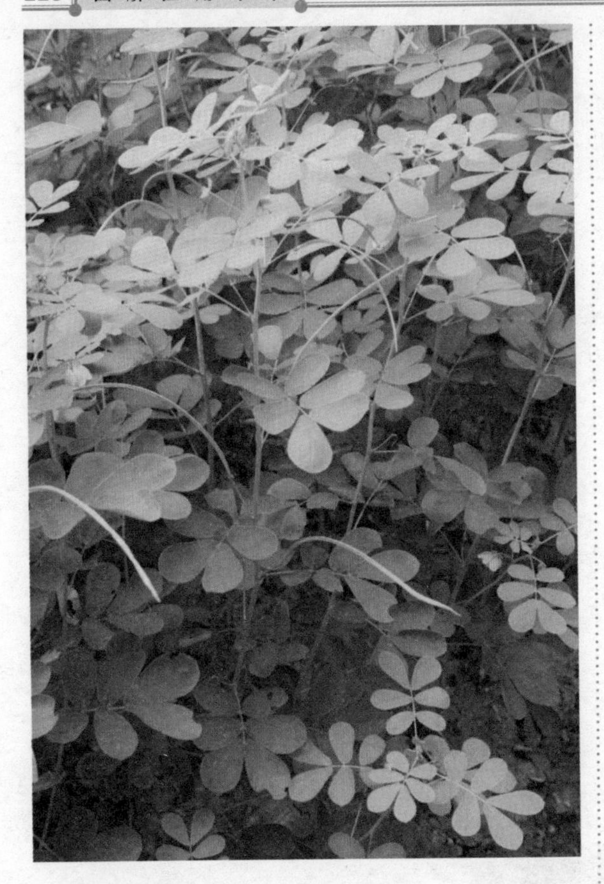

【附方】

积年失明：决明子二升为末，每食后粥饮服方寸匕。（《外台秘要》）

青盲雀目：决明一升，地肤子五两，为末，米饮丸梧子大，每米饮下二三十丸。（《普济方》）

补肝明目：决明子一升，蔓菁子二升，以酒五升煮，暴干为末。每饮服二钱，温水下，日二服。（《圣惠方》）

目赤肿痛、头风热痛：决明子炒研，茶调敷两太阳穴，干则易之，一夜即愈。（《医方摘玄》）

癣疮延蔓：决明子一两为末，入水银、轻粉少许，研不见星，擦破上药，立瘥，此东坡家藏方也。（《奇效良方》）

◆实用指南

【单方验方】

夜盲症：决明子、枸杞子各9克，猪肝适量。水煎，食肝服汤。

习惯性便秘：决明子、郁李仁各18克。沸水冲泡代茶。

外感风寒头痛：决明子50克。用火炒后研成细粉，然后用凉开水调和，擦在头部两侧太阳穴处。

口腔炎：决明子20克。煎汤，一直到剩一半的量为止，待冷却后，用来漱口。

习惯性便秘：决明子（炒）10～15克，蜂蜜20～30克。先将决明子捣碎，加水300～400毫升，煎煮10分钟左右，冲入蜂蜜搅匀即可。每晚1剂，或早、晚分服，亦可代茶饮。

【食疗药膳】

⊙决明子茶

原料：决明子15克。

制法：先将决明子炒黄，加适量水煎。

用法：代茶频饮。

功效：清肝，利水，通便。

适用：高血压。

⊙决明菊花粥

原料：决明子、白菊花、白糖各15克，粳米100克。

制法：将决明子入锅内炒出香气起锅，冷后与白菊花煎取汁，去渣，澄清去沉淀。粳米淘洗净，入锅加药汁煮成粥，加白糖食之。

用法：每日1次。

功效：清肝明目，润肠通便。

适用：风热目赤肿痛、流泪、头痛头晕、大便秘结及肝炎、高血压、高脂血症等。

⊙决明子大米粥

原料：决明子10克，大米60克。

制法：将决明子炒香后水煮取汁，加入大米煮成粥即可。

用法：早餐食用。

功效：滋阴明目，润肠通便，降压降脂。

适用：高血压、高脂血症的便秘者。

⊙桃仁决明茶

原料：决明子12克，桃仁10克，蜂蜜适量。

制法：将上两味药以适量水煎，加蜂蜜冲服。

用法：代茶频饮。

功效：破瘀行血，润肠通便，清肝益肾，活血降压。

适用：高血压、脑血栓形成有热象者。

瞿麦《本经中品》

【释名】蘧麦《尔雅》，巨句麦《本经》，石竹《日华》，南天竺草《纲目》。

穗

【气味】苦，寒，无毒。

【主治】关格诸癃结，小便不通，出刺，决痈肿，明目去翳，破胎堕子，下闭血《本经》。养肾气，逐膀胱邪逆，止霍乱，长毛发《别录》。主五淋。月经不通，破血块排脓（大明）。

叶

【主治】痔瘘并泻血，做汤粥食。又治小儿蛔虫，及丹石药发。并眼目肿痛及肿毒，捣敷。治浸淫疮并妇人阴疮（大明）。

【附方】

小便石淋，宜破血：瞿麦子捣为末，酒服方寸匕，日三服，三日当下石。（《外台秘要》）

小便不利（有水气，栝楼瞿麦丸主之）：瞿麦二钱半，栝楼根二两，大附子一个，茯苓、山芋各三两，为末，蜜和丸梧子大。一服三丸，日三。未愈，益至七八丸。以小便利、腹中温为知也。（《张仲景金匮方》）

子死腹中，或产经数日不下：以瞿麦煮浓汁服之。（《千金方》）

目赤肿痛，浸淫等疮：瞿麦炒黄为末，以鹅涎调涂眦头即开；或捣汁涂之。（《圣惠方》）

眯目生翳，其物不出者，生肤翳者：瞿麦、干姜泡为末，井华水调服二钱，日二服。（《圣惠方》）

咽喉骨哽：瞿麦为末，水服一寸匕，日二服。（《外台秘要》）

竹木入肉：瞿麦为末，水服方寸匕；或煮汁，日饮三次。（《梅师方》）

◆实用指南

【单方验方】

尿血、小便赤涩、尿急尿痛：瞿麦、白茅根、小蓟各 15 克，赤芍、生地各 12 克。水煎服。

湿疹、阴痒：鲜瞿麦 60 克。捣汁外涂或煎汤外洗。

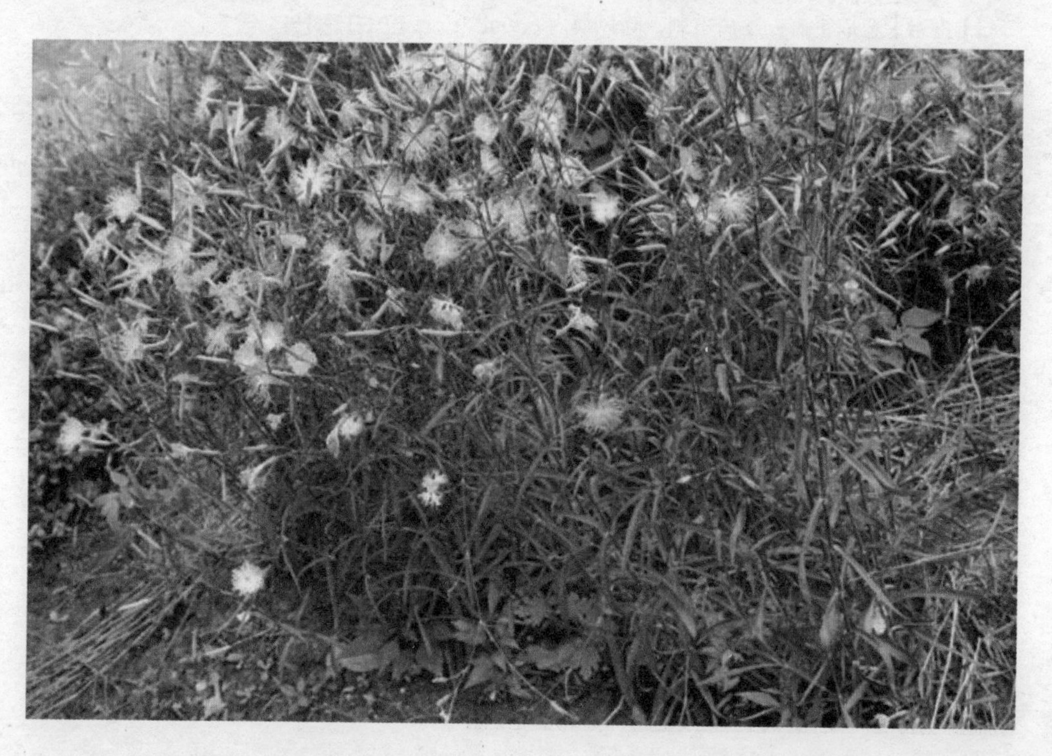

闭经、痛经：瞿麦、丹参各15克，赤芍、桃仁各8克。水煎服。

乳腺癌：瞿麦、茯苓、防己、薏苡仁、猫爪草、葶苈子各30克，白花蛇舌草30克，仙灵脾15克，白术、党参各12克，桂枝9克，川椒、甘草各6克，大枣10个。水煎服。

卵巢囊肿：瞿麦50克。加水1000毫升，开锅后文火煎20分钟，取汁当茶饮，连续用30～60日。

【食疗药膳】

⊙瞿麦茶

原料：瞿麦60～120克。

制法：将瞿麦用水洗一下，放入砂锅中，加水煎汤。

用法：代茶饮，每日1剂。

功效：抗癌。

适用：前列腺癌。

王不留行《别录》

【释名】禁宫花、剪金花《日华》，金盏银台。

苗、子

【气味】苦，平，无毒。

【主治】金疮止血，逐痛出刺，除风痹内塞。止心烦鼻衄，痈疽恶疮瘘孔，妇人难产。久服轻身耐老增寿《别录》。治风毒，通血脉（甄权）。游风风疹，妇人血经不匀，发背《日华》。下乳汁（元素）。利小便，出竹木刺（时珍）。

【附方】

鼻衄不止：剪金花连茎叶阴干，浓煎汁温服，立效。（《指南方》）

粪后下血：王不留行末，水服一钱。（《圣济总录》）

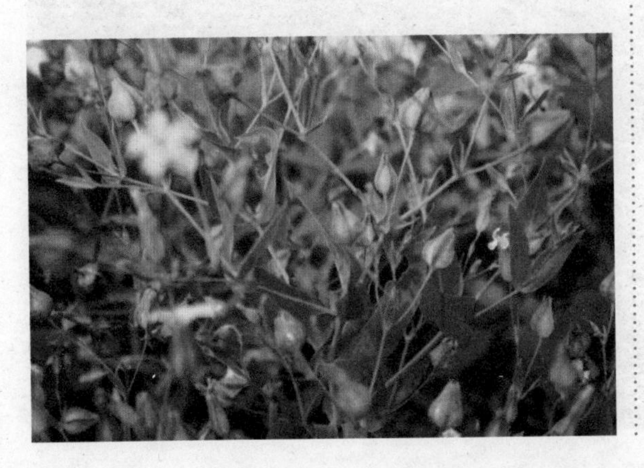

金疮亡血（王不留行散，治身被刀斧伤，亡血）：用王不留行十分，八月八日采之；蒴藋细叶十分，七月七日采之；桑东南根白皮十分，三月三日采之。川椒三分，甘草十分，黄芩、干姜、芍药、厚朴各二分。以前三味烧存性，后六味为散，合之。每大疮饮服方寸匕，小疮但粉之。产后亦可服。（《金匮要略》）

妇人乳少，因气郁者：涌泉散，王不留行、炮制穿山甲、龙骨、瞿麦穗、麦门冬各等分，为末。每服一钱，热酒调下，后食猪蹄羹，仍以木梳梳乳，一日三次。（《卫生宝鉴方》）

头风白屑：王不留行、香白芷各等分，为末。干掺，一夜篦去。（《圣惠方》）

痈疽诸疮（王不留行汤，治痈疽妒乳，月蚀白秃，及面上久疮，去虫止痛）：用王不留行、东南桃枝、东引茱萸根皮各五两，蛇床子、牡荆子、苦竹叶、蒺藜子各三升，大麻子一升。以水二斗半，煮取一斗，频频洗之。（《千金方》）

疔肿初起：王不留行子为末，蟾酥丸黍米大。每服一丸，酒下，汗出即愈。（《集简方》）

◆实用指南

【单方验方】

急性乳腺炎：王不留行25克，蒲公英50克。水煎服，每日1剂，每日2次。

血栓性脉管炎：王不留行、茯苓、茜草、丹参各12克，黄柏、地鳖各6克，木瓜、清风藤、川牛膝各9克，薏苡仁20克。水煎服，每日1剂，每日2次。

乳腺癌：王不留行90克，柴胡、黄芩各15克，瓜蒌、苏子、白芍、党参、陈皮、夏枯草、石膏、牡蛎各30克，川椒5克，甘草6克，大枣10枚。水煎服，每日1剂，每日3次。

鹅掌风：王不留行、苦参、白芷、茅苍术各12克。猪油适量，共为细面，猪油细水熬去渣，与药面混合在一起，涂于患处，用手摩擦，再以微火烤之。

产后缺乳：王不留行15克，猪蹄1只，穿山甲9克，通草10克。加适量水炖服。

【食疗药膳】

⊙王不留行黑豆汁

原料：王不留行15克，黑豆60克，红糖适量。

制法：取王不留行焙干研粉备用。黑豆加水煮汁，调入王不留行粉及红糖，略煮即可。

用法：每日2次，连服10 ~ 15日。

功效：活血利水，祛风止痛。

适用：乳腺癌疼痛症状较明显的患者。

⊙王不留行炖猪蹄

原料：猪蹄3 ~ 4只，王不留行12克，调味料若干。

制法：将王不留行用纱布包裹，和洗净的猪蹄一起放进锅内，加水及调味料煮烂即可食用。

用法：佐餐食用，每日1次。

功效：通经下乳。

适用：乳汁不足。

车前《本经上品》

【释名】当道《本经》，车轮菜《救荒》，地衣《纲目》，蛤蟆衣《别录》。

子

【气味】甘，寒，无毒。

【主治】气癃止痛，利水道小便，除湿痹。久服轻身耐老《本经》。男子伤中，女子淋沥不欲食，养肺强阴益精，令人有子，明目疗赤痛《别录》。去风毒，肝中风热，毒风冲眼，赤痛障翳，脑痛泪出，压丹石毒，去心胸烦热（甄权）。养肝（萧两）。治妇人难产（陆玑）。导小肠热，止暑湿泻痢（时珍）。

【附方】

小便血淋，作痛：车前子晒干为末，每服二钱，车前叶煎汤下。（《普济方》）

石淋作痛：车前子二升，以绢袋盛，水八升，煮取三升，服之，须臾石下。（《肘后方》）

老人淋病，身体热甚：车前子五合，绵裹煮汁，入青粱米四合，煮粥食。常服明目。（《寿亲养老书》）

孕妇热淋：车前子五两，冬葵根切一升，以水五升，煎取一升半，分三服，以利为度。（《梅师方》）

滑胎易产：车前子为末，酒服方寸匕。不饮酒者，水调服。诗云，采采芣苢，能令妇人乐有子也。陆玑注云，治妇人产难故也。（《妇人良方》）

横产不出：车前子末，酒服二钱。（《子母秘录》）

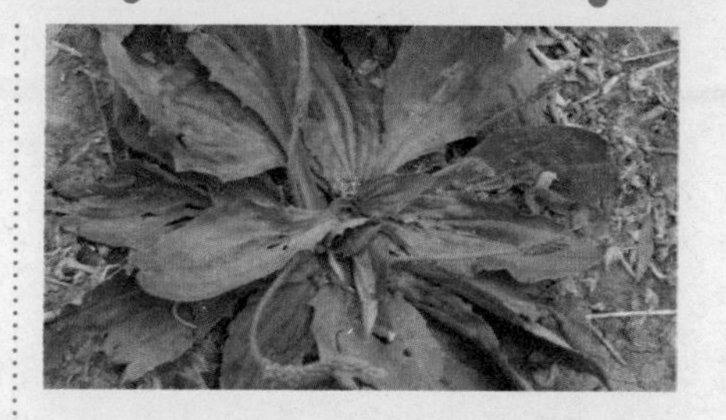

阴冷闷疼，渐入囊内，肿满杀人：车前子末，饮服方寸匕，日二服。（《千金方》）

隐疹入腹，体肿舌强：车前子末粉之，良。（《千金方》）

阴下痒痛：车前子煮汁频洗。（《外台秘要》）

久患内障：车前子、干地黄、麦门冬各等分，为末，蜜丸如梧子大，服之。累试有效。（《圣惠方》）

补虚明目：车前子、熟地酒蒸焙三两，菟丝子酒浸五两，为末，炼蜜丸梧子大。每温酒下三十丸，日二服。（《和剂局方》）

风热目暗，涩痛：车前子、宣州黄连各一两，为末。食后温酒服一钱，日二服。（《圣惠方》）

◆实用指南

【单方验方】

阴下痒痛：车前子适量。煮汁频洗。

小便血淋、作痛：车前子适量。晒干为末，每服10克，车前叶煎汤下。

风热目暗、涩痛：车前子、黄连各50克。研为末，食后温酒服5克，每日2次。

因房室过度伤肾或黄疸久不愈、肝病累肾、腹大如鼓：车前子、山芋、山药、茯苓各15克，泽泻、牡丹皮各10克，熟地25克，肉桂、附子各5克。水煎服，每日1剂。

寒湿腹泻：车前子20克，藿香、炮姜各10克。水煎服。

结石：车前子30克，金钱草50克。水煎代茶饮。

白带多、腹泻：车前子、茯苓粉各

30克，粳米60克。用纱布包裹煎煮半小时后取出，再加粳米、茯苓粉同煮成粥，食用即可。

【食疗药膳】

⊙车前子粥

原料：车前子60克，青粱米100克。

制法：先将车前子绵裹煮汁，入青粱米煮粥食。

用法：不拘多少，适量。

功效：益气，清热，利小便，明目。

适用：老人淋病、身体热甚等。

马鞭草《别录下品》

【释名】龙牙草《图经》，凤颈草。

苗叶

【气味】苦，微寒，无毒（保升）。

【主治】癥瘕血瘕，久疟，破血杀虫。捣烂煎取汁，熬如饴，每空心酒服一匕（藏器）。治妇人血气肚胀，月候不匀，通月经（大明）。治金疮，行血活血（震亨）。捣涂痈肿及蠼螋尿疮，男子阴肿（时珍）。

【附方】

疟痰寒热：马鞭草捣汁五合，酒二合，分二服。（《千金方》）

鼓胀烦渴，身干黑瘦：马鞭草细剉，曝干，勿见火。以酒或水同煮，至味出，去滓温服。以六月中旬，雷鸣时采者有效。（《卫生易简方》）

大腹水肿：马鞭草、鼠尾草各十斤，水一石，煮取五斗，去渣，再煎令稠，以粉和丸大豆大。每服二三丸，加至四五丸，神效。（《肘后方》）

男子阴肿，大如升，核痛，人所不能治者：马鞭草捣涂之。（《集验方》）

妇人疝痛，名小肠气：马鞭草一两，酒煎滚服，以汤浴身，取汗甚妙。（《纂要奇方》）

妇人经闭，结成瘕块，肋胀大欲死者：马鞭草根苗五斤，剉细，水五斗，煎至一斗，去渣，熬成膏。每服半匙，食前温酒化下，日二服。（《圣惠方》）

酒积下血：马鞭草灰四钱，白芷灰一钱，蒸饼丸梧子大，每米饮下五十丸。（《摘玄方》）

马喉痹风（躁肿连颊，吐血数者）：马鞭草一握，勿见风，截去两头，捣汁饮之，良。（《千金方》）

乳痈肿痛：马鞭草一握，酒一碗，生姜一块，擂汁服，渣敷之。（《卫生易简方》）

白癞风疮：马鞭草为末，每服一钱，食前荆芥、薄荷汤下，日三服。忌铁器。（《太平圣惠方》）

人疥马疥：马鞭草不犯铁器，捣自然汁半盏，饮尽，十日内愈，神效。（《董

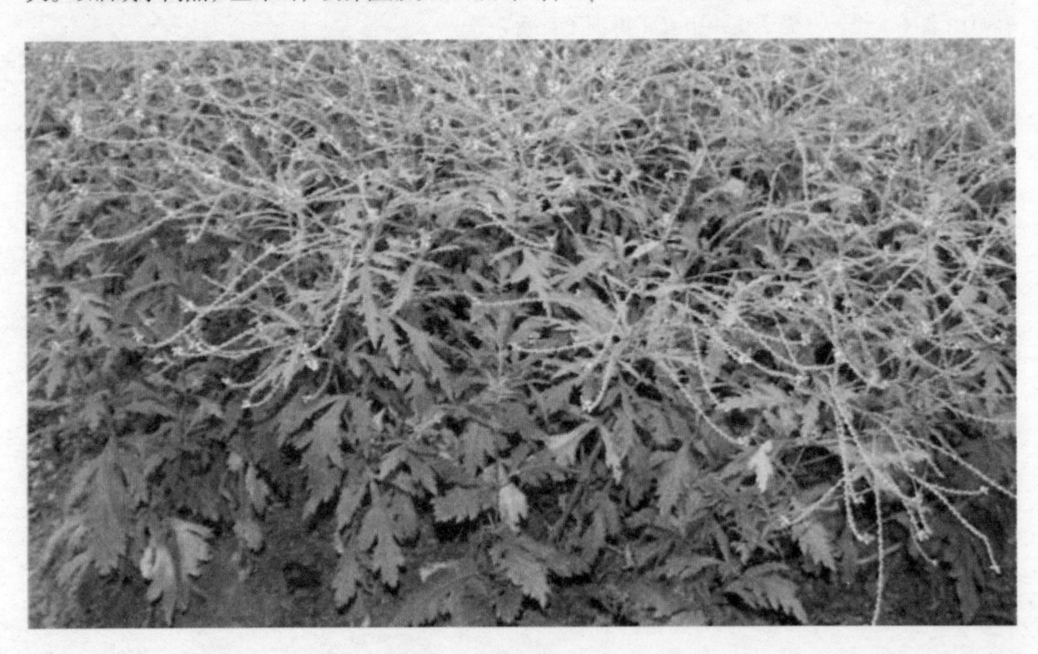

炳集验方》)

赤白下痢：龙牙草五钱，陈茶一撮，水煎服，神效。(《医方摘要》)

发背痈毒，痛不可忍：龙牙草捣汁饮之，以渣敷患处。(《集简方》)

杨梅恶疮：马鞭草煎汤，先熏后洗，气到便爽，痛肿随减。(《陈嘉谟本草蒙筌》)

◆实用指南

【单方验方】

白喉：取干马鞭草(全草)1两，浓煎成300毫升左右。剂量：成人每次150毫升，日服2次，连服3～5日。儿童8～14岁每次100毫升，每日2次，连服3～5日；8岁以下每次50毫升，每日3～4次，连服3～5日。

咽喉肿痛：鲜马鞭草茎叶适量。捣汁，加人乳适量，调匀含咽。

肝痛：马鞭草、八月札、石燕各30克。水煎服，每日1剂。

急性扁桃体炎：鲜马鞭草100克(干品50克)。加水500毫升，慢火浓煎成300毫升，每次取100毫升加食盐少许，候冷，含口中缓缓咽干，每剂分3次含服，每日1剂。

口腔溃疡：鲜马鞭草30克(干品用15克)。水煎2次，混合后分早、晚服，每日1剂。

痢疾、急性胃肠炎：马鞭草适量。研末，每服3克，每日2～3次，连服1周。

急性乳腺炎：马鞭草、丹参、赤芍各15克。水煎服，每日3次，连服3～5日。

疟疾：马鞭草60克。甜酒和水煎，取汁150毫升，于疟发前2小时服，连服3～5日。

感冒发热：马鞭草、板蓝根各18克。水煎服，每日2次，必要时可口服2剂。

百日咳：马鞭草1000克，蜂蜜100克。熬膏，3岁患儿服2匙，每日3次，温开水送下；3岁以上者酌加其量。

【食疗药膳】

⊙马鞭草茶

原料：马鞭草60克。

制法：马鞭草水洗净，放入砂锅中，加水煎汤。

用法：代茶频饮，每日1剂。

功效：清热解毒。

适用：前列腺癌。

⊙马鞭山楂酒

原料：马鞭草60克，山楂30克，红糖、黄酒各适量。

制法：将马鞭草、山楂加水先煎取汁，兑入红糖、黄酒温服。

用法：每日1剂。

功效：调经止痛。

适用：痛经。

⊙马鞭草蒸猪肝

原料：马鞭草50克，新鲜猪肝100克。

制法：先将鲜马鞭草洗净，切碎，放盘中，再将猪肝切成薄片，另放盘中，将此盘置于马鞭草盘上，上屉蒸，用马鞭草的气味蒸猪肝，待肝熟即可。

用法：每日1次，每次1剂，佐餐食用，用5～7剂即可。

功效：益肝清热，除湿止带。

适用：肝经湿热下注所致的带下病。

连翘《本经下品》

【释名】连《尔雅》，旱莲子《药性》，竹根《别录》。

【气味】苦，平，无毒。

【主治】寒热鼠瘘瘰疬，痈肿恶疮瘿瘤，结热蛊毒《本经》。去白虫《别录》。通利五淋，小便不通，除心家客热(甄权)。通小肠，排脓，治疮疖，止痛，通月经(大明)。散诸经血结气聚，消肿(李杲)。泻心火，除脾胃湿热，治中部血证，以为使(震亨)。

【附方】

瘰疬结核：连翘、脂麻各等分，为末，时时食之。(《简便方》)

项边马刀，属少阳经：用连翘二斤，瞿麦一斤，大黄三两，甘草半两。每用一两，以水一碗半，煎七分，食后热服。十余日后，灸临泣穴二七壮，六十日决效。(《张洁古活法机要》)

痔疮肿痛：连翘煎汤熏洗，后以刀上飞过绿矾入麝香贴之。(《集验方》)

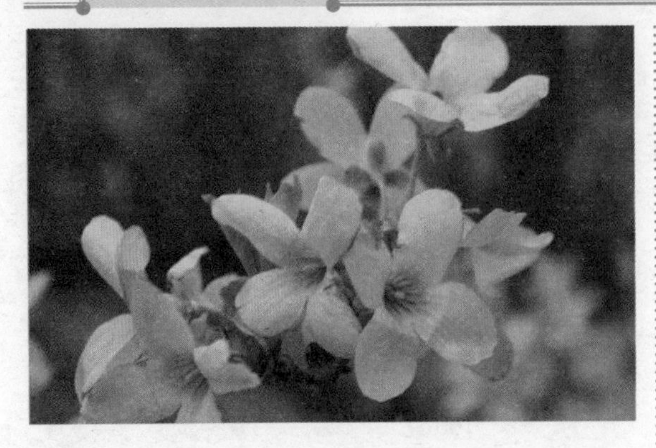

◆实用指南

【单方验方】

腮腺炎：连翘60克，芒硝50克，大戟15克。加水共煎，取浓汁与仙人掌（去皮刺）共捣如泥，涂患处，每日2～3次。

扁桃体炎：连翘、芦根、麦门冬、玄参、板蓝根、金银花各8克，栀子、蝉蜕、黄芩各5克，生地6克，竹叶3克，大黄2克。先用凉水浸泡20分钟，再小火煎25分钟，每剂煎2次，每日1剂，分3次服。

肠痈：连翘15克，栀子、黄芩各12克，金银花18克。水煎服。

舌破生疮：连翘15克，黄柏9克，甘草6克。水煎含漱。

麻疹：连翘6克，牛蒡子5克，绿茶1克。研末，沸水冲泡。

阴道滴虫：连翘100克（中药店有售）。放砂锅中加水600～700毫升，煎取200毫升，过滤去渣，温度适宜时用小块无菌纱布浸药汁后塞入阴道。每日1次，每次保留3～4小时，连用至愈。

肺炎：连翘、生苡仁、冬瓜仁、金银花各12克，桃仁、薄荷（后下）、荆芥各6克，杏仁、黄芩、浙贝母各10克，芦根20克。先将药物用水浸泡30分钟，再在火上煎30分钟，每剂煎2次，将2次煎出之药液混合。每日1剂，早、晚分服。

风疹：连翘、牛蒡子各10克，薄荷4克，甘草2克。水煎服，每日1剂，每日2次。

脓疱疮：连翘、地肤子、土茯苓各20克，荆芥、当归、黄柏、苍术、白鲜皮各10克，生甘草6克。水煎取药汁，口服，每日1剂，分2次服。

【食疗药膳】

⊙连翘菊花猪腰汤

原料：金银花、连翘、茯苓皮、大腹皮、冬瓜皮、白茅根、茜草各9克，大、小蓟各12克，猪腰1个。

制法：将金银花等药水煎取汁。猪腰对剖两半，片去腰臊，切片，用药汁煮熟即成。

用法：每日1～2次淡服。

功效：清热解毒，利尿消肿，凉血止血。

适用：急性肾炎尿血、浮肿等。

⊙金翘大青叶茶

原料：大青叶、金银花、芦根、连翘、甘草各9克。

制法：用以上5味加水煎汤，去渣取汁。

用法：代茶饮用，每日1剂，连用3～5日。

功效：清热解毒，除烦生津。

适用：小儿流行性乙型脑炎。

三白草《唐本草》

【释名】弘景曰：叶上有三白点，俗因以名。

【气味】甘、辛，寒，有小毒。

【主治】水肿脚气，利大小便，消

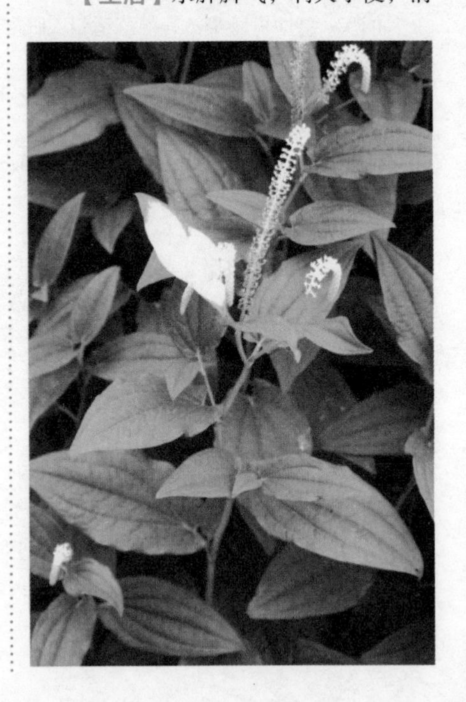

痃破癖，除积聚，消丁肿《唐本》。捣绞汁服，令人吐逆，除疟及胸膈热痰，小儿痞满（藏器）。根：疗脚气风毒胫肿，捣酒服，亦甚有验。又煎汤，洗癣疮（时珍）。

【附方】

疔疮炎肿：三白草鲜叶一握，捣烂，敷患处，日两次。

绣球风：鲜三白草，捣汁洗患部。

◆实用指南

【单方验方】

妇女湿热白带：鲜三白草、猪瘦肉各60克。同煲服。

乳糜尿、白浊、热淋：鲜三白草根茎60克。水煎，空腹服。

脾虚带下：鲜三白草根茎、鲜刺苹根各15克，猪脚1只。同煲服。

尿路感染：三白草30克，车前草、芦竹根、白花蛇舌草各15克。水煎服。

产妇乳汁不足：三白草根茎30克，猪脚1只。水煎，服汤吃肉。

慢性前列腺炎：三白草30克，淡竹叶、生地、赤芍、丹参、车前草、白茅根各15克，甘草6克。水煎服。

小儿全身瘙痒：鲜三白草叶250克，艾叶30克。水煎洗身，每日洗1次。

疔疮：鲜三白草根叶适量，红糖少许。捣烂敷患处。

【食疗药膳】

⊙三白五草茶

原料：三白草、白花蛇舌草各50克，鱼腥草、车前草、金钱草各20克，银花、蒲公英、白茅根各30克。

制法：将以上各种原料加适量水，煮沸后晾凉即可。

用法：每日1剂，分2次服。

功效：清热解毒利湿。

适用：急性淋病。

虎杖《别录中品》

【释名】苦杖《拾遗》，大虫杖《药性》，斑杖《日华》，酸杖。

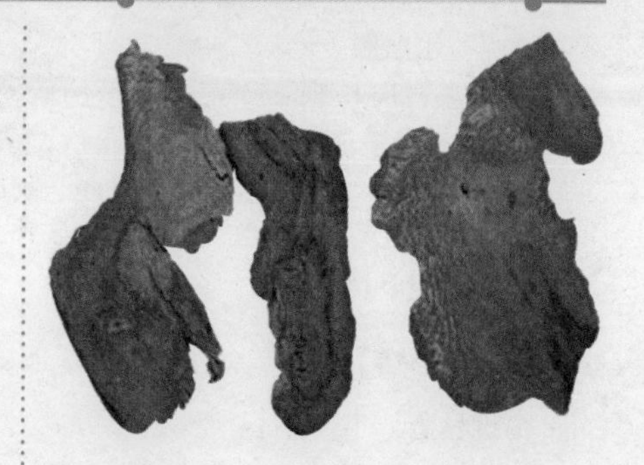

根

【气味】微温。

【主治】通利月水，破留血癥结《别录》。渍酒服，主暴瘕（弘景）。风在骨节间，及血瘀，煮作酒服之（藏器）。治大热烦躁，止渴利小便，压一切热毒（甄权）。治产后血运，恶血不下，心腹胀满，排脓，主疮疖，扑损瘀血，破风毒结气（大明）。烧灰，贴诸恶疮。焙研炼蜜为丸，陈米饮服，治肠痔下血（苏颂）。研末酒服，治产后瘀血血痛，及坠扑昏闷有效（时珍）。

【附方】

小便五淋：苦杖为末，每服二钱，用饭饮下。（《集验方》）

月水不利：虎杖三两，凌霄花、没药各一两，为末，热酒每服一钱。又方：治月经不通，腹大如瓮，气短欲死。虎杖一斤，去头暴干，切。土瓜根汁、牛膝汁各二斗。水一斛，浸虎杖一宿，煎取二斗，入二汁，同煎如饧。每酒服一合，日再夜一，宿血当下。（《圣惠方》）

时疫流毒，攻手足，肿痛欲断：用虎杖根剉，煮汁渍之。（《肘后方》）

气奔怪病（人忽遍身皮底混混如波浪声，痒不可忍，抓之血出不能解，谓之气奔）：以苦杖、人参、青盐、细辛各一两，作一服，水煎，细饮尽便愈。（《夏子益奇疾方》）

◆实用指南

【单方验方】

术后便秘：虎杖、何首乌各12克，大黄、草决明各6克，夏枯草18克，姜黄9克。水煎服。

关节炎：虎杖根250克。洗净切碎，投入白酒750毫升内浸泡半个月后服用，每日2次，每次10毫升。

急性阑尾炎：虎杖、玉兰叶各适量。制成浓煎液，每100毫升含生药各50克。首剂100毫升，以后每次50毫升，每日3次。

【食疗药膳】

⊙虎杖酒

原料：虎杖30克，川茄皮、川牛膝、桂枝、防风各15克，木瓜9克，烧酒1500毫升。

制法：将前六味浸泡烧酒中5～7日。

用法：每日2次，每次10～25毫升。

功效：祛风湿，活络。

适用：筋骨痰火、手足麻木、战摇痿软等。

蒺藜《本经上品》

【释名】茨《尔雅》，旁通、屈人、止行、休羽《本经》，升推。

子

【气味】苦，温，无毒。

【主治】恶血，破癥积聚，喉痹乳难。久服长肌肉，明目轻身《本经》。身体风痒，头痛，咳逆伤肺肺痿，止烦下气。小儿头疮，痈肿阴癀，可作摩粉《别录》。治诸风疬疡，疗吐脓，去燥热（甄权）。治奔豚肾气，肺气胸膈满，催生堕胎，益精，疗水藏冷，小便多，止遗沥泄精溺血肿痛（大明）。痔漏阴汗，妇人发乳带下（苏颂）。治风秘，及蛔虫心腹痛（时珍）。

【附方】

服食法：蒺藜子一石，七八月熟时收取，日干，舂去刺，杵为末。每服二钱，新汲水调下，日三服，

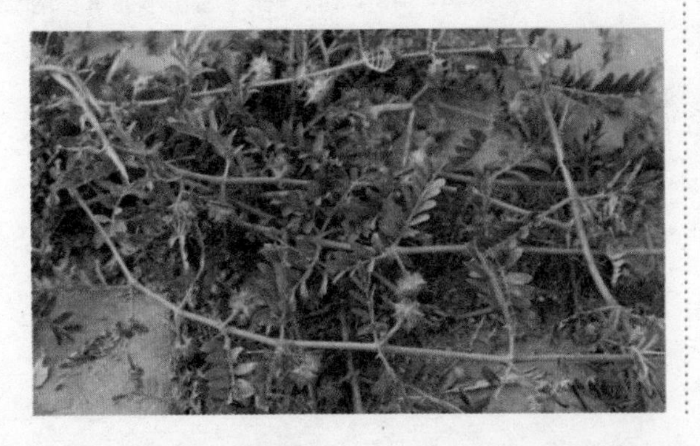

勿令中绝，断谷长生。服之一年以后，冬不寒，夏不热。二年，老者复少，发白复黑，齿落更生。服之三年，身轻长生。（《神仙秘旨》）

腰脊引痛：蒺藜子捣末，蜜和丸胡豆大。酒服二丸，日三服。（《外台秘要》）

通身浮肿：杜蒺藜日日煎汤洗之。（《圣惠方》）

大便风秘：蒺藜子炒一两，猪牙皂荚去皮酥炙五钱，为末。每服一钱，盐茶汤下。（《普济方》）

月经不通：蒺藜、当归各等分，为末，米饮每服三钱。（《儒门事亲》）

催生下衣（难产，胎在腹中，并包衣不下及胎死者）：蒺藜子、贝母各四两，为末，米汤服三钱。少顷不下，再服。（《梅师方》）

蛔虫心痛、吐清水：七月七日采蒺藜子阴干，烧作灰，先食服方寸匕，日三服。（《外台秘要》）

三十年失明：补肝散，用蒺藜于七月七日收，阴干捣散。食后水服方寸匕，日二服。（《外台秘要》）

牙齿动摇、疼痛及打动者：土蒺藜去角生研五钱，淡浆水半碗，蘸水入盐温漱，甚效；或以根烧灰，贴牙即牢固也。（《御药院方》）

牙齿出血、不止，动摇：白蒺藜末，旦旦擦之。（《道藏经》）

打动牙疼：蒺藜子或根为末，日日揩之。（《瑞竹堂方》）

面上瘢痕：蒺藜子、山栀子各一合，为末，醋和，夜涂旦洗。（《救急方》）

白癜风疾：白蒺藜子六两，生捣为末。每汤服二钱，日二服。一月绝根。服至半月白处见红点。神效。（《孙真人食忌》）

一切丁肿：蒺藜子一升，熬捣，以醋和封头上，拔根。（《外台秘要》）

◆实用指南

【单方验方】

急性荨麻疹：刺蒺藜、苍耳子各100克，夜交藤200克，蛇床子、白藓

皮各50克，蝉蜕20克。加水5000毫升，煮沸20分钟，趁热先熏，待水温下降后用纱布蘸取药液外洗患部。每剂可使用3～5次。

皮肤瘙痒：刺蒺藜、生甘草各100克。放入300毫升的75%乙醇中，浸泡7日，滤去药渣后用来涂搽患部，每日2～3次。

中毒性耳聋：刺蒺藜、牛蒡子、连翘、桔梗、生地、甘草、菊花各15克，金银花30克。水煎服，每日1剂。

热淋水肿尿闭：蒺藜、车前子、冬葵子各20克。水煎服。

高血压：白蒺藜、夏枯草、生石决明、丹参各30克，车前子45克。每日1剂，连服45日为1个疗程。

神经性头痛：刺蒺藜、荷叶各12克，黄芩、柴胡、当归、葛根各10克，丹参、川芎、赤芍各15克。水煎服，每日1剂。

小儿秋季腹泻：刺蒺藜50克。加水煎至500毫升左右，取汤温洗患儿双膝以下部位，同时不断揉搓足底、足背、腓肠肌。每次15～20分钟，早、晚各1次。一般治疗4日可愈。

疖肿及乳腺炎：鲜蒺藜果或干蒺藜适量。去刺，研为细末，加入等量红糖，以醋调成糊状外敷，用纱布固定，待药糊干后重换。

【食疗药膳】

⊙蒺藜烩豆腐

原料：蒺藜子15克，青豌豆100克，猪肉200克，豆腐2块，胡萝卜4条，香菇5朵，虾米少许，鸡汤少许。

制法：将蒺藜子洗净，捣碎后煎出汁待用。用麻油起锅，把剁碎的猪肉炒一遍调味后盛起。将胡萝卜洗净切丝，冬菇泡软后切丝，虾米最好用酒泡一下。用麻油起锅，放入豆腐用大火不停地翻炒，用锅铲将豆腐压碎，放入胡萝卜、豌豆、冬菇、虾米、猪肉、鸡汤和蒺藜子汁，调味后勾芡即成。

用法：佐餐食用。

功效：补肾虚，清肝明目。

适用：肾虚、视力衰退等。

谷精草（宋·《开宝》）

【释名】戴星草《开宝》，文星草《纲目》，流星草。

花

【气味】辛，温，无毒。

【主治】喉痹，齿风痛，诸疮疥《开宝》。头风痛，目盲翳膜，痘后生翳，止血（时珍）。

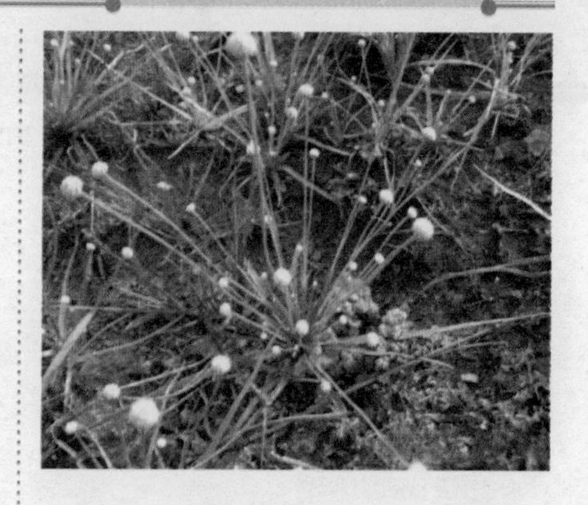

【附方】

脑痛眉痛：谷精草二钱，地龙三钱，乳香一钱，为末。每用半钱，烧烟筒中，随左右熏鼻。（《圣济录》）

鼻衄不止：谷精草为末，熟面汤服二钱。（《圣惠方》）

目中翳膜：谷精草、防风各等分，为末，米饮服之，甚验。（《明目方》）

痘后目翳，隐涩泪出，久而不退：用谷精草为末，以柿或猪肝片蘸食。一方：加蛤粉等分，同入猪肝内煮熟，日食之。

小儿雀盲，至晚忽不见物：用羯羊肺一具，不用水洗，竹刀剖开，入谷精草一撮，瓦罐煮熟，日食之，屡效。忌铁器。如不肯食。炙熟，捣作丸绿豆大。每服三十丸，茶下。（《卫生家宝方》）

小儿中暑，吐泄烦渴：谷精草烧存性，用器覆之，放冷为末。每冷米饮服半钱。（《保幼大全》）

◆实用指南

【单方验方】

夜盲症：谷精草15克。水煎服。

小儿疳积所致的眼睛起翳膜：谷精草、菊花各6克，木贼、蝉蜕各5克。水煎服。

肺结核：谷精草10克，紫金牛30克。水煎服。

牙痛：谷精草、两面针各10克。水煎服。

眼赤肿痛：谷精草15克，白芍10克。

水煎服。

眼结膜炎：鲜谷精草、鲜千里光各 30 克。水煎服。

感冒头痛：谷精草、野菊花各 15 克，山芝麻 10 克。水煎服。

【食疗药膳】

⊙谷精夜明蒸鸡肝

原料：谷精草 15 克，夜明砂 10 克，鸡肝 1 副。

制法：鸡肝肫去污膜洗净，同谷精草，夜明砂同蒸（注意碗内放少量开水），隔水蒸熟。

用法：食肝喝汁。

功效：补肝明目。

适用：夜盲症、眼干燥等。

⊙谷精草猪肝汤

原料：谷精草、石决明子各 15 克，蛇蜕、蝉蜕各 10 克，猪肝 60 克。

制法：先将前四味研为细末，每用 6 克，猪肝用竹刀劈开，掺药末，卷麻扎定，米泔水煮熟。

用法：分次，就盐细嚼，煮肝汤送下。

功效：清肝明目，补肝。

适用：小儿疳气斑疹、目昏翳膜、一切病眼等。

海金沙（宋·《嘉祐》）

【释名】竹园荽。

【气味】甘，寒，无毒。

【主治】通利小肠。得栀子、马牙消、蓬沙，疗伤寒热狂。或丸或散《嘉祐》。治湿热肿满，小便热淋、膏淋、血淋、石淋茎痛，解热毒气（时珍）。

【附方】

热淋急痛：海金沙草阴干为末，煎生甘草汤，调服二钱，此陈总领方也。一加滑石。（《夷坚志》）

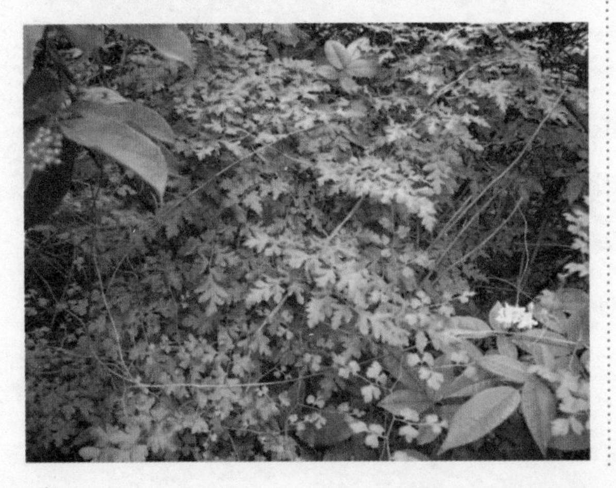

小便不通，脐下满闷：海金沙一两，腊南茶半两，捣碎。每服三钱，生姜甘草煎汤下，日二服。亦可末服。（《图经本草》）

膏淋如油：海金沙、滑石各一两，甘草梢二钱半，为末。每服二钱，麦门冬煎汤服，日二次。（《仁存方》）

血淋痛涩（但利水道，则清浊自分）：海金沙末，新汲水或砂糖水服一钱。（《普济方》）

脾湿肿满，腹胀如鼓，喘不得卧：海金沙散，用海金沙三钱，白术四两，甘草半两，黑牵牛头末一两半，为末。每服一钱，煎倒流水调下，得利为妙。（《东垣兰室秘藏》）

痘疮变黑：用竹园荽草煎酒，敷其身，即发起。（《直指方》）

◆实用指南

【单方验方】

腹泻：海金沙全草适量。水煎服。

赤痢：海金沙全草 100 ~ 150 克。水煎服，每日 1 ~ 3 次。

湿热黄疸：海金沙、鸡骨草、田基黄各 50 克。水煎服。

火烫伤：海金沙鲜叶适量。捣烂，调入乳外敷火伤处。

缠腰火丹：鲜海金沙叶适量。切碎捣烂，酌加麻油及米泔水，同擂成糊状，涂搽患处。

五淋：海金沙、川牛膝、大黄、当归各 10 克，雄黄、木香各 3 克。共为细末，每次 5 克，临睡前黄酒送下。

妇女白带：海金沙茎 50 克，猪精肉 200 克。加水同炖，去渣，取肉及汤服。

小便不利：海金沙全草 100 ~ 150 克。和冰糖，酌加水煎服；或代茶常饮。

【食疗药膳】

⊙金沙双草茶

原料：海金沙、葎草各 15 克，凤尾草 30 克，绿茶 5 克。

制法：先将前三味药加水1000毫升，或水浸过药面，煎沸20分钟，加入绿茶再沸2分钟即可；或四味药共研粗末，放置茶壶内，以沸水冲泡20分钟，亦可。

用法：每日1剂，不拘时频频饮服。

功效：消炎解毒，清热利尿。

适用：消炎水肿、尿路感染、尿路结石等。

半边莲《纲目》

【气味】辛，平，无毒。

【主治】蛇虺伤，捣汁饮，以渣围涂之。又治寒齁气喘，及疟疾寒热，同雄黄各二钱，捣泥，碗内覆之，待色青，以饭丸梧子大。每服九丸，空心盐汤下（时珍《寿域方》）。

【附方】

寒齁气喘及疟疾寒热：半边莲、雄黄各二钱。捣泥，碗内覆之，待青色，以饭丸如梧子大。每服九丸，空心盐汤下。（《寿域神方》）

毒蛇咬伤：半边莲浸烧酒搽之。（《岭南草药志》）

疔疮、一切阳性肿毒：鲜山梗菜适量，加盐数粒同捣烂，敷患处，有黄水渗出，渐愈。

◆实用指南

【单方验方】

乳腺炎：鲜半边莲适量。捣烂敷患处。

肝硬化腹水、肾炎水肿：半边莲60克。水煎服。

百日咳：半边莲30克。煎汤，煮猪肺1只，吃汤和肺。

口腔癌、肝硬化：半边莲30克。水煎当茶喝，连服30日。

疔疮：鲜半边莲、鲜梨头草各适量。加生盐少许，共捣烂敷患处。

漆中毒、漆疮痒或流水迁延难愈：鲜半边莲适量。捣烂取汁涂患处。

烂皮疮疖：鲜半边莲、鲜白花蛇舌草各适量。与米浆适量共捣烂敷患处。

【食疗药膳】

⊙半边莲杏仁茶

原料：半边莲100克，苦杏仁15克。

制法：将半边莲、苦杏仁分别拣杂，洗净，半边莲晾干或晒干，切碎或切成碎小段，备用；苦杏仁洗净，

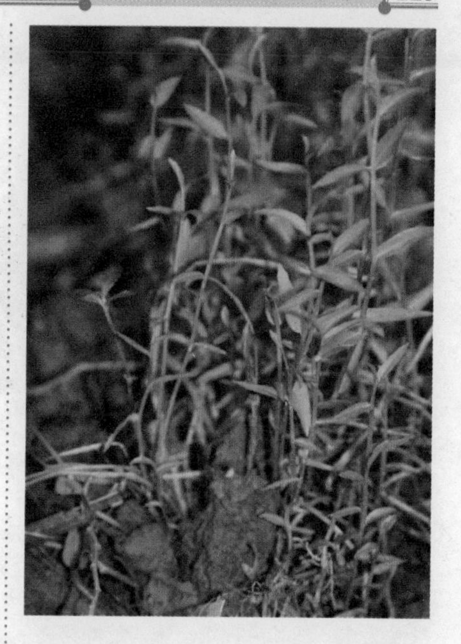

放入清水中浸泡，泡涨后去皮尖，与半边莲同放入砂锅内，加水适量，煎煮30分钟，用洁净纱布过滤，收取滤汁贮入容器即成。

用法：早、晚2次分服。

功效：清热解毒，防癌抗癌。

适用：各类型肺癌及胃癌、子宫颈癌等。

紫花地丁《纲目》

【释名】箭头草、独行虎《纲目》，羊角子《秘韫》，米布袋。

【气味】苦、辛，寒，无毒。

【主治】一切痈疽发背，疔肿瘰疬，无名肿毒恶疮（时珍）。

【附方】

黄疸内热：地丁末，酒服三钱。（《乾坤秘韫》）

稻芒黏咽，不得出者：箭头草嚼咽下。（《乾坤秘韫》）

痈疽恶疮：紫花地丁（连根）同苍耳叶等分，捣烂，酒一钟，搅汁服。（《杨诚经验方》）

痈疽发背，无名诸肿，贴之如神：紫花地丁三伏时收，以白面和成，盐醋

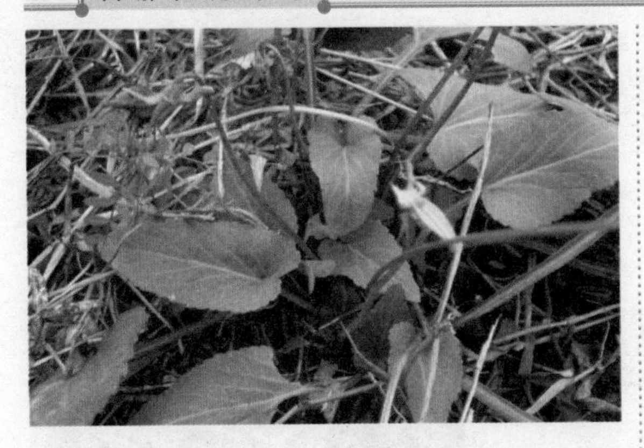

浸一夜贴之。昔有一尼发背，梦得此方，数日而愈。（《孙天仁集效方》）

一切恶疮：紫花地丁根日干，以罐盛，烧烟对疮熏之，出黄水，取尽愈。（《卫生易简方》）

瘰疬丁疮，发背诸肿：紫花地丁根去粗皮，同白蒺藜为末，油和涂神效。（《乾坤秘韫》。

丁疮肿毒：（《千金方》）用紫花地丁草捣汁服，虽极者亦效。（《杨氏方》）用紫花地丁草、葱头、生蜜共捣贴之。若瘤疮，加新黑牛屎。

喉痹肿痛：箭头草叶入酱少许，研膏，点入即吐。（《普济方》）

◆实用指南

【单方验方】

中耳炎：紫花地丁12克，蒲公英10克（鲜者加倍）。将上药捣料，置热水瓶中，以沸水冲泡大半瓶，盖闷10多分钟后，每日数次。

丹毒：紫花地丁、半边莲各12克，蒲公英10克。同捣碎，放入热水瓶中，冲入适量沸水闷泡15分钟，代茶频饮，每日1剂。

前列腺炎：紫花地丁16克，车前草12克，海金沙10克。水煎服，每日1剂，分早、晚2次，6日为1个疗程。

毒蛇咬伤：鲜紫花地丁100克。捣碎，用米泔水500毫升调取汁内服，用量每次服50 ~ 100毫升，其渣加雄黄3克捣匀外敷，每日换药1次，连用5 ~ 10日。

疗肿疮毒：鲜紫花地丁100克。捣碎成泥调米泔水过滤，将滤液分早、中、晚3次内服。药渣外敷患处，每日1剂，连服3 ~ 6日。

急性乳腺炎：鲜紫花地丁、鲜蒲公英各25克。水熬汁去渣，再将药液熬成膏摊贴患处，每日1次，连用3 ~ 10日。

化脓性腱鞘炎：紫花地丁16克，银花、野菊花各12克，皂刺、生山楂、半枝莲、车前草各10克，连翘、黄芩各9克，甘草3克。每日水煎3次，混合取滤液1000毫升分3次饮用。创面消毒，外敷药渣每日换药1次，3 ~ 10日为1个疗程。

呼吸道感染：紫花地丁、大青叶、鱼腥草、鸭跖草、贯众各100克。共制成冲剂20袋，每袋18克。每次1袋，每日2次，连服7日，停用其他清热药物与抗生素。

压疮：紫花地丁、金银花、蒲公英各50克，罂粟壳20克，赤石脂40克。共研极细面备用。取药粉适量，用50度的白酒调成糊状，平敷患处，外用纱布覆盖固定，每24小时换药1次。

【食疗药膳】

⊙地丁败酱糖汁

原料：紫花地丁、败酱草、蒲公英各30克，红糖适量。

制法：取前三味加水500毫升，煎取400毫升，加红糖适量。

用法：代茶频饮，每次200毫升，每日2次。

功效：清热解毒。

适用：产后感染发热。

⊙疗黄肉膳

原料：紫花地丁、冬葵全草各60克，瘦肉、天胡荽各90克，车前草30克。

制法：将上几味置砂锅内，加清水小火共炖，待肉熟烂为度，去药渣。

用法：食肉、喝汤，每日服尽，连服1周。

功效：清热，解毒，利水，退黄，补虚。

适用：黄疸。

大黄《本经下品》

【释名】黄良《本经》，将军（当之），火参、肤如（吴普）。

根

【气味】苦，寒，无毒。

【主治】下瘀血血闭，寒热，破癥瘕积聚，留饮宿食，荡涤肠胃，推陈致新，通利水谷，调中化食，安和五脏《本经》。平胃下气，除痰实，肠间结热，心腹胀满，女子寒血闭胀，小腹痛，诸老血留结《别录》。通女子经候，利水肿，利大小肠，贴热肿毒，小儿寒热时疾，烦热蚀脓（甄权）。通宣一切气，调血脉，利关节，泄壅滞水气，温瘴热疟（大明）。泻诸实热不通，除下焦湿热，消宿食，泻心下痞满（元素）。下痢赤白，里急腹痛，小便淋沥，实热燥结，潮热谵语，黄疸诸火疮（时珍）。

【附方】

吐血衄血，治心气不足、吐血衄血者：泻心汤主之，大黄二两，黄连、黄芩各一两，水三升，煮一升，热服取利。（《金匮玉函》）

吐血刺痛：川大黄一两，为散。每服一钱，以生地汁一合，水半盏，煎五三沸，无时服。（《简要济众方》）

伤寒痞满，病发于阴，而反下之，心下满而不痛，按之濡，此为痞也，大黄黄连泻心汤主之：大黄二两，黄连一两，以麻沸汤二升渍之，须臾绞汁，分作两次温服。（《伤寒论》）

热病谵狂：川大黄五两，剉炒微赤，为散。用腊雪水五升，煎如膏。每服半匙，冷水下。（《圣惠方》）

腰脚风气作痛：大黄二两，切如棋子，和少酥炒干，勿令焦，捣筛。每用二钱，空心以水三大合，入姜三片，煎十余沸，取汤调服。当下冷脓恶物，即痛止。（《崔元亮海上方》）

一切壅滞：（《经验方》治风热积壅，化痰涎；治痞闷消食，化气导血）；用大黄四两，牵牛子半炒生四两，为末，炼蜜丸如梧子大。每服十丸，白汤下，并不损人。如要微利，加一二十丸。（《卫生宝鉴》）用皂荚熬膏和丸，名坠痰丸，又名全真丸。金宣宗服之有验，赐名保安丸。

腹中痞块：大黄十两为散，醋三升，蜜两匙和煎，丸梧子大。每服三十丸，生姜汤下，吐利为度。（《外台秘要》）

腹胁积块：风化石灰末半斤，瓦器炒极热，稍冷，入大黄末一两炒热，入桂心末半两略炒，下米醋搅成膏，摊布贴之。又方：大黄二两，朴硝一两，为末，以大蒜同捣膏和贴之；或加阿魏一两，尤妙。（《丹溪心法》）

小儿诸热：大黄煨熟、黄芩各一两，为末，炼蜜丸麻子大。每服五至十丸，蜜汤下。加黄连，名三黄丸。（《钱氏小儿方》）

骨蒸积热，渐渐黄瘦：大黄四分，以童子小便五六合，煎取四合，去滓。空腹分为二服，如人行五里，再服。（《广利方》）

赤白浊淋：好大黄为末。每服六分，以鸡子一个，破顶入药，搅匀蒸熟，空心食之。不过三服愈。（《简便方》）

诸痢初起：大黄煨熟、当归各二三钱，壮人各一两，水煎服，取利。或加槟榔。（《集简方》）

热痢里急：大黄一两，浸酒半日，煎服取利。（《集简方》）

食已即吐，胸中有火也：大黄一两，甘草二钱半，水一升，煮半升，温服。（《金匮玉函方》）

妇人血癖，作痛：大黄一两，酒二升，煮十沸，顿服取利。（《千金翼》）

产后血块：大黄末一两，头醋半升，熬膏，丸梧子大。每服五丸，温醋化下，良久当下。（《千金方》）

干血气痛；锦纹大黄酒浸晒干四两，为末，好醋一升，熬成膏，丸芡子大。卧时酒化一丸服，

妇人嫁痛，小户肿痛也：大黄一两，酒一升，煮一沸，顿服。（《千金方》）

暴赤目痛：四物汤加大黄，酒煎服之。（《传信适用方》）

风虫牙痛：龈常出血，渐至崩落，口臭，极效。大黄米泔浸软、生地各旋切一片，合定贴上，一夜即愈，未愈再贴。忌说话，恐引入风。（《本事方》）

口疮糜烂：大黄、枯矾等方，为末，擦之吐涎。（《圣惠方》）

鼻中生疮：生大黄、杏仁捣匀，猪脂和涂。又方：生大黄、黄连各一钱，麝香少许，为末，生油调搽。（《圣惠方》）

杖疮肿痛：大黄末醋调涂之；童尿亦可调。（《医方摘玄》）

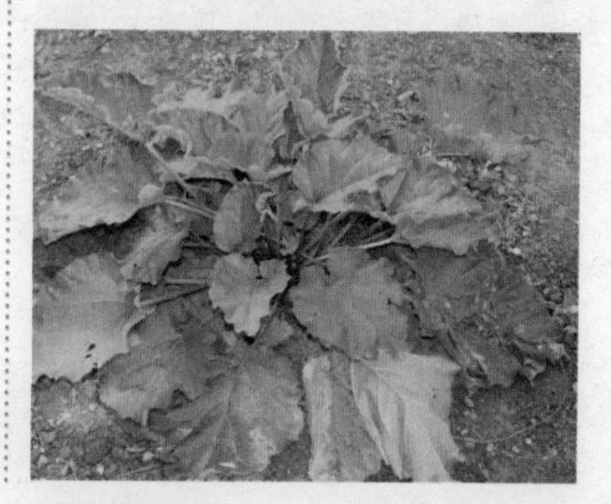

金疮烦痛，大便不利：大黄、黄芩各等分，为末，蜜丸。先食水下十丸，日三服。（《千金方》）

冻疮破烂：大黄末水调涂之。（《卫生宝鉴》）

火丹赤肿，遍身者：大黄磨水，频刷之。(《急救方》)

◆实用指南

【单方验方】

湿热内蕴型胆结石：制大黄、枳实各9克，郁金、虎杖各15克，金钱草30克。水煎服，每日1剂，每日2次。

热性胃肠出血：大黄粉或片2～6克。水冲服，每日3次。

急性黄疸性肝炎：大黄9克，茵陈30克，栀子15克。水煎服，每日2～3次，连服10～15剂。

急性细菌性痢疾：生大黄、黄连各9克。水煎服，每日1剂，每日2次。病重者，宜日服2剂。

急性阑尾炎：大黄、丹皮、芒硝各9克，冬瓜子、桃仁各15克。水煎服，每日3次，宜连服3～5剂。

胆囊炎、胆石症：大黄、黄连各9克，枳壳、黄芩、木香各12克。水煎服，每日3次。

急性胰腺炎：大黄12克，柴胡、白芍各15克，木香、芒硝、黄芩、延胡索、胡黄连各9克。水煎服，每日3次。

食积腹痛：大黄、砂仁各9克，莱菔子30克。水煎服，每日3次。

急性结膜炎：大黄、菊花、龙胆草各9克。水煎服，每日2次。宜服3～5日。

急性咽喉炎：大黄3克，甘草1.5克，冰片0.3克。共为细末，吹患处，每日2～3次。病重者可日吹5～6次。

急性中耳炎：大黄6克。研极细，浸入30克香油中，滴耳内，每次2～3滴，每日2～3次。

【食疗药膳】

⊙大黄杏仁汁

原料：大黄汁30克，朴硝汁、杏仁汁各60克。

制法：将以上三味倒入净杯中摇匀即可。

用法：1次饮用，病重者亦可酌情增加剂量和次数。

功效：解毒通便。

适用：食猪肉中毒。

⊙大黄酒

原料：大黄3～12克，白酒适量。

制法：将上药研末备用。

用法：每日1剂，白酒调服。

功效：活血散瘀。

适用：月经不调、血瘀积滞、经络胞宫、月经延后、经期腹痛、结血块等。

商陆《本经下品》

【释名】当陆、白昌《开宝》，章柳《图经》，马尾《广雅》，夜呼《本经》。

根

【气味】辛，平，有毒。

【主治】水肿疝瘕痹，熨除痈肿，杀鬼精物《本经》。疗胸中邪气，水肿痿痹，腹满洪直，疏五脏，散水气《别录》。泻十种水病。喉痹不通，薄切醋炒，涂喉外，良（甄权）。通大小肠，泻蛊毒，堕胎，熁肿毒，敷恶疮（大明）。

【附方】

湿气脚软：章柳根切小豆大，煮熟，更以绿豆同煮为饭。每日食之，以瘥为度，最效。（《斗门方》）

痃癖如石，在胁下坚硬：生商陆根汁一升，杏仁一两，浸去皮，捣如泥，以商陆汁绞杏泥，火煎如饧。每服枣许，空腹热酒服，以利下恶物为度。（《圣惠方》）

产后腹大，坚满，喘不能卧：白圣散。用章柳根三两，大戟一两半，甘遂炒一两，为末。每服二三钱，热汤调下，大便宣利为度。此乃主水圣药也。（《洁古保命集》）

耳卒热肿：生商陆削尖纳入，日再易。（《圣济录》）

喉卒攻痛：商陆切根炙热，隔布熨之，冷即易，立愈。（《图经本草》）

瘰疬喉痹，攻痛：生商陆根捣作饼，置疬上，以艾炷于上灸三四壮良。（《外台秘要》）

一切毒肿：商陆根和盐少许，捣敷，日再易之。（《千金方》）

疮伤水毒：章陆根捣炙，布裹熨之，冷即易之。（《千金方》）

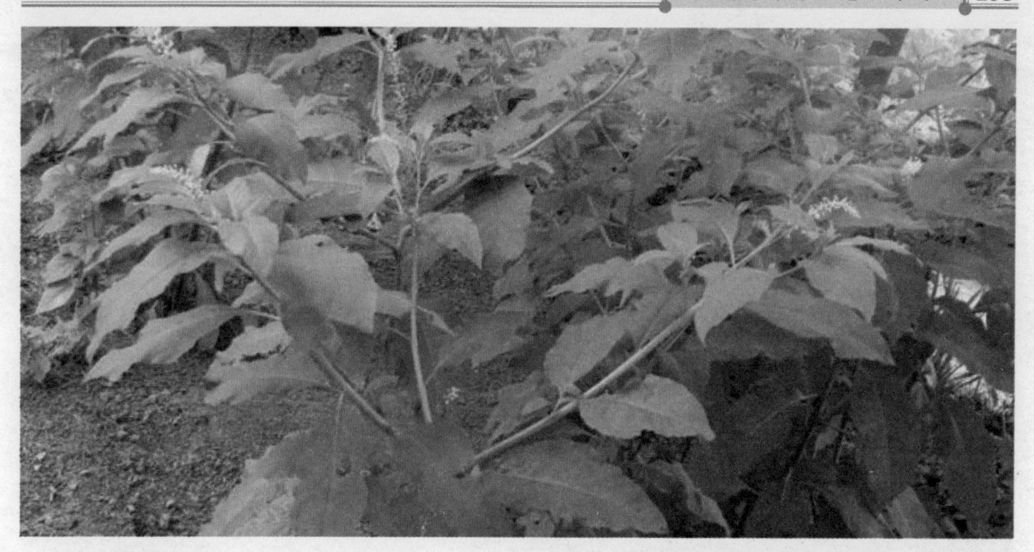

◆实用指南

【单方验方】

足癣：商陆、苦参各100克，川椒20克，赤芍50克。煎汤，每日1～2次浸泡患足，每次15～30分钟，保留药液加热重复使用。

慢性气管炎：商陆适量。放入蒸笼内1小时，烘干研末粉，炼蜜为丸，每丸重10克（含纯粉4克），每日1丸。

腹中如有石、痛如刀刺：商陆根不拘多少。捣烂蒸熟，以新布裹，熨痛处，冷即换。

宫颈癌：商陆10克，粳米100克，大枣5枚。先将商陆用水煎40分钟，去渣取汁，然后加入粳米、大枣煮成粥食用即可。

【食疗药膳】

⊙商陆赤豆鲫鱼汤

原料：商陆、赤小豆各适量，鲫鱼3条。

制法：商陆、赤小豆用清水冲洗，待用。把鲫鱼留鳞去内脏，装入前二药（等分），装满鱼腹扎口，用清水3000毫升煮烂，去鱼及商陆即可。

用法：饮汤食豆，每2日1次。

功效：清热解毒，利水填精。

适用：湿热水肿、小便黄少、尿蛋白多者，以及肝硬化腹水。

⊙商陆根煲肉

原料：商陆根30克，猪瘦肉60克。

制法：将猪肉与商陆根加水共炖，以煲至肉熟烂为宜，去药渣。

用法：服汤食肉。

功效：解毒，逐水，补虚养血。

适用：水肿腹胀。

大戟《本经下品》

【释名】邛钜《尔雅》，下马仙《纲目》。

根

【气味】苦，寒，有小毒。

【主治】蛊毒，十二水，腹满急痛积聚，中风皮肤疼痛，吐逆《本经》。颈腋痈肿，头痛，发汗，利大小便《别录》。泻毒药，泄天行黄病温疟，破癥结（大明）。下恶血癖块，腹内雷鸣，通月水，堕胎孕（甄权）。治隐疹风，及风毒脚肿，并煮水，日日热淋，取愈（苏颂）。

【附方】

水肿喘急、小便涩及水蛊：大戟炒二两，干姜炮半两，为散。每服三钱，姜汤下。大小便利为度。（《圣济总录》）

水病肿满，不问年月浅深：大戟、当归、橘皮各一两切，以水二升，煮取七合，顿服。利下水二三升，勿怪。至重者，不过再服便瘥。禁毒食一年，永不复作。此方出张尚客。（《李绛兵部手集》）

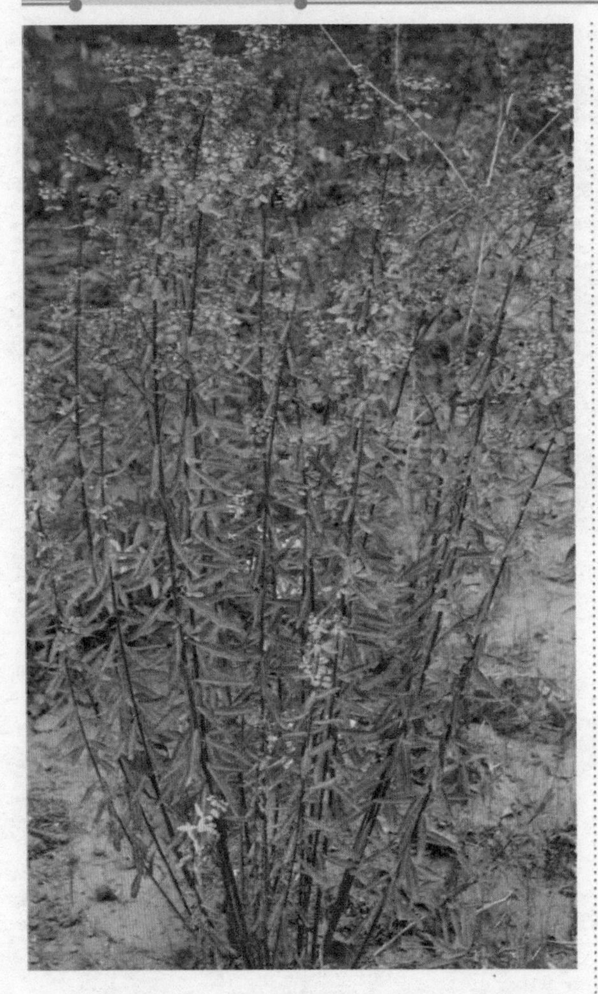

牙齿摇痛：大戟咬于痛处，良。（《生生编》）

中风发热：大戟、苦参各四两，白酢浆一斗，煮熟洗之，寒乃止。（《千金方》）

◆实用指南

【单方验方】

急、慢性肾炎水肿：大戟根适量。洗净，刮去粗皮，切片，每500克以盐9克，加水适量拌匀，吸入后晒干或烘干呈淡黄色，研成细末装入胶囊。每日2次，每次0.45～0.6克，隔日1次，空腹温开水送下，6～9次为1个疗程。

急性扁桃体炎：大戟1～3克。水煎含服，一般需用药2～3次。

晚期血吸虫病腹水或其他肝硬化腹水：大戟鲜根适量。洗净晒干磨粉，用小火焙成咖啡色，装入胶囊，成人每次0.6～0.9克，隔天或隔2日服药1次，7～8次后停药1周，以后视病情再服。若腹水已退，可选用人参养荣丸等调理。

慢性咽炎：大戟3克。口中含服，每日2次。

神经性皮炎：大戟30克。洗净，剥去老皮，切碎加水煎煮，直至用手一捻即成粉末为止。后用纱布过滤，药液继续煎煮浓缩至一定黏度，冷后涂纱布上贴患处，每日或隔日1次。

【食疗药膳】

⊙芹菜大戟汁

原料：干芹菜30克，大戟2克。

制法：将干芹菜、大戟加水2碗，煎1碗温服。

用法：于月经前4～5日服，4～5次即可。

功效：调经止痛。

适用：经前腹痛。

⊙红枣煮大戟

原料：大戟根苗30克（或大戟根10克），红枣60克。

制法：加水适量，密闭煮1小时，去大戟食红枣。

用法：每日1次，每次10～20克。

功效：逐水，利尿，退肿。

适用：水肿。

甘遂《本经下品》

【释名】甘藁、重泽《别录》，甘泽、鬼丑（《吴普》）。

根

【气味】苦，寒，有毒。

【主治】大腹疝瘕，腹满，面目浮肿，留饮宿食，破癥坚积聚，利水谷道《本经》。下五水，散膀胱多热，皮中痞，热气肿满《别录》。能泻十二种水疾，去痰水（甄权）。泻肾经及隧道水湿，脚气，阴囊肿坠，痰迷癫痫，噎膈痞塞（时珍）。

【附方】

水肿腹满：甘遂炒二钱二分，黑牵牛一两半，为末，水煎，时时呷之。（《普济方》）

身面洪肿：甘遂二钱，生研为末。以豮猪肾一枚，分为七脔，入末在内，湿纸包煨，令熟食之，日一服。至四五服，当觉腹鸣、小便利，是其效也。（《肘后方》）

正水胀急，大小便不利欲死：甘遂五钱，半生半炒，胭脂坏子十文，研匀。每以一钱，白面四两，水和作棋子大，水煮令浮，淡食之。大小便利后，用平胃散加熟附子，每以二钱煎服。（《普济方》）

水蛊喘胀：甘遂、大戟各一两，慢火炙研。每服一字，水半盏，煎三五沸服。不过十服。（《圣济录》）

脚气肿痛（肾脏风气，攻注下部疮痒）：甘遂半两，木鳖子仁四个，为末。猪腰子一个，去皮膜，切片，用药四钱掺去内，湿纸包煨熟，空心食之，米饮下。服后便伸两足。大便行后，吃白粥二三日为妙。（《本事方》）

疝气偏肿：甘遂、茴香各等分，为末，酒服二钱。（《儒门事亲》）

妇人血结（妇人少腹满如敦状，小便微难而不渴，此为水与血俱结在血室）：大黄二两，甘遂、阿胶各一两，水一升半，煮半升，顿服，其血当下。（《张仲景方》）

癫痫心风（遂心丹治风痰迷心、癫痫及妇人心风血邪）：用甘遂二钱，为末，以猪心取三管血和药，入猪心内缚定，纸裹煨熟，取末，入辰砂末一钱，分作四丸。每服一丸，将心煎汤调下。大便下恶物为效，不下再服。（《济生方》）

麻木疼痛：万灵膏，用甘遂二两，蓖麻子仁四两，樟脑一两，捣作饼贴之。内饮甘草汤。（《摘玄方》）

耳卒聋闭：甘遂半寸，绵裹插入两耳内，口中嚼少甘草，耳卒自然通也。（《永类方》）

◆实用指南

【单方验方】

尿闭：甘遂6克，麝香0.1克。面糊为丸，分3次服。

渗出性胸膜炎、胸腔积液：甘遂3克，大黄、芒硝各9克。水煎服。

渗出性胸膜炎、肝硬化腹水、血吸虫病腹水、慢性肾炎水肿、二便不通：甘遂、大戟、芫花各等分，大枣10枚。前三味混合研末，每次1～3克，大枣煎汤于清晨空腹送服。

癫痫：甘遂、朱砂各3克。将甘遂入鲜猪心中，煨熟，取出药，与朱砂研粉和匀，分作4丸，每服1丸，用猪心煎汤送下。

小儿睾丸鞘膜积液：甘遂、赤芍、枳壳、昆布各10克，甘草5克。水煎服，连用3～7日。

大便不通：甘遂、木香按10∶1之比混合。捣为散，每服1克，温蜜酒调下。

【食疗药膳】

⊙甘遂猪心

原料：猪心1个，甘遂6克，朱砂3克。

制法：甘遂研末，以猪心血作丸，放入猪心内，纸裹煨熟；取出甘遂再研末，同水飞朱砂和匀，分作4丸。将猪心炖汤。

用法：食猪心，并以肉汤送服1丸，以腹泻为度，不泻再进1丸。

功效：逐痰饮。

适用：痰迷心窍之癫狂痫症。

⊙甘遂烤猪腰子

原料：猪腰子1枚，甘遂3克。

制法：先将猪腰分为7脔，甘遂研为细粉，蘸脔上，烤熟即可。

用法：每日1次，至4、5次，当觉腹胁鸣、小便利即停。食用时不加盐。

功效：和理肾气，通利膀胱。

适用：卒肿满、身面皆洪大等。

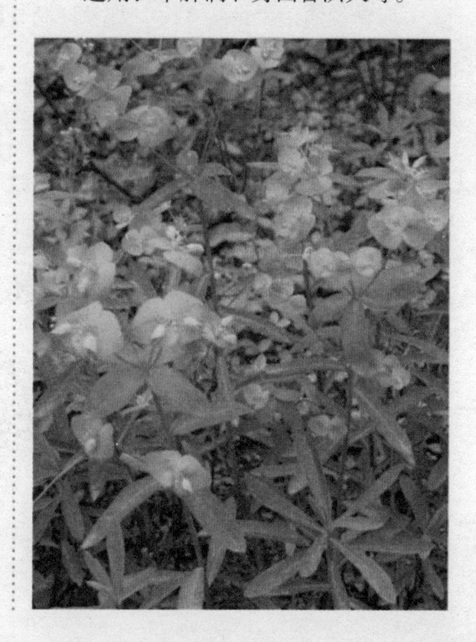

续随子（宋·《开宝》）

【释名】千金子、拒冬《开宝》，千两金、菩萨豆《日华》，联步。

【集解】志曰：续随子生长在蜀郡，处处都有。苗大小如戟。颂曰：在南方多有生长，北方少有。苗如大戟，初生一茎，茎端生叶，叶中复出叶。花也像大戟，自叶中抽干而生，实为青色有壳。秋天播种冬天生长，秋季结果实。时珍曰：茎中有白汁，可结水银。

【气味】辛，温，有毒。

【主治】妇人血结月闭，瘀血癥瘕痃癖，除蛊毒鬼疰，心腹痛，冷气胀满，利大小肠，下恶滞物《开宝》。积聚痰饮，不下食，呕逆，及腹内诸疾。研碎酒服，不过三颗，当下恶物《蜀本》。宣一切宿滞，治肺气水气，日服十粒。泻多，以酸浆水或薄醋粥吃，即止。又涂疥癣疮（大明）。

【附方】

小便不通（脐腹胀痛不可忍，诸药不效者，不过再服）：用续随子去皮一两，铅丹半两，同少蜜捣作团，瓶盛埋阴处，腊月至春末取出，研，蜜丸梧子大。每服二三十丸，木通汤下，化破尤妙。病急亦可旋合。（《圣济录》）

黑子疣赘：续随子熟时涂之，自落。（《普济方》）

◆实用指南

【单方验方】

血瘀经闭：千金子3克，丹参、制香附各9克。水煎服。

阳水肿胀：千金子（炒，去油）100克，大黄50克。共为末，酒、水丸绿豆大，每服以白汤送下五十丸。

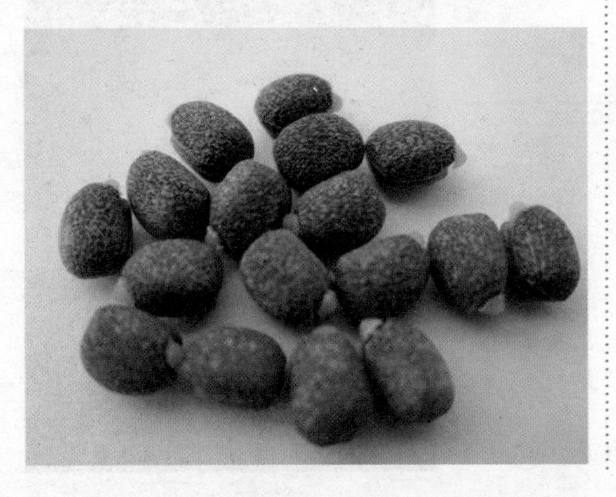

晚期血吸虫病腹水：新鲜千金子适量。去壳捣泥装入胶囊，根据腹围大小决定用量。腹围较大者，每次6～9克，早晨空腹服；每5日服药1次。服药后30分钟有头晕或呕吐，继而有肠鸣腹泻，随之腹水渐退，腹围缩小。

毒蛇咬伤：千金子20～30粒（小儿酌减）。捣烂，用米泔水调服。

前列腺肿大、尿路感染、产后尿闭、术后癃闭：续随子、大黄各20克，蝼蛄、黑丑各30克。共焙干研细末，每次服2～5克，每6小时1次，以温开水调服。

慢性咽炎：紫金锭30克，参三七15克。共为细末，1剂分3次，醋调敷于颈部喉结上方凹陷处，外用纱布覆盖，胶布固定，隔日更换，经常使醋保持湿润。

风湿痹痛、跌打损伤：千金子2～3粒。去壳杵碎，放在胶布上，贴于阿是穴，每日换药1次，2～3次为1个疗程。

蓖麻《唐本草》

【释名】颂曰：叶似大麻，子形宛如牛蜱，故名。时珍曰：亦作螕。螕，牛虱也。其子有麻点，故名蓖麻。

子

【气味】甘、辛，平，有小毒。

【主治】水癥。以水研二十枚服之，吐恶沫，加至三十枚，三日一服，瘥则止。又主风虚寒热，身体疮痒浮肿，尸疰恶气，榨取油涂之《唐本》。研敷疮痍疥癞。涂手足心，催生（大明）。治瘰疬。取子炒熟去皮，每卧时嚼服二三枚，渐加至十数枚，有效（宗奭）。主偏风不遂，口眼㖞斜，失音口噤，头风耳聋，舌胀喉痹，齁喘脚气，毒肿丹瘤，汤火伤，针刺入肉，女人胎衣不下，子肠挺出，开通关窍经络，能止诸痛，消肿追脓拔毒（时珍）。

【附方】

半身不遂（失声不语）：取蓖麻子油一升，酒一斗，铜锅盛油，着酒中一日，

煮之令熟，细细服之。（《外台秘要》）

鼻窒不通：蓖麻子仁三百粒，大枣去皮核十五枚，捣匀绵裹塞之。一日一易，三十日闻香臭也。（《圣济录》）

舌上出血：蓖麻子油纸燃，烧烟熏鼻中，自止。（《摘玄方》）

舌胀塞口：蓖麻仁四十粒，去壳研油涂纸上，作燃烧烟熏之。未退再熏，以愈为度。有人舌肿出口外，一村人用此法而愈。（《经验良方》）

水气胀满：蓖麻子仁研，水解得三合。清旦一顿服尽，日中当下青黄水也。或云壮人止可服五粒。（《外台秘要》）

脚气作痛：蓖麻子七粒，去壳研烂，同苏合香丸贴足心，痛即止也。（《外台秘要》）

小便不通：蓖麻仁三粒，研细，入纸捻内，插入茎中即通。（《摘玄方》）

齁喘咳嗽：蓖麻子去壳炒熟，拣甜者食之。须多服见效。终身不可食炒豆。（《卫生易简方》）

催生下胞：（崔元亮《海上集验方》）取蓖麻子七粒，去壳研膏，涂脚心。若胎及衣下，便速洗去。不尔，则子肠出，即以此膏涂顶，则肠自入也。（《肘后方》）产难，取蓖麻子十四枚，每手各把七枚，须臾立下也。

催生下胎（不拘生胎死胎）：蓖麻两个，巴豆一个，麝香一分，研贴脐中并足心。又下生胎，一月一粒，温酒吞下。（《集简方》）

一切毒肿（痛不可忍）：蓖麻子仁捣敷，即止也。（《肘后方》）

面上雀斑：蓖麻子仁、密陀僧、硫黄各一钱，为末，用羊髓和匀，夜夜敷之。（《摘玄方》）

发黄不黑：蓖麻子仁香油煎焦，去渣，三日后频刷之。（《摘玄方》）

耳卒聋闭：蓖麻子一百个去壳，与大枣十五枚捣烂，入乳小儿乳汁，和丸作铤。每以绵裹一枚塞之，觉耳中热为度。一日一易，二十日瘥。（《千金方》）

恶犬咬伤：蓖麻子五十粒去壳，以井水研膏。先以盐水洗，吹痛处，乃贴此膏。（《袖珍方》）

叶

【气味】有毒。

【主治】脚气风肿不仁，蒸捣裹之，日二三易即消。又油涂炙热，熨囟上，止鼻衄，大验（苏恭）。治痰喘咳嗽（时珍）。

【附方】

齁喘痰嗽：（《儒门事亲方》）用九尖蓖麻叶三钱，入飞过白矾二钱，以猪肉四两薄批，掺药在内，荷叶裹之，文大火煨熟。细嚼，以白汤送下。名九仙散。（《普济方》）治咳嗽涎喘，不问年深日近。用经霜麻叶、

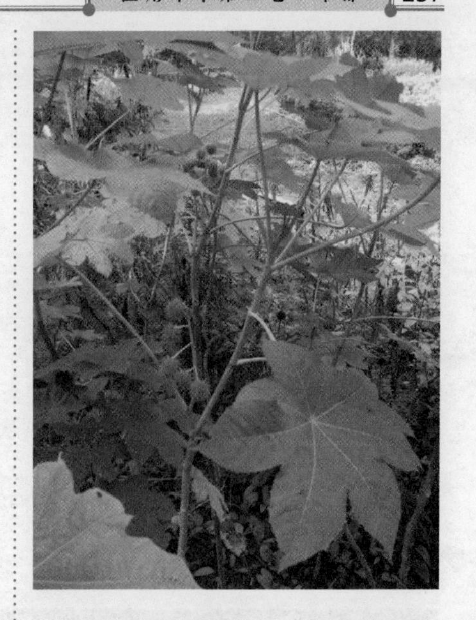

经霜桑叶、御米壳蜜炒各一两，为末，蜜丸弹子大。每服一丸，白汤化下，日一服。名无忧丸。

◆实用指南

【单方验方】

风寒头痛：蓖麻子仁、乳香各 3 克，盐 0.3 克。三药混合，共捣成膏，敷太阳穴上，盖上纱布，胶布固定。

阴道前、后壁膨出：蓖麻仁 30 克。将以上一味捣烂成膏状，做成 2 厘米 ×2 厘米大小的药饼，备用。每晚睡前将产妇头发分开，将药饼贴于头顶正中线与两耳尖联线之交点处的百会穴，并用热水袋敷 15 ~ 20 分钟，每日 1 次，7 日为 1 个疗程。

冻疮：鲜山药适量，蓖麻仁 3 ~ 5 粒。将两味洗净，共捣烂，敷于患处，每日 2 ~ 3 次。

瘰疬：红蓖麻子，鸡蛋。斗冬红蓖麻子炒熟，布包捣去油，使用鸡蛋清调，冲滚甜酒。早、晚空心服，每服大指许 1 丸。

【食疗药膳】

⊙三根母鸡汤

原料：蓖麻根、棉花根各 30 克，

金樱子根60克，母鸡1只（约1000克）。

制法：将鸡治净切块，上药均用布包，加水适量，共煮，待鸡熟后，入适量调味品即可。

用法：分2～3次食肉饮汤，隔3日1剂，连服3～5剂。

功效：回升子宫。

适用：各种原因所致之子宫脱垂。

⊙**蓖麻炖猪肚**

原料：蓖麻子500克，猪肚1个。

制法：蓖麻子去壳，将仁放入猪肚内，酒煮肚烂为度，取出麻子仁晒干为末，用烂肚捣千余下，为丸。

用法：每服丸适量，酒送下，每日3次。

功效：健脾益胃，消痰。

适用：遍身疙瘩成块如核，不红不痛，皆痰流注而成结核。

藜芦《本经下品》

【**释名**】山葱、葱苒《别录》，葱葵、丰芦《普》，憨葱《纲目》，鹿葱。

根

【**气味**】辛，寒，有毒。

【**主治**】蛊毒咳逆，泄痢肠澼。头疡疥瘙恶疮，杀诸虫毒，去死肌《本经》。疗哕逆，喉痹不通，鼻中息肉，马刀烂疮。不入汤用《别录》。主上气，去积年脓血泄痢（权）。吐上膈风涎，暗风痫病，小儿鮯齁痰疾（颂）。末，治马疥癣（宗奭）。

【**附方**】

诸风痰饮：藜芦十分，郁金一分，为末。每以一字，温浆水一盏和服，探吐。（《经验方》）

中风不语（喉中如曳锯，口中涎沫）：取藜芦一分，天南星一个，去浮皮，于脐上剜一坑，纳入陈醋二橡斗，四面火逼黄色，研为末，生面丸小豆大。每服三丸，温酒下。（《经验方》）

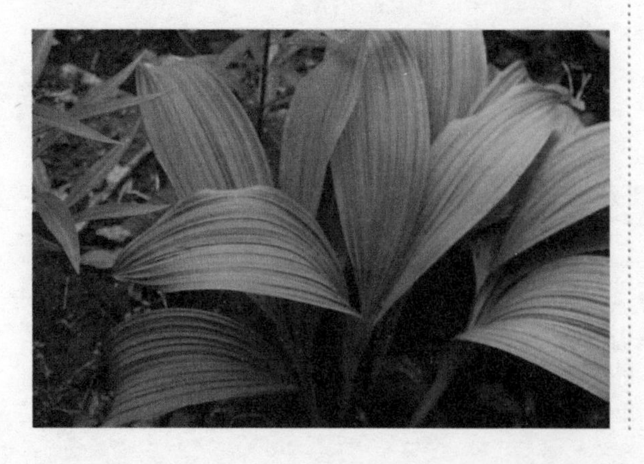

痰疟积疟：藜芦、皂荚炙各一两，巴豆二十五枚，熬黄，研末，蜜丸小豆大。每空心服一丸，未发时一丸，临发时又服一丸。勿用饮食。（《肘后方》）

黄疸肿疾：藜芦灰中炮，为末。水服半钱匕，小吐，不过数服效。

胸中结聚：如骇骇不去者。巴豆半两，去皮心炒，捣如泥，藜芦炙研一两，蜜和捣丸麻子大，每吞一二丸。（《肘后方》）

身面黑痣：藜芦灰五两，水一大碗淋汁，铜器重汤煮成黑膏，以针微刺破点之，不过三次效。（《圣惠方》）

鼻中息肉：藜芦三分，雄黄一分，为末，蜜和点之。每日三上自消，勿点两畔。（《圣济方》）

牙齿虫痛：藜芦末内入孔中，勿吞汁，神效。（《千金翼》）

白秃虫疮：藜芦末猪脂调涂之。（《肘后方》）

头生虮虱：藜芦末掺之。（《直指方》）

头风白屑，痒甚：藜芦末沐头掺之，紧包二日夜，避风效。（《本事方》）

反花恶疮，恶肉反出如米：藜芦末猪脂和敷，日三五上。（《圣济录》）

◆实用指南

【**单方验方**】

痛证：藜芦适量。研为细末，胆石丸溶水，送服，每次3～5克，鹅毛、筷子或手探吐，吐出风痰为度。

疟疾：天目藜芦3根（1寸长）。插入鸡蛋（1个）内烧熟，去药吃蛋，于发作前1～2小时服。

食物中毒：藜芦粉1.5～3克。口服，可催吐，排出胃中毒物，作用较强，不可多服。

【食疗药膳】

⊙复方藜芦酒

原料：藜芦、蛇床子、黄柏、百部、五倍子各4.5克，斑蝥3克，95%乙醇100毫升。

制法：将前六味捣碎，置容器中，加入乙醇中密封，浸泡1周后，即可取用。

用法：外用。用棉鉴蘸此酊涂搽皮损处，可先拭搽1片，如反应不严重，可搽较大范围；如皮损较广泛，则宜先剃发，每日涂搽1～2次。一般在涂后出现红斑、水疱。如见水疱，先停用；如见新皮后，再行应用。泡干后结痂，痂脱后，毳毛逐渐长出。

功效：杀菌生发。

适用：斑秃。

附子《本经下品》

【释名】其母名乌头。

【气味】辛，温，有大毒。

【主治】风寒咳逆邪气，寒湿踒躄，拘挛膝痛，不能行步，破癥坚积聚血瘕，金疮《本经》。腰脊风寒，脚气冷弱，心腹冷痛，霍乱转筋，下痢赤白，温中，强阴，坚肌骨，又堕胎，为百药长《别录》。温暖脾胃，除脾湿肾寒，补下焦之阳虚（元素）。除脏腑沉寒，三阳厥逆，湿淫腹痛，胃寒蛔动，治经闭，补虚散壅（李杲）。督脉为病，脊强而厥（好古）。治三阴伤寒，阴毒寒疝，中寒中风，痰厥气厥，柔痓癫痫，小儿慢惊，风湿麻痹，肿满脚气，头风，肾厥头痛，暴泻脱阳，久痢脾泄，寒疟瘴气，久病呕哕，反胃噎膈，痈疽不敛，久漏冷疮。合葱涕，塞耳治聋（时珍）。

【附方】

少阴伤寒（初得二三日，脉微细，但欲寐，小便色白者，麻黄附子甘草汤微发其汗）：麻黄去节二两，甘草炙各二两，炮制附子去皮一枚，水七升，先煮麻黄去沫，纳二味，煮取三升，分作三服，取微汗。（《伤寒论》）

热病吐下及下利（身冷脉微，发躁不止者）：附子炮一枚，去皮脐，分作八片，入盐一钱，水一升，煎半升，温服，立效。（《经验良方》）

中风气厥（痰壅，昏不知人，六脉沉伏）：生附子去皮，生南星去皮，生木香半两。每服四钱，姜九片，水二盏，煎七分，温服之。（《济生方》）

小儿项软（乃肝肾虚，风邪袭入）：用附子去皮脐、天南星各二钱，为末，姜汁调摊，贴天柱骨。内服泻青丸。

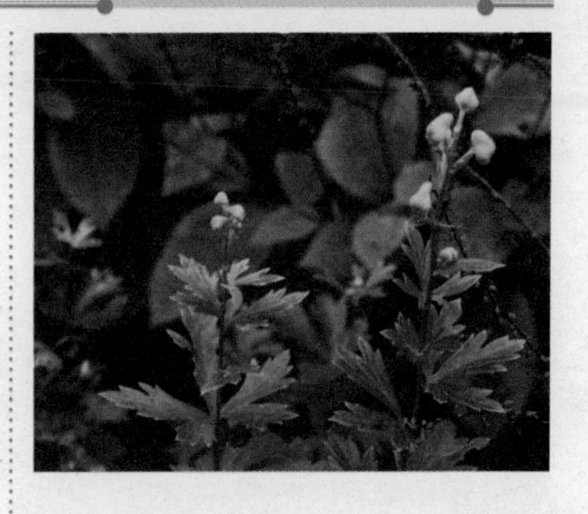

（《全幼心鉴》）

十指疼痛，麻木不仁：生附子去皮脐、木香各等分，生姜五片，水煎温服。（《王氏简易方》）

风寒头痛：（《十便良方》）治风寒客于头中，清涕，项筋急硬，胸中寒痰，呕吐清水。用大附子或大川乌头两枚，去皮蒸过，川芎、生姜各一两，焙研，以茶汤调服一钱。或锉片，每用五钱，水煎服，隔三四日一服。或加防风一两。（《三因方》必效散）治风寒流注，偏正头痛，年久不愈，最有神效。用大附子一个，生切四片，以姜汁一盏浸炙，再浸再炙，汁尽乃止，高良姜等分，为末。每服一钱，腊茶清调下，忌热物少时。

久患口疮：生附子为末，醋、面调贴足心，男左女右，日再换之。（《经验方》）

经水不调（血脏冷痛，此方平易捷径）：熟附子去皮、当归各等分。每服三钱，水煎服。（《普济方》）

◆实用指南

【单方验方】

肾阳虚腰痛、肾痿缩：附子（先煎）、干姜各12克，甘草9克。水煎服。

寒秘：附子6克，大黄9克，生姜3克。水煎服。

寒证、水肿、尿闭：附子（先煎）、桂枝各15克，干姜10克，甘草5克。水煎服，每日1剂。

鹅口疮：附子、吴茱萸各10克。共研细末，用米醋调成稀糊状，分摊于

2块塑料薄膜上，每日晚上敷两脚心（涌泉穴），外盖纱布，胶布固定，次晨去掉，连用2晚。

【食疗药膳】

⊙附子粥

原料：炮附子、炮姜各10克，粳米100克。

制法：先将附子、炮姜捣细，过箩为末与粳米同煮为粥。

用法：可供冬季早餐食用。阴虚火旺者忌食。

功效：温中，散寒，止痛。

适用：脾肾阳虚、畏寒肢冷、腹中冷痛尿频、阳痿及大便溏泄等。

⊙附子酒

原料：生附子片30克，白酒250毫升。

制法：先将附片捣粗末，入白酒中浸泡，春冬5日，夏秋3日。

用法：每日2次，每次10 ~ 15毫升。

功效：壮阳，散寒，通络。

适用：偏风、半身不遂及大风冷、痰癖胀满等。

半夏《本经下品》

【释名】守田、水玉、和姑《本经》，地文《别录》。

根

【气味】辛，平，有毒。

【主治】伤寒寒热，心下坚，胸胀咳逆，头眩，咽喉肿痛，肠鸣，下气止汗《本经》。消心腹胸膈痰热满结。咳嗽上气，心下急痛坚痞，时气呕逆，消痈肿，疗痿黄，悦泽面目，堕胎《别录》。消痰，下肺气，开胃健脾，止呕吐，去胸中痰满。生者：摩痈肿，除瘤瘿气（甄权）。治吐食反胃，霍乱转筋，肠腹冷，痰疟（大明）。治寒痰，及形寒饮冷伤肺而咳，消胸中痞，膈上痰，除胸寒，和胃气，燥脾湿，治痰厥头痛，消肿散结（元素）。治眉棱骨痛（震亨）。补肝风虚（好古）。除腹胀。目不得瞑，白浊梦遗带下（时珍）。

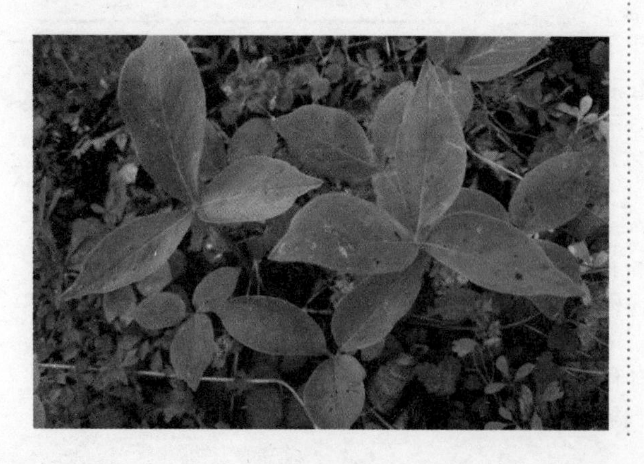

【附方】

清痰化饮，壮脾顺气：用大半夏汤洗七次，焙干再洗，如此七转，以浓米泔浸一日夜。每一两用白矾一两半，温水化、浸五日。焙干，以铅白霜一半，温水化，又浸七日。以浆水慢火内煮沸，焙干收之。每嚼一二粒，姜汤送化下。（《御药院方》）

消风热，清痰涎，降气利咽：大半夏汤浸焙制如上法。每一两入龙脑五分，朱砂为衣染之。先铺灯草一重，约一指厚，排半夏于上，再以灯草盖一指厚。以炒豆焙之，俟干取出。每嚼一两粒，温水送下。（《御药院方》）

化痰镇心（祛风利膈）：辰砂半夏丸，用半夏一斤，汤泡七次，为末筛过，以水浸三日，生绢滤去滓，澄清去水，晒干，一两，入辰砂一钱，姜汁打糊丸梧子大。每姜汤下七十丸，此周府方也。（《袖珍》）

上焦热痰（咳嗽）：制过半夏一两，片黄芩末二钱，姜汁打糊丸绿豆大。每服七十丸，淡姜汤食后服。此周宪王亲制方也。（《袖珍方》）

肺热痰嗽：制半夏、栝楼仁各一两，为末，姜汁打糊丸梧子大。每服二三十丸，白汤下。或以栝楼瓤煮熟丸。（《济生方》）

小儿痰热（咳嗽惊悸）：半夏、南星各等分，为末，牛胆汁和，入胆内，悬风处待干，蒸饼丸绿豆大。每姜汤下三五丸。（《摘玄方》）

呕吐反胃：大半夏汤，半夏三升，人参三两，白蜜一升，水一斗二升和，扬之一百二十遍。煮取三升半，温服一升，日再服。亦治膈间支饮。（《金匮要略》）

胃寒哕逆（停痰留饮）：藿香半夏汤，用半夏汤泡炒黄二两，藿香叶一两，丁皮半两。每服四钱，水一盏，姜七片，

煎服。（《和剂局方》）

霍乱腹胀：半夏、桂各等分，为末。水服方寸匕。（《肘后方》）

黄疸喘满（小便自利，不可除热）：半夏、生姜各半斤，水七升，煮一升五合，分再服。有人气结而死，心下暖，以此少许入口，遂活。（《张仲景方》）

骨哽去咽：半夏、白芷各等分，为末。水服方寸匕，当呕出。忌羊肉。（《外台秘要》）

痈疽发背及乳疮：半夏末，鸡子白调，涂之。（《肘后方》）

◆实用指南

【单方验方】

失眠：半夏、桂枝、炙甘草各20克。水煎，睡前服。

心下悸地动，伴气喘：半夏、麻黄各9克。研末蜜丸，每服6克，日3次。

肝风化火生痰引起眩晕：半夏、陈皮、茯苓各15克，干姜、天南星各10克。水煎服。

缓解妊娠呕吐：半夏、陈皮、干姜、木香各10克。水煎服。

牙痛：生半夏30克。捣碎，放入90度乙醇100毫升中，浸泡24小时后即可使用。牙痛时用棉球蘸药液塞于龋齿洞中，或涂搽痛牙周围。

急、慢性化脓性中耳炎：生半夏适量。研末溶于50%乙醇中（半夏与乙醇之比为1∶3），浸泡24小时以上，取上层澄清液滴耳。用时先用过氧化氢溶液清洗外耳道，然后滴药液数滴，每日1～2次。

【食疗药膳】

⊙半夏山药粥

原料：怀山药、清半夏各30克。

制法：山药研末，先煮半夏取汁一大碗，去渣，调入山药末，再煮数沸，酌加白糖和匀。

用法：每日1次，空腹食用。

功效：燥湿化痰，降逆止呕。

适用：湿痰咳嗽、恶心呕吐等。

⊙半夏鸡子粥

原料：半夏6克，炮干姜3克，白面90克，鸡子白1枚。

制法：先将前两味研为细末，与面及鸡子白等相和溲（加水适量）软硬适宜，切作棋子，煮熟，用熟水淘后食用。

用法：空腹食之，连作3～5剂。

功效：温中降逆，益气补虚。

适用：脾胃气弱、痰哕呕吐、不下饮食等。

蚤休《本经下品》

【释名】蚩休《别录》，重台、草甘遂《唐本》，三层草《纲目》，七叶一枝花《蒙筌》，白甘遂。

根

【气味】苦，微寒，有毒。

【主治】惊痫，摇头弄舌，热气在腹中《本经》。癫疾，痈疮阴蚀，下三虫，去蛇毒《别录》。生食一升，利水《唐本》。治胎风手足搐，能吐泄瘰疬（大明）。去疟疾寒热（时珍）。

【附方】

小儿胎风（手足搐弱）：用蚤休即紫河车为末。每服半钱，冷水下。（《卫生易简方》）

慢惊发搐（带有阳证者）：白甘遂末即蚤休一钱，栝楼根末二钱，同于慢火上炒焦黄，研匀。每服一字，煎麝香薄荷汤调下。（《钱乙小儿方》）

中鼠莽毒：金线重楼根磨水服，即愈。（《集简方》）

咽喉谷贼肿痛（用重台赤色者）：川大黄炒、木鳖子仁、马牙消各半两，半夏泡一分，为末，蜜丸芡子大，含之。（《圣惠方》）

◆实用指南

【单方验方】

脱肛：蚤休用醋磨汁，外涂患部后，用纱布压送复位，每日2～3次。

慢性气管炎：将重楼根茎适量去皮、捣碎、磨粉压片，每次3克，每日2次，饭后服。10日为1个疗程，共服3个疗程，每疗程间停药3日。

胃溃疡：蚤休20克，鲜猪肚1只。在猪肚内塞入已用水浸透的蚤休，扎紧猪肚两端。再加水及盐，用小火慢煲，最后倒出药渣，喝汤食肉。每隔 4 日用 1 剂，连用 1 个月左右。

【食疗药膳】

⊙蚤休炖肉

原料：蚤休 15 克，鸡肉或猪肉适量。

制法：蚤休加水适量，同鸡肉或猪肉煲服。

用法：每日 1 次，适量食用。

功效：清热解毒，止咳平喘。

适用：肺痨久咳及哮喘。

⊙蚤休煲猪肚

原料：蚤休 20 克，猪肚 1 个。

制法：先将蚤休切碎，用冷水浸透，塞入洗净的猪肚内。肚内端扎紧，放入煲内加 2500 毫升清水及适量盐，小火慢煲，至 1500 毫升时，将猪肚捞起。倒出药液，切片，再放入煲内煮沸。

用法：分次服食汤肉，每 4 日 1 剂。

功效：止吐。

适用：十二指肠溃疡、吐酸。

射干《本经下品》

【释名】乌扇、乌蒲《本经》，乌吹、草姜《别录》，凤翼《拾遗》，鬼扇、仙人掌、紫金牛《土宿》，扁竹、野萱花《纲目》，黄远《吴普》。

根

【气味】苦，平，有毒。

【主治】咳逆上气，喉痹咽痛，不得消息，散结气，腹中邪逆，食饮大热《本经》。疗老血在心脾间，咳唾，言语气臭，散胸中热气《别录》：苦酒摩涂毒肿（弘景）。治疰气，消瘀血，通女人月闭（甄权）。消痰，破癥结，胸膈满腹胀，气喘痃癖，开胃下食，镇肝明目（大明）。治肺气喉痹为佳（宗奭）。去胃中痈疮（元素）。利积痰疝毒，消结核（震亨）。降实火，利大肠，治疟母（时珍）。

【附方】

咽喉肿痛：射干花根、山豆根、阴干为末，吹之如神。（《袖珍方》）

伤寒咽闭（肿痛）：用生射干、猪脂各四两，合煎令焦，去渣，每噙枣许取瘥。（《庞安常伤寒论》）

喉痹不通（浆水不入）：（《外台秘要》）用射干一片，含咽汁良。医方大成：用扁竹新根擂汁咽之，大腑动即解。或醋研汁噙，引涎出亦妙。（《便民方》）

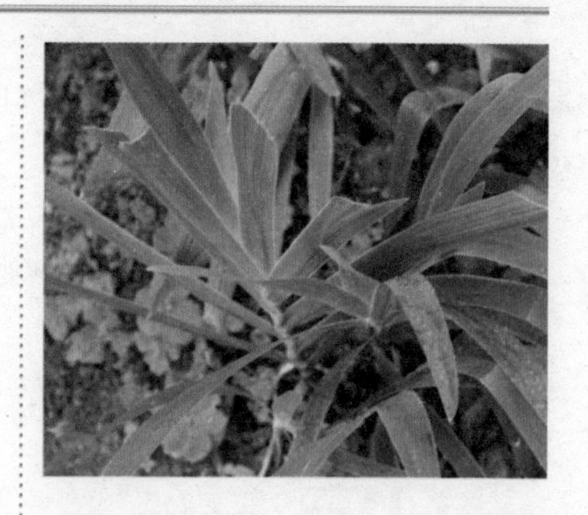

用紫蝴蝶根一钱，黄芩、生甘草、桔梗各五分，为末，水调顿服，立愈。名夺命散。

二便不通（诸药不效）：紫花扁竹根，生水边者佳，研汁一盏服，即通。（《普济方》）

水蛊腹大（动摇水声，皮肤黑）：用鬼扇根捣汁，服一杯，水即下。（《肘后方》）

阴疝肿刺（发时肿痛如刺）：用生射干捣汁与服取利，亦可丸服。（《肘后方》）

◆实用指南

【单方验方】

跌打损伤：鲜射干 60 克。捣烂敷患处。

风热郁结、咽喉红肿热痛：射干 12 克。水煎服。

腮腺炎：射干鲜根 3 ~ 5 克。水煎饭后服，每日 2 次。

淋巴结核肿痛：射干 9 克，玄参、夏枯草各 15 克。水煎服。

血瘀闭经：射干、莪术各 9 克，当归、川芎各 10 克。水煎服。

慢性咽喉炎：射干、金银花、玉竹、麦冬、知母各 10 克。红糖适量，水煎服，10 日为 1 个疗程。

喘息性支气管炎、慢性支气管炎等表现为咳喘气逆：射干、炙麻黄、紫菀、半夏各 15 克，款冬花 10 克，枳壳、桔梗、甘草各 9 克。水煎取药汁，每日 1 剂，分 2 次服用。

慢性支气管炎：射干根茎适量。磨粉，水提取浓缩成浸膏，加淀粉压片，每片含浸膏0.25克，每日2次，每次4片。

乳糜尿：射干15克。水煎后加白糖适量，分3次服，每日1剂；或制成水丸，每次4克，每日3次，饭后服用。

慢性鼻窦炎：射干30克，山豆根15克，柴胡6克，辛夷、栀子、薄荷各10克，细辛3克，甘草5克。水煎服。

咽喉炎：射干150克，猪油300克。小火煎射干至焦黄，去药渣，冷却成膏，每日1匙，每日4次含服。

毛细支气管炎：射干、苏子、蝉衣、地龙、白僵蚕各7.5克，葶苈子、甘草、紫菀、麻黄各5克。水煎取药汁，每日1剂，分2次服。

玉簪《纲目》

【释名】白鹤仙。

根

【气味】甘、辛，寒，有毒。

【主治】捣汁服，解一切毒，下骨哽，涂痈肿（时珍）。

叶

【气味】同根。

【主治】蛇虺螫伤，捣汁和酒服，以渣敷之，中心留孔泄气（时珍）。

【附方】

乳痈初起：即玉簪花取根擂酒服，以渣敷之。（《海上方》）

妇人断产：白鹤仙根、白凤仙子各一钱半，紫葳二钱半，辰砂二钱，捣末，蜜和丸梧子大。产内三十日，以酒半盏服之。不可着牙齿，能损牙齿也。（《摘玄方》）

解斑蝥毒：玉簪根擂水服之，即解。（《赵真人济急方》）

刮骨取牙：玉簪根干者一钱，白砒、威灵仙各三分，白硇七分，蓬砂二分，草乌头一分半，为末。以少许点疼处，即自落也。（《余居士选奇方》）

◆实用指南

【单方验方】

肺热咳嗽、痰中带血：鲜玉簪根30克。水炖，取汁用冰糖调服。

痛经：玉簪花20克，红糖25克，生姜3克。水煎服。

崩漏、白带过多：玉簪花30克，蜂蜜250克。玉簪花研为细末，入蜂蜜调匀，温开水冲服，每次1勺。

顽固性溃疡：玉簪叶适量。用米汤或开水泡软贴患处，每日3次。

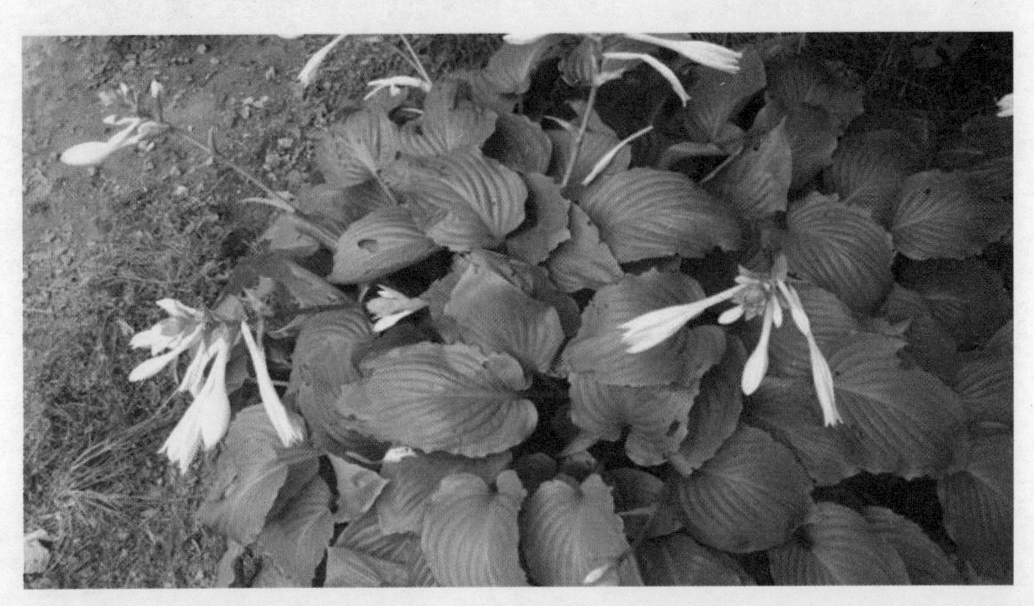

疮疖肿痛：鲜玉簪花根、鲜蒲公英各适量，捣烂敷患处。

瘰疬(颈淋巴结核)：玉簪花根适量，捣烂敷患处。

烧伤：玉簪花10克。用香油40克浸泡，将伤处洗干净后用消毒棉蘸油搽患处。

祛雀斑：清晨采摘带露的玉簪花适量，绞成汁，脸洗净后涂上花汁，每日2次。

【食疗药膳】

⊙玉簪花煮鸡蛋

原料：玉簪花12克，红糖45克，鸡蛋3枚。

制法：玉簪花与鸡蛋同煮至蛋熟，剥去皮壳，滤去药渣。加入红糖，搅匀，再煮片刻，汤、蛋同服。

用法：每日1剂，在行经前1周，连服3～5剂。

功效：养血育阴，活血行瘀。

适用：气血瘀阻之痛经、月经不调等。

⊙玉簪鸡蛋汤

原料：紫玉簪叶60克，鸡蛋1枚。

制法：水煎紫玉簪叶半小时，去渣，打入鸡蛋，1～2沸即可。

用法：顿食，连服5～7日。

功效：凉血，解毒，补虚。

适用：白带、崩漏。

羊踯躅《本经下品》

【释名】黄踯躅、闹羊花、惊羊花、老虎花《纲目》，黄杜鹃《蒙筌》，羊不食草《拾遗》，玉枝《别录》。

花

【气味】辛，温，有大毒。

【主治】贼风在皮肤中淫痛，温疟恶毒诸痹《本经》。邪气鬼疰蛊毒《别录》。

【附方】

痔漏不可刀针挂线，及服药丸散：闹羊花根捶碎，煎汤放罐内，置桶中，盖上挖一孔，对痔坐定，熏之。汤冷，复热之再熏。其管触药气，自渐溃烂不堪。熏半月，重者一月。切不可洗。(《纲目拾遗》熏痔漏方)

中暑，中寒，中风不语，牙关紧闭，急慢惊风，小儿筋抽：鹅不食草及子一两，南星、半夏、藜芦、漏芦、牙皂、闹羊花子、闹羊花根各一钱。俱晒燥，磨极细末。将药吸入鼻内，喷嚏来，立时苏醒；亦可用阴阳水，调服二三分。(《行箧检秘》神妙草头痧药)

两腮红肿：百合一个，山芝麻根(去皮)、贝母、元明粉各一钱，银朱七分。加白面调敷。(《梁侯瀛集验良方》)

◆实用指南

【单方验方】

坐骨神经痛：羊踯躅根(去外皮)3克，土牛膝50克，威灵仙、六月霜根各30克。水煎，冲黄酒服。

跌打损伤、关节风痛：羊踯躅根3克，土牛膝、大血藤、白茅根各9～12克。水煎服。

鱼口便毒：羊踯躅根3克，水煎服。

神经性头痛、偏头痛：鲜闹羊花适量，捣烂，外敷后脑或痛处2～3小时。

疟疾：羊踯躅花0.3克，嫩松树梢15克。水煎服。

皮肤顽癣及瘙痒：鲜闹羊花15克，捣烂擦患处。

瘌痢头：鲜闹羊花适量，擦患处；或晒干研粉调麻油涂患处。

芫花《本经下品》

【释名】杜芫、毒鱼、蜀桑《别录》，去水《本经》，头痛花《纲目》，赤芫、儿草、败华、根名黄大戟《吴普》。

【气味】(根同)辛，温，有小毒。

【主治】咳逆道上气，喉鸣喘，咽肿短气，蛊毒鬼疟，疝瘕痈肿。杀虫鱼《本经》。消胸中痰水，喜唾，水肿，五水在五脏皮肤及腰痛，下寒毒肉毒。根：疗疥疮。可用毒鱼《别录》。治心腹胀满，去水气寒痰，涕唾如胶，通利血脉，治恶疮风痹湿，一切毒风，四肢挛急，不能行步(甄权)。疗咳嗽瘴疟(大明)。治水饮痰澼，胁下痛(时珍)。

【附方】

卒得咳嗽：芫花一升，水三升，煮汁一升，以枣十四枚，煮汁干。日食五枚，必愈。(《肘后方》)

干呕胁痛(伤寒有时头痛，心下痞满，痛引两胁，干呕短气，汗出不恶寒者，表解里未和也，十枣汤主之）：芫花熬、甘遂、大戟各等分，为散。以大枣十枚，水一升半，煮取八合，去渣纳药。强人服一钱，羸人半钱，平旦服之，当下利病除。如不除，明旦更服（仲景《伤寒论》）

天行烦乱（凝雪汤，治天行毒病七八日，热积胸中，烦乱欲死）：用芫花一斤，水三升，煮取一升半，渍故布薄胸上。不过再三薄，热则除。当温四肢，护厥逆也。（《千金方》）

久疟结癖（在腹胁坚痛者）：芫花炒二两，朱砂五钱，为末，密丸梧子大。每服十丸，枣汤下。（《直指方》）

水蛊胀满：芫花、枳壳各等分，以醋煮芫花至烂，捣丸梧子大。每服三十丸，白汤下。（《普济方》）

酒疸尿黄（发黄，心懊痛，足胫满）：芫花、椒目各等分，烧末。水服半钱，日二服。（《肘后方》）

鬼胎癥瘕，经候不通：芫花根三两剉，炒黄为末。每服一钱，桃仁煎汤调下，当利恶物而愈。（《圣惠方》）

白秃头疮：芫花末猪脂和敷之。（《集效方》）

痈肿初起：芫花末和胶涂之。（《千金方》）

痈疖已溃：芫花根皮搓作捻，插入，则不生合，令脓易竭也。（《集简方》）

痔疮乳核：芫根一握，洗净，入木臼捣烂，入少水绞汁，于石器中慢火煎成膏。将丝线于膏内度过，以线系痔，当微痛。候痔干落，以纸捻蘸膏纳窍内，去根，当永除根也。一方：只捣汁浸线一夜用。不得使水。（《经验方》）

◆实用指南

【单方验方】

毛囊炎：芫花、花椒、黄柏各等分。共研粗末，装入布袋中，水煎取汁，熏洗或外湿敷。

冻伤：芫花、甘草各9克。加水2000毫升，煎后浴洗冻伤部位，每日3次。

精神病：黄芫花花蕾及叶各适量。晒干研粉，过筛备用，成人每日2～4克，连服3～7日。

冻疮：芫花6克，红花3克。浸入75%乙醇100毫升内1～2周后，过滤去渣备用。用时，取此药液外搽患处。

乳痈：芫花根皮适量，捣烂，塞患侧鼻孔中。

神经性皮炎：芫花根皮适量，晒干，研末，用蜡或酒调敷。

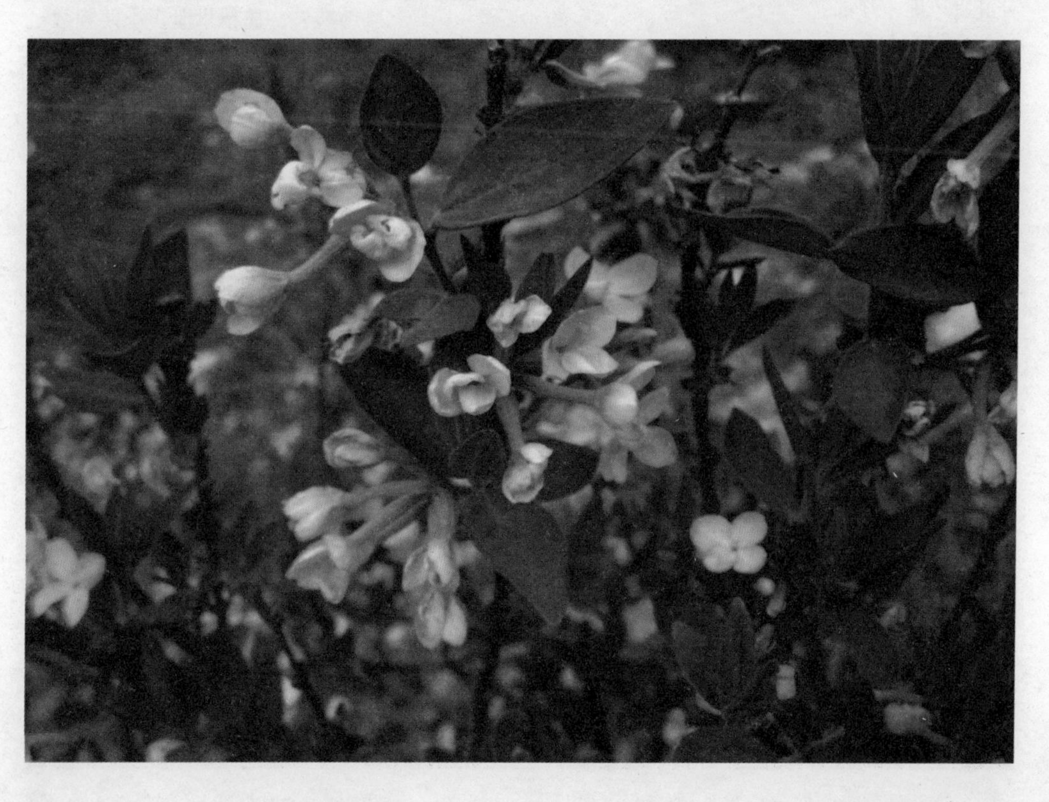

【食疗药膳】

⊙芫花煮鸡蛋

原料：芫花6克，鸡蛋3只。

制法：将鸡蛋和芫花加水同煮，鸡蛋熟后，剥去外壳，刺数个小洞，放入再煮，至鸡蛋发黑为度。

用法：吃蛋，饮汤。每次1只，每日2只。

功效：清热消肿。

适用：急性乳腺炎。

菟丝子《本经上品》

【释名】菟缕、菟累、赤网《别录》，菟芦《本经》，菟丘《广雅》，玉女、唐蒙《尔雅》，火焰草、野狐丝《纲目》，金线草。

子

【气味】辛、甘，平，无毒。

【主治】续绝伤，补不足、益气力，肥健人《本经》。养肌强阴，坚筋骨，主茎中寒，精自出，溺有余沥，口苦燥渴，寒血为积。久服明目轻身延年《别录》。补五劳七伤，治鬼交泄精，尿血，润心肺《大明》。补肝脏风虚（好古）。

【附方】

消渴不止：菟丝子煎汁，任意饮之，以止为度。（《事林广记》）

思虑太过，心肾虚损，真阳不固，渐有遗沥，小便白浊，梦寐频泄：菟丝子五两，白茯苓三两，石莲肉二两，为末，酒糊丸梧子大。每服三五十丸，空心盐汤下。（《和剂局方》）

小便淋沥：菟丝子煮汁饮。（范汪方）

肝伤目暗：菟丝子三两，酒浸三日，曝干为末，鸡子白和丸梧子大。空心温酒下二十丸。（《圣惠方》）

身面卒肿洪大：用菟丝子一升，酒五升，渍二三宿。每饮一升，日三服。不逍再造。（《肘后方》）

妇人横生：菟丝子末，酒服二钱。一加车前子等分。（《圣惠方》）

眉炼癣疮：菟丝子炒研，油调敷之。（《山居四要》）

谷道赤痛，痔如虫咬：菟丝子熬黄黑，为末，鸡子白和涂之。（《肘后方》）

◆实用指南

【单方验方】

夏天热疹，痱子：鲜菟丝子草1把，搽身。

腰膝酸软，遗精早泄，小便频数，带下过多：菟丝子适量，黑豆60粒，红枣4枚。水煎服。

肝肾不足，视物昏花：菟丝子、枸

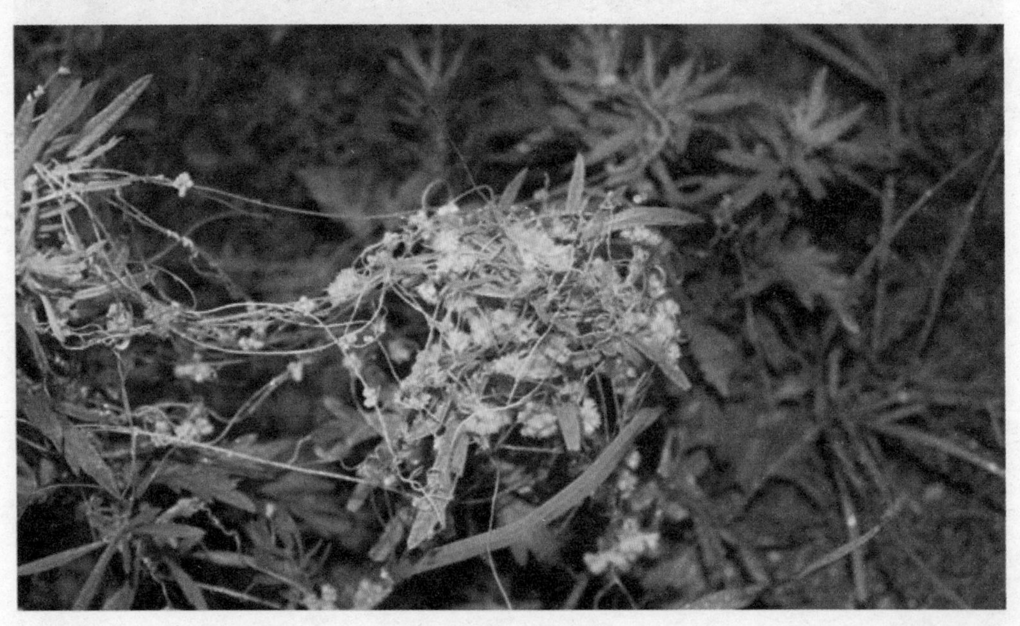

杞子各适量。水煎，或盛碗内加适量水蒸，服食。

脾虚泄泻：菟丝子 15 克，生白术 10 克。水煎服。

老年性便秘：菟丝子 30 ~ 40 克。水煎频服或开水泡代茶饮。

肾阳虚衰，精液不化：菟丝子适量。炒黄为末，对适量白面，蒸饼食服，每日 3 次，每次 70 克。

类风湿关节炎：菟丝子 30 ~ 50 克。水煎服，30 日为 1 个疗程。

心悸怔忡（阵发性室上性心动过速）：菟丝子 20 ~ 30 克。配入补心汤内服用。

通乳汁：菟丝子 15 克。水煎服。

【食疗药膳】

⊙菟丝鸡肠饼

原料：菟丝子 25 克，公鸡肠 1 具，面粉 250 克，菜油、盐、葱、生姜、大蒜各适量。

制法：将菟丝子研粉；公鸡肠洗净破开，放入锅内，加火焙干，然后粉碎成细粉待用。将面粉放入盆内，再将鸡肠、菟丝子粉倒入，混合均匀，加水适量，和成面团。将调料放入面团内，做成饼子，烙熟即成。

用法：每日 1 次，每次吃饼 100 克。

功效：补肾缩尿。

适用：中老年人尿频、多尿等。

⊙菟丝鸡肝粥

原料：菟丝子末 15 克，雄鸡肝 1 具，粟米 50 克。

制法：先将鸡肝洗净，切丁备用；将菟丝子用纱布包裹，放入沙罐内，加水煎煮，去纱包取汁备用；先将粳米放入砂锅内，加清水适量，煮至粥成后，倒入菟丝子汁，同煮至沸，再下鸡肝，待粥再沸片刻，加佐料调至味鲜即可。

用法：每日 1 剂，于早、晚空腹时各温食 1 次。

功效：滋补月于肾，壮阳养血。

适用：肝肾不足、阳虚血亏之腰膝酸软、筋骨无力、阳痿早泄、遗精遗尿等。

覆盆子《别录上品》

【释名】缺盆《尔雅》，西国草、毕楞伽《图经》。

【气味】甘，平，无毒。

【主治】益气轻身，令发不白《别录》。补虚续绝，强阴健阳，悦泽肌肤，安和五脏。温中益力，疗痨损风虚，补肝明目。并宜捣筛，每旦水服三钱（马志）。男子肾精虚竭，阴痿能令坚长。女子食之有子（权）。食之令人好颜色。榨汁涂发不白（藏器）。益肾脏，缩小便。取汁同少蜜煎为稀膏，点服，治肺气虚寒（宗奭）。

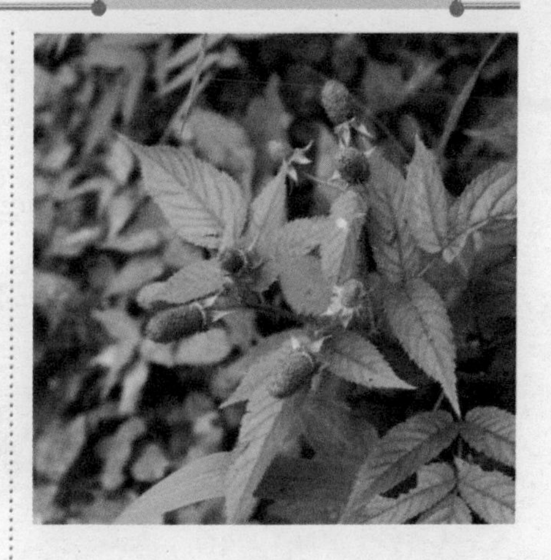

【附方】

阳事不起：覆盆子酒浸焙研为末，每旦酒服三钱。（《集简方》）

◆实用指南

【单方验方】

乌发：新鲜覆盆子适量，榨取汁涂发即可。

阳痿：覆盆子适量，煎汤取汁服用。

肺虚寒：覆盆子适量，取汁作煎为果，仍少加蜜，或熬为稀饧，点服。

遗精：覆盆子 15 克，绿茶适量，泡茶饮用。

【食疗药膳】

⊙益肾聪耳酒

原料：覆盆子 150 克，巴戟天、肉苁蓉、远志、川牛膝、五味子、续断各 105 克，山萸肉 90 克，白酒 2500 毫升。

制法：将上药共捣为粗末，装入纱布袋内，扎口，放入坛中，倒入白酒，密封坛口，浸泡 10 日后即成。

用法：每日 2 次，每次空腹温饮 10 ~ 15 毫升。

功效：补肾壮阳。

适用：肝肾虚损、耳聋目昏、神疲力衰等。

⊙覆盆益智炖猪肚

原料：覆盆子、益智仁各 15 克，

猪小肚100克，盐适量。

制法：用盐将猪小肚内外壁加水洗净、切块，与覆盆子、益智仁同入大砂锅内，加适量清水。旺火煮沸，打去浮沫，改用小火煮至小肚烂熟即可

用法：饮汤吃肚，每日2次，1日内服完，连服1周。

功效：补肾缩尿。

适用：老、幼肾虚的失固、多尿或尿不禁。

蛇莓《别录下品》

【释名】地莓《会编》，蚕莓。

汁

【气味】甘、酸，大寒，有毒。

【主治】胸腹大热不止《别录》。伤寒大热，及溪毒、射工毒，甚良（弘景）。通月经，熁疮肿，敷蛇伤（大明）。主孩子口噤，以汁灌之（孟诜）。敷汤火伤，痛即止（时珍）。

【附方】

口中生疮，天行热甚者：蛇莓自然汁半升，稍稍咽之。（《伤寒类要》）

水中毒病：蛇莓根捣末服之，并导下部。亦可饮汁一二升。夏月欲入水，先以少末投中流，更无所畏。又辟射工。家中以器贮水、浴身亦宜投少许。（《肘后方》）

◆实用指南

【单方验方】

恶性黑色素瘤：蛇莓、白花蛇舌草、夏枯草、半枝莲各60克，重楼、黑耳子、木贼、牡蛎、土荆皮各30克，玄参、橘红各12克。水煎取药汁，每日1剂，分2次服用。

咽喉肿痛：鲜蛇莓草适量，炖汤内服及漱口。

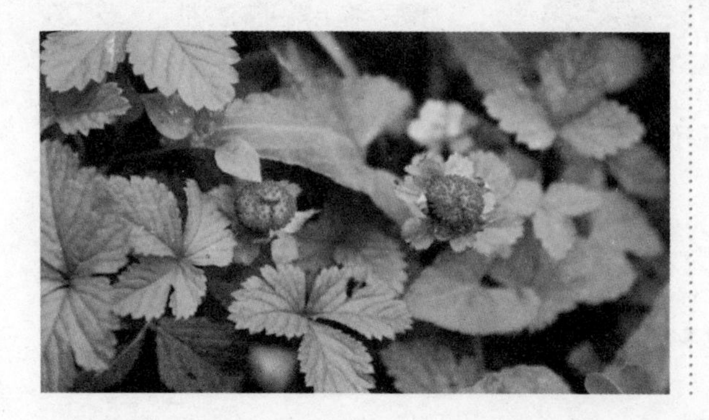

小儿口疮：蛇莓草（研末）、枯矾末各适量，混合，先用盐水加枯矾洗患处，再撒上药粉。

疟疾、黄疸：鲜蛇莓叶适量，捣烂，用蚕豆大一团敷桡骨动脉处，布条包扎。

脓疱疮：蛇泡草适量，炖肉吃，并捣烂外敷。

跌打损伤：鲜蛇莓适量，捣烂，甜酒少许，共炒热外敷。

蛇咬伤、毒虫咬伤：鲜蛇莓草适量，捣烂敷患处。

小面积烧伤：鲜蛇莓适量，捣烂外敷。如创面有脓，加鲜犁头草；无脓，加冰片少许。

【食疗药膳】

⊙龙葵蛇莓煮蛋

原料：蛇莓、龙葵各25克，生鸡蛋3个。

制法：将龙葵、蛇莓洗净放入砂锅中加水适量煎药20分钟，将生鸡蛋放入煮熟后去皮，可用牙签在鸡蛋上扎10余个小孔，再把鸡蛋放回药锅中继续煮20分钟止。

用法：吃鸡蛋时可蘸酱油等可口的调味品。每餐可食鸡蛋1个，每日可食鸡蛋2个。

功效：清热解毒，利尿消肿，散瘀止血，抗菌消炎，止痛。

适用：一般身体状况尚好的肿瘤患者，或经放、化疗及手术治疗后处于缓解期或恢复期的患者食用。

使君子（宋·《开宝》）

【释名】留求子。

【气味】甘，温，无毒。

【主治】小儿五疳，小便白浊，杀虫，疗泻痢《开宝》。健脾胃，除虚热，治小儿百病疮癣（时珍）。

【附方】

小儿脾疳：使君子、芦荟各等分，为末。米饮每服一钱。（《儒门事亲》）

小儿痞块腹大、肌瘦面黄，渐成疳

疾：使君子仁三钱，木鳖子仁五钱，为末，水丸龙眼大。每以一丸，用鸡子一个破顶，入药在内，饭上蒸熟，空心食之。（《简便单方》）

小儿蛔痛，口流涎沫：使君子仁为末，米饮五更调服一钱。（《全幼心鉴》）

小儿虚肿，头面阴囊俱浮：用使君子一两，去壳，蜜五钱炙尽，为末。每食后米汤服一钱。（《简便方》）

鼻齄面疮：使君子仁，以香油少许，浸三五个。临卧时细嚼，香油送下，久久自愈。（《普济方》）

虫牙疼痛：使君子煎汤频漱。（《集简方》）

◆实用指南

【单方验方】

蛔虫病：使君子仁适量，炒干，于早餐后 1 ~ 2 小时 1 次嚼吞。12 岁以下 10 克，13 岁以上 20 克。

蛲虫病：使君子仁适量，炒熟，于饭前半小时嚼食。小儿每日 3 ~ 15 粒，成人 15 ~ 30 粒，分 3 次服。

肠道滴虫病：使君子适量，炒黄，成人嚼服，儿童研末服。1 岁以下每日 3 克，1 ~ 2 次分服；1 ~ 3 岁每日 4.5 克；成人日服 1 次，每次 15 克，连服 3 ~ 5 日为 1 个疗程，必要时隔 3 ~ 5 日再服。

小儿虫积、腹病：使君子适量，炒熟去壳，小儿按年龄每岁 1 粒，10 岁以上用 10 粒，早晨空腹 1 次嚼食，连用 7 日。

胆道蛔虫、腹病：使君子 7 ~ 10 粒，乌梅、川椒各 3 克。使君子研粉，水煎送服，每日 2 ~ 3 次。

【食疗药膳】

⊙驱蛔糊

原料：使君子、香榧子、黑芝麻各适量。

制法：将使君子磨粉，香榧子炒熟磨粉，黑芝麻炒熟轧粉，混匀。取上药 6 ~ 10 克，沸水冲搅成糊状。

用法：清晨空腹服，连服 2 日。

功效：驱蛔杀虫，润下补虚。

适用：蛔虫病症。

木鳖子（宋·《开宝》）

【释名】木蟹。

仁

【气味】甘，温，无毒。

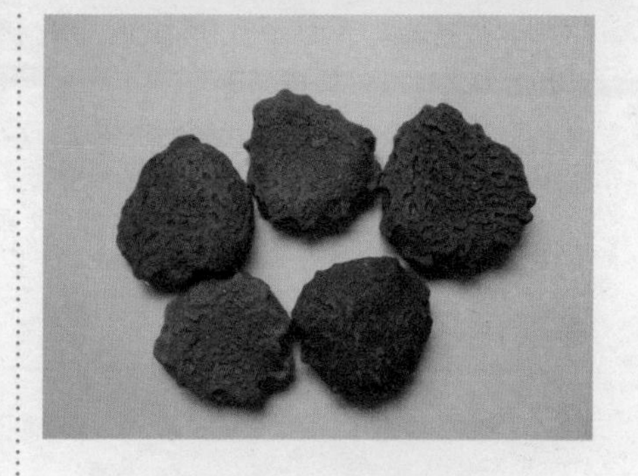

【主治】折伤，消结肿恶疮，生肌，止腰痛，除粉刺鼾黯，妇人乳痈，肛门肿痛《开宝》。醋摩，消肿毒《大明》。治疳积痞块，利大肠泻痢，痔瘤瘰疬（时珍）。

【附方】

腹中痞块：木鳖子仁五两，用豮猪腰子两付，批开入在内，签定，煨熟，同捣烂，入黄连三钱末，蒸饼和丸绿豆大，每白汤下三十丸。（《医方集成》）

小儿疳疾：木鳖子仁、使君子仁各等分，捣泥，米饮丸芥子大。每服五分，米饮下，一日二服。（《孙天仁集效方》）

肺虚久嗽：木鳖子、款冬花各一两，为末。每用三钱，焚之吸烟。良久吐涎，以茶润喉。如此五六次，后服补肺药。一方：用木鳖子一个，雄黄一钱。（《圣济录》）

痢疾禁口：木鳖仁六个研泥，分作两份。用面烧饼一个，切作两半。只用半饼作一窍，纳药在内，乘热覆在患者脐上，一时再换半个热饼。其痢即止，遂思饮食。（《邵真人经验方》）

肠风泻血：木鳖子以桑柴烧存性，候冷为末。每服一钱，煨葱白酒空心服之。名乌金散。（《普济方》）

肛门痔痛：（《孙用秘宝方》）用木鳖仁三枚，砂盆擂如泥，入百沸汤一碗，乘酒先熏后洗，日用三次，仍涂少许。（《濒湖集简方》）用木鳖仁带润者，雌雄各五个，乳细作七丸，碗覆湿处，勿令干，每以一丸，唾化代开，贴痔上，其痛即止，一夜一丸自消也。

瘰疬经年：木鳖仁二个，去油研，以鸡子白和，入瓶内，安甑中蒸熟。食后食之，每日一服，半月效。

小儿丹瘤：木鳖子仁研如泥，醋调敷之，一日三五上效。（《外科精义》）

耳卒热肿：木鳖子仁一两，赤小豆、大黄各半两，为末。每以少许生油调涂之。（《圣惠方》）

风牙肿痛：木鳖子仁磨醋搽之。（《普济方》）

◆实用指南

【单方验方】

阴疝偏坠痛甚：木鳖子1个，磨醋，调黄蘗、芙蓉末敷。

疟母：木鳖子、穿山甲（炮）各等分，研为细末，每服15克，空心温酒下。

小儿丹瘤：木鳖子新者去壳，研如泥，淡醋调敷之，每日3～5次。

痔疮：荆芥、木鳖子、朴硝各等分。上药煎汤，入于瓶内，熏后，汤温洗之。

痞癖：木鳖多用（去壳）、独蒜、雄黄各0.5克。杵为膏，入醋少许，蜡纸贴患处。

倒睫拳毛、风痒：木鳖子仁适量，捶烂，以丝帛包作条，左患塞右鼻，右患塞左鼻；次服蝉蜕药为妙。

两耳卒肿热痛：木鳖子仁50克（研如膏），赤小豆末、川大黄末各25克。上药同研令匀，水、生油旋调涂。

【食疗药膳】

⊙煨甘遂猪肾

原料：木鳖子2枚，甘遂5克，猪肾1个。

制法：将甘遂、木鳖子(去壳)研为细末；猪腰去膜，切片。以药末1克拌和猪腰片，湿纸包裹，煨熟。

用法：空腹食之，米饮送下。每日1次，得畅泻后，喝粥2～3日调养。

功效：逐水，利尿，退肿。

适用：水肿。

预知子（宋·《开宝》）

【释名】圣知子、圣先子、盍合子、仙沼子《日华》。

子仁

【气味】苦，寒，无毒。

【主治】杀虫疗蛊，治诸毒。去皮研服，有效《开

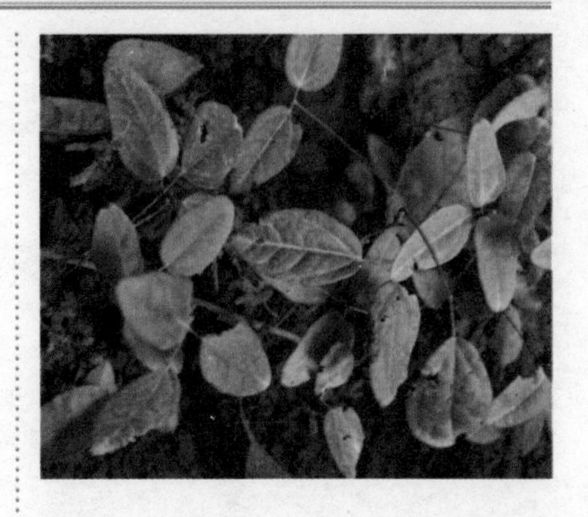

宝》。治一切风，补五劳七伤，其功不可备述。治痃癖气块，消宿食，止烦闷，利小便，催生，中恶失音，发落，天行温疾，涂一切蛇虫蚕咬，治一切病，每日吞二七粒，下过三十粒，永瘥《大明》。

【附方】

心气不足，精神恍惚，语言错妄，忪悸烦郁，忧愁惨戚，喜怒多恐，健忘少睡，夜多异梦，寤即惊魇；或发狂眩暴不知人，并宜服此：预知子去皮，白茯苓、枸杞子、石菖蒲、茯神、柏子仁、人参、地骨皮、远志、山药、黄精蒸熟，朱砂水飞，等分，为末。炼蜜丸芡子大，每嚼一丸，人参汤下。（《和剂局方》）

疠风有虫，眉落声变：用预知子、雄黄各二两，为末。以乳香三两、同水一斗，银锅煮至五升，入二末熬成膏，瓶盛之。每服一匙，温酒调下，有虫如尾，随大便而出。（《圣惠方》）

◆实用指南

【单方验方】

淋巴结核：预知子、金樱子、海金沙根各120克，天葵子240克。水煎服。

睾丸肿痛：预知子1个，金樱子30克，猪小肠120克。炖服。

输尿管结石：预知子、薏苡仁各60克。水煎服。

子宫脱垂：预知子30克，升麻9克，益母草、棕树根各30克。水煎服。

牵牛子《别录下品》

【释名】黑丑、盆甑草《纲目》，草金铃《炮炙论》，狗耳草《救荒》。

子

【气味】苦，寒，有毒。

【主治】下气，疗脚满水肿，除风毒，利小便《别录》。治痃癖，气块，利大小便，除虚肿，落胎（甄权）。取腰痛，下冷脓，泻蛊毒药，并一切气壅滞《大明》。和山茱萸服，去水病（孟诜）。除气分湿热，三焦雍结（李杲）。逐痰消饮，通大肠气秘风秘，杀虫，达命门（时珍）。

【附方】

一切积气（宿食不消）：黑牵牛头为末四两，用萝卜剜空，安末盖定，纸封蒸熟取出，入白豆蔻末一钱，捣丸梧子大。每服一二十丸，白汤下，名顺气丸。（《普济方》）

气筑奔冲不可忍：牛郎丸，用黑牵牛半两炒，槟榔二钱半，为末。每服一钱，紫苏汤下。（《普济方》）

水肿尿涩：牵牛末，每服方寸匕，以小便利为度。（《千金方》）

水气浮肿（气促，坐卧不得）：用牵牛子二两，微炒捣末，以乌牛尿升浸一宿，平旦入葱白一握，煎十余沸。空心分二服，水从小便中出。（《圣惠方》）

风毒脚气（捻之没指者）：牵牛子捣末，蜜丸小豆大。每服五丸，生姜汤下，取小便利乃止。亦可吞之。其子黑色，正如梂小核。（《肘后方》）

小儿肿病，大小便不利：黑牵牛、白牵牛各二两，炒取头末，井华水和丸绿豆大。每服二十丸，萝卜子煎汤下。（《圣济总录》）

小儿雀目：牵牛子末，每以一钱用羊肝一片，同面做角子两个，炙熟食，米饮下。（《普济方》）

小儿夜啼：黑牵牛末一钱，水调，敷脐上，即止。（《生生编》）

临月滑胎：牵牛子一两、赤土少许，研末。觉胎转痛时，白榆皮煎汤下一钱。（《王兖博济方》）

小便血淋：牵牛子二两，半生半炒，为末。每服二钱，姜汤下。良久，热茶服之。（《经验良方》）

肠风泻血：牵牛五两，牙皂三两，水浸三日，去皂，以酒一升煮干，焙研末，蜜丸梧子大。每服七丸，空心酒下，日三服。下出黄物，不妨。病减后，日服五丸，米饮下。（《本事方》）

漏疮水溢（乃肾虚也）：牵牛末二钱半，入切开猪肾中，竹叶包定煨熟。空心食，温酒送下。借肾入肾，一纵一横，两得其便。恶水既泄，不复淋沥。（《直指方》）

一切痈疽发背（无名肿毒，年少气壮者）：用黑、白牵牛各一合，布包捶碎，以好醋一碗，熬至八分，露一夜，次日五更温服。以大便出脓血为妙。名济世散。（《张三丰仙方》）

湿热头痛：黑牵牛七粒，砂仁一粒，研末，井华水调汁，仰灌鼻中，待涎出即愈。（《圣济录》）

◆实用指南

【单方验方】

水气积块：牵牛子 500 克。炒研细，黄酒冲服，每日 3 次，每次 3 克。

气滞腹痛，食积腹痛：炒牵牛子 60 克。研细末，红糖水冲服，每服 2 克，每日 3 次。

燥热实秘：大黄 30 克，牵牛子 15 克。共为细末，蜂蜜水送服 10 克。

便秘：牵牛子半生熟适量。研为细末，每服 6 克，姜汤调下。如未能，再服，以热茶调下。

胃炎水肿：牵牛子 1 克，水煎服（身体壮实，舌苔腻时为宜）。

肝硬化腹水：牵牛子 15 克，小茴香 10 克。共研末，水冲服。

胃气痛：牵牛子 50 克，白胡椒 15 克。炖服。

蛔虫腹痛：牵牛子、乌梅各 15 克，川楝子、石榴皮各 10 克。水煎服。

胸膜炎（胸腔积液）：牵牛 15 克，瓜蒌、茯苓皮各 10 克。水煎服。

【食疗药膳】

⊙牵牛猪腰子

原料：黑白牵牛末 10 克，小茴香 100 粒，川椒 50 粒，猪腰子 1 具。

制法：将猪腰子切开，入茴香、川椒、牵牛末，扎定，纸包煨熟。

用法：空心食之，酒下，取出恶物效。

功效：温中下气，泻水止痛。

适用：肾气作痛。

栝楼《本经中品》

【释名】瓜蒌《纲目》，天瓜、黄瓜、泽姑《别录》，地楼《本经》，根名白药、天花粉《图经》，瑞雪。

实

【气味】苦，寒，无毒。

【主治】胸痹，悦泽人面《别录》。润肺燥，降火，治咳嗽，涤痰结，利咽喉，止消渴，利大肠，消痈肿疮毒（时珍）。子：炒用，补虚劳口干，润心肺，治吐血，肠风泻血，赤白痢，手面皱（大明）。

【附方】

痰咳不止：瓜蒌仁一两，文蛤七分，为末，以姜汁澄浓脚，丸弹子大，噙之。（《摘玄方》）

干咳无痰：熟瓜蒌捣烂绞汁，入蜜等分，加白矾一钱，熬膏，频含咽汁。（《杨起简便方》）

肺痿咳血不止：用栝楼五十个连瓤瓦焙，乌梅肉五十个焙，杏仁去皮尖妙二十一个，为末。每用一捻，以猪肺一片切薄，掺末入内炙熟，冷嚼咽之，日二服。（《圣济录》）

胸中痹痛引背（喘息咳唾，短气，寸脉沉迟，关上紧数）：用大栝楼实一枚切，薤白半斤，以白酒七斤，煮二升，分再服。加半夏四两更善。（《仲景金匮方》）

热病头痛，发热进退：用大栝楼一枚，取瓤细剉，置瓷碗中。用热汤一盏沃之，盖定良久，去滓服。（《圣惠方》）

小儿黄疸，酒黄胆疾（眼黄脾热）：用青瓜蒌焙研。每服一钱，水半盏，煎七分，卧时服。五更泻下黄物，立可。名逐黄散。（《普济方》）

小便不通，腹胀：用瓜蒌焙研。每服二钱，热酒下，频服，以通为度。绍兴刘驻云：魏明州病此，御医用此方治之，得效。（《圣惠方》）

消渴烦乱：黄栝楼一个，酒一盏，洗去皮子，取瓤煎成膏，入白矾末一两，丸梧子大。每米饮下十丸。（《圣惠方》）

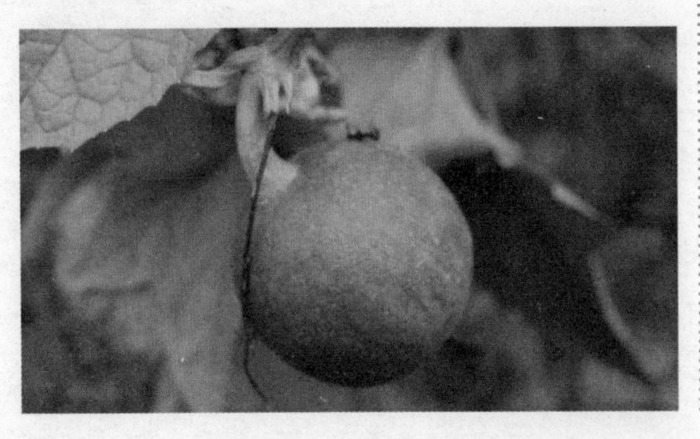

吐血不止：栝楼泥固煅存性研三钱，糯米饮服，日再服。（《圣济录》）

肠风下血：栝楼一个烧灰，赤小豆半两，为末。每空心酒服一钱。（《普济方》）

坚齿乌须：大栝楼一个开顶，入青盐二两，杏仁去皮尖三七粒、原顶合扎定，蚯蚓泥和盐固济，炭火煅存性。研末，每日揩牙三次，令热，百日有验。如先有白须，拔去以药投之，即生黑者，其治口齿之功，未易具陈。（《普济方》）

面黑令白：栝楼瓤三两，杏仁一两，猪胰一具，同研如膏。每夜涂之，令人光润，冬月不皴。（《圣济录》）

◆实用指南

【单方验方】

便秘：全栝楼 30 克，郁李仁、火麻仁各 9 克，杏仁 6 克，陈皮 5 克。每日 1 剂，水煎 2 次分早、晚服。

咳嗽痰喘：栝蒌 15 克，杏仁、法半夏、陈皮各 10 克。水煎服。

胸胁胀痛不舒：瓜蒌 15 克，姜半夏 10 克，黄连 1.5 克。水煎服。

胸膈满闷作痛：瓜蒌 15 克，法半夏、薤白各 10 克，白酒适量。水煎服。

慢性支气管炎：瓜蒌、浙贝母、黄芩、金银花、杏仁、桔梗、栀子、牡丹皮、赤芍各 12 克，连翘、丹参各 15 克，甘草 6 克。用上药加水煎 2 次，取药汁混合。每日 1 剂，分 2 次服用，连服 7 日为 1 个疗程，连用 4 个疗程。

【食疗药膳】

⊙瓜蒌饼

原料：瓜蒌 200 克，面粉 600 克，白糖 75 克，清水适量。

制法：瓜蒌去籽，放在锅内，加水少许，加白糖，以小火煨熬，拌成馅。另取面粉，加水适量经发酵加面碱，揉成面片，把瓜蒌夹在面片中制成面饼，烙熟或蒸熟。

用法：佐餐或随意服用。

功效：润肺化痰，散结宽胸。

适用：肺癌胸痛。

⊙瓜蒌茶

原料：栝楼 30 克。

制法：全瓜蒌洗净用蒸笼蒸熟，压扁晒干，切成丝，煎水。

用法：代茶频饮。

功效：清肺化痰。

适用：气管炎。

葛根《本经中品》

【释名】鸡齐《本经》，鹿藿、黄斤《别录》。

葛根

【气味】甘、辛，平，无毒。

【主治】消渴，身大热，呕吐，诸痹，起阴气，解诸毒《本经》。疗伤寒中风头痛，解肌发表出汗，开腠理，疗金疮，止胁风痛《别录》。治天行上气呕逆，开胃下食，解酒毒（甄权）。治胸膈烦热发狂，止血痢，通小肠，排脓破血。敷蛇蛊啮，罯毒箭伤（大明）。杀巴豆、百药毒（之才）。生者：堕胎。蒸食：消酒毒，可断谷不饥。作粉犹妙（藏器）作粉：止渴，利大小便，解酒，去烦热，压丹石、敷小儿热疮。捣汁饮，治小儿热痞《开宝》。猘狗伤，捣汁饮，并末敷之（苏恭）。散郁火。（时珍）。

【附方】

时气头痛（壮热）：生葛根洗净，捣汁一大盏，豉一合，煎六分，去渣分服，汗出即瘥。未汗再服。若心热，加栀子仁十枚。（《圣惠方》）

伤寒头痛（二三日发热者）：葛根五两，香豉一升，以童子小便八升，煎取三升，分三服。食葱粥取汗。（《梅师方》）

辟瘴不染：生葛捣汁一小盏服，去热毒气也。（《圣惠方》）

烦躁热渴：葛粉四两，先以水浸粟米半升，一夜漉出，拌匀，煮熟，以糜饮和食。（《食医心镜》）

小儿热渴久不止：葛根半两，水煎服。（《圣惠方》）

干呕不息：葛根捣汁服一升，瘥。（《肘后方》）

衄血不止：生葛捣汁，服。三服即止。（《圣惠方》）

热毒下血（因食热物发者）：生葛根二斤，捣汁一升，入藕一升，和服。（《梅师方》）

伤筋出血：葛根捣汁饮。干者煎服。仍熬屑敷之。（《外台秘要》）

臀腰疼痛：生葛根嚼之咽汁，取效乃止。（《肘后方》）

服药过剂（苦烦）：生葛汁饮之。干者煎汁服。（《肘后方》）

酒醉不醒：生葛汁饮二升，便愈。（《千金方》）

诸药中毒（发狂烦闷，吐下欲死）：葛根煮汁服。（《肘后方》）

虎伤人疮：生葛煮浓汁洗之。仍捣末，水服方寸匕，日夜五六服。（《梅师方》）

◆实用指南

【单方验方】

冠心病、心绞痛：葛根 50 克，栝楼壳 20 克，郁金、延胡索各 15 克，川芎 6 克。水煎 2 次分服，每日 1 剂。

慢性乙醇中毒：葛花 10 克，水煎服。

神经性视网膜炎：葛根、毛冬青各 30 克，枸杞 20 克，菊花 15 克。水煎 2 次分服，每日 1 剂。

跌打损伤：葛根 100 克。加水浓煎，先热敷患处 30 分钟，后浸洗患处。

原发性高血压：葛根 10 ~ 15 克。水煎分 2 次口服，每日 1 剂，连用 2 ~ 8 周为 1 个疗程。

原发性高血压、颈项强痛：葛根 30 克。水煎 2 次分服，每日 1 剂，连服 15 日。

痢疾：葛根 15 克，鲜凤尾草 30 克。水煎服。

鼻出血不止：生葛根适量，捣烂取汁，每次 30 毫升，每日 2 ~ 3 次。

足癣及并发症：葛根、千里光、白矾等量。烘干，研为细末，以每袋 40 克密封包装。每晚取 1 袋，加温水约 3000 毫升置盆中，混匀，患脚浸泡 20 ~ 25 分钟，7 日为 1 个疗程。

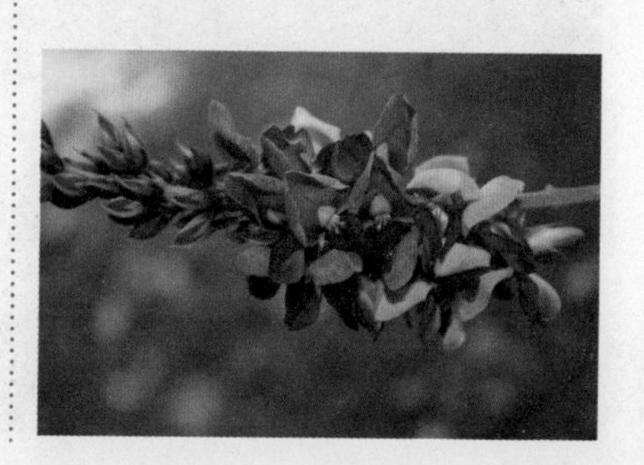

【食疗药膳】

⊙葛根粉粥

原料：葛根粉 30 克，粳米 100 克。

制法：先将新葛根洗净切片，经水磨石澄取淀粉，晒干备用，用时将两者共煮粥。

用法：早餐食用。

功效：清热生津，止渴，降血压。

适用：高血压、冠心病、心绞痛、老年性糖尿病、慢性脾虚泻痢及发热期间口干烦渴等。

⊙葛粉羹

原料：葛根 150 克，荆芥穗 30 克，淡豆豉 90 克。

制法：先将葛根捣碎成细末，取粉 120 克制成面条，待用。将荆芥穗、豆豉一同放入砂锅内，加水，煮六七沸，去渣留汁，再将葛粉面条放入药汁中煮熟。

用法：1 次空腹食用。每日 2 次。

功效：滋肝，祛风，开窍。

适用：中风、言语塞涩、神志昏馈、口眼歪斜、手足不遂以及中老年人脑血管硬化等。

天门冬《本经上品》

【释名】颠勒《本经》，颠棘《尔雅》，天棘《纲目》，万岁藤。

根

【气味】苦，平，无毒。

【主治】诸暴风湿偏痹，强骨髓，杀三虫，去伏尸。久服轻身益气，延年不饥《本经》。保定肺气，去寒热，养肌肤，利小便，冷而能补《别录》。肺气咳逆，喘息促急，肺萎生痈吐脓，除热，通肾气，止消渴，去热中风，治湿疥，宜久服。煮食之，令人肌体滑泽白净，除身上一切恶气不洁之疾《甄权》。镇心，润五脏，补五劳七伤，吐血，治嗽消痰，去风热烦闷（大明）。主心病，嗌干心痛，渴而欲饮，痿蹶嗜卧，足下热而痛（好古）。润燥滋阴，清金降火（时珍）。阳事不起，宜常服之（思邈）。

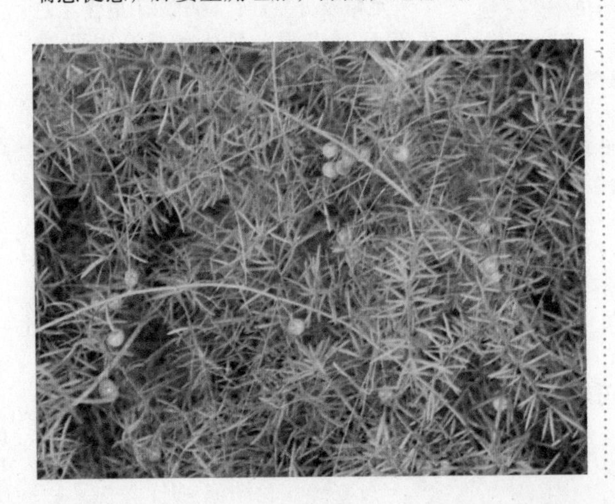

【附方】

肺痿咳嗽（吐涎沫，心中温温，咽燥而不渴）：生天门冬捣汁一斗，酒一斗，饴一升，紫菀四合，铜器煎至可丸。每服杏仁大一丸，日三服。（《肘后方》）

阴虚火动（有痰，不堪用燥剂者）：天门冬一斤，水浸洗去心，取肉十二两，石臼捣烂，五味子水洗去核，取肉四两，晒干，不见火，共捣丸梧子大。每服二十丸，茶下，日三服。（《简便方》）

虚劳体痛：天门冬末，酒服方寸匕，日三忌鲤鱼。（《千金方》）

面黑令白：天门冬曝干，同蜜捣作丸，日用洗面。（《圣济总录》）

◆实用指南

【单方验方】

百日咳：天冬、麦冬各 15 克，百部根 9 克，瓜蒌仁、橘红各 6 克。煎 2 次，1 ~ 3 岁每次分 3 顿服，4 ~ 6 岁每次分 2 顿服，7 ~ 10 岁 1 次服。

心烦：天冬、麦冬各 15 克，水杨柳 9 克。水煎服。

扁桃体炎、咽喉肿痛：天冬、麦冬、板蓝根、桔梗、山豆根各 9 克，甘草 6 克。水煎服。

夜盲：多儿母 60 克，水皂角 30 克。炖肉吃。

催乳：天冬 60 克。炖肉服。

肺结核：天冬、百部、地骨皮各 15 克，麦冬 9 克，折耳根 30 克。煨水或炖肉吃。

【食疗药膳】

⊙天冬茶

原料：天冬 8 克，绿茶 2 克。

制法：将天冬拣杂，洗净，晾干或晒干，切成饮片，与绿茶同放入杯中，用沸水冲泡，加盖焖 15 分钟，即可开始饮用。

用法：代茶频频饮服，一般可冲泡 3 ~ 5 次，饮至最后，天冬饮片可同时嚼食咽下。

功效：养阴清火，生津润燥，防癌抗癌。

适用：早期乳腺癌。

⊙天冬粥

原料：天冬 20 克，粳米 100 克。

制法：将天冬熬水，约 20 分钟，去渣留汁，备用。将粳米洗净，锅内加药汁及水适量，煮粥，待粥汁稠黏时停火起锅。

用法：每食适量。

功效：润肾燥，益肌肤，悦颜色，清肺降火。

适用：老年痰嗽、少年干咳、风湿不仁、冷痹、心腹积聚、耳聋等。

⊙二冬百合粥

原料：天冬、麦冬各 15 克，百合 30 克，粳米 50 克。

制法：将上四味分别洗净，加水适量，共煮成粥。

用法：顿食，每日 1 ~ 2 次。

功效：养阴润肺。

适用：妊娠后期、津液不能承所致之声音嘶哑，甚或语声不出。

百部《别录中品》

【释名】婆妇草《日华》，野天门冬《纲目》。

根

【气味】甘，微温，无毒。

【主治】咳嗽上气。火炙酒渍饮之《别录》。治肺热，润肺（甄权）。治传尸骨蒸劳，治疳，杀蛔虫、寸白、蛲虫，及一切树木蛀虫，烬之即死。杀虱及蝇蠓（大明）。弘景曰：作汤洗牛犬，去虱。火炙酒浸空服饮，治疥癣，去虫蚕咬毒（藏器）。

【附方】

小儿寒嗽：百部丸，用百部炒，麻黄去节，各七钱半，为末。杏仁去皮尖炒，仍以水略煮三五沸，研泥。入熟蜜和丸皂子大。每服二三丸，温水下。（《钱乙小儿方》）

三十年嗽：百部根二十斤，捣取汁，煎如饴。服方寸匕，日三服（深师）。加蜜二斤。（《外台秘要》）加饴一斤。（《千金方》）

遍身黄肿：掘新鲜百部根，洗捣，罨脐上。以糯

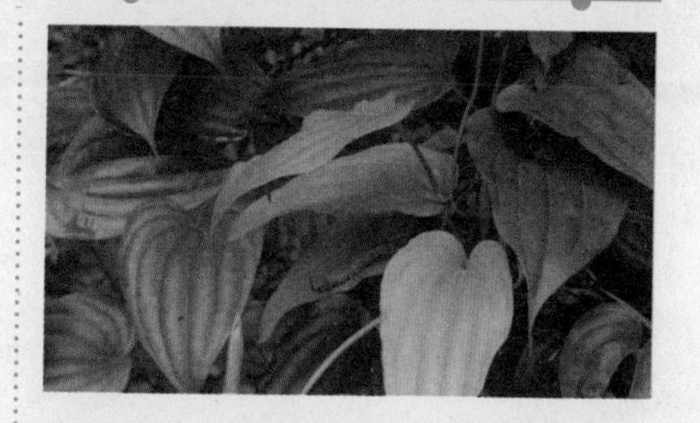

米饭半升，拌水酒半合，揉软盖在药上，以帛包住。待一二日后，口内作酒气，则水从小便中出，肿自消也。（《杨氏经验方》）

误吞铜钱：百部根四两，酒一升，渍一宿。温服一升，日再服。（《外台秘要》）

百虫入耳：百部炒研，生油调一字于耳门上。（《圣济录》）

熏衣去虱：百部、秦艽为末，入竹笼烧烟熏之，自落。亦可煮汤洗之。（《经验方》）

◆实用指南

【单方验方】

支原体肺炎：百部 30 克，地龙 20 克，苏子、葶苈子（包煎）、黄芩、枳实、甘草各 10 克，车前子 15 克，桔梗 3 克。水煎取药汁，每日 1 剂，分 2 次服用。

鹅掌风：百部根 50 克，冰片粉 5 克，鹅蹼 1 对，芝麻油 50 毫升。将鹅蹼 1 对放在黑瓦上，小火慢慢焙黄，碾成粉末，与冰片粉、芝麻油搅成糊状。百部根 50 克加水 1000 毫升，水煎，剩 700 毫升，水温冷到 30℃左右。手掌溃烂面先放入水中浸泡 10 ~ 15 分钟，然后用棉球擦干。将配制药物涂在溃烂面上，每日 3 次。

痰湿症：百部根不拘量。捣汁，浓煎如饴，每次 3 克，开水送下，每日 3 次。

蛲虫病：百部、苦参各 30 克。煎水外洗肛周。

【食疗药膳】

⊙百部生姜汁

原料：百部汁、生姜汁各等量。

制法：和匀同煎数沸。无鲜百部时，可用干品煎取浓汁。也可酌加蜜糖调味。

用法：每日 3 次，每服 3 ～ 5 毫升。

功效：散寒宣肺，降逆止咳。

适用：风寒咳嗽、头痛、鼻塞、流涕、恶寒发热等。

⊙百部汁卤猪肾

原料：百部 100 克，猪肾 1 具，酱油、黄酒、白糖各适量。

制法：先将水浸半小时后的百部用小火煮煎，待滤出两煎药液后，弃渣，烧至汁水剩约半碗时，加酱油 2 匙、黄酒 1 匙、白糖 2 匙。放入猪肾，不断翻动，直至卤汁烧至快尽，药液全部渗入猪肾时，离火。

用法：每次半只切片佐膳食，每日 2 次。

功效：补肾。

适用：肾结核。

何首乌（宋·《开宝》）

【释名】交藤、夜合、地精《本传》，陈知白《开宝》，马肝石、九真藤、疮帚《纲目》，桃柳藤《日华》，赤葛《斗门》，红内消。

根

【气味】苦、涩，微温，无毒。

【主治】瘰疬，消痈肿，疗头面风疮，治五痔，止心痛，益血气，黑髭发，悦颜色。久服长筋骨，益精髓，延年不老。亦治妇人产后及带下诸疾《开宝》。久服令人有子，治腹脏一切宿疾，冷气肠风《大明》。泻肝风（好古）。

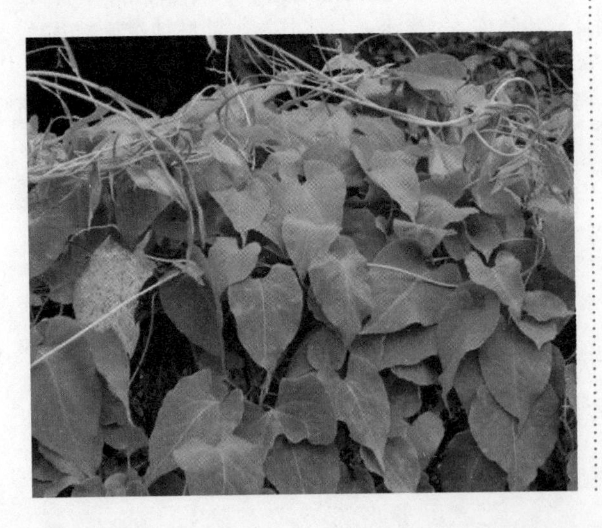

【附方】

骨软风疾（腰膝疼，行步不得，遍身瘙痒）：用何首乌大而有花纹者，同牛膝各一斤，以好酒一升，浸七宿，曝干，木臼杵末，枣肉和丸梧子大。每一服三五十丸，空心酒下。（《经验方》）

宽筋治损：何首乌十斤，生黑豆半斤，同煎熟，皂荚一斤烧存性，牵牛十两炒取头末，薄荷十两，木香、牛膝各五两，川乌头炮二两，为末，酒糊丸梧子大。每服三十丸，茶汤下。（《永类方》）

皮里作痛（不问何处）：用何首乌末，姜汁调成膏涂之，以帛裹住，火炙鞋底熨之。（《经验方》）

自汗不止：何首乌为末，津调，封脐中。（《集简方》）

肠风脏毒，下血不止：何首乌二两，为末。食前米饮服二钱。（《圣惠方》）

大风疠疾：何首乌大而有花纹者一斤，米泔浸一七，九蒸九晒，胡麻四两，九蒸九晒，为末。每酒服二钱，日二服。（《圣惠方》）

◆实用指南

【单方验方】

心烦失眠及精神分裂症：制何首乌、夜交藤（即何首乌的藤茎）各 90 克，大枣 6 枚。水煎服，每日 1 剂。

头晕耳鸣、须发早白、贫血及神经衰弱等：制何首乌 60 克。入砂锅（忌用铁锅）煎取浓汁，去掉药渣，加入大米 100 克、大枣 3 ～ 5 枚，合煮成粥。待粥熟后加入适量白糖调味，当作早餐或晚餐服食。

十二指肠溃疡：何首乌（生首乌或制首乌均可）60 克，小茴香（炒）30 克，猪肚 1 个。先将猪肚洗净，再将首乌、小茴香用纱布包好置入猪肚内，共同加水炖煮。待猪肚烂熟后去掉药包，分作 9 份，每次 1 份，每日 3 次，3 日服完。

疟疾：生何首乌 25 克，甘草 3 克。加水浓煎 2 小时后取汤，分作 3 次于饭前饮服。

急性乙型黄疸性肝炎：生首乌、丹

皮、连翘、板蓝根、大青叶、茜草、丹参、半枝莲各15克，柴胡12克，白茅根、茵陈各30克，甘草6克。冷水浸泡连煎2次，加水高出药面1～2寸，用砂锅煎煮沸后约30分钟，滤出药液再加水煮。两次药液加在一起，每日分3次服完，每日1剂，连服50～60剂。

【食疗药膳】

⊙生首乌蜂蜜水

原料：生首乌30克，蜂蜜20克。

制法：将生首乌洗净，晒干或烘干，研末，调入蜂蜜，拌和均匀即成。

用法：上、下午分别服用。

功效：养血，润肠通便。

适用：血亏肠燥型肛裂。

⊙何首乌猪肚

原料：何首乌（鲜）、白果根、左转藤各60克，糯米250克，猪小肚1个。

制法：将前三药与糯米共盛于猪小肚内，加冰糖炖1小时，去药渣。

用法：食猪小肚及糯米，分2次食完，连服3～5剂。

功效：益气，补虚，固涩。

适用：遗精。

土茯苓《纲目》

【释名】土萆薢、山猪粪、仙遗粮、冷饭团、硬饭、山地栗《纲目》，刺猪苓《图经》，草禹余粮《拾遗》。

根

【气味】甘、淡，平，无毒。

【主治】食之当谷不饥，调中止泄，健行不睡（藏器）。健脾胃，强筋骨，祛风湿，利关节，止泄泻，治拘挛骨痛，恶疮痈肿。解汞粉、银朱毒（时珍）。

【附方】

杨梅毒疮：（《邓笔峰杂方》）用冷饭团四两，皂角子七个，水煎代茶饮。浅者二七，深者四七，见效。一方：冷饭团一两，五加皮、皂角子、苦参各三钱，金银花一钱，用好酒煎，日一服。小儿杨梅疮起于口内、涎及遍身，以土萆薢末乳汁调服，月余自愈。（《外科发挥》）

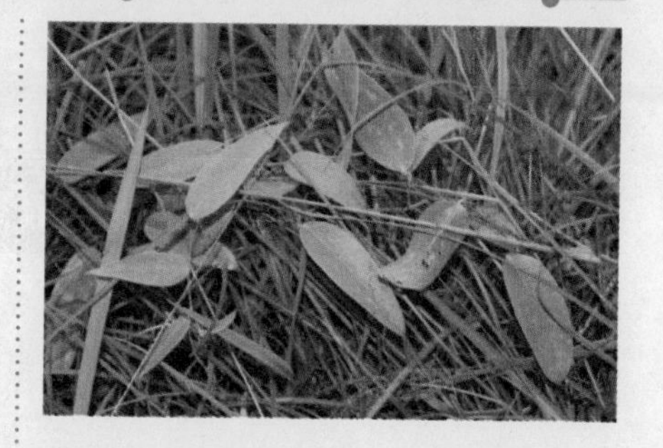

◆实用指南

【单方验方】

梅毒：土茯苓60～240克，苍耳子、白鲜皮各15克，甘草10克。水煎取药汁，每日1剂，分2次服。

女性尖锐湿疣：黄芪、土茯苓各30克，冬虫夏草9克，紫草根、蒲公英、蜂房、赤芍、板蓝根各20克，败酱草15克，蜈蚣2条，甘草6克。水煎取药汁，每日1剂，分2次服用。

风湿骨痛，疮疡肿毒：土茯苓500克。去皮，和猪肉炖烂，分数次连渣服。

血淋：土茯苓、茶根各25克。水煎服，白糖为引。

皮炎：土茯苓100～150克。水煎当茶饮。

瘿瘤：土茯苓、白毛藤各25克，蒲公英、乌蔹莓根各20克，金锁银开、黄药子各15克，甘草、金银花各10克。水煎服。

【食疗药膳】

⊙土茯苓茶

原料：土茯苓60克，绿茶2克。

制法：将上两味水煎取药汁。

用法：代茶频饮，每日1次，连服15日为1个疗程。

功效：解毒化瘀。

适用：梅毒。

⊙土茯苓猪骨汤

原料：土茯苓30～60克，猪脊骨500克。

制法：将上两味加水适量炖汤。

用法：每日2次。

功效：利水退肿。

适用：肾炎水肿，消除肾炎蛋白尿。

威灵仙（宋·《开宝》）

【释名】时珍曰：威，言其性猛也。灵仙，言其功神也。

根

【气味】苦，温，无毒。

【主治】诸风，宣通五脏，去腹内冷滞，心膈痰水，久积癥瘕，痃癖气块，膀胱宿脓恶水，腰膝冷疼，疗折伤。久服无有温疾疟《开宝》。推新旧积滞，消胸中痰唾，散皮肤大肠风邪（李杲）。

【附方】

脚气入腹（胀闷喘急）：用威灵仙末，每服二钱，酒下。痛减一分，则药亦减一分。（《简便方》）

腰脚诸痛：（《千金方》）用威灵仙末，空心温酒服一钱，逐日以微利为度。（《经验方》）用威灵仙一斤，洗干、好酒浸七日，为末，面糊丸梧子大。以浸药酒，每服二十丸。

肾脏风壅（腰膝沉重）：威灵仙末，蜜丸梧子大，温酒服八十丸。平明微利恶物，如青脓胶，即是风毒积滞。如未利，再服一百丸。取下后，食粥补之。一月仍常服温补药。孙兆方名放杖丸。（《集验》）

手足麻痹（时发疼痛，或打扑伤损，痛不可忍，或瘫痪等证）：威灵仙炒五两，生川乌头、五灵脂各四两，为末，醋糊丸如梧子大。每服七丸，用盐汤下。忌茶。（《普济方》）

噎寒膈气：威灵仙一把，醋、蜜各半碗，煎五分，服之。吐出宿痰，愈。（《唐瑶经验方》）

停痰宿饮（喘咳呕逆，全不入食）：威灵仙焙，半夏姜汁浸焙，为末，用皂角水熬膏，丸如绿豆大。每服七丸至十丸，姜汤下，一日三服，一个月为验。忌茶、面。腹中痞积：威灵仙、楮桃儿各一两，为末。每温酒服三钱。名化铁丸。（《普济方》）

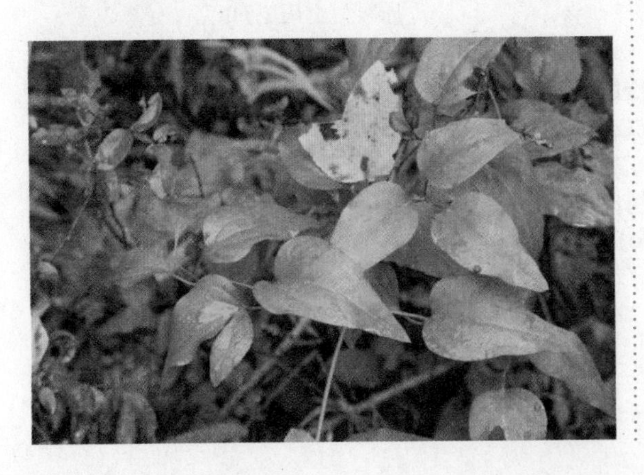

大肠冷积：威灵仙末，蜜丸如梧子大。一更时，生姜汤下十至二十丸。（《经验良方》）

痔疮肿痛：威灵仙三两，水一斗，煎汤。先熏后洗，冷再温之。（《外科精义》）

诸骨硬咽：威灵仙一两二钱，砂仁一两，砂糖一盏，水二钟，煎一钟。温服。（《乾坤生意》）用威灵仙米醋浸二日，晒研末，醋糊丸如梧子大。每服二三丸，半茶半汤下。如欲吐，以铜青末半匙，入油一二点，茶服、探吐。（《圣济录》）治鸡鹅骨梗。赤茎威灵仙五钱，井华水煎服，即软如绵吞下也，甚效。

飞丝缠阴，肿痛欲断：以威灵仙捣汁，浸洗。一人病此得效。（《李楼怪证方》）

◆实用指南

【单方验方】

食管癌：威灵仙、白蜂蜜各30克。水煎服，每日1剂，分早、晚服，连服1周。

呃逆症：威灵仙、蜂蜜各30克。煎服，若胃酸少者，再加适量食醋。

咽喉炎：鲜威灵仙叶适量。捣烂绞汁，将消毒棉花捻成4～5厘米的长条，一端浸药汁塞鼻孔（左痛塞右，右痛塞左），达上鼻道，用4～6分钟，患者即流泪、打喷嚏，到30分钟左右症状可显著减轻。如未愈，隔4～6小时重复治疗。

胆石症：威灵仙60克。水煎服，每日2次。

尿道结石：威灵仙、金钱草、白茅根各60克，或威灵仙60～90克。水煎服，每日1剂。

乳腺炎：威灵仙适量。研细末，用醋拌为糊状，敷于患乳，随干随换，直到痊愈。

梅核气：威灵仙30克。水煎去渣

留汁，加醋、蜂蜜各10克，煮沸，分2次服。

面神经麻痹：威灵仙、防风各30克。水煎服，每日1剂。

鱼骨鲠喉或卡在食管上段：威灵仙枝茎干品250克，野菊花30克。加水1500毫升小火煎后取汁500毫升，加入食醋30毫升，每次60毫升，每日1次，徐徐咽下，20分钟内服完。

丝虫病：鲜威灵仙根500克。加水煎煮后取汁500毫升，然后加入红糖500克、白酒60毫升，再煎煮几分钟，每日早、晚各30毫升。

老年慢性支气管炎：威灵仙、炒莱菔子各12克，桃仁、地龙、沙参、桔梗、白前、荆芥、紫菀、陈皮各10克，甘草6克。水煎服。

【食疗药膳】

⊙灵仙酒

原料：威灵仙500克，好酒适量。

制法：将药洗净晾干，以酒浸（酒盖过药面）7日，焙干为末，面糊丸如梧子大，再浸药酒。

用法：每日2次，每服20丸。

功效：通络止痛。

适用：腰腿疼痛。

⊙威灵仙炖肉

原料：威灵仙60～90克（黑根），鸡蛋或肉适量。

制法：将威灵仙炖肉、煎蛋或蒸蛋吃。

用法：适量食用。

功效：祛风湿，通经络，补气血。

适用：头晕盗汗或冷汗不止。

茜草《本经上品》

【释名】地血《别录》，染绯草《蜀本》，血见愁、风车草（土宿），过山龙《补遗》，中蔓。

根

【气味】苦，寒，无毒。

【主治】寒湿风痹，黄疸，补中《本经》。止血，内崩下血，膀胱不足，踒跌蛊毒。久服益精气，轻身。可以染绛。又苗根：主痹及热中伤跌折《别录》。治六极伤心肺，吐血泻血（甄权）。止鼻洪尿血，产后血运，月经不止，带下，扑损淤血，泄精，痔瘘疮疖排脓。酒煎服《大明》。通经脉，治骨节风痛，活血行血（时珍）。

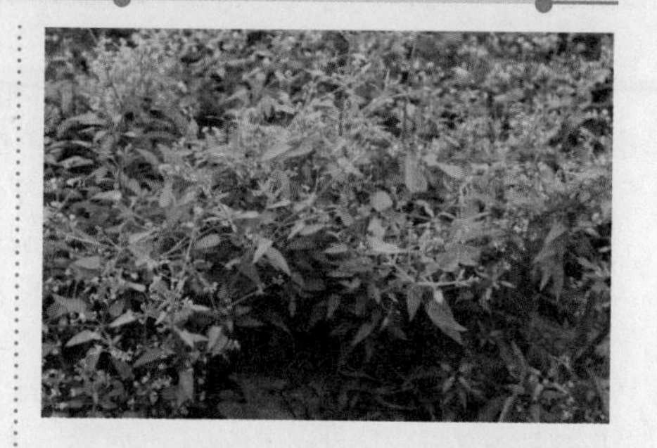

【附方】

鼻血不止：茜根、艾叶各一两，乌梅肉二钱半，为末，炼蜜丸如梧子大。每乌梅汤下五十丸。（《本事方》）

心痹心烦（内热）：茜根煮汁服。（《伤寒类要》）

黑髭乌发：茜草一斤，生地三斤，取汁。以水五大碗，煎茜绞汁，将渣再煎三度。以汁同地黄汁，微火煎如膏，以瓶盛之。每日空心温酒服半匙，一个月髭发如漆也。忌萝卜、五辛。（《圣济录》）

蝼蛄漏疮：茜根烧灰、千年石灰等分，为末，油调敷之。（《儒门事亲方》）

脱肛不收：茜根、石榴皮各一握，酒盏，煎七分，温服。（《圣惠方》）

预解疮疹（时行疮疹正发，服此则可无患）：茜根煎汁，入少酒饮之。（《奇效良方》）

◆实用指南

【单方验方】

念珠菌引发的口腔溃疡：茜草10～20克。水煎，每日1剂，分早、晚服，连服12～42日。用药期间不加用其他对真菌有治疗作用的药物。

软组织损伤：茜草根200克，虎杖120克。用白布包煮20分钟，先浸洗，温后敷局部，冷后再加热使用，连续用药5～7日。

龋齿牙痛：茜草根1克（干品）。用纱布包好放在消毒碗内，加乳汁10毫升，浸泡数分钟，待液体呈淡红色即可应用。用时将浸液用棉球或滴管滴入牙痛患者双眼的泪囊口处，每1～2

分钟滴1次。

外伤出血：茜草根适量，研细末，外敷伤处。

跌打损伤：茜草根120克，白酒750毫升。将茜草置白酒中浸泡7日，每次30毫升，每日2次。

慢性腹泻：茜草适量。炒黑存性，研为细末，加少许红糖，每日3次，每次9克，饭前服，1周为1个疗程。

月经先期、量多、血色深红：茜草15克，荆芥炭乌贼骨各9克，牡丹皮10克。水煎服，经前1周每日1剂，连服5～7日。

关节痛：茜草根60克，猪脚1只。水和黄酒各半，炖2小时，吃猪脚喝汤。

【食疗药膳】

⊙茜草酒

原料：鲜茜草根30～60克，好白酒1000毫升。

制法：将茜草根洗净入白酒中，7日后即可服酒。

用法：每次饮适量。

功效：通经活络，止痛。

适用：关节疼痛。

⊙茜草乌龟汤

原料：乌龟1只，海螵蛸30克，茜草根20克。

制法：将乌龟用沸水烫死后，去壳及内脏，洗净，斩成小块，与海螵蛸、茜草根一起放入砂锅内，加清水适量，大火烧沸后，改用小火煮3小时，调味即可。

用法：喝汤吃肉，温热食用。

功效：滋阴凉血，调经止血。

适用：月经不调。

钩藤《别录下品》

【释名】弘景曰：出建平。亦作吊藤、钓藤。疗小儿，不入余方。

【气味】甘，微寒，无毒。

【主治】小儿寒热，十二惊痫《别录》。小儿惊啼，瘛疭热拥、客忤胎风（权）。大人头旋目眩、平肝风，除心热，小儿内钩腹痛，发斑疹（时珍）。

【附方】

小儿惊热：钩藤一两，消石半两，甘草炙一分，为散。每服半钱，温水温，日三服。名延齿散。（《圣济录》）

卒得痫疾：钩藤、甘草炙各二钱，水五合，煎二合。每服枣许，日五、夜三度。（《圣惠方》）

斑疹不快：钩藤钩子、紫草茸各等分，为末。每服，

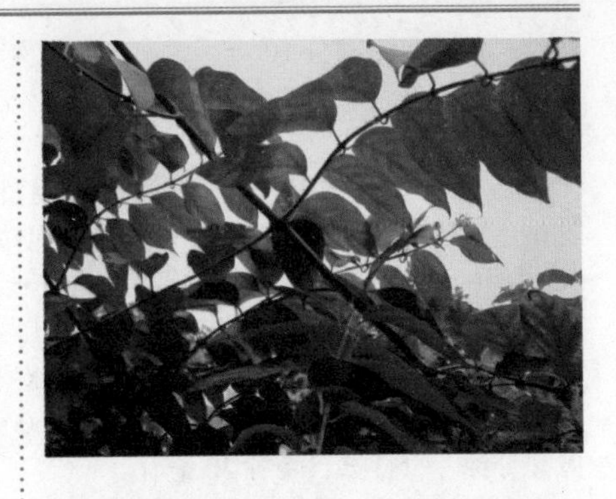

一字或半钱，温酒服。（《钱氏方》）

◆实用指南

【单方验方】

癫狂：钩藤、竹茹各10克，牛膝12克，通草6克，辰砂（研末冲）、琥珀（研末冲）各3克，兑竹沥水30～90克。水煎服。

脑血栓：钩藤、玉竹、女贞子、丹参、竹茹、生牡蛎各12克，白芍15克，茯神、麦冬、知母、柏子仁各9克，远志、石菖蒲各6克，甘草3克。水煎服，每日1剂，分早、晚2次服。

高血压：钩藤12克，夏枯草、菊花、桑叶各10克。水煎服。

链霉素反应：钩藤、菊花各12克，骨碎补30克。小火煎至500毫升，每日2次。

小儿高热惊风、牙关紧闭、手足抽搐等：钩藤、双花各12克，甘草、薄荷各6克，全蝎4.5克，天麻3克。水煎服。

忍冬《别录上品》

【释名】金银藤、鸳鸯藤、鹭鸶藤、老翁须、左缠藤、金钗股《纲目》，通灵草（土宿），蜜桶藤。

【气味】甘，温，无毒。

【主治】寒热身肿。久服轻身长年益寿《别录》。治腹胀满，能止气下澼《甄权》。热毒血痢水痢，浓煎服《藏

器》。治飞尸遁尸，风尸沉尸，尸注鬼击，一切风湿气，及诸肿毒，痈疽疥癣，杨梅诸恶疮，散热解毒（时珍）。

【附方】

太阴风温、温热，冬温初起，但热不恶寒而渴者：连翘、金银花各一两，苦桔梗、薄荷、牛蒡子各六钱，竹叶、荆芥穗各四钱，生甘草、淡豆豉各五钱。上杵为散，每服六钱，鲜苇根汤煎服。（《温病条辨》银翘散）

痢疾：金银花（入铜锅内，焙枯存性）五钱。红痢以白蜜水调服，白痢以砂糖水调服。（《惠直堂经验方》忍冬散）

疮疡痛甚，色变紫黑者：金银花连枝叶（锉）二两，黄芪四两，甘草一两。上细切，用酒一升，同入壶瓶内，闭口，重汤内煮二三时辰，取出，去渣，顿服之。（《活法机要》回疮金银花散）

一切肿毒，不问已溃未溃，或初起发热，并疔疮便毒，喉痹乳蛾：金银花（连茎叶）自然汁半碗，煎八分服之，以渣敷上，败毒托里、散气和血，其功独胜。（《积善堂经验方》）

痈疽发背初起：金银花半斤，水十碗煎至两碗，入当归二两，同煎至一碗，一气服之。（《洞天奥旨》归花汤）

一切内、外痈肿：金银花四两，甘草三两。水煎顿服，能饮者用酒煎服。（《医学心悟》忍冬汤）

大肠生痈，手不可按，右足屈而不伸：金银花三两，当归二两，地榆、麦冬、玄参各一两，生甘草三钱，薏仁五钱，黄芩二钱。水煎服。（《洞天奥旨》清肠饮）

◆实用指南

【单方验方】

痢疾：金银花 15 克。焙干研末，水调服。

咽喉炎：金银花 15 克，生甘草 3 克。煎水含漱。

胆囊炎胁痛：金银花 50 克，花茶叶 20 克。沏水当茶喝。

感冒发热、头痛咽痛：金银花 60 克，山楂 20 克。煎水代茶饮。

热闭：金银花 60 克，菊花 30 克，甘草 20 克。水煎服，代茶频饮。

丹毒：金银花 30 克，紫花地丁 20 克，车前草、川牛膝各 10 克，丹皮 15 克，革薢、黄芩、生薏苡仁各 12 克。水煎取药汁，每日 1 剂，早、晚 2 次分服。

热结便秘：蜜糖 30 克，金银花 15 克。先将金银花煎水，去渣放凉，分次加入蜜糖溶化后饮用。煎时不要太浓，一般煎成两碗银花汁，瓶贮分冲，冲蜜糖服。

急性温病昏迷方：金银花、生地各 30 克，连翘、麦冬、玄参、丹参、黄芩、菖蒲、郁金各 20 克。水煎服。

预防乙脑、流脑：金银花、连翘、大青根、芦根、甘草各 9 克。水煎代茶饮，每日 1 剂，连服 3 ~ 5 日。

胆道感染、创口感染：金银花 50 克，连翘、大青根、黄芩、野菊花各 25 克。水煎服，每日 1 剂。

【食疗药膳】

⊙金银花酒

原料：金银花 150 克，甘草 30 克，酒 250 毫升。

制法：将金银花、甘草用水 500 毫升煎取约 250 毫升，入酒略煎。

用法：分早、午、晚 3 次服尽。

功效：解毒消痈。

适用：痈疽恶疮、肺痈、肠痈初起等。

⊙银花茶

原料：金银花、蒲公英、茶叶各 3 克。

制法：将上三味装入茶缸内，用沸水冲泡 10 分钟。

用法：不拘时代茶频饮，每日 1 剂。

功效：清热解毒，利湿。

适用：小儿头疖、痱毒等。

⊙大蒜银茶饮

原料：金银花 6 克，紫皮大蒜 10 克，甘草 2 克。

制法：大蒜去皮捣烂，与其余几味同用开水浸泡，加入白糖适量即可。

用法：代茶频饮。

功效：清热解毒。

适用：急性细菌性痢疾。

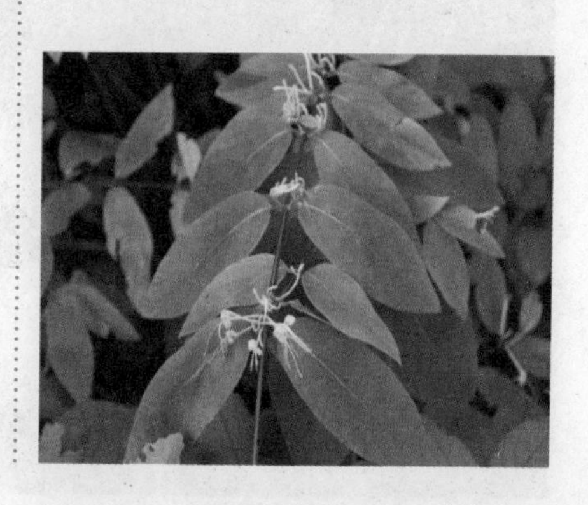

泽泻《本经上品》

【释名】水泻、鹄泻《本经》，及泻《别录》。

根

【气味】甘，寒，无毒。

【主治】风寒湿痹、乳难，养五脏，益气力，肥健，消水。久服，耳目聪明，不饥延年，轻身，面生光，能行水上《本经》。补虚损，五脏痞满，起阴气，止泄精消渴淋沥，逐膀胱三焦停水《别录》。主肾虚精自出，治五淋，利膀胱热，宣通水道（甄权）。主头旋耳虚鸣，筋骨挛缩，通小肠，止尿血，主难产，补女人血海，令人有子（大明）。入肾经，去旧水，养新水，利小便，消肿胀，渗泄止渴（元素）。去脬中留垢，心下水痞（李杲）。渗湿热，行痰饮，止呕吐泻痢，疝痛脚气（时珍）。

【附方】

水湿肿胀：泽泻、白术各一两，为末，或为丸。每服三钱，茯苓汤下。（《保命集》）

冒暑霍乱（小便不利，头运引饮）：三白散，用泽泻、白术、白茯苓各三钱，水一盏，姜五片，灯心十茎，煎八分，温服。（《和剂局方》）

支饮苦冒：（仲景泽泻汤）用泽泻五两，白术二两，水二升，煮一升，分二服。（《深师方》）先以水二升煮二物，取一升，又以水一升，煮泽泻取五合，二汁分再服。病甚欲眩者，服之必瘥。

肾脏风疮：泽泻、皂荚水煮烂，焙研，炼蜜丸如梧子大。空心温酒下十五至二十丸。（《经验方》）

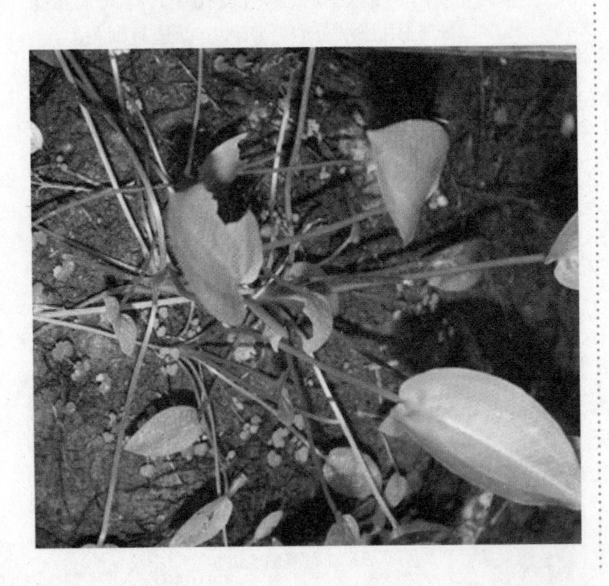

◆实用指南

【单方验方】

水肿、小便不利：泽泻、白术各12克，车前子9克，茯苓皮15克，西瓜皮24克。水煎服。

急性肠炎：泽泻、白头翁各15克，猪苓9克，车前子6克。水煎服。

耳源性眩晕：泽泻、茯苓、白术各20克，橘红、干姜、桂枝各15克。水煎服。

痰饮上扰、心悸、头晕目眩、泛吐清水：泽泻30克，白术18克。水煎服。

梅尼埃综合征：泽泻40克，白术20克。水煎服，每日1剂，分早、晚2次服。

盆腔炎：泽泻10克，粳米60克。将泽泻研为细末，调入煮熟的粳米粥内，再煮3～5分钟即可，每日1剂，分2次服食。

单纯性肥胖：泽泻、茯苓、草决明、薏苡仁、防己各15克，白术、荷叶各12克，陈皮10克。水煎2次，混合后分3次服，每日1剂，一般连续用药15～45日。

【食疗药膳】

⊙泽泻粥

原料：泽泻粉10克，粳米50克。

制法：先将粳米加水500毫升，煮粥。待米开花后，调入泽泻粉，改用小火稍煮数沸即可。

用法：每日2次，温热服食，3日为1个疗程。不宜久食，可间断食用。

功效：健脾渗湿，利水消肿。

适用：水湿停滞、小便不利、水肿、下焦湿热带下、小便淋涩等。

⊙泽泻茶

原料：泽泻、花茶各适量。

制法：将上两味用300毫升开水冲泡后饮用。

用法：不拘时饮用，冲饮至味淡。

功效：利水渗湿，泄热，利尿。

适用：降压、水肿、小便不利、呕吐、痰饮、脚气、高血压、高血脂症等。

石斛《本经上品》

【释名】金钗《纲目》，禁生、林兰《本经》，杜兰《别录》。

【气味】甘，平，无毒。

【主治】伤中，除痹下气，补五脏虚劳羸瘦，强阴益精。久服，厚肠胃《本经》。补内绝不足，平胃气，长肌肉，逐皮肤邪热痱气，脚膝疼冷痹弱，定志除惊。轻身延年《别录》。益气除热，治男子腰脚较弱，健阳，逐皮肌风痹，骨中久冷，补肾益力（权）。壮筋骨，暖水脏，益智清气《日华》。治发热自汗，痈疽排脓内塞（时珍）。

【附方】

睫毛倒入：川石斛、川芎各等分，为末。口内含水，随左右嗃鼻，日二次。（《袖珍方》）

飞虫入耳：石斛数条，去根如筒子，一边注入耳中，四畔以蜡封闭，用火烧石斛，尽则止。熏右耳，则虫众左出。未出更作。（《圣济总录》）

◆实用指南

【单方验方】

润肺：石斛 10 克，花旗参 5 克，麦冬 20 克。煲水服。

寒胃、养精益气：石斛 10 克，高丽参 2 克。煮水服。

壮阳补虚：石斛 10 克，冬虫夏草 2 克。煲汤服。

目昏眼花、视力减退：石斛、枸杞子、女贞子各 15 克，菊花 10 克。煎汤饮。

秋季肺燥阴伤所致的阴虚燥咳、咽干口燥、干咳痰稠：石斛（先煎）、沙参各 15 克，百合 20 克，炙冬花 10 克。水煎服，每日 1 剂，每日 2 次。

中老年人因秋燥损伤肺胃所致的津液不足、肺燥烦渴、肠燥便秘之症：石斛（先煎）、麦门冬各 10 克，生地、玄参各 15 克。水煎服，每日 1 剂，每日 2 次。

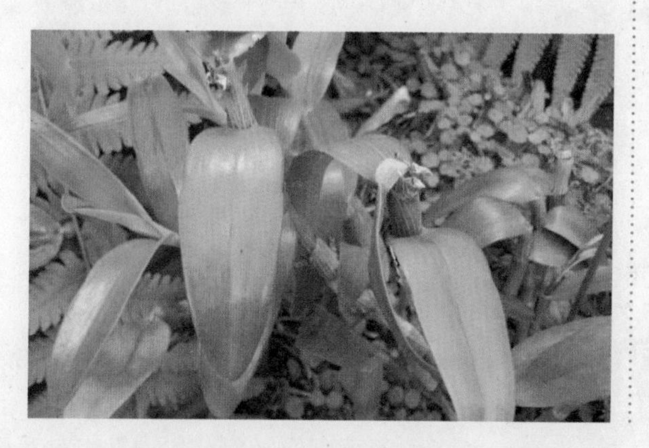

【食疗药膳】

⊙石斛粥

原料：鲜石斛 20 克，粳米 30 克，冰糖适量。

制法：先将鲜石斛加水煎煮取汁去渣，再用药汁熬粳米、冰糖为粥。

用法：每日 2 次。

功效：益胃生津，养阴清热。

适用：热病后期津伤、口干烦渴，或阴虚低热不退、舌红少津、咽干而痛等。

⊙清蒸石斛螺

原料：石斛 6 克，猪脊肉 9 克，青螺（石螺）1500 克。

制法：青螺吐泥、洗净，用沸水烫熟，捞起，汤汁滤清后留用。挑出螺肉，用淡盐水洗净，沥干，装入炖盅内。猪脊肉切成连块，用沸水飞去血秽。螺汁同石斛先用一小锅约煲 20 分钟后，除去药渣，滤清药汁，待用。将药汁倒入炖盅内，再将猪脊肉放于盅内的螺肉面上，约炖 1 小时后，调入盐，即可食用。

用法：佐餐食用，每日 1 次。

功效：滋阴润燥，通利小便，解渴利水。

适用：消渴瘦弱、便秘、燥咳、酒醉不醒等。

骨碎补（宋·《开宝》）

【释名】猴姜《拾遗》，胡孙姜（志），石毛姜《日华》。

根

【气味】苦，温，无毒。

【主治】破血止血，补伤折《开宝》。主骨中毒气，风血疼痛，五劳六极，足手不收，上热下冷（权）。恶疾，蚀烂肉，杀虫（大明）。研末，猪肾夹煨，空心食，治耳鸣，及肾虚久泄，牙疼（时珍）。

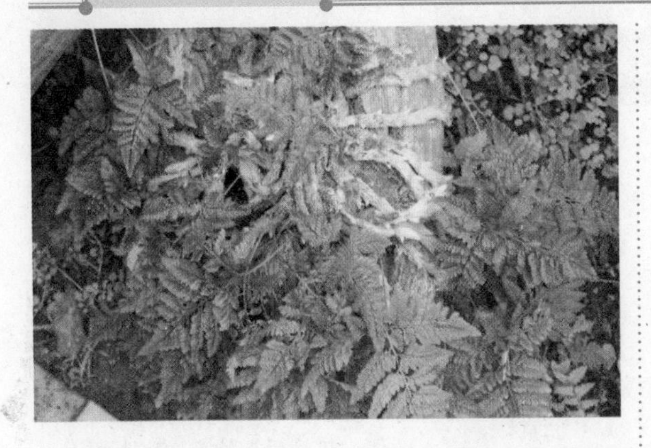

【附方】

虚气攻牙（齿痛血出，或痒痛）：骨碎补二两，铜刀细剉，瓦锅慢火炒黑，为末。如常揩齿，良久吐之，咽下亦可。刘松石云：此法出自于《灵苑方》，不独治牙痛，极能坚骨固牙，益精髓，去骨中毒气疼痛。牙动将落者，数擦立住，再不复动，经用有神。

风虫牙痛：骨碎补、乳香各等分，为末糊丸，塞孔中，名金针丸。（《圣济总录》）

耳鸣耳闭：骨碎补削作细条，火炮，趁热塞之。（《苏氏图经》）

病后发落：胡孙姜、野蔷薇嫩枝煎汁，刷之。

肠风失血：胡孙姜烧存性五钱，酒或米饮服。（《仁存方》）

◆实用指南

【单方验方】

肾亏致关节痛：骨碎补 60 克，狗肉适量。同炖服。

中老年人牙齿松动易脱：骨碎补、两面针各 15 克，补骨脂 10 克，核桃肉 18 克，千年健、熟地、露蜂房各 12 克，甘草 6 克。水煎服，每日 1 剂。

皮癣：骨碎补适量，研成细末，调醋敷患处。

跌打肿痛：骨碎补 65 克，川芎、冰片各 20 克，田七粉 15 克。共研成细末，调匀瓶装备用。每次用酒调成糊状，敷肿痛处。

鸡眼：骨碎补适量，研粉，瓶装备用。用时先以热水将鸡眼泡软，削去厚皮（避免伤及真皮），用 75% 乙醇、米醋各半，将药粉调节成糊状，夜间包敷患处，次日早上洗去。连敷 3 ~ 4 晚。

耳鸣：骨碎补适量，去毛切碎后，用生蜜拌，蒸 2 小时，晒干，捣末，与猪肾共炖，喝汤吃肉。

牙痛：鲜骨碎补 30 ~ 60 克。去毛打碎，加水蒸服，喝汤。勿用铁器煮。

接骨续筋：骨碎补 120 克。浸酒 500 毫升，分 10 次内服，每日 2 次；另晒干研末外敷。

跌打损伤、腰背关节酸痛：骨碎补（去毛）15 ~ 30 克。水煎服。

斑秃：鲜骨碎补 30 克，闹羊花 9 克。浸泡在高粱酒内，10 日后用棉球擦患处。

牙周炎、牙本质过敏和牙痛：骨碎补、猪腰各适量。同煨熟，喝汤吃猪腰。

【食疗药膳】

⊙骨碎补茶

原料：蜜炙骨碎补 30 ~ 50 克。

制法：将骨碎补制成粗末，水煎。

用法：代茶频饮。

功效：补肾，润肺止咳。

适用：慢性支气管炎咳嗽痰多。

⊙骨碎补五加皮粥

原料：骨碎补、五加皮、土鳖虫各 10 克，赤芍 15 克，粳米 100 克，盐 3 克。

制法：上药煎汤，去渣后放入粳米煮成粥，加少许盐调味。

用法：早餐食用。

功效：补肝肾，强筋骨，续伤止痛，破瘀血。

适用：骨折中期的辅助治疗。

石韦《本经中品》

【释名】石皮《别录》，石兰。

【气味】苦，平，无毒。

【主治】劳热邪气，五癃闭不通，利小便水道《本经》。止烦下气，通膀胱满，补五劳，安五脏，去恶风，益精气《别录》。治淋沥遗溺《日华》。炒末，冷酒调服，治发背（颂）。主崩漏金疮，清肺气（时珍）。

【附方】

小便淋痛：石韦、滑石各等分，为末。每饮服刀圭，最快。（《圣惠方》）

小便转脬：石韦去毛、车前子各二钱半，水二盏，煎一盏，食前服。（《指迷方》）

崩中漏下：石韦为末。每服三钱，

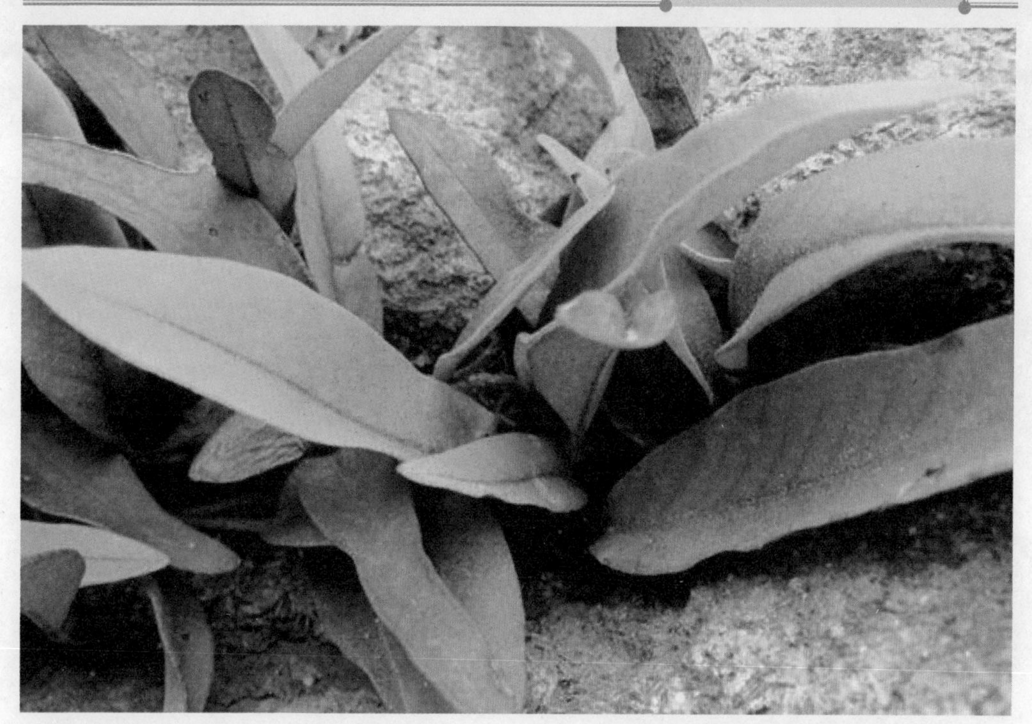

温酒服，甚效。

便前有血：石皮为末。茄子枝煎汤下二钱。（《普济方》）

气热咳嗽：石韦、槟榔各等分，为末。姜汤服二钱。（《圣济录》）

血淋：石韦、当归、蒲黄、芍药各等分。上四味治下筛，酒服方寸匕，日三服。

◆实用指南

【单方验方】

急性膀胱炎、尿路感染：石韦30克，车前草20克，滑石18克，甘草3克。水煎服。

急性结石发作，以绞痛为主：石韦、台乌药各60克，白芍90克，甘草10克。水煎服。

功能性子宫出血：石韦6克。水煎服。

慢性支气管炎：石韦、冰糖各60克。水煎服。

【食疗药膳】

⊙石韦茶

原料：石韦20克，绿茶2克。

制法：石韦加水适量煮沸，取液冲泡绿茶。

用法：代茶频饮。

功效：利尿通淋，清热止血。

适用：湿热型尿路结石。

⊙石韦大枣汤

原料：石韦30克，大枣10克。

制法：石韦用清水洗干净，大枣掰开。将石韦、大枣加水浸没后，先大火后小火，煮沸20分钟左右过滤即可。

用法：饮汤吃枣，每日早、晚各食1碗。

功效：利尿除热，降压降脂。

适用：原发性高血压伴肥胖、血脂偏高者。

卷柏《本经上品》

【释名】万岁《本经》，长生不死草《纲目》，豹足《吴普》，求股、交时《别录》。

【气味】辛，温，无毒。

【主治】五脏邪气，女子阴中寒热痛，癥瘕血闭绝子。久服轻身和颜色《本经》。止咳逆，治脱肛，散淋结，头中风眩，痿蹶，强阴益精，令人好容颜《别录》。通月经，治尸疰鬼疰腹痛，百邪

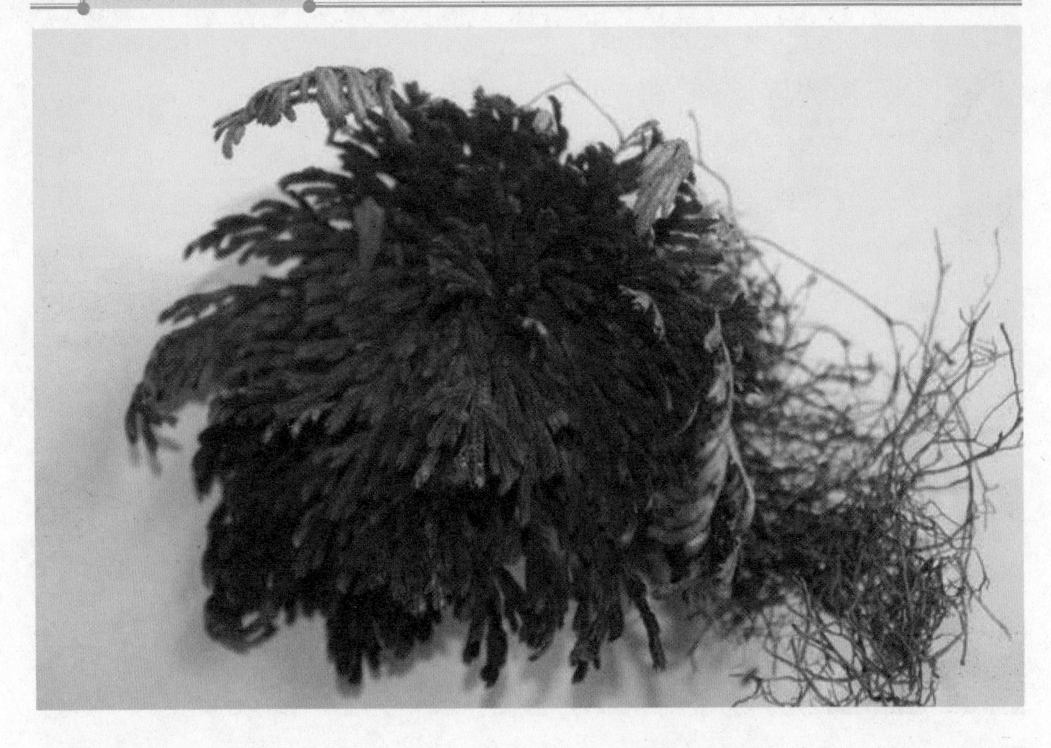

鬼魅啼泣（甄权）。

【附方】

大肠下血：卷柏、侧伯、棕榈各等分，烧存性为末。每服三钱，酒下。亦可饭丸服。（《仁存方》）

远年下血：卷柏、地榆焙等分。每用一两，水一碗，煎数十沸，通口服。（《百一选方》）

◆实用指南

【单方验方】

狂犬咬伤：卷柏适量，水煎服。

烫伤：卷柏适量，研末，茶油调涂。

创伤出血：卷柏适量，捣烂敷伤口。

宫缩无力、产后流血：卷柏 15 克。开水浸泡后，去渣 1 次服。

消化性溃疡：卷柏 60 克，猪肚 1 个。先将卷柏切碎，共炖猪肚，煮熟备用。1 个猪肚分 3 次吃，每日 1 个，连用 2 ~ 3 日。

婴儿断脐止血：卷柏叶适量，洗净，烘干研末，高压消毒后贮瓶固封。在血管钳的帮助下断脐，断端撒上药粉 0.5 ~ 1 克，1 ~ 3 分钟后松开血管钳，即能达到止血的目的。

【食疗药膳】

⊙卷柏猪蹄汤

原料：生卷柏 5 克，猪蹄 250 克，调味品适量。

制法：将卷柏洗净，用纱布包裹。猪蹄洗净，掰成块，与卷柏一同放入锅中，加水炖煮至熟烂。去掉卷柏包，根据个人口味加入调味品适量即可。

用法：每日 1 次，连食 8 ~ 10 日。

功效：补筋骨，祛风湿，活血化瘀。

适用：解除产后骨节酸痛。

木部

医用本草第三卷

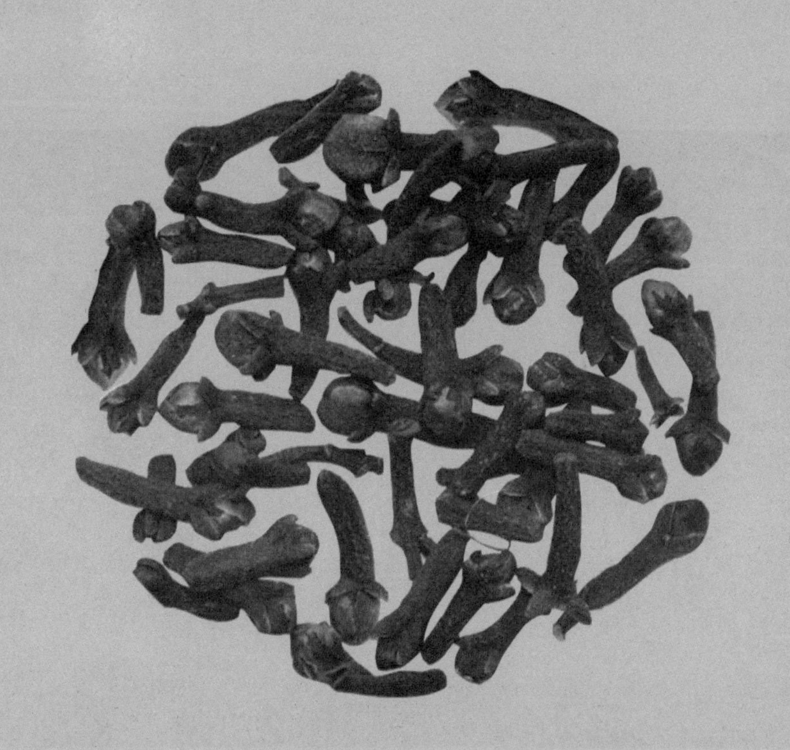

柏《本经上品》

【释名】侧柏。

柏实

【气味】甘，平，无毒。

【主治】惊悸益气，除风湿，安五脏。久服，令人润泽美色，耳目聪明，不饥不老，轻身延年《本经》。疗恍惚，虚损吸吸，历节腰中重痛，益血止汗《别录》。治头风，腰肾中冷，膀胱冷浓宿水，兴阳道，益寿，去百邪鬼魅，小儿惊痫（甄权）。润肝（好古）。养心气，润肾燥，安魂定魂，益智宁神。烧沥，泽头发，治疥癣（时珍）。

【附方】

老人虚秘：柏子仁、松子仁、大麻仁各等分，同研，溶蜜蜡丸如梧子大。以少黄丹汤，食前调服二三十丸，日二服。（宗奭）

肠风下血：柏子十四个捶碎，囊贮浸好酒三盏，煎八分服，立止。（《普济方》）

小儿躽啼（惊痫腹满，大便青白色）：用柏子仁末，温水调服一钱。（《圣惠方》）

黄水湿疮：真柏油、香油各二两，熬稠搽之，如神。（《积德堂方》）

柏叶

【气味】苦，微温，无毒。

【主治】吐血衄血，痢血崩中赤白，轻身益气，令人耐寒暑，去湿痹，生肌《别录》。治冷风历节疼痛，止尿血（甄权）。敷汤火伤，止痛灭瘢。服之，疗蛊痢。作汤常服，杀五脏虫，益人（苏颂）。

【附方】

中风不省：柏叶一握去枝，葱白一握连根研如泥，无灰酒一升，煎一二十沸，温服。如不饮酒，分作四五服，方进他药。（《杨氏家藏方》）

霍乱转筋：柏叶捣烂，裹脚上，及煎汁淋之。（《圣惠方》）

吐血不止：（张仲景）用青柏叶一把，干姜两片，阿胶一挺炙，三味，以水二升，煮一升，去渣，别绞马通汁一升，合煎取一升，绵滤，一服尽之。（《圣惠方》）用柏叶，米饮服二钱。或蜜丸，或水煎服，并良。

衄血不止：柏叶、榴花研末，吹之。（《普济方》）

小便尿血：柏叶、黄连焙研，酒服三钱。（《济急方》）

酒毒下血或下痢：嫩柏叶（九蒸九晒）二两，陈槐花（炒焦）一两，为末，蜜丸如梧子大。每空心温酒下四十丸。（《普济方》）

蛊痢下血（男人、妇人、小儿大腹，

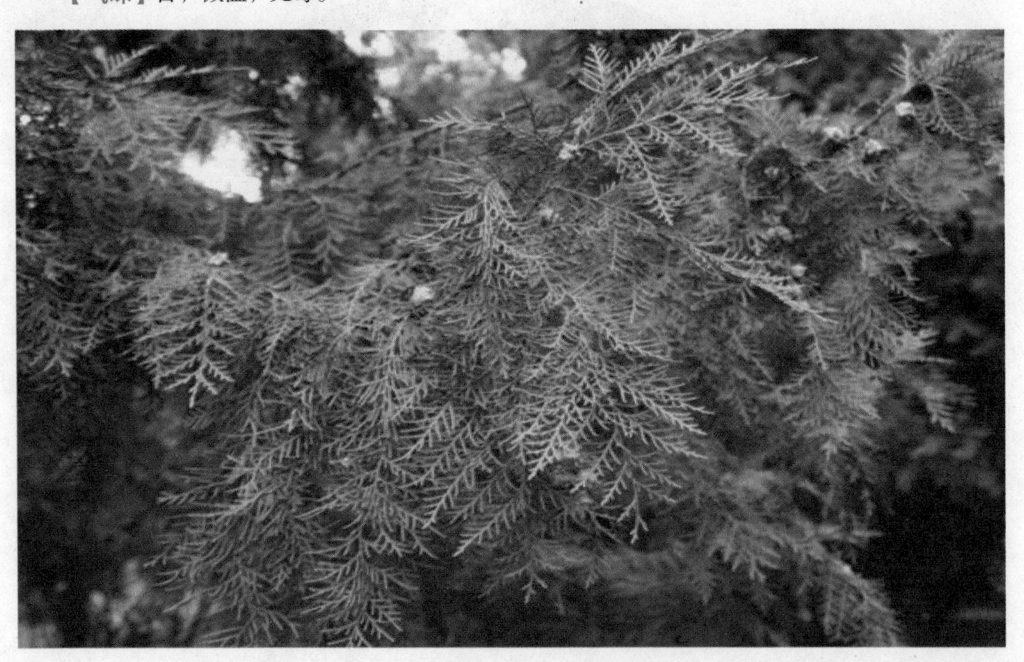

下黑血茶脚色，或脓血如淀色）：柏叶焙干为末，与黄连同煎为汁，服之。（《本草图经》）

小儿洞痢：柏叶煮汁，代茶饮之。（《经验方》）

月水不断：侧柏叶（炙）、芍药各等分。每用三钱，水、酒各半，煎服。室女用侧柏叶、木贼（炒微焦）各等分，为末。每服二钱，米饮下。（《圣济总录》）

汤水烧灼：柏叶生捣涂之，系定二三日，止痛灭瘢。（《本草图经》）

大风疠疾（眉发不生）：侧柏叶九蒸九晒，为末，炼蜜丸如梧子大。每服五丸至十丸，日三、夜一服。百日即生。（《圣惠方》）

头发不生：侧柏叶阴干，作末，和麻油涂之。（《梅师方》）

头发黄赤：生柏叶末一升，猪膏一斤和，丸如弹子大。每以布裹一丸，纳泔汁中化开，沐之。一个月，色黑而润矣。（《圣惠方》）

枝节

【主治】煮汁酿酒，去风痹、历节风。烧取背油，疗病疥及虫癞良（苏恭）。

【附方】

霍乱转筋：以暖物裹脚，后以柏木片煮汤淋之。（《经验方》）

齿䘌肿痛：柏枝烧热，拄孔中。须臾虫缘枝出。（《圣惠方》）

恶疮有虫（久不愈者）：以柏枝节烧沥取油敷之。三五次无不愈。亦治牛马疥。（陈承《本草别说》）

脂

【主治】身面疣目，同松脂研匀涂之，数夕自失《圣惠》。

根白皮

【气味】苦，平，无毒。

【主治】火灼烂疮，长毛发《别录》。

【附方】

热油灼伤：柏白皮以腊猪脂煎油，涂疮上。（《肘后方》）

◆实用指南

【单方验方】

新生儿脐炎：侧柏5克，煅石膏、枯矾各1克。共研极细末，涂患处，每日2～3次。

慢性关节炎：将侧柏树枝的节劈碎。每日9～12克，水煎去渣，加红糖适量，每日2次。

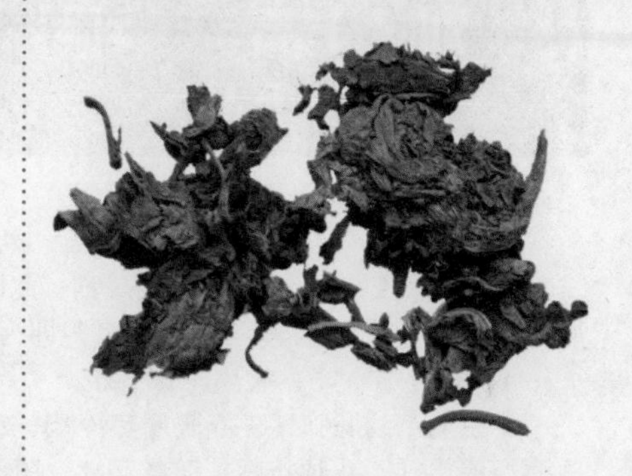

脱发：鲜侧柏叶适量。浸入60%乙醇中，7日后滤液，涂搽头部，每日3次。

尿血：侧柏叶、黄连各适量。研末，每服5克，温水冲服。

呕血：侧柏叶100克，生藕节500克。捣烂取汁，加白糖或冰糖10克，温开水冲服。

老年慢性支气管炎：鲜侧柏叶、鲜垂柳叶、鲜栗叶各60克。水煎1小时以上，取药汁，每日1剂，每日2次，10日为1个疗程，间隔2～3日再服1个疗程。

【食疗药膳】

⊙侧柏叶茶

原料：侧柏叶10克，红枣7枚。

制法：将侧柏叶制成粗末，入红枣加适量水煮沸即可。

用法：代茶频饮。

功效：祛痰镇咳。

适用：慢性支气管炎。

⊙柏子仁粥

原料：柏子仁10～15克，粳米30～60克，蜂蜜适量。

制法：先将柏子仁去净皮壳杂质，稍捣烂，同粳米煮粥，待粥成时兑入蜂蜜适量，稍煮1～2沸即可。

用法：每日2次。

功效：养心安神，润肠通便。

适用：心血不足、心神失养之心悸、失眠、健忘，以及阴血不足、肠燥便秘等。

桂《别录上品》、牡桂《本经上品》

【释名】梫，桂《别录》（时珍曰：此即肉桂也。厚而辛烈，去粗皮用。其去内外皮者，即为桂心）。

【气味】甘、辛，大热，有小毒。

【主治】利肝肺气，心腹寒热冷痰，霍乱转筋，头痛腰痛出汗，止烦止唾，咳嗽鼻齆，堕胎，温中，坚筋骨，通血脉，理疏不足，宣导百药，无所畏。久服，神仙不老《别录》。补下焦不足，治沉寒痼冷之病，渗泄止渴，去营卫中风寒，表虚自汗。春夏为禁药，秋冬下部腹痛，非此不能止（元素）。补命门不足，益火消阴（好古）。治寒痹风喑，阴盛失血，泻痢惊痫（时珍）。

桂心《药性论》

【气味】苦、辛，无毒。

【主治】九种心痛，腹内冷气痛不可忍，咳逆结气壅痹，脚痹不仁，止下痢，杀三虫，治鼻中瘜肉，破血，通利月闭，胞衣不下（甄权）。治一切风气，补五劳七伤，通九窍，利关节，益精明目，暖腰膝，治风痹骨节挛缩，续筋骨，生肌肉，消瘀血，破痃癖癥瘕，杀草木毒（大明）。治风僻失音喉痹，阳虚失血，内托痈疽痘疮，能引血化汗化脓，解蛇蝮毒（时珍）。

牡桂《本经》

【气味】辛，温，无毒。

【主治】上气咳逆结气，喉痹吐吸，利关节，补中益气。久服通神，轻身不老《本经》。心痛胁痛胁风，温筋通脉，止烦出汗《别录》。去冷风疼痛（甄权）。去伤风头痛，开腠理，解表发汗，去皮肤风湿（元素）。泄奔豚，散下焦畜血，利肺气（成无己）。横行手臂，治痛风（震亨）。

【附方】

偏正头风（天阴风雨即发）：桂心末一两，酒调，涂下额上及顶上。（《圣惠方》）

暑月解毒：用肉桂（去粗皮，不见火）、茯苓（去皮）各等分，为细末，炼蜜丸如龙眼大。每新汲水化服一丸。（《和剂方》）

解烦渴，益气消痰：桂末一大两，白蜜一升，以水二斗，先煎取一斗。入

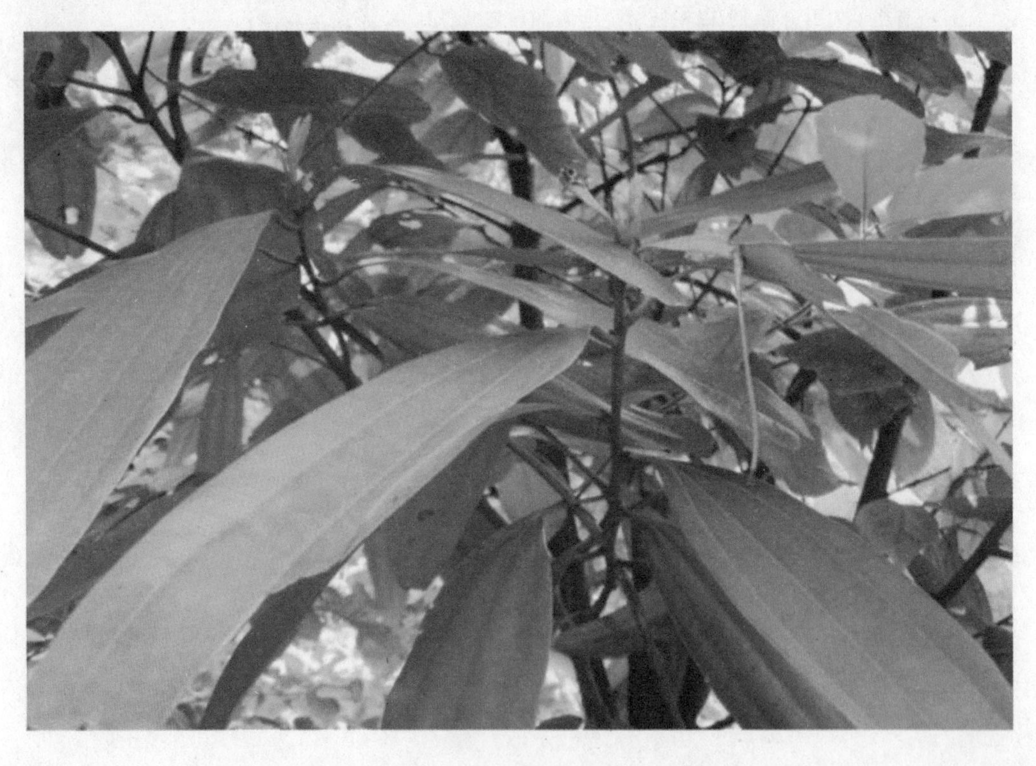

新瓷瓶中，乃下二物，打二三百转。先以油纸一重覆上，加二重封之。每日去纸一重，七日开之，气香味美，格韵绝高，今人多作之。（《图经本草》）

九种心痛：（《圣惠方》）用桂心二钱半，为末。酒一盏半，煎半盏饮，立效。（《外台秘要》）桂末，酒服方寸匕，须臾六七次。

心腹胀痛（气短欲绝）：桂二两，水一升二合，煮八合，顿服之。（《肘后方》）

寒疝心痛（四肢逆冷，全不饮食）：桂心研末一钱，热酒调下取效。（《圣惠方》）

产后心痛（恶血冲心，气闷欲绝）：桂心为末，狗胆汁丸如芡子大。每热酒服一丸。（《圣惠方》）

产后瘕痛：桂末，酒服方寸匕，取效。（《肘后方》）

反腰血痛：桂末和苦酒涂之，干再上。（《肘后方》）

小儿遗尿：桂末、雄鸡肝各等分，捣丸小豆大。温水调下，日二服。（《外台秘要》）

婴儿脐肿（多因伤湿）：桂心炙热熨之，日四五次。（《姚和众方》）

外肾偏肿：桂末，水调方寸匕，涂之。（《梅师方》）

食果腹胀（不拘老小）：用桂末，饭和丸如绿豆大。吞五六丸，白汤下。未消再服。（《经验方》）

打扑伤损（瘀血溷闷，身体疼痛）：辣桂为末，酒服二钱。（《直止方》）

乳痈肿痛：桂心、甘草各二分，乌头一分炮，为末，和苦酒涂之，纸覆住。脓化为水，神效。（《肘后方》）

叶

【主治】捣碎浸水，洗发，去垢除风（时珍）。

◆实用指南

【单方验方】

劳累所致的淋证：肉桂 5 克，桂枝、竹叶各 10 克，黄芪 90 克，党参、茯苓各 20 克，白术 15 克。水煎服。

身黄发热，自汗，恶风：桂枝、白芍、生姜各 9 克，甘草 6 克，大枣 6 枚，黄芪 12 克。水煎服，每日 1 剂。

风寒感冒：桂枝 20 克，白芍、炙甘草各 10 克，大枣 6 枚。水煎服。

小儿腹泻：桂皮、丁香各 6 克。共研细末，放入膏药中，贴患儿肚脐。

鞘膜积液：肉桂 6 克，煅龙骨、五倍子、枯矾各 15 克。先将上药捣碎，加清水约 700 毫升煎煮沸 30 分钟，将药液倒入碗内，待温与皮肤温度相近时，把阴囊全部放入药液内浸洗 30 分钟，每日浸洗 2 次，每 2 日 1 剂，连用 8 剂。

心肾不交失眠：肉桂、黄连各 5 克，半夏、炙甘草各 20 克。水煎服。

食积腹胀：肉桂研末，和饭为丸如绿豆大。每服 1.5 克，开水送下。

【食疗药膳】

⊙桂浆粥

原料：肉桂 2 ~ 3 克，粳米 30 ~ 60 克，红糖适量。

制法：将肉桂煎取浓汁去渣，再用粳米煮粥，待粥煮沸后，调入桂汁及红糖，同煮为粥；或用肉桂末 1 ~ 2 克调入粥内。

用法：每日 1 剂，每日 2 次。

功效：补阳气，暖脾胃，散寒止痛。

适用：肾阳不足、畏寒怕冷、四肢发凉、阳痿、小便频数清长；或脾阳不振、脘腹冷痛、饮食减少、大便稀薄、呕吐、肠鸣腹胀、消化不良；以及寒湿腰痛、风寒湿痹、妇人虚寒性痛经等。

⊙桂枝酒

原料：桂枝、川芎、独活、牛膝、山药、甘草各 30 克，附子 20 克，防风、茯苓、天雄、茵芋、杜仲、白术各 40 克，大枣 30 枚，踯躅 25 克，白酒 1000 毫升。

制法：将以上各味共研为粗末，入白酒中浸泡 7 日。

用法：每服 10 ~ 20 毫升，每日 2 次。

功效：祛风，散寒，壮阳，暖肝。

适用：肝虚寒、卒然音哑不声、踞坐不得、面目青黑、四肢缓弱、遗失便利、疠风所损等。

辛夷《本经上品》

【释名】辛雉、侯桃、房木《本经》，木笔《拾遗》，迎春。

苞

【气味】辛，温，无毒。

【主治】五脏身体寒热，风头脑痛面䵟。久服下气，轻身明目，增年耐老《本经》。温中解肌，利九窍，通鼻塞涕出，治面肿引齿痛，眩冒身兀兀如在车船之

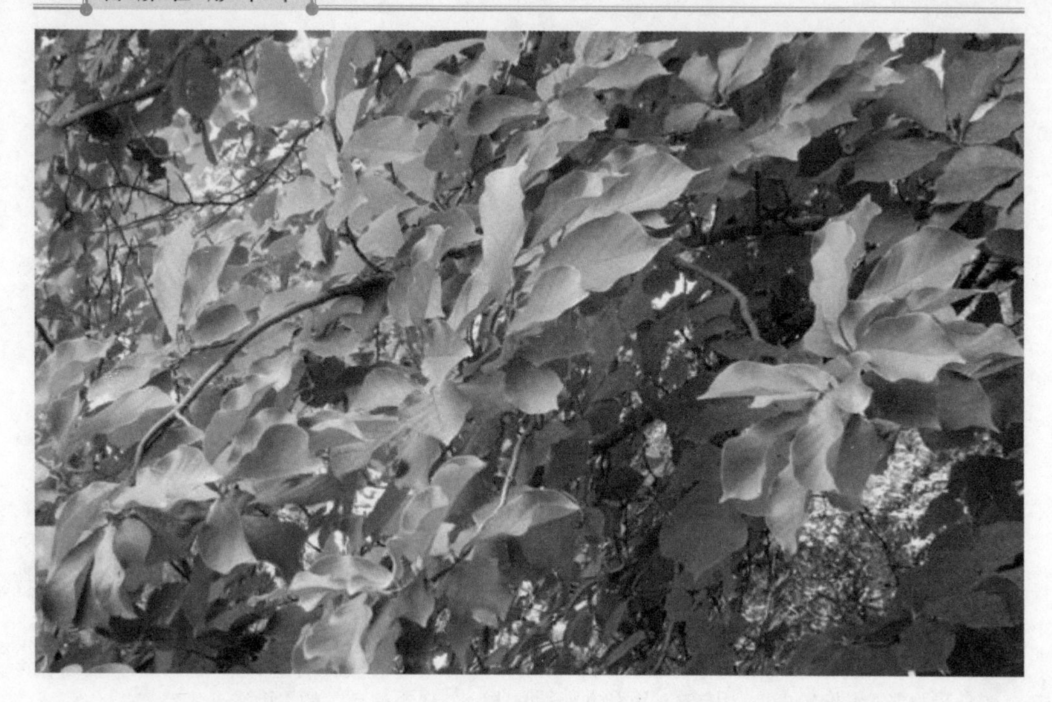

上者，生须发，去白虫《别录》。通关脉，治头痛憎寒，体噤瘙痒。入面脂，生光泽（大明）。鼻渊鼻衄，鼻室鼻疮，及痘后鼻疮，并用研末，入麝香少许，葱白蘸入数次，甚良（时珍）。

◆实用指南

【单方验方】

慢性鼻炎：辛夷 20 克，白矾 5 克。加水共煎，取汁点鼻，每日 5 ～ 10 次。

鼻窦炎引起的头痛：辛夷、升麻、栀子、蔓荆子各 9 克。水煎服，每日 1 剂，每日 2 次。

咳嗽：辛夷花 5 ～ 7 朵。水煎，调适量蜂蜜服。

中暑、头晕、胸闷：辛夷花 5 ～ 7 朵，茶叶适量。开水冲服。

感冒鼻塞头痛：辛夷花 3 克，紫苏叶 6 克。开水泡服。

鼻炎：辛夷花 3 克。水煎服。

鼻竇炎：辛夷花 3 克，苍耳子 6 克。水煎温服。

【食疗药膳】

⊙辛夷粥

原料：辛夷 10 克，粳米 50 克，白糖少许。

制法：将辛夷洗净，放入砂锅中浸泡 1 小时后，小火煮熬 20 分钟后去辛夷取汁，用药汁煮粳米熬成粥。

用法：每日早餐服用。

功效：散风寒，通鼻窍。

适用：头痛、鼻窦炎、鼻塞不通、齿痛等。

⊙辛夷热红茶

原料：辛夷花 3 克，红茶 2 克，红糖 15 克。

制法：先将辛夷花拣去杂质，晒干，与红茶同放入杯中，用刚煮沸的水冲泡，加盖焖 15 分钟，加入适量红糖，拌匀即成。

用法：代茶频饮。一般可冲泡 3 ～ 5 次，红糖视冲泡次数分配。

功效：散风寒，通鼻窍。

适用：风寒型单纯性慢性鼻炎。

⊙辛夷菊花茶

原料：辛夷、菊花各 15 克。

制法：辛夷、菊花用滚开水浸 15 分钟。

用法：代茶频饮。

功效：通鼻窍。

适用：鼻炎、鼻窦炎等。

丁香（宋·《开宝》）

【释名】丁子香《嘉祐》，鸡舌香。

丁香《开宝》

【气味】辛，温，无毒。

【主治】温脾胃，止霍乱拥胀，风毒诸肿，齿疳䘌。能发诸香《开宝》。风疳骨槽劳臭，杀虫辟恶去邪，治奶头花，止五色毒痢，五痔（李珣）。治口气冷气，冷劳反胃，鬼疰蛊毒，杀酒毒，消痃癖，疗肾气奔豚气，阴痛腹痛，壮阳。暖腰膝（大明）。疗呕逆，甚验（保升）。去胃寒，理元气。气血盛者勿服（元素）。治虚哕，小儿吐泻，痘疮胃虚，灰白不发（时珍）。

【附方】

干霍乱痛，不吐不下：丁香十四枚，研末，以沸汤一升和之，顿服。不瘥更作。（《千金方》）

小儿吐泻：丁香、橘红各等分，炼蜜丸如黄豆大，米汤化下。（《刘氏小儿方》）

婴儿吐乳：用年少妇人乳汁一盏，入丁香十枚，陈皮去白一钱，石器煎一二十沸，细细与服。（《小儿方》）

小儿冷疳（面黄腹大，食即吐者）：母丁香七枚，为末，乳汁和蒸三次，姜汤服之。（《卫生简易方》）

胃冷呕逆（气厥不通）：母丁香三个，陈橘皮一块（去白焙），水煎，热服。（《十便良方》）

朝食暮吐：丁香十五个，研末，甘蔗汁、姜汁和，丸如莲子大，噙咽之。（《摘玄方》）

反胃关格，气噎不通：丁香、木香各一两。每服四钱，水一盏半，煎一盏。先以黄泥做成碗，滤药汁于内，食前服。此方乃掾史吴安之传于都事盖耘夫有效，试之果然。土碗取其助脾也。（《经验方》）

伤寒呃逆及哕逆不定：丁香、干柿蒂（焙）各一两，为末。每服一钱，煎人参汤下。（《简要济众方》）

食蟹致伤：丁香末，姜汤服五分。（《证治要诀》）

妇人崩中（昼夜不止）：丁香二两，酒二升，煎一升，分服。（《梅师方》）

乳头裂破：丁香末敷之。（《梅师方》）

痈疽恶肉：丁香末敷之，外以膏药护之。（《怪证奇方》）

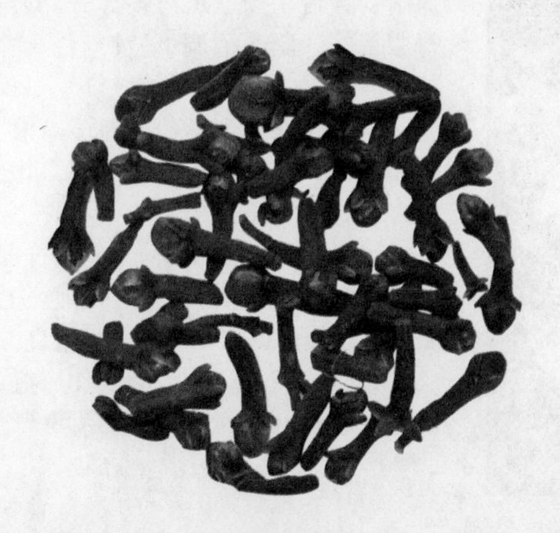

丁香皮

【气味】同香。

【主治】齿痛（李珣）。心腹冷气诸病。方家用代丁香（时珍）。

枝

【主治】一切冷气，心腹胀满，恶心，泄泻虚滑，水谷不消。用枝杖七斤，肉豆蔻（面煨）八斤，白面（炒）六斤，甘草（炒）十一斤，炒盐中三斤，为末。日日点服《御药院方》。

根

【气味】辛，热，有毒。

【主治】风热毒肿。不入心腹之用《开宝》。

◆实用指南

【单方验方】

唇疮：丁香适量。研末，棉裹含口中。

海鲜中毒：丁香末1.5克。配合姜汤服下。

胃寒呕吐：丁香、陈皮各5克。水煎热服。

呃逆不止：丁香、高良姜各6克，柿蒂15克。水煎温服。

霍乱呕吐：丁香14枚。用酒100毫升煮取40毫升，顿服。

寒呕：丁香、生姜各6克，半夏8克，红枣5枚。水煎少量频服。

冠心病心绞痛：丁香25克。捣细为散，每次5克，饭前用热水送服。

脚臭：丁香、黄柏、木香各15克，麻黄根30克。水煎，每日用以洗脚3～4次。

牙疼：丁香10粒。研末，牙疼时将药末纳入牙缝中。一般数秒即能止疼，牙疼严重者连续用2～3次。

呕逆膈气、反胃吐食：丁香、砂仁、胡椒、红豆各21粒。研末，姜汁糊丸，每服1丸，以大枣去核填药，面裹煨熟，去面服，每日3次。

平喘、止痛、癫狂：丁香、马钱子各20克，旋复花30克，沉香、白豆蔻各50克，天仙子15克。水煎服。

【食疗药膳】

⊙丁香陈皮蜂蜜汁

原料：丁香2克，陈皮3克，蜂蜜、米饮各适量。

制法：先以温水浸泡丁香、陈皮，以浸透为度，大火煮沸，小火煮15分钟后取汁，调入蜂蜜、米饮即可。

用法：每次5 ~ 10毫升，每日4 ~ 5次。

功效：暖脾胃，补气虚。

适用：脾胃气虚所致的饮食减少、倦怠、无力、气短等。

⊙丁香姜糖

原料：红糖200克，生姜碎末40克，丁香粉5克。

制法：将糖放入锅中，加水少许，以小火煎熬至较稠厚时，加入姜末及丁香粉调匀；再继续煎熬至用铲挑起即成丝状而不黏手时停火。将糖倒在涂过食油的大搪瓷盘中，稍冷切条块。

用法：严冬季节常服。

功效：温中散寒。

适用：冻疮。

檀香《别录下品》

【释名】旃檀《纲目》，真檀。

乌药（宋·《开宝》）

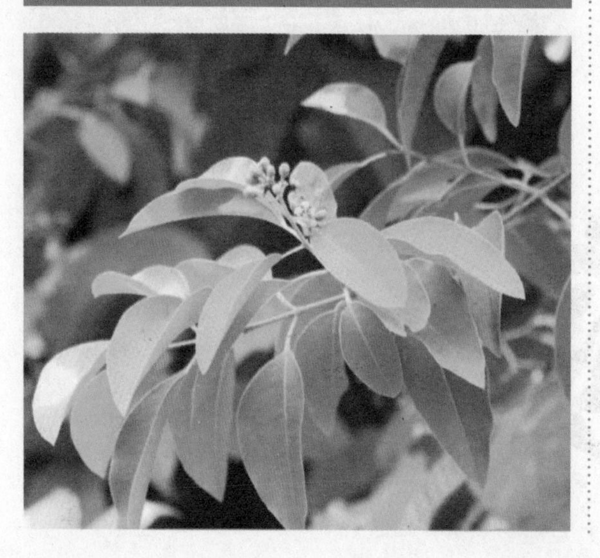

【释名】旁其《拾遗》，矮樟。

根

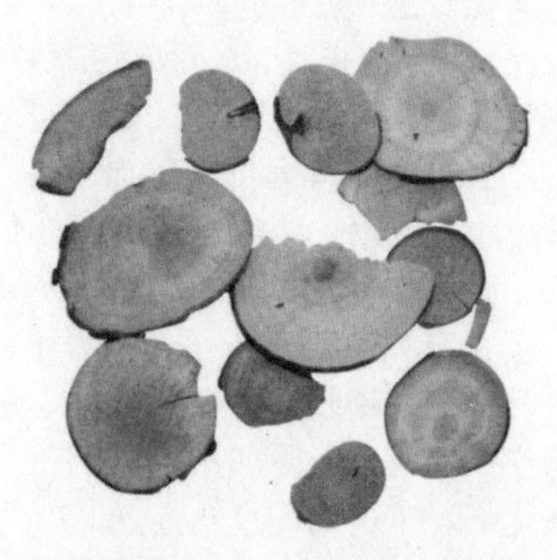

【气味】辛，温，无毒。

【主治】中恶心腹痛，蛊毒疰忤鬼气，宿食不消，天行疫瘴，膀胱肾间冷气攻冲背膂，妇人血气，小儿腹中诸虫（藏器）。除一切冷，霍乱，反胃吐食泻痢，痈疖疥疠，并解冷热，其功不可悉载。猫、犬百病，并可磨服（大明）。理元气（好古）。中气脚气疝气，气厥头痛，肿胀喘急，止小便频数及白浊（时珍）。

【附方】

男妇诸病：香乌散，用香附、乌药各等分，为末，每服一二钱。饮食不进，姜、枣汤下；疟疾，干姜、白盐汤下；腹中有虫，槟榔汤下；头风虚肿，茶汤下；妇人冷气，米饮下；产后血攻心脾痛，童便下；妇人血海痛、男子疝气，茴香汤下。（《乾坤秘韫》）

气厥头痛（不拘多少，及产后头痛）：天台乌药、川芎各等分，为末。每服二钱，腊茶清调下。产后，铁锤烧红淬酒调下。（《济生方》）

咽喉闭痛：生乌药（即矮樟根）以酸醋二盏，煎一盏，先噙后咽，吐出痰涎为愈。（《经验方》）

孕中有痛：洪州乌药（软白香辣者）五钱，水一盏，牛皮胶一片，同煎至七分，温服。乃龚彦德方也。（《妇人良方》）

心腹气痛：乌药水磨浓汁一盏，入橘皮一片、紫苏一叶，煎服。（《集简方》）

嫩叶

【主治】炙碾煎饮代茗，补中益气，止小便滑数（藏器）。

子

【主治】阴毒伤寒，腹痛欲死。取一合炒起黑烟，投水中，煎三五沸，服一大盏，汁出阳回即瘥《斗门方》。

◆实用指南

【单方验方】

小儿遗尿：乌药、补骨脂各 9 克，益智仁 10 克，五味子 6 克，桑螵蛸 12 克，炒山药 18 克。水煎服，每日 2 次。

寒积腹痛：乌药、小茴香各 10 克。水煎服。

【食疗药膳】

⊙乌药羊肉汤

原料：乌药、高良姜各 10 克，羊肉（瘦）100 克，白芍药 25 克，香附 8 克，姜、大葱各 4 克，黄酒 3 克，白砂糖 5 克，花椒、盐各 1 克。

制法：将乌药、高良姜、白芍、香附、花椒研末，装入纱布袋中，放入砂锅内。羊肉洗净，切小块，入砂锅，加水适量，先以大火煮沸，再改小火慢炖至羊肉烂熟，加入生姜（切大片）、葱（切段）、黄酒、白糖，煮一二沸，取出沙布袋，加入盐即可。

用法：食肉饮汤，每日 1 剂。

功效：温脾散寒，益气补虚。

适用：脾胃虚寒、身体虚弱者。

⊙乌药煮鸡蛋

原料：乌药 10 克，鸡蛋 2 枚，黄酒适量。

制法：将鸡蛋、乌药放入锅内，加水 300 毫升同煮，鸡蛋熟后剥去壳，复置药汤内，再用小火煮 5 分钟，加入黄酒。

用法：吃蛋饮汤，每日 1 次。

功效：强壮身体。

适用：体虚乏力者。

没药（宋·《开宝》）

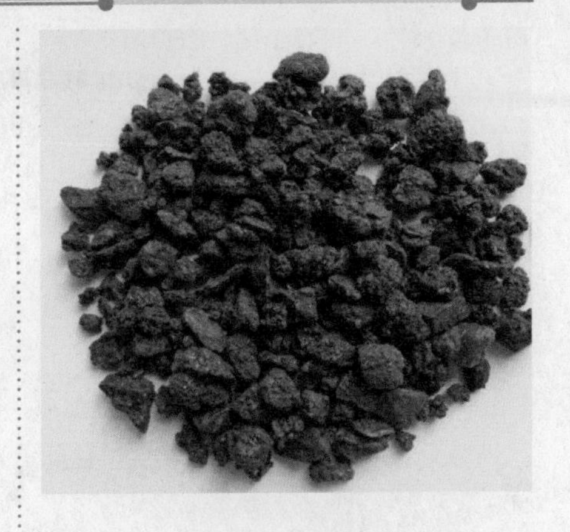

【释名】末药。

【气味】苦，平，无毒。

【主治】破血止痛，疗金疮杖疮，诸恶疮痔漏，卒下血，目中翳晕痛肤赤《开宝》。破癥瘕宿血，损伤瘀血，消肿痛（大明）。心胆虚，肝血不足（好古）。堕胎，及产后心腹血气痛，并入丸散服（李珣）。散血消肿，定痛生肌（时珍）。

【附方】

历节诸风（骨节疼痛，昼夜不止）：没药末半两，虎胫骨酥炙为末三两。每服二钱，温酒调下。（《图经本草》）

小儿盘肠（气痛）：没药、乳香各等分，为末。以木香磨水煎服，调一钱服，立效。（《杨氏婴孩宝鉴》）

妇人腹痛（内伤疗刺）：没药末一钱，酒服便止。（《图经本草》）

血气心痛：没药末二钱，水一盏，酒一盏，煎服。（《医林集要》）

◆实用指南

【单方验方】

疥疮：没药 30 克，白胶香、沥青各 60 克，乳香 6 克，黄蜡 10 克，麻油 100 克。制成膏药，贴患处。

疝气：没药、乳香、枳壳、甘草、乌药、荔枝核各 10 克，当归、槟榔、升麻、桂枝各 15 克，细辛 5 克。水煎服，每日 1 剂。

肺痈、益气活血化瘀：没药、蒲黄、三七粉各 6 克，生甘草 18 克，丹参 15 克。温开水冲服。

心内膜纤维增生（心脉瘀阻）引致胸腔积液、胸肿：没药、乳香各 5 克，丹参、当归各 6 克，茯苓、牵牛子、葶劳子各15克。每日1剂，水煎服。

风寒湿引起的关节痛、关节变形：没药、乳香、马钱子、甘草各15克，川乌、草乌、地龙、白芍各20克。研细末，蜂蜜为丸，每日2次，每次4克。

产后瘀阻气闭所致之产后血晕：没药、血竭各10克，黄酒适量。将没药、血竭研为细末，用黄酒冲服，1次服下，无效再服。

【食疗药膳】

⊙没药鸡子酒

原料：没药（研末）15克，生鸡蛋3个，白酒500毫升。

制法：先将鸡蛋打破，取白去黄，盛碗内，入没药，将酒煮热，投入碗中与鸡蛋白、没药共搅令匀。

用法：不拘时温服。

功效：舒筋止痛。

适用：坠落车马筋骨疼痛不止。

⊙没药红酒

原料：没药、红葡萄酒各适量。

制法：将没药研成细末，每次取药末3克，黄酒一中盏。

用法：将酒煮热后调药末服。

功效：调经止痛。

适用：月经腹痛。

安息香《唐本草》

【释名】时珍曰：此香辟恶，安息诸邪，故名。

【气味】辛、苦，平，无毒。

【主治】心腹恶气，鬼疰《唐本》。邪气魍魉，鬼胎血邪，辟蛊毒，霍乱风痛，男子遗精，暖肾气，妇人血噤，并产后血运（大明）。妇人夜梦鬼交，同臭黄，烧熏丹穴，永断（李珣）。烧之，去鬼来神（萧炳）。治中恶魇寐，劳瘵传尸（时珍）。

【附方】

卒然心痛（或经年频发）：安息香研末，沸汤服半钱。（《危氏得效方》）

小儿肚痛（曲脚而啼）：安息香丸，用安息香酒蒸成膏。沉香、木香、丁香、霍香、八角茴香各三钱，香附子、缩砂仁、炙甘草各五钱，为末。以膏和，炼蜜丸如芡子大。每服一丸，紫苏汤化下。（《全幼心鉴》）

小儿惊邪：安息香一豆许，烧之自除。（《奇效良方》）

历节风痛：用猪瘦肉四两切片，裹安息香二两，以瓶盛灰，大火上着一铜版片隔之，安香于上烧之，以瓶口对痛处熏之，勿令透气。（《圣惠方》）

◆实用指南

【单方验方】

皮肤瘙痒：苯甲酸、水杨酸、硼酸各10克，甘油200毫升，75%乙醇300毫升。充分混合，痒时涂在患处。

心绞痛：安息香适量，研为细末，温水送服。

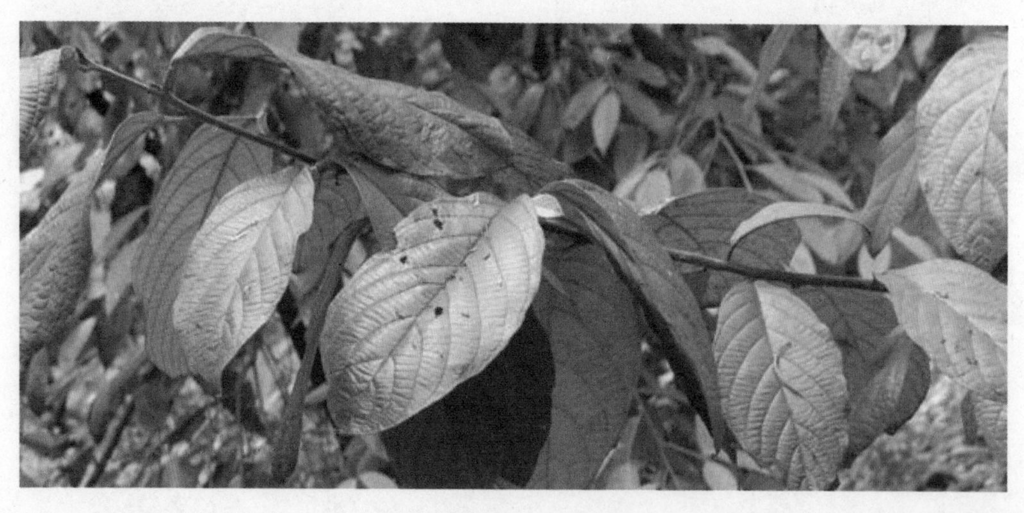

【食疗药膳】

⊙补骨脂安息香饧

原料：炙补骨脂、安息香（研）各30克，胡桃仁60克，蜂蜜适量。

制法：先将前三味捣研极细，炼蜜调为稀饧。

用法：每服5毫升，空心温酒下。

功效：补肾健脾，止带。

适用：妇人赤白带下并脚弱。

厚朴《本经中品》

【释名】烈朴《日华》，赤朴、厚皮《别录》，重皮《广雅》。

皮

【气味】苦，温，无毒。

【主治】中风伤寒，头痛寒热惊悸，气血痹，死肌，去三虫《本经》。温中益气，消痰下气，疗霍乱及腹痛胀满，胃中冷逆，胸中呕不止，泄痢淋露，除惊，去留热心烦满，厚肠胃《别录》。健脾，治反胃，霍乱转筋，冷热气，泻膀胱及五脏一切气，妇人产前产后腹脏不安，杀肠中虫，明耳目，调关节《大明》。治积年冷气，腹内雷鸣虚吼，宿食不消，去结水，破宿血，化水谷，止吐酸水，大温胃气，治冷痛，主病人虚而尿白（甄权）。主肺气胀满，膨而喘咳（好古）。

【附方】

痰壅呕逆（心胸满闷，不下饮食）：厚朴一两，姜汁炙黄为末。非时米饮调下二钱匕。（《圣惠方》）

腹胀脉数：厚朴三物汤，用厚朴半斤，枳实五枚，以水一斗二升，煎取五升，入大黄四两，再煎三升。温服一升，转动更服，不动勿服。（《金匮要略》）

腹痛胀满：厚朴七物汤，用厚朴半斤制，甘草、大黄各三两，枣十枚，大枳实五枚，桂二两，生姜五两，以水一斗，煎取四升。温服八合，日三服。呕者加半夏五合。（《金匮要略》）

中满腹泻：厚朴、干姜各等分，为末，蜜丸如梧子大。每服五十丸，米饮下。（《鲍氏方》）

霍乱腹痛：厚朴汤，用厚朴（炙）四两，桂心、生姜各二两，积实五枚，，水六升，煎取二升，分三服，此陶隐居方也。（《圣惠方》）用厚朴姜汁炙，研末。新汲水服二钱，如神。

下痢水谷（久不瘥者）：厚朴、黄连各三两，水三升，煎一升，空心细服。（《梅师方》）

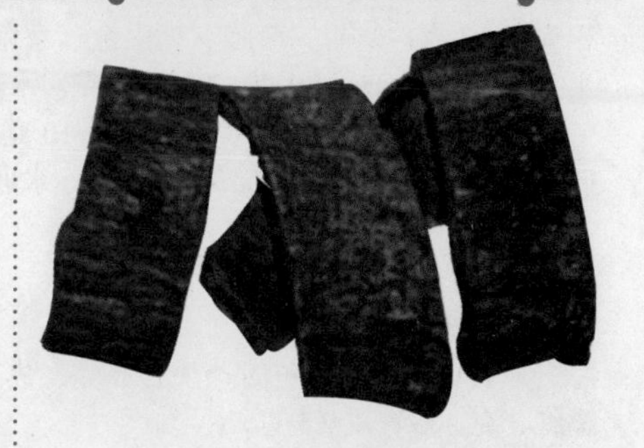

大肠干结：厚朴生研，猪脏（煮）捣和，丸如梧子大。每姜水下三十丸。（《十便良方》）

尿浑白浊（心脾不调，肾气浑浊）：用厚朴（姜汁炙）一两，白茯苓一钱，水、酒各一碗，煎一碗，温服。（《经验良方》）

月水不通：厚朴三两炙切，水三升，煎一升，分二服，空心饮。不过三四剂，神验。（《梅师方》）

◆实用指南

【单方验方】

水谷痢：厚朴、黄连各9克。水煎空腹服。

梅核气：厚朴花10克。水煎代茶，顿服。

虫积：厚朴、槟榔各6克，乌梅2个。水煎服。

便秘：厚朴、枳实各9克，大黄6克。水煎服。

咳喘痰多：厚朴10克，杏仁、半夏、陈皮各9克。水煎服。

闭经：厚朴90克，水1500毫升。煎取500毫升，分3次服。

欲下痢而不出：厚朴3克，槟榔末2.4克。先将厚朴煎水，调槟榔末服下。

过敏性哮喘：厚朴3克，灵芝、紫苏叶各6克，半夏4.5克，茯苓9克。水煎加冰糖服。

肠痈：川厚朴、桃仁泥、草红花各6克，生大黄、生甘草各9克，冬瓜仁（炒杵）、生薏苡仁各30克，炒枳实、粉丹皮各12克。每日1剂，水煎服，早、晚各1次。

胆石症：厚朴、郁金、大黄（后下）、

枳壳各12克，柴胡、茵陈、鸡内金、香附各15克，半夏10克，金钱草30克，白芍20克。水煎服。

单纯性肠梗阻：厚朴、莱菔子各10克，大黄、芒硝（冲）各6克，枳实、赤芍各12克。水煎服。

【食疗药膳】

⊙加味午时茶

原料：厚朴花、午时茶块各9克，焦三仙6克，橘红3克，炒青皮2.5克。

制法：将上几味加适量水，煮沸即可。

用法：代茶频饮。

功效：消食化湿，理气解表。

适用：感冒风寒、身热、恶寒、纳少以及食积、腹痛便泻等。

⊙二花朴蜜浆

原料：厚朴花、丝瓜花、白萝卜丝各10克，蜂蜜15克。

制法：把前三种放入大茶杯中，用沸水泡15分钟盖好，以后入蜂蜜搅匀。

用法：去渣热饮，频频饮之，每日1剂，连服数日。

功效：清肺降逆化痰。

适用：气管炎胸闷、咳嗽、吐痰。

杜仲《本经上品》

【释名】思仲《别录》，思仙《本经》，木绵《吴普》。

皮

【气味】辛，平，无毒。

【主治】腰膝痛，补中益精气，坚筋骨，强志，除阴下湿痒，小便余沥。久服，轻身耐老《本经》。脚中酸疼，不欲践地《别录》。治肾劳，腰脊挛《大明》。肾冷，臂腰痛。人虚而身强直，风也。腰不利，加而用之（甄权）。能使筋骨相着（李杲）。润肝燥，补肝经风虚（好古）。

【附方】

肾虚腰痛：（《海上集验方》）用杜仲去皮炙黄一大斤，分作十剂。每夜取一剂，以水一大升，浸至五更，煎三分减一，取汁，以羊肾三四枚切下，再煮三五沸，如作羹法，和以椒、盐，空腹顿服。（《圣惠方》）入薤白七颗。（《箧中方》）加五味子半斤。

风冷伤肾，腰背虚痛：杜仲一斤切炒，酒二升，渍十日，日服三合（此陶隐居得效方也）。（三因方）为末，每旦以温酒服二钱。

病后虚汗及目中流汗：杜仲、牡蛎各等分，为末。卧时水服五匕，不止更服。（《肘后方》）

频惯堕胎，或三四月即堕者：于两个月前，以杜仲八两（糯米煎汤浸透，炒去丝）、续断二两（酒浸焙干）为末，以山药五六两、为末作糊，丸如梧子大。每服五十丸，空心米饮下。（肘后方）用杜仲焙研，枣肉为丸。糯米饮下。（《简便方》）

产后诸疾及胎脏不安：杜仲去皮，瓦上焙干，木臼捣末，煮枣肉和，丸如弹子大。每服一丸，糯米饮下，日二服。（《胜金方》）

◆实用指南

【单方验方】

陈旧性腰痛，肾寒，劳损所致的腰痛：杜仲、巴戟天、枸杞子、伸筋草各15克，熟地30克，鹿胶（烊化）、麻黄、炮姜、白芥子各10克。水煎服。

早期高血压：生杜仲12克，桑寄生15克，生牡蛎20克，白菊花、枸杞子各10克。水煎服。

高血压：杜仲、黄芩、夏枯草各15克，水煎服，每日1剂；或杜仲、夏枯草各15克，红牛膝10克，水芹菜100克，鱼鳅串30克，水煎服，每日1剂。

小便淋漓，阴部湿痒：杜仲15克，山茱萸12克，小茴香和车前子各10克，水煎服，每日1剂；或杜仲15克，五味子6克，水煎服，每日1剂；或杜仲15克，丹参10克，川芎和桂枝各6克，细辛3克，水煎服，每日1剂。

筋脉挛急，腰膝无力：杜仲15克，川芎6克，炙附子3克。水煎服，每日1剂。

小儿麻痹后遗症：杜仲45克，猪脚1只。加水，小火炖4小时，取药汁当日分2次服下，次日将药渣另加1只猪脚炖服。如此隔日1剂，共服10剂。

胎动不安：杜仲适量。焙干，研为细末，煮枣肉糊丸，每丸10克，早、

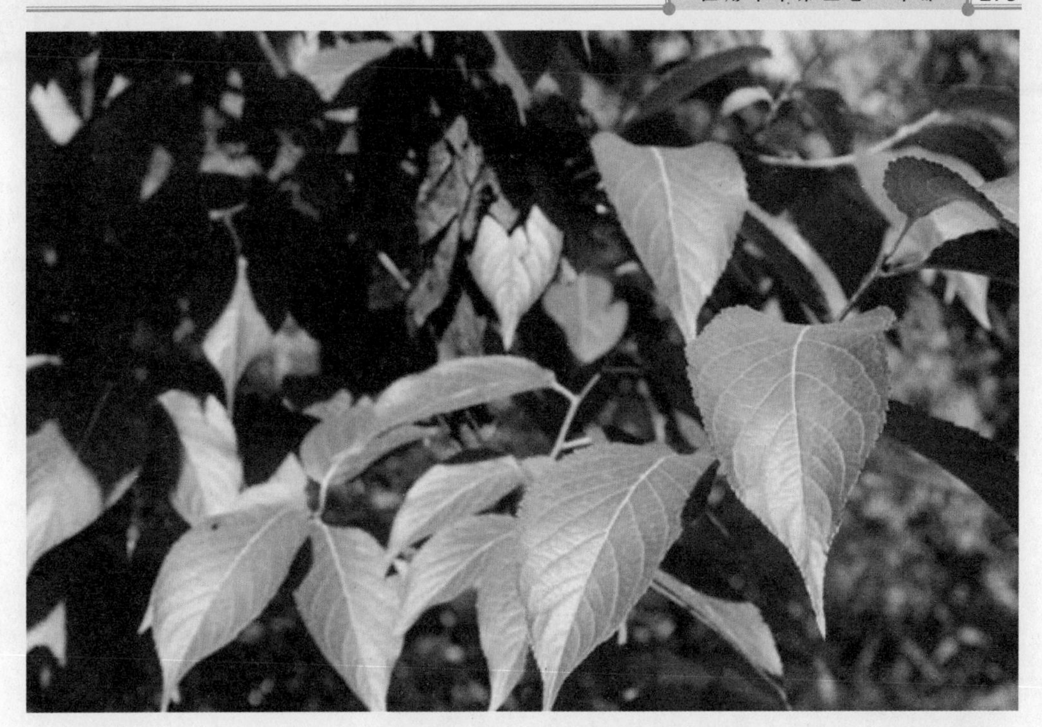

晚各服 1 丸。

预防流产：杜仲、当归各 10 克，白术 8 克，泽泻 6 克。加水煎至 150 毫升，每日 3 次，每日 1 剂。

习惯性流产：杜仲 20 份，续断、菟丝子各 10 份。研为细末，炼蜜为丸，每丸 10 克，早、晚各 1 丸。

骨折：杜仲、铜绿、红花、白芷各适量。共捣烂，加酒糟拌匀，外敷。

伤筋：杜仲树皮、花颈蚯蚓各适量，捣烂外敷。

【食疗药膳】

⊙杜仲酒

原料：杜仲（炙）250 克，羌活 120 克，石楠藤 60 克，大附子（去皮）3 枚，酒 5000 毫升。

制法：将上几味切细，以酒浸泡三宿。

用法：每日 2 次，每次适量。

功效：滋肾，平肝潜阳。

适用：腰脚疼痛不遂等。

⊙清脑羹

原料：杜仲、银耳各 50 克，冰糖 250 克。

制法：先将杜仲煎熬 3 次，取汁去渣，下银耳炖煮至熟烂，调入冰糖即成。

用法：每食适量，温热食用。

功效：滋阴补肾，降血压。

适用：肝肾不足、肝阳上亢致头晕目眩、腰酸肢软等。

⊙杜仲炒腰花

原料：杜仲 12 克，猪肾 1 个，白糖、黄酒、葱、姜、蒜、盐各适量。

制法：将猪肾一剖两片，割去腰臊筋膜，切成腰花。杜仲加清水熬成浓汁（约 50 毫升），姜切成片，再把腰花放入碗内，加白糖、黄酒、生粉和盐各适量，杜仲汁拌匀，即用大火烧热锅，放猪油至八成热时，放入花椒、腰花、葱、姜、蒜，快速炒散，再加醋、酱油白糖、味精、翻炒即成。

用法：佐餐食用。

功效：补肾益精。

适用：肾病蛋白尿等。

⊙杜仲壮腰肾羹

原料：杜仲 30 克，羊肾 1 对。

制法：用水煎杜仲半小时，去渣。羊肾洗净，去膜细切，入药汁中煮，次以葱白（段节）7 茎，盐、醋、生姜、椒调和作羹。

用法：空腹食用，连服数剂。

功效：补肝肾，壮筋骨。

适用：腰腿疼痛。

楝《本经下品》

【释名】苦楝《图经》，实名金铃子。

实

【气味】苦，寒，有小毒。

【主治】温疾伤寒，大热烦狂，杀三虫，疥疡，利小便水道《本经》。主中大狂热，失心躁闷，作汤浴，不入汤使（甄权）。入心及小肠，止上下部腹痛（李杲）。泻膀胱（好古）。治诸疝虫痔（时珍）。

【附方】

热厥心痛（或发或止，身热足寒，久不愈者。先灸太溪、昆仑，引热下行）：内服金铃散，用金铃子、玄胡索各一两，为末。每服三钱，温酒调下洁古。（《活法机要》）

小儿冷疝，气痛，肤囊浮肿：金铃子（去核）五钱，吴茱萸二钱半，为末，酒糊丸黍米大。每盐汤下二三十丸。（《全幼心鉴》）

丈夫疝气：金铃子一百个，温汤浸过去皮，巴豆二百个，微打破，以面二升，同于铜铛内炒至金铃子赤为度。放冷取出，去核为末，巴、面不用。每服三钱，热酒或醋汤调服。一方入盐炒茴香半两。（《经验方》）

脏毒下血：苦楝子炒黄为末，蜜丸如梧子大。米饮每吞十至二十丸。（《经验方》）

腹中长虫：楝实以淳苦酒渍一宿，绵裹，塞入谷道中三寸许，日二易之。（《外台秘要》）

耳卒热肿：楝实五合捣烂，绵裹塞之，频换。（《圣惠方》）

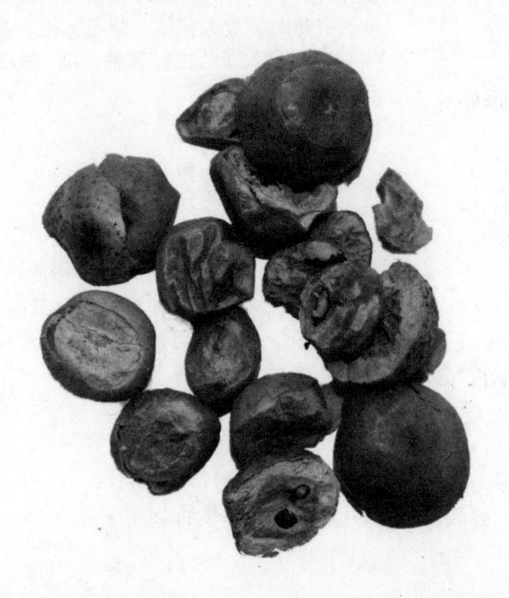

肾消膏淋（病在下焦）：苦楝子、茴香各等分，炒为末。每温酒服一钱。（《圣惠方》）

小儿五疳：川楝子肉、川芎各等分，为末，猪胆汁丸。米饮下。（《摘玄方》）

根及木皮

【气味】苦，微寒，微毒。

【主治】蛔虫，利大肠《别录》。苦酒和，涂疥癣甚良（弘景）。治游风热毒，风疹恶疮疥癞，小儿壮热，并煎汤洗浸洗《大明》。

【附方】

消渴有虫：苦楝根白皮一握切焙，入麝香少许，水两碗，煎至一碗，空心饮之，虽困顿不妨。下虫如蛔而红色，其渴自止。消渴有虫，人所不知。（《洪迈夷坚志》）

小儿蛔虫：楝木皮削去苍皮，水煮汁，量大小饮之。（《斗门方》）用为末，米饮服二钱。（《集简方》）用根皮同鸡卵煮熟，空心食之。次日虫下。（《经验方》）抵圣散，用苦楝皮二两，白芜荑半两，为末。每以一二钱，水煎服之。（《简便方》）用楝根白皮（去粗）二斤切，水一斗，煮取汁三升，砂锅成膏。五更初，温酒服一匙，以虫下为度。

小儿诸疮（恶疮、秃疮、蠼螋疮、浸淫疮）：并宜楝树皮或枝烧灰敷之。干猪脂调。（《千金方》）

口中瘘疮：东行楝根细锉，水煮浓汁，日日含漱，吐去勿咽。（《肘后方》）

蜈蚣蜂伤：楝树枝、叶汁，涂之良。（《杨起简便方》）

疥疮风虫：楝根皮、皂角（去皮、子）各等分，为末，猪脂调涂。（《奇效方》）

花

【主治】热痱，焙末掺之。铺席下，杀蚤、虱（时珍）。

叶

【主治】疝人囊痛，临发时煎酒饮（时珍）。

◆实用指南

【单方验方】

脏毒下血：川楝子适量。炒黄，研末，蜜丸，米饮下 10 ~ 20 丸。

疥疮：花椒 50 克，川楝子 75 克。加 2000 毫升水，煎 20 分钟后加入 100 克山西陈醋备用。先洗浴后用毛巾蘸温药液，自颈下反复涂搽全身，每次涂搽 20 分钟，每日 2 次，每剂药可适用 5 日。

慢性胃炎：川楝子、玄胡索、尖白芍、木香、柴胡、枳实各 10 克，红藤 15 克，甘草 5 克。每日 1 剂，水煎 2 次，早、晚分服，10 日为 1 个疗程。

头癣：川楝子 30 克。研成粉，与 70 克凡士林（或熟猪油）混匀，每日搽患处，早、晚各 1 次。搽药前，应用盐水将患处洗净，有脓或痂者应清除。

胆道蛔虫偏热型：川楝子、槟榔各 15 克，乌梅 30 克，花椒 10 克，栀子 20 克，黄连、黄柏各 9 克。水煎服。

骨质增生：鲜川楝叶 30 ~ 60 克，红糖适量。两者混合捣成膏状，外敷足跟疼痛处，24 小时后更换，一般 2 ~ 3 次疼痛可消失。

【食疗药膳】

⊙苦楝根粥

原料：苦楝根白皮 10 克（鲜者 30 克），粳米 60 克，冰糖适量。

制法：先用小火煎苦楝根皮，取汁去渣，再用药汁将粳米冰糖熬成粥。

用法：空腹顿服。

功效：驱虫。

适用：寸白虫。

⊙楝根粳米粥

原料：楝根 25 克，粳米 60 克。

制法：将楝根以水 1000 毫升煎取汁 500 毫升，入粳米煮作粥。

用法：食粥前先吃淡羊肉干脯，令虫举头，再食粥，虫尽下。

功效：利湿杀虫。

适用：寸白虫。

合欢《本经中品》

【释名】合昏《唐本》，夜合《日华》，青裳《图经》，萌葛《纲目》，乌赖树。

木皮（去粗皮炒用）

【气味】甘，平，无毒。

【主治】安五脏，和心志，令人欢乐无忧。久服，轻身明目，得所欲《本经》。煎膏，消痈肿，续筋骨《大明》。杀虫，捣末，和铛下墨，生油调，涂蜘蛛咬疮。用叶，洗衣垢（藏器）。折伤疼痛，研末，酒服二钱匕（宗奭）。和血消肿止痛（时珍）。

【附方】

肺痈唾浊（心胸男错）：取夜合皮一掌大，水三升，煮取一半，分二服。（《韦宙独行方》）

扑损折骨：夜合树皮（即合欢皮，去粗皮，炒黑色）四两，芥菜子（炒）一两，为末。每服二钱。温酒卧时服，以渣敷之，接骨甚妙。（《百一选方》）

发落不生：合欢木灰、水萍末各二合，墙衣五合，铁精一合，研匀，生油调涂，一夜一次。（《普济方》）

小儿撮口：夜合花枝浓煮汁，拭口中，并洗之。（《子母秘录》）

中风挛缩：夜合枝酒，夜合枝、柏枝、槐枝、桑枝、石榴枝各五两，并生锉。糯米、黑豆各五升，羌活二两，防风五钱，细麴七斤半。先以水五斗煎五枝，取二斗五升，浸米、豆蒸熟，入麴与防风、羌活如常酿酒法，封三七日，压汁。每饮五合，勿过醉致吐，常令有酒气也。（《奇效良方》）

◆实用指南

【单方验方】

夜盲：合欢皮、千层塔各 9 克。水煎服。

心烦失眠：合欢皮 6 克，夜交藤 15 克。水煎服。

疮痈肿痛：合欢皮、蒲公英、紫花地丁各 10 克。水煎服。

肺痈咳吐脓血：合欢皮、芦根、鱼腥草各 15 克，桃仁、黄芩各 10 克。水煎服。

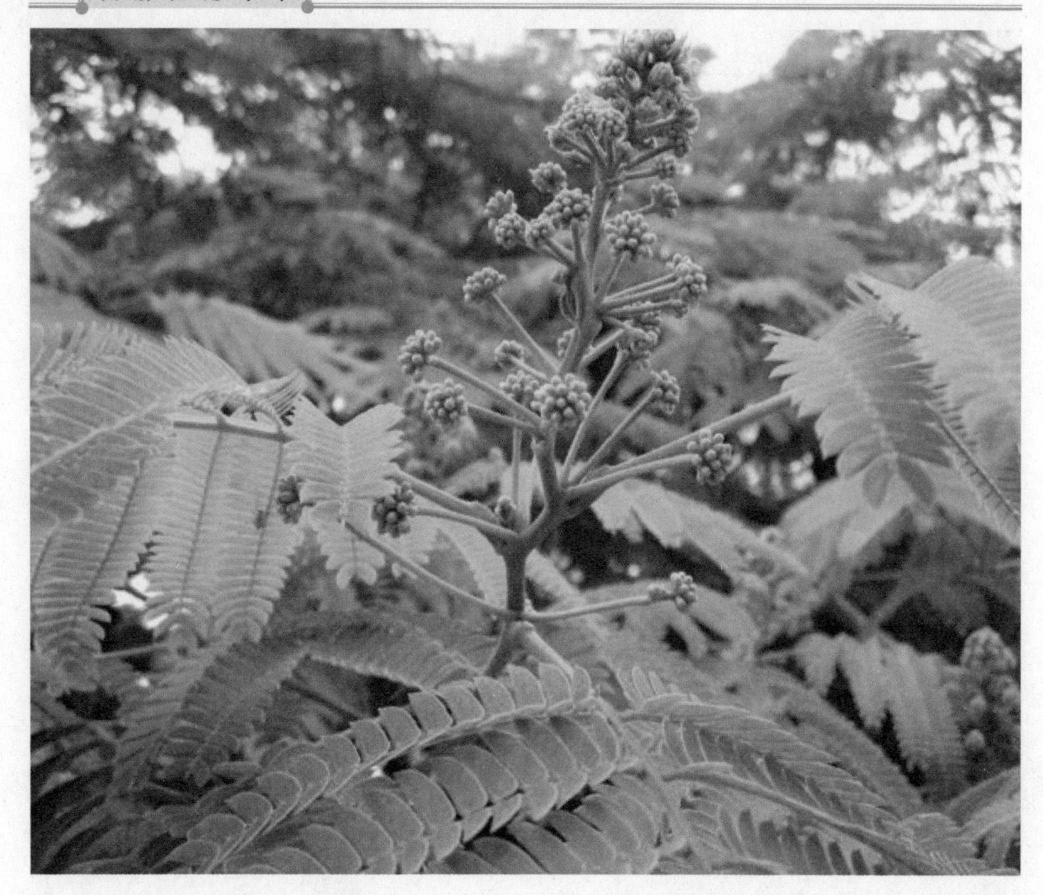

跌打损伤、瘀血肿痛：合欢皮 15 克，当归、川芎各 10 克，乳香、没药各 8 克。水煎服。

打扑伤损筋骨：夜合树皮（炒干，末之）200 克，入麝香、乳香各 5 克。每服 15 克，温酒调，不饥不饱时服。

神经衰弱、郁闷不乐、失眠健忘：合欢皮、夜交藤各 15 克，酸枣仁 10 克，柴胡 9 克，水煎服；或取合欢皮、络石藤各 15 克，何首乌 15 ~ 30 克，水煎服，每日 1 剂，晚上服用。

神经官能症：合欢皮、五味子各 9 克，缬草 60 克，酒 250 毫升。浸泡 7 日，每次 10 毫升，每日 3 次。

【食疗药膳】

⊙合欢大枣茶

原料：合欢花 15 克，大枣 25 克。

制法：合欢花、大枣加水 350 毫升，煮沸 3 分钟。

用法：分 2 次温服、食枣，每日 1 剂。服 10 剂后，改用百合花 15 克，以后交替续服。

功效：清火安眠。

适用：神经衰弱、失眠等。

⊙合欢花粥

原料：合欢花 30 克（鲜花 50 克），粳米 50 克，红糖适量。

制法：将合欢花、粳米、红糖同放入锅内，加清水 500 毫升，用小火烧至粥稠即可。

用法：于每晚睡前 1 小时温热顿服。

功效：安神解郁，活血，消痈肿。

适用：妇女更年期综合征，症见忧郁忿怒、虚烦不安、健忘失眠等。

⊙合欢芡实茶

原料：合欢皮 15 克，芡实、红糖各 30 克。

制法：合欢皮、芡实加水 1000 毫升，煮沸 30 分钟，去渣，加入红糖，再煎至 300 毫升，分 3 次温服。

用法：每日 1 剂。

功效：益气安神。

适用：神经衰弱、失眠等。

皂荚《本经中品》

【释名】皂角、鸡栖子、乌犀《纲目》，悬刀。

皂荚

【气味】辛、咸，温，有小毒。

【主治】风痹死肌邪气，风头泪出，利九窍，杀精物《本经》。疗腹胀满，消谷，除咳嗽囊结，妇人胞不落，明目益精。可为沐药，不入汤《别录》。通关节，头风，消痰杀虫，治骨蒸，开胃，中风口噤《大明》。破坚徵，腹中痛，能堕胎。又将浸酒中，取尽其精，煎成膏涂帛，贴一切肿痛（甄权）。溽暑久雨时，合苍术烧烟，避瘟疫邪温气（宗奭）。烧烟，熏久痢脱肛（汪机）。搜肝风，泻肝气（好古）。通肺及大肠气，治咽喉痹塞，痰气喘咳。风疠疥癣（时珍）。

【附方】

中风口噤不开，涎潮壅上：皂角一挺去皮，猪脂涂炙黄色，为末。每服一钱，温酒调下。气壮者二钱，以吐出风涎为度。（《简要济众方》）

咽喉肿痛：牙皂一挺去皮，米醋浸炙七次，勿令太焦，为末。每吹少许入咽，吐涎即止。（《圣济总录》）

风邪痫疾：皂荚（烧存性）四两，苍耳根、茎、叶（日干）各四两，密陀僧一两，为末，成丸如梧子大，朱砂为衣。每服三四十丸，枣汤下，日二服。稍退，只服二十丸。名抵住丸。（《永类方》）

一切痰气：皂荚（烧存性）、萝卜子（炒）各等分，姜汁入炼蜜丸如梧子大。每服五七十丸，白汤下。（《简便方》）

咳逆上气（唾浊不得卧）：用皂荚炙，去皮、子，研末，蜜丸如梧子大。每服一丸，枣膏汤下，日三、夜一服。（张仲景方）

卒寒咳嗽：皂荚烧研，豉汤服二钱。（《千金方》）

牙病喘息，喉中水鸡鸣：用肥皂荚两挺酥炙，取肉为末，蜜丸如豆大。每服一丸，取微利为度。不利更服，一日一服。（《必效方》）

肿满入腹，胀急：皂荚去皮、子，炙黄为末，酒一斗，石器煮沸，服一斗，日三服。（《肘后方》）

食气黄肿气喘胸满：用不蛀皂角（去皮、子，醋涂炙焦为末）一钱，巴豆七枚（去油、膜），以淡醋研好墨和，丸如麻子大。每服三丸，食后陈橘皮汤下，日三服。隔一日增一丸，以愈为度。（《经验方》）

伤寒初得，不问阴阳：以皂角一挺（肥者），烧赤为末，以水五合和，顿服之。阴病极效。（《千金方》）

时气头痛（烦热）：用皂角烧研，新汲水一中盏，姜汁、蜜各少许，和二钱服之。先以暖水淋浴后服药，取汁即愈。（《圣惠方》）

卒病头痛：皂角末吹鼻取嚏。（《斗门方》）

风虫牙痛：方用皂荚末涂齿上，有

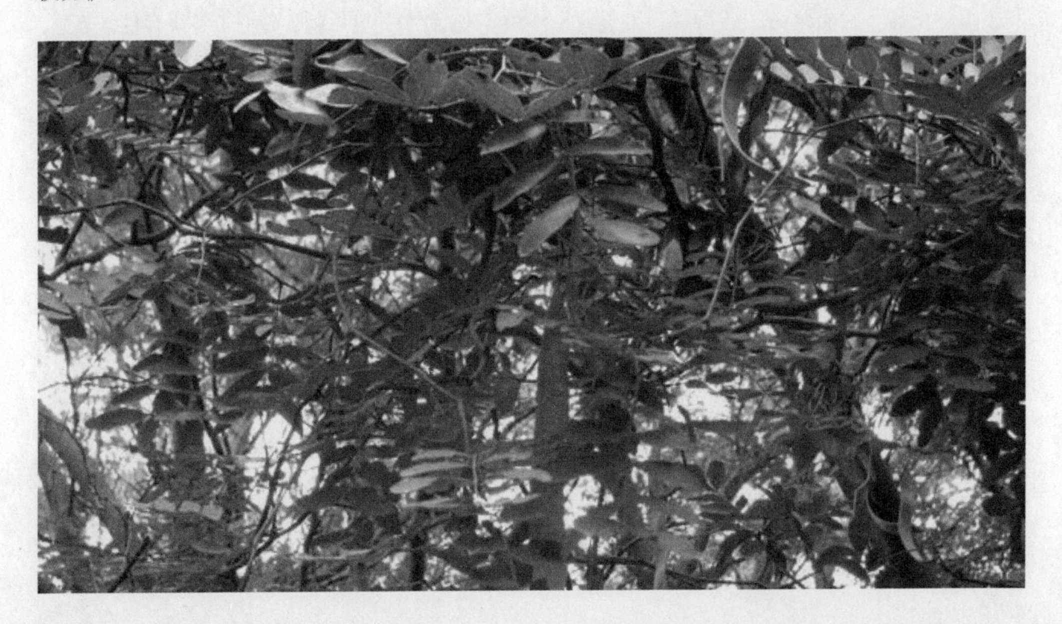

涎吐之。十金方，用猪牙皂角、盐各等分，为末。日揩之。（《外台秘要》）

揩牙乌须：大皂角二十挺，以姜汁、地黄汁蘸炙十遍，为末。日用揩牙甚妙。（《普济方》）

肠风下血：用长尺皂角五挺，去皮、子，酥炙三次，研末，精羊肉十两，细切捣烂和，丸如梧子大。每温水下二十丸。（《圣惠方》）

足上风疮（作痒甚者）：皂角炙热，烙之。（《潘氏方》）

大风诸癞：长皂角二十条炙，去皮、子，以酒煎稠，滤过候冷，入雪糕，丸如梧子大。每酒下五十丸。（《直指方》）

积年疥疮：猪肚内放皂角煮熟，去皂角，食之。（《袖珍方》）

咽喉骨哽：猪牙皂角两条切碎，生绢袋盛缝满，线缚顶中，立消。（《简便方》）

鱼骨哽咽：皂角末吹鼻取嚏。（《圣惠方》）

九里蜂毒：皂荚钻孔，贴叮处，艾灸孔上三五壮即安。（《救急方》）

肾风阴痒：以稻草烧皂角，烟熏十余次即止。（《济急仙方》）

子

【气味】辛，温，无毒。

【主治】炒，舂去赤皮，以水浸软，煮熟，糖渍食之，疏导五脏风热壅（宗奭）。核中白肉，入治肺药。核中黄心，嚼食，治膈痰吞酸（苏颂）。仁，和血润肠（李杲）。治风热大肠虚秘，瘰疬肿毒疮癣（时珍）。

【附方】

腰脚风痛，不能履地：皂角子一千二百个洗净，以少酥熬香为末，蜜丸如梧子大。每空心以蒺藜子、酸枣仁汤下三十丸。（《千金方》）

下痢不止（诸药不效）：服此三服，宿垢去尽，即变黄色，屡验。皂角子瓦焙为末，米糊梧子大。每服四五十丸，陈茶下。（《医方摘要》）

里急后重：不蛀皂角子（米糠炒过）、枳壳（炒）各等分，为末，饭丸如梧子大。每米饮下三十丸。（《普济方》）

小儿流涎（脾热有痰）：皂荚子仁半两，半夏（姜汤泡七次）一钱二分，为末，姜汁丸如麻子大。每温水下五丸。（《圣济总录》）

妇人难产：皂角子两枚，吞之。（《千金方》）

风虫牙痛：皂角子末，绵裹弹子大两颗，醋煮热，更互熨之，日三五度。（《圣惠方》）

一切疔肿：皂角子仁作末，敷之。五日愈。（《千金方》）

刺（一名天丁）

【气味】辛，温，无毒。

【主治】米醋熬嫩刺作煎，涂疮癣有奇效（苏颂）。治痈肿妒乳，风疠恶疮，胎衣不下，杀虫（时珍）。

【附方】

小儿重舌：皂角刺灰，入朴消或脑子少许，漱口，渗入舌下，涎出自消。（《圣惠方》）

小便淋闭：皂角刺（烧存性）、破故纸各等分，为末。无灰酒服。（《圣济总录》）

肠风下血（便前近肾肝，便后近心肺）：皂角刺灰二两，胡桃仁、破故纸（炒）、槐花（炒）各一两，为末。每服一钱，米饮下。（《普济方》）

伤风下痢（风伤久不已，而下痢脓血，日数十度）：用皂角刺、枳实（麸炒）、槐花（生用）各半两，为末，炼蜜丸如梧子大。每服三十丸，米汤下，日二服。（《袖珍方》）

胎衣不下：皂角棘烧为末。每服一钱，温酒调下。（《熊氏补遗》）

妇人乳痈：皂角刺（烧存性）一两，蚌粉一钱，和研。每服一钱，温酒下。（《直指方》）

乳汁结毒（产后乳汁不泄，结毒者）：皂角刺、蔓荆子各烧存性，等分，为末。每温酒服二钱。（《袖珍方》）

疮肿无头：皂角刺烧灰，酒服三钱。嚼葵子三五粒。其处如针刺为效。（《儒门事亲》）

癌瘭恶疮：皂角刺烧存性研，白及少许，为末，敷之。（《直指方》）

木皮、根皮

【气味】辛，温，无毒。

【主治】风热痰气，杀虫（时珍）。

【附方】

肺风恶疮（瘙痒）：用木乳（即皂荚根皮，秋冬采如罗纹者，阴干炙黄）、白蒺藜（炒）、黄芪、人参、枳壳（炒）、甘草（炙）各等分，为末。沸汤每服一钱。（《普济方》）

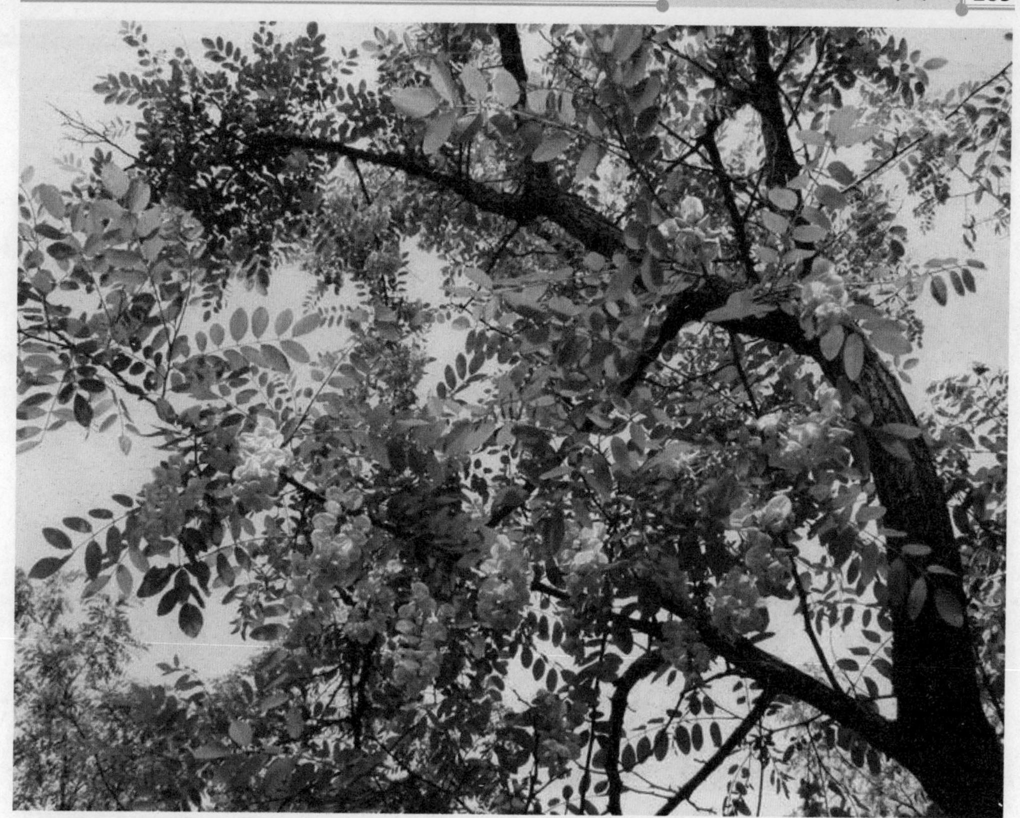

产后肠脱不收：用皂角树皮、川楝树皮各半斤，皂角核、石莲子(炒，去心)各一合，为粗末，以水煎汤，趁热以物围定，坐熏洗之。挹干，便吃补气丸药一服，仰睡。(《妇人良方》)

叶

【主治】入洗风疮渫用(时珍)。

◆实用指南

【单方验方】

喷嚏痛：干净皂角适量。将皂角晒(烘)干碾末，以麦管将药末吹入鼻中。

关格：大皂角适量。研末，稀米粥引下，每次2克，每日3次。

积气成块，脾大：皂角500克。焙干研细，红糖水冲服，每日3次，每次3克。

鹅掌风：皂角3个，五加皮、地骨皮各15克，蛇皮1条，盐1小酒杯。水煎，每日早、晚洗2次，不要用生水洗，连洗7～8日即愈。

【食疗药膳】

⊙皂荚蒸饼

原料：皂荚(不蛀，肥者)7挺蒸饼60克，乌龙须60克。

制法：将皂荚去黑皮，涂酥，炙黄熟，去子，与蒸饼、乌龙须共为细末，过罗，炼蜜为丸如梧桐子大。

用法：每于饭前，以温粥饮下20丸。

功效：活血化瘀。

适用：积年肠风下血不止、面色痿黄、肌体枯悴等。

柽柳(宋·《开宝》)

【释名】赤柽《日华》，河柳《尔雅》，垂丝柳《纲目》，三眠柳《衍义》，观音柳。

木

【气味】甘、咸，温，无毒。

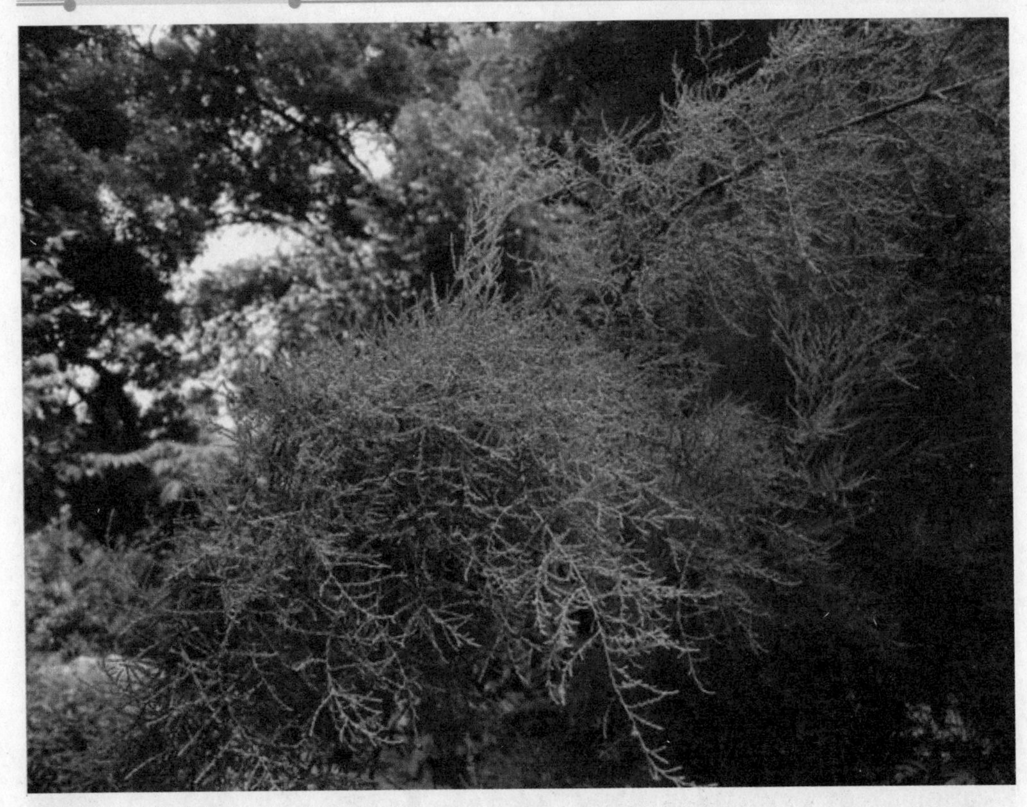

【主治】剥驴马血入肉毒，取木片火炙熨之，并煮汁浸之《开宝》。枝叶：消痞，解酒毒，利小便（时珍）。

【附方】

腹中痞积：观音柳煎汤，露一夜，五更空心饮数次，痞自消。（《卫生易简方》）

一切诸风（不问远近）：柽叶（切，枝亦可）、荆芥各半斤，水五升，煮二升，澄清，入白蜜、竹沥五合，新瓶盛之，油纸封，入重汤煮一伏时。每服一小盏，日三服。（《普济方》）

酒多致病：长寿仙人柳，晒干为末。每服一钱，温酒调下。（《卫生易简方》）

柽乳（即脂汁）

【主治】合质汁药，治金疮《开宝》。

◆实用指南

【单方验方】

麻疹初起，壮热无汗：柽柳、芫荽、葛根、赤芍、甘草各6克。水煎服。

肾炎：柽柳30克。水煎，分2次空腹温服，15日为1个疗程，连服1～4个疗程。

慢性气管炎：柽柳（细粉）500克，白矾（细粉）100～200克。混合制成水丸，每次10克，每日2次。

【食疗药膳】

⊙荸荠柽柳汁

原料：荸荠90克，柽柳叶15克（鲜枝叶30克）。

制作：将荸荠、柽柳叶一同水煎取汁。

用法：每日2次。

功效：温中益气，消风毒。

适用：麻疹透发不快。

榆《本经上品》

【释名】零榆《本经》，白者名粉。

白皮

【气味】甘，平，无毒。

【主治】大小便不通，利水道，除邪气。久服，断谷轻身不饥。其实尤良《本经》。疗肠胃邪热气，消肿，治小儿头疮痂疕《别录》。通经脉。捣涎，敷癣疮《大明》。滑胎，利五淋，治齁喘，疗不眠（甄权）。生皮捣，和三年醋滓，封暴患赤肿，女人妒乳肿，日六七易，效（孟诜）。利窍，渗湿热，行津液，消痈肿（时珍）。

【附方】

断谷不饥：榆皮、檀皮为末，日服数合。（《救荒本草》）

虚劳白浊：榆白皮二升，水二斗，煮取五升，分五服。（《千金方》）

小便气淋：榆枝、石燕子煎水，日服。（《普济方》）

五淋涩痛：榆白皮阴干焙研。每以二钱，水五合，煎如胶，日二服。（《普济方》）

渴而尿多（非淋也）：用榆皮两片，去黑皮，以水一斗，煮取五升，一服三合，日三服。（《外台秘要》）

身体暴肿：榆皮捣末，同米作粥食之。小便利即消。（《备急方》）

临月易产：榆皮焙为末。临月，日三服方寸匕，令产极易。（《陈承本草别说》）

堕胎下血不止：榆白皮、当归（焙）各半两，入生姜，水煎服之。（《普济方》）

胎死腹中或母病欲下胎：榆白皮煮汁，服二升。（《子母秘录》）

身首生疮：榆白皮末，油和涂之，虫当出。（《子母秘录》）

火灼烂疮：榆白皮嚼涂之。（《千金髓》）

小儿虫疮：榆皮末和猪脂涂绵上，覆之。虫出立瘥。（《千金方》）

小儿瘰疬：榆白皮生捣如泥，封之。频易。（《必效方》）

小儿秃疮：醋和榆白皮末涂之，虫当出。（《产乳方》）

叶

【主治】嫩叶作羹及炸食，消水肿，利小便，下石淋，压丹石（藏器）。时珍曰：暴干为末，淡盐水拌，或炙或晒干，拌菜食之，亦辛滑下水气。煎汁，洗酒齄鼻。同酸枣仁等分蜜丸，日服，治胆热虚劳不眠（时珍）。

花

【主治】小儿痫，小便不利，伤热《别录》。

荚仁

【气味】微辛，平，无毒。

【主治】作糜羹食，令人多睡（弘

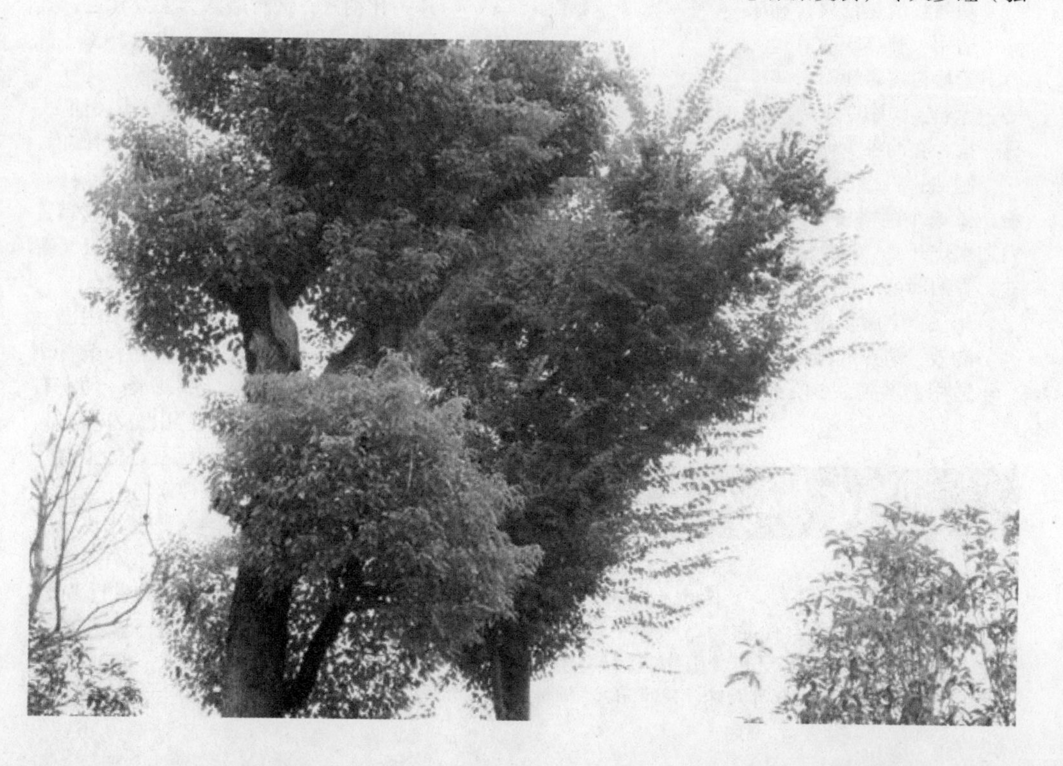

景）。主妇人带下，和牛肉作羹食（藏器）。子酱，似芜荑，能助肺，杀诸虫，下气，令人能食，消心腹间恶气，卒心痛，涂诸疮癣，以陈者良（孟诜）。

◆实用指南

【单方验方】

烧伤：榆树皮、黄柏各 100 克，鲜柳树叶 500 克。洗净沥干后浸入 80% 乙醇 1000 毫升中，每日搅动 2 ~ 3 次，浸泡 7 日，过滤后去渣备用。创面以生理盐水冲洗，棉球拭干后，将本品均匀地喷洒于创面，每 2 ~ 4 小时 1 次。鉴于本品有一定的刺激性，可加入适量冰片、苯甲醇或酌情给予镇静。

慢性体表溃疡：大果榆树皮适量，研为细末后，装瓶贮存，备用。用时将上药适量加凉开水或生理盐水调成糊状，敷于溃疡局部，脓液较多者于其中心留一小孔，以便引流，再于药面上敷盖纱布。分泌物较多者每日更换 1 次，脓液少者隔天换药 1 次。

【食疗药膳】

⊙榆皮车前茶

原料：榆树皮、车前子各 10 克。

制法：将上两味共研粗末，加适量水煎取汁。

用法：代茶频饮。

功效：清热祛痰，利尿。

适用：肺热咳嗽。

⊙榆白皮煮饼

原料：鲜榆白皮 60 克，面粉 120 克，豆豉 10 克，葱、盐、香油各少许。

制法：将榆白皮洗净切碎挤汁，然后用此汁和面粉，做成小圆饼（如儿童饼干状）；再将豆豉放入锅内加水烧开，入小饼煮熟，连汤带饼盛入碗内，加入葱、盐，香油即可。

用法：空腹食用。

功效：清热利湿通淋。

适用：淋症、小便不畅、小腹拘急者。

巴豆《本经下品》

【释名】巴菽《本经》，刚子《炮炙》，老阳子。

【气味】辛，温，有毒。

【主治】伤寒温疟寒热，破癥瘕结聚坚积，留饮痰癖，大腹水胀，荡练五脏六腑，开通闭塞，利水谷道，去恶肉，除鬼毒蛊疰邪物，杀虫鱼《本经》。疗女子月闭烂胎，金疮脓血，不利丈夫，杀斑蝥蛇虺毒。可炼饵之，益血脉，令人好色，变化与鬼神通《别录》。治十种水肿，痿痹，落胎《药性》。导气消积，去脏腑停寒，治生冷硬物所伤（元素）。治泻痢惊痫，心腹痛疝气，风聍耳聋，喉痹牙痛，通利关窍（时珍）。

【附方】

一切积滞：巴豆一两，蛤粉二两，黄檗三两，为末，水丸如绿豆大。每水下五丸。（《医学切问》）

水蛊大腹，动摇水声，皮肤色黑：巴豆九十枚（去心、皮，熬黄），杏仁六十枚（去皮、尖，熬黄），捣丸如小豆大。水下一丸，以利为度。勿饮酒。（《张文仲备急方》）

食疟积疟：巴豆（去皮、心）二钱，皂荚（去皮、子）六钱，捣丸如绿豆大。一服一丸，冷汤下。（《肘后方》）

气痢赤白：巴豆一两去皮、心，熬研，以熟猪肝丸如绿豆大。空心米饮下三四丸，量人用。此乃郑獬侍御所传方也。（《经验方》）

泻血不止：巴豆一个去皮，以鸡子开一孔纳入，纸封煨熟，去豆食之，其病即止。虚人分作二服，决效。（《普济方》）

解中药毒：巴豆（去皮、不去油）、马牙消各等分，研丸。冷水服一弹丸。（《广利方》）

伤寒舌出：巴豆一粒，去油取霜，以纸捻卷，内入鼻中。舌即收上。（《普济方》）

风虫牙痛：（《圣惠方》）用巴豆一粒，煨黄去壳，蒜一瓣，切一头，剜去中心，入豆在内盖定，绵裹，随左右塞耳中。（《经验方》）用巴豆一粒研，绵裹咬之。又方：针刺巴豆，灯上烧令烟出，熏痛处，三五次神效。

疥疮瘙痒：巴豆十粒，炮黄去皮、心，右顺手研，入酥少许，腻粉少许，抓破点上，不得近目并外肾上。如熏目著肾，则以黄丹涂之，甚妙。（《千金方》）

一切恶疮：巴豆三十粒，麻油煎黑，去豆，以油调硫黄、轻粉末，频涂取效。

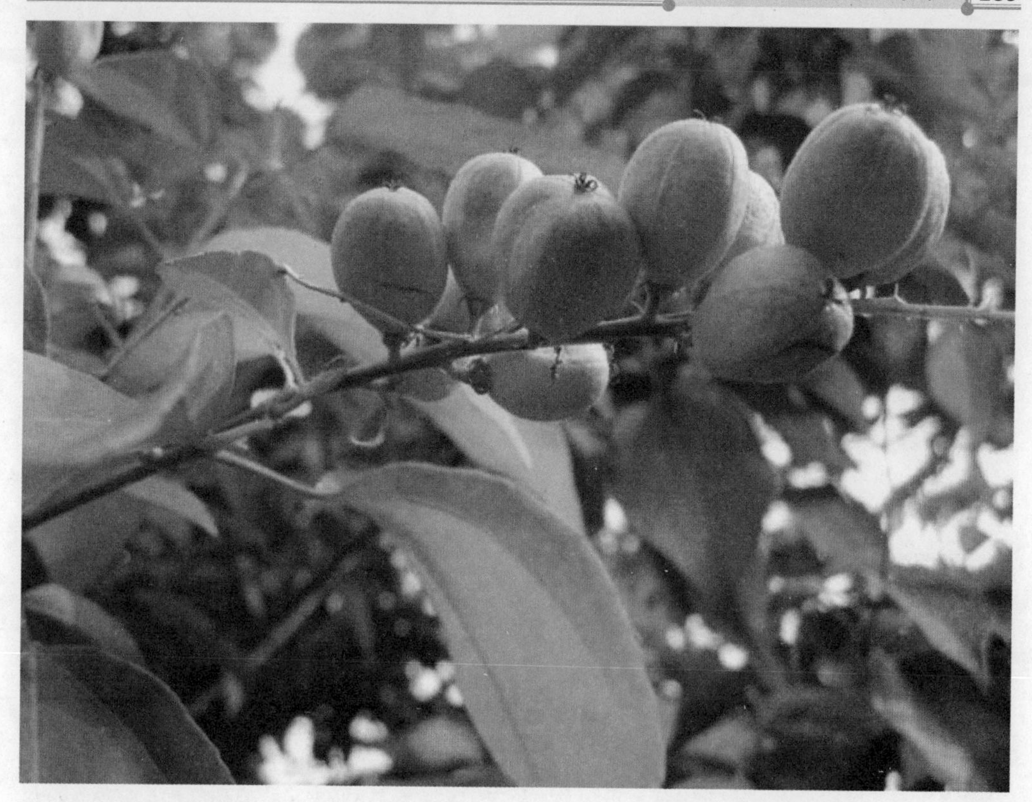

（《普济方》）

油

【主治】中风痰厥气厥，中恶喉痹，一切急病，咽喉不通，牙关紧闭。以研烂巴豆绵纸包，压取油作捻点灯。吹灭熏鼻中，或用热烟刺入喉内，即时出涎或恶血便苏。又舌上无故出血，以熏舌之上下，自止（时珍）。

壳

【主治】消积滞，治泻痢（时珍）。

【附方】

一切泻痢（脉浮洪者，多日难已；脉微小者，服之立止）：巴豆皮、楮叶同烧存性研，化蜡丸如绿豆大。每甘草汤下五丸，名胜金膏。（《刘河间宣明方》）

痢频脱肛，黑色坚硬：用巴豆壳烧灰，芭蕉自然汁煮，入朴消少许，洗软，用真麻油点火滴于上，以枯矾、龙骨少许为末，掺肛头上，以芭蕉叶托入。（《危氏得效方》）

树根

【主治】痈疽发背，脑疽鬓疽大患。掘取洗捣，敷患处，留头，妙不可言。收根阴干，临时水捣亦可。（时珍），出杨诚经验方。

◆实用指南

【单方验方】

癫狂：巴豆霜1～3克。分2次，间隔半小时服下，10次为1个疗程。

肝硬化腹水：巴豆霜3克，轻粉1.5克。放于四五层纱布上，贴在肚脐上，表面再盖两层纱布。经1～2小时后感到刺痒时即可取下，待水泻，若不泻则再敷。

白喉：巴豆仁、朱砂各等分。各研成细末，混合，每用0.9～1.5克，置膏药上，贴于眉间的上方（勿使药末掉入眼中）。经8～12小时，局部皮肤发生大小不等的水疱时，便可揭去膏药，擦掉药末，涂上1%甲紫液，以防感染。

神经性皮炎：巴豆（去壳）5克，雄黄3克。磨碎后用3～4层纱布包裹，每日擦患处3～4次，每次1～2分钟，直至痒感消失、皮炎消退为止。

【食疗药膳】

⊙烤鲤鱼

原料：大鲤鱼1条（250克以上），巴豆40粒。

制法：将鱼洗净，从鱼脊割开两刀，将巴豆下在两刀路合住，用纸包裹，慢火烧熟。

用法：去豆食鱼，米汤下。

功效：补虚，泻下。

适用：腹胀。

桑

【释名】子名椹。

桑根白皮

【气味】甘，寒，无毒。

【主治】伤中，五劳六极，羸瘦，崩中绝脉，补虚益气《本经》。去肺中水气，唾血热渴，水肿腹满胪胀，利水道，去寸白，可以缝金疮《别录》。治肺气喘满，虚劳客热头痛，内补不足（甄权）。煮汁饮，利五脏。入散用，下一切风气水气（孟诜）。调中下气，消痰止渴，开胃下食，杀腹脏虫，止霍乱吐泻。研汁，治小儿天吊惊痫客忤，及敷鹅口疮，大验（大明）。泻肺，利大小肠，降气散血（时珍）。

【附方】

咳嗽吐血，甚者殷鲜：桑根白皮一斤，米泔浸三宿，刮去黄皮，锉细，入糯米四两，焙干为末。每服一钱，米饮下。（《经验方》）

消渴尿多：入地三尺桑根，剥取白皮炙黄黑，锉，以水煮浓汁，随意饮之。亦可入少米。勿用盐。（《肘后方》）

产后下血：炙桑白皮，煮水饮之。（《肘后方》）

血露不绝：锯截桑根，取屑五指撮，以醇酒服之，日三服。（《肘后方》）

金刃伤疮：新桑白皮烧灰，和马粪涂疮上，数易之。亦可煮汁服之。（《广利方》）

发槁不泽：桑根白皮、柏叶各一斤，煎汁沐之即润。（《圣惠方》）

小儿重舌：桑根白皮煮汁，涂乳上饮之。（《子母秘录》）

小儿流涎，脾热也，胸膈有痰：新桑根白皮捣自然汁涂之，甚效。干者煎水。（《圣惠方》）

小儿天吊，惊痫客忤：家桑东行根取研汁服。（《圣惠方》）

小儿火丹：桑根白皮煮汁浴之；或

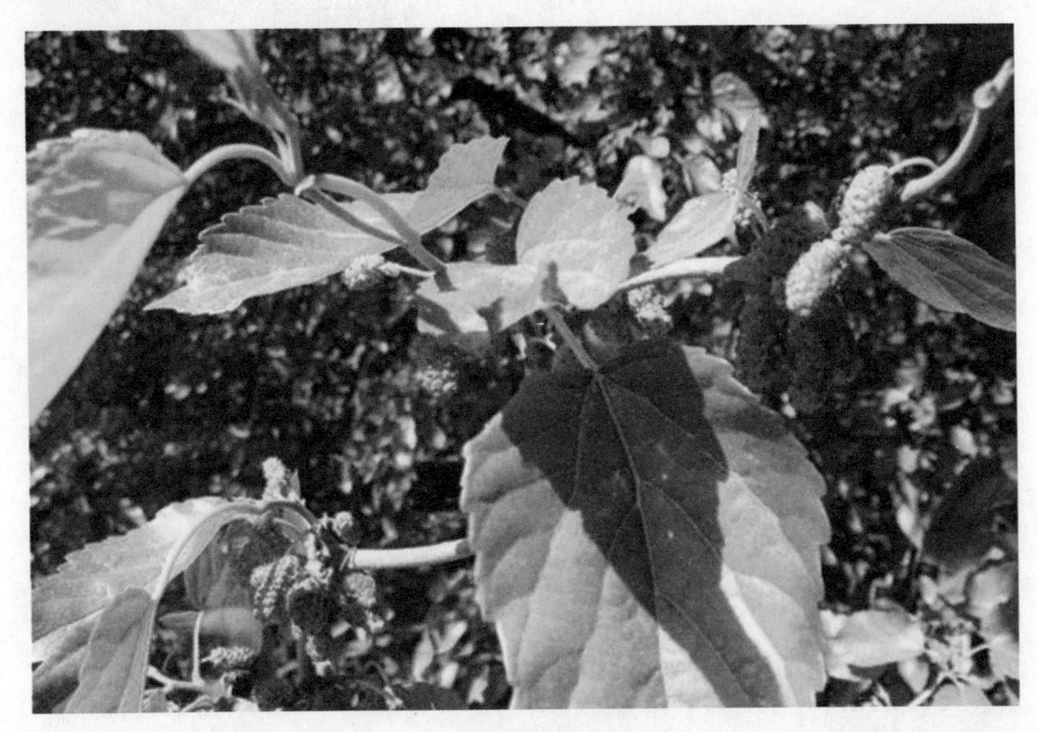

为末，羊膏和涂之。（《千金方》）

石痈坚硬，不作脓者：蜀桑白皮阴干为末，烊胶和酒调敷，以软为度。（《千金方》）

皮中白汁

【主治】小儿口疮白漫，拭净，涂之便愈。又涂金刃所伤燥痛，须臾血止，仍以白汁裹之，甚良（苏颂）。涂蛇、蜈蚣、蜘蛛伤，有验。取枝烧沥，治大风疮疥，生眉、发（时珍）。

【附方】

小儿鹅口疮：桑皮汁和胡粉涂之。（《子母秘录》）

小儿唇肿：桑木汁涂之，即愈。（《圣惠方》）

解百毒气：桑白汁一合服之，须臾吐利自出。（《肘后方》）

破伤中风：桑沥、好酒，对和温服，以醉为度。醒服消风散。（《摘玄方》）

桑椹（一名文武实）

【主治】单食，止消渴（苏恭）。利五脏关节，痈血气。久服不饥，安魂镇神，令人聪明，变白不老。多收曝干为末，蜜丸日服（藏器）。捣汁饮，解中酒毒。酿酒服，利水气消肿（时珍）。

【附方】

水肿胀满（水不下则满溢，水下则虚竭还胀，十无一活，宜用桑椹酒治之）：桑心皮切，以水二斗，煮汁一斗，入桑椹再煮，取五升，以糯饭五升，酿酒饮。（《普济方》）

瘰疬结核：桑椹子二斗（黑熟者），以布取汁，银、石器熬成膏。每白酒调服一匙，日三服。（《保命集》）

诸骨哽咽：红葚子细嚼，先咽汁，后咽渣，新水送下。干者亦可。（《圣惠方》）

小儿赤秃：桑椹取汁，频服。（《千金方》）

小儿白秃：黑桑椹入罂中曝三七日，化为水，洗之，三七日神效。（《圣济录》）

拔白变黑：黑桑椹一斤，蝌蚪一斤，瓶盛封闭，悬屋东头一百日，尽化为黑泥，以染白发如漆。（《陈藏器本草》）

发白不生：黑熟桑椹，水浸日晒，搽涂，令黑而复生也。（《千金方》）

阴证腹痛：桑椹绢包风干，过伏天，为末。每服三钱，热酒下，取汗。（《集简方》）

叶

【气味】苦、甘，寒，有小毒。

【主治】除寒热，出汗《经本》。汁：解蜈蚣毒《录别》。煎浓汁服，能除脚气水肿，利大小肠（苏恭）。炙熟煎饮，代茶止渴（诜）。煎饮，利五脏，通关节，下气。嫩叶煎酒服，治一切风。蒸熟（捣），署风痛出汗，并扑损瘀血。援烂，涂蛇、虫、伤（大明）。研汁，治金疮及小儿吻疮。煎汁服，止霍乱腹吐痛下，亦可以干叶煮之。鸡桑叶：煮汁熬膏服，去老风及宿血（藏器）。治劳热咳嗽，明目长发（时珍）。

【附方】

风眼下泪：腊月不落桑叶煎汤，日日温洗；或入芒硝。（《集简方》）

头发不长：桑叶、麻叶煮泔水沐之，七次可长数尺。（《千金方》）

吐血不止：晚桑叶焙研，凉茶服三钱。只一服止，后用补肝肺药。（《圣济总录》）

霍乱转筋，入腹烦闷：桑叶一握，煎饮，一二服立定。（《圣惠方》）

肺毒风疮，状如大风：用好桑叶净洗，蒸熟（一宿）日干为末。水调二钱匕服。（《经验方》）

痈口不敛：经霜黄桑叶为末，敷之。（《直指方》）

汤火伤疮：经霜桑叶烧存性，为末，油和敷之。三日愈。（《医学正传》）

手足麻木，不知痛痒：霜降后桑叶煎汤，频洗。（《救急方》）

枝

【气味】苦，平。

【主治】遍体风痒干燥，水气脚气风气，四肢拘挛，上气眼运，肺气咳嗽，消食利小便。久服轻身，聪明耳目，令人光泽。疗口干及痈疽后渴，用嫩条细切一升，熬香煎饮，亦无禁忌。久服，终身不患偏风（苏颂出《近效方》。名桑枝煎）。一法：用花桑标寸锉，炒香，瓦器煮减一半，再入银器，重汤熬减一半。或入少蜜亦可。

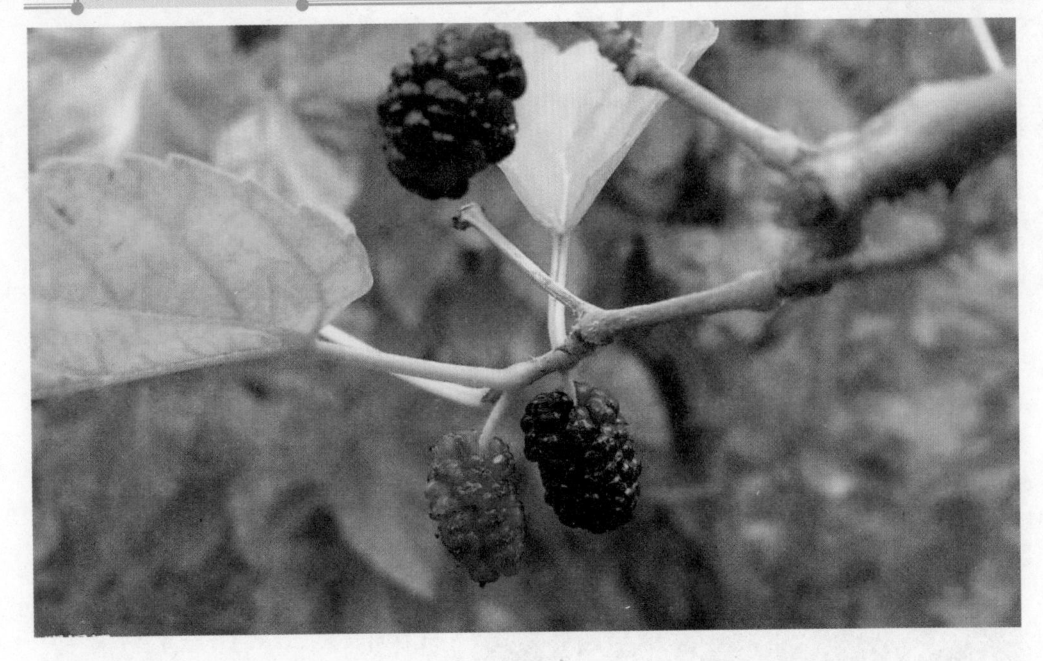

【附方】

服食变白（久服通血气、利五脏）：鸡桑嫩枝，阴干为末，蜜和作丸。每日酒服六十丸。（《圣惠方》）

水气脚气：桑条二两炒香，以水一升，煎二合。每日空心服之，亦无禁忌。（《圣济总录》）

解中蛊毒，令人腹内坚痛，面黄青色，淋露骨立，病变不常：桑木心锉一斛，着釜中，以水淹二斗，煮取二斗澄清，微火煎得五升。空心服五合，则吐蛊毒出也。（《肘后方》）

刺伤手足，犯露水肿痛，多杀人：以桑枝三条，煻火炮热断之，以头熨疮上令热，冷即易之，尽两条则疮白烂。仍取韭白或薤白敷上，急以帛裹之，有肿更作。（《千金方》）

紫白癜风：桑枝十斤，益母草三斤，水五斗，漫煮至五斤，去渣再煎成膏。每卧时温酒调服半合，以愈为度。（《圣惠方》）

桑柴灰

【气味】辛，寒，有小毒。

【主治】蒸淋取汁为煎，与冬灰等分，同灭痣疵黑子，蚀恶肉。煮小豆食，大下水胀。敷金疮，止血生肌（苏恭）。桑霜：治噎食积块（时珍）。

【附方】

目赤肿痛：桑灰一两，黄连半两，为末。每以一钱泡汤，澄清洗之。（《圣济总录》）

身面水肿，坐卧不得：取东引桑枝，烧灰淋汁，煮赤小豆。每饥即饱食之，不得吃汤饮。（《梅师方》）

面上痣疵：寒食前后，取桑条烧灰淋汁，入石灰熬膏，以自己唾调点之，自落也。（《皆效方》）

白癜驳风：桑柴灰二斗，甑内蒸之，取釜内热汤洗。不过五六度瘥。（《圣惠方》）

大风恶疾，眉发脱落：以桑柴灰热汤淋取汁，洗头面（以大豆水研浆，解泽灰味，弥佳）。次用熟水，入绿豆面濯之。三日一洗头，一日一洗面，不过十度良。（《圣惠方》）

狐尿刺人，肿痛欲死：桑灰汁渍之，冷即易。（《肘后方》）

头风白屑：桑灰淋汁沐之，神良。（《圣惠方》）

◆实用指南

【单方验方】

血秘：鲜桑椹50克。绞汁，温开水冲服，早、晚各1次，连服数日。

慢性神经痛：桑根、决明子各20克，薏苡仁23克。放入700毫升的水，煎至500毫升即可，分为3次，每日内喝完，连用约10日。

慢性风湿性关节炎：桑椹子500克。

浸在1500毫升高粱酒中，置于磁罐或玻璃瓶内，加封，约1个月即可取出饮服。

风热感冒：霜桑叶9克，野菊花10克，竹叶6克。水煎服，每日1剂，分早、晚2次服用，5日为1个疗程。

急性结膜炎：霜桑叶、野菊花各9克。上药以清水2500毫升，煎沸10分钟，将药液倒入洗脸盆内，将患眼靠近脸盆上以热气熏之。熏时头上宜覆头巾1块，以免热气散失。每日早、晚各熏治1次，每剂药可用每日，连熏2～3日。

急性支气管炎：霜桑叶9克，栀子皮、沙参、贝母、豆豉各6克，梨皮20克。水煎服，每日1剂，分早、晚2次服用，5日为1个疗程。

各种水肿：桑白皮20～50克。水煎频服。

【食疗药膳】

⊙桑椹酒

原料：桑椹2500克，曲、米各适量。

制法：将桑椹捣汁煎过，同曲、米如常酿酒。

用法：每服适量，每日2次。

功效：补五脏，明耳目。

适用：水肿。

⊙桑枝酒

原料：花桑枝、垂柳枝、槐枝各50克，黑豆30克，羌活、牛膝、附子、桂心、熟地各15克。

制法：将上药细锉和匀，以生绢袋盛，用好酒2500毫升，浸经7日后可用。

用法：每日饭前后，任意暖饮10毫升，不得令过度。

功效：祛风除湿。

适用：头风。

⊙桑椹芝麻粥

用料：桑椹60克，黑芝麻、白糖各30克，大米100克。

制法：将桑甚、黑芝麻、大米均去杂，洗净，备用。锅内加水适量，放入桑椹、黑芝麻、大米煮粥，熟后调入白糖即成。

用法：每日1～2次，可长期食用。

功效：滋阴养血，补益肝肾，聪耳明目，健脾开胃，顺气和中，降压等。

适用：高脂血症、高血压等。

酸枣《本经上品》

【释名】樲《尔雅》，山枣。

酸枣

【气味】酸，平，无毒。

【主治】心腹寒热，邪结气聚，四肢酸痛湿痹。久服，安五脏，轻身延年《本经》。烦心不得眠，脐上下痛，血转久泄，虚汗烦渴，补中，益肝气，坚筋骨，助阴气，能令人肥健《别录》。筋骨风，炒仁研汤服（甄权）。

【附方】

胆虚不眠、心多惊悸：用酸枣仁一两炒香，捣为散。每服二钱，竹叶汤调下。（《和剂局方》）加人参一两，辰砂半两，乳香二钱半，炼蜜丸服。

虚烦不眠：用酸枣仁二升、知母、干姜、茯苓、川芎各二两，甘草（炙）一两，以水一斗，先煮枣仁，减三升，乃同煮取三升，分服。（《图经本草》）

骨蒸不眠、心烦：用酸枣仁一两，水二盏研绞取汁，下粳米二合煮粥，候熟，下地黄汁一合再煮，匀食。（《太平圣惠方》）

睡中汗出：酸枣仁、人参、茯苓各等分，为末。每服一钱，米饮下。（《简便方》）

刺入肉中：酸枣核烧末，水服，立出。（《外台秘要》）

◆实用指南

【单方验方】

病毒性肝炎：酸枣30克。加水适量，煎煮1小时，去渣吃枣喝汤，每日1剂。

气滞痰郁：酸枣仁、旋覆花（包）、党参、法半夏、炙甘草、柏子仁各10克，

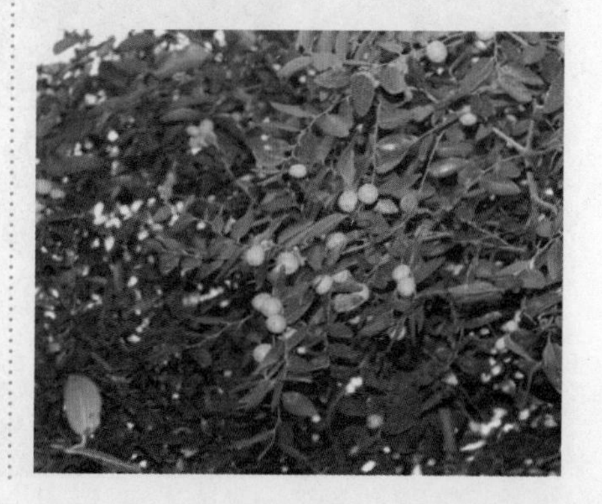

代赭石（先煎）、大枣各30克，生姜3片。水煎服。

酒糟鼻：酸枣仁、龙眼肉各10克，枳实15克。炖汤，睡前服。

银屑病：酸枣树皮适量。煎煮浓汁，涂于患处。

胸痛、便血：酸枣根30克。水煎温服。

【食疗药膳】

⊙酸枣仁粥

原料：酸枣仁30克，粳米50克。

制法：先将酸枣仁捣碎，煮汁去渣，用汁煮米成粥即可。

用法：可供晚餐温热服食。有火郁或滑泄者慎服。

功效：养心安神。

适用：虚烦不眠、惊悸多梦、自汗盗汗、津亏口渴、老年性失眠等。

⊙酸枣仁茶

原料：酸枣仁9克，白糖适量。

制法：将酸枣仁拍碎，开水冲沏，加糖调味，即可。

用法：每日1l剂，不拘时代茶频饮。

功效：养心安神。

适用：虚烦失眠、心悸怔忡等。

山茱萸《本经中品》

【释名】蜀酸枣《本经》，肉枣《纲目》，鸡足、鼠矢《吴普》。

实

【气味】酸，平，无毒。

【主治】心下邪气寒热，温中，逐寒湿痹，去三虫。久服轻身《本经》。肠胃风邪，寒热疝瘕，头风风气去来，鼻塞目黄，耳聋面疱，下气出汗，强阴益精，安五脏，通九窍，止小便利。久服，明目强力长年《别录》。治脑骨痛，疗耳鸣，补肾气，兴阳道，坚阴茎，添精髓，止老人尿不节，治面上疮，能发汗，止月水不定（甄权）。

【附方】

益元阳，补元气，固元精，壮元神，乃延年续嗣之至药也：山茱萸酒浸取肉一斤，破骨纸酒浸焙干半斤，当归四两，麝香一钱，为末，炼蜜丸如梧子大。每服八十一丸，临卧盐酒下。（《扶寿方》）

◆实用指南

【单方验方】

自汗、盗汗：山茱萸、防风、黄芪各9克。水煎服。

汗出不止：山茱萸、白术各15克，龙骨、牡蛎各30克。水煎服。

遗尿：山茱萸、覆盆子、茯苓各9克，

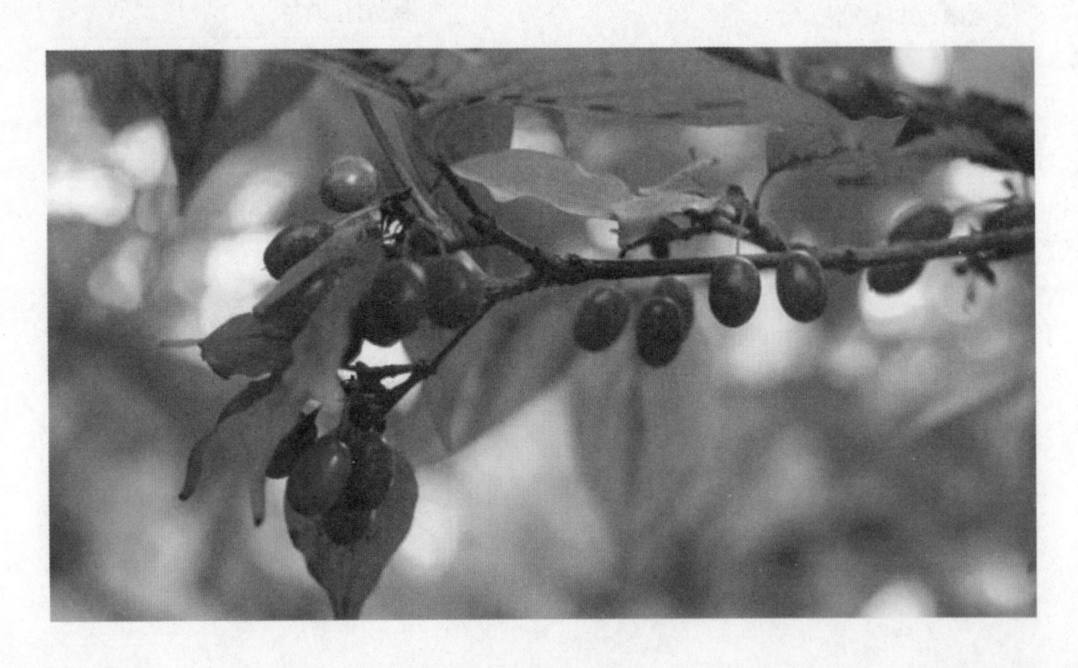

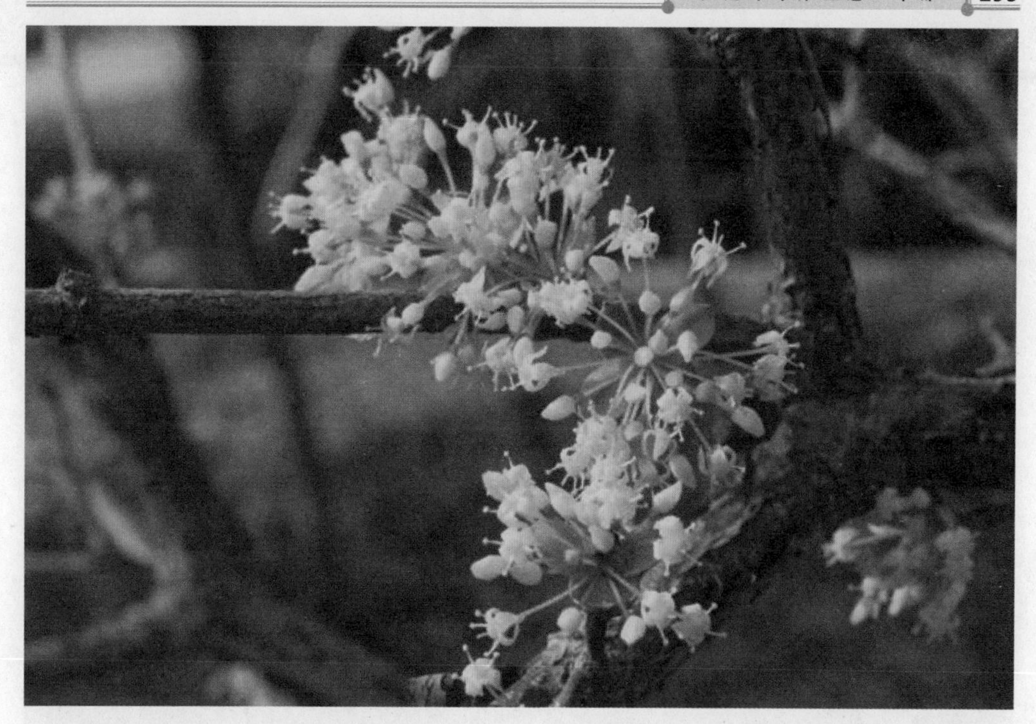

附子 3 克，熟地 12 克。水煎服。

肩周炎：山茱萸 35 克。水煎分 2 次服，每日 1 剂。病情好转后，剂量减为 10 ～ 15 克，煎汤或代茶泡服。

精子动力异常：山茱萸、肉苁蓉、菟丝子各 12 克，巴戟天、淫羊藿各 15 克，海狗肾 2 对。用白酒 800 毫升，密封浸泡 10 日，早、晚分服 15 毫升，每剂约服 25 日，连服 5 剂。

【食疗药膳】

⊙山萸二皮茶

原料：山萸肉 20 克，地骨皮、黄芪皮 3 克，红糖适量。

制法：将上述三味共为粗末，置茶杯中用沸水冲泡焖 15 分钟，加红糖适量调味，代茶饮用；也可用水煎，取汁去渣。

用法：代茶频饮，每日 1 剂，连服 5 日。

功效：滋阴清热，生津止渴，补虚敛汗。

适用：阴虚型产后盗汗。

⊙山茱萸酒

原料：山茱萸 250 克，白酒 2500 毫升。

制法：将山茱萸加工捣碎，放入酒坛中，倒入白酒，密封坛口，置于阴凉处，经常摇动，7 日后即成。

用法：每日 2 次，每次 10 ～ 20 毫升。

功效：益肝补肾，敛汗涩精。

适用：肾虚、腰痛、遗精、体虚自汗、月经过多。

胡颓子《拾遗》

【释名】蒲颓子、卢都子半含春《纲目》，雀儿酥《炮炙》。

子

【气味】酸，平，无毒。

【主治】止水痢（藏器）。

根

【气味】酸，平，无毒。

【主治】煎汤，洗恶疮疥并犬马病疮（藏器）。吐血不止，煎水饮之；喉痹痛塞，煎酒灌之，皆效（时珍）。

叶

【气味】酸，平，无毒。

【主治】肺虚短气喘咳剧者，取叶焙研，米饮服二钱（时珍）。

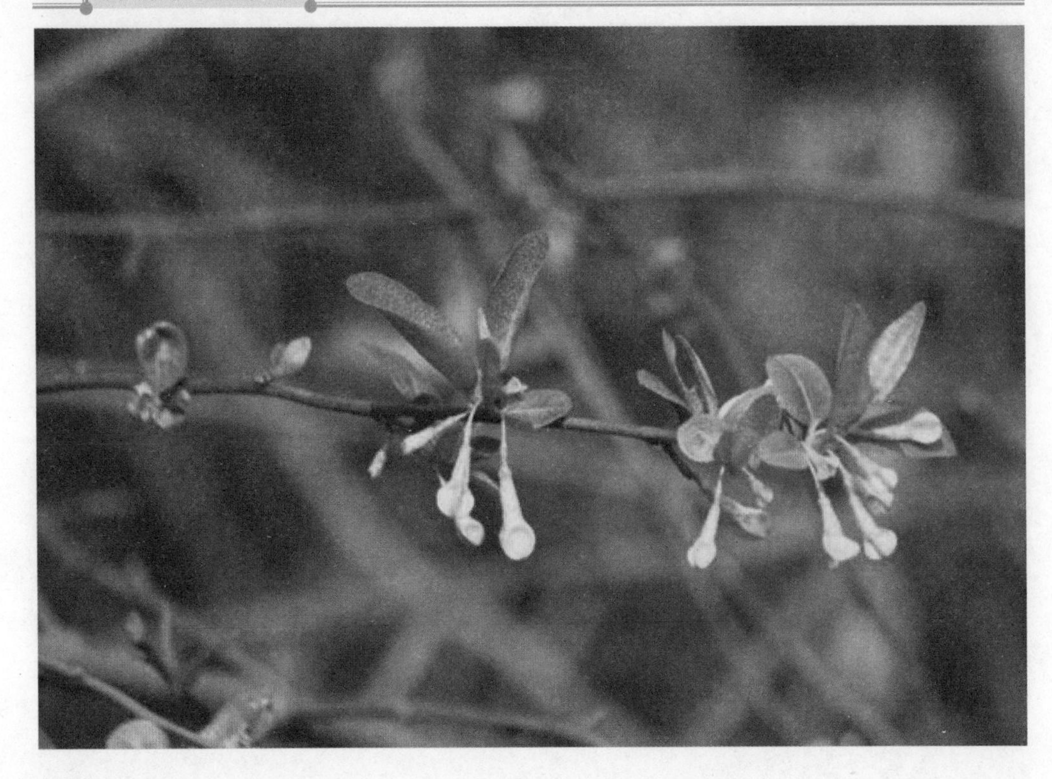

◆实用指南

【单方验方】

老年慢性支气管炎：胡颓子叶适量。培燥研细末，每服 1.5 ～ 3 克，糖水调服，每日 2 次。

支气管哮喘：胡颓子叶 12 克，苏子 9 克，白果 7 粒。水煎服，每日 2 次。

腹泻、不思饮食：胡颓子果 15 克。水煎服，每日 2 次。

风寒肺喘：胡颓子根 18 克，红糖 15 克。水煎饭后服。

吐血、咯血、便血、月经过多：胡颓子根 8 ～ 12 克。水煎服。

风湿痛：胡颓子根 15 克，黄酒 100 毫升，猪脚 250 克。加水煮 1 小时许，取汤 1 碗，连同猪脚服。

黄疸：胡颓子根 5 ～ 8 克。水煎服。

产后腹痛下痢：胡颓子根 15 克，红糖 30 克。水煎服。

脾泄泻痢：胡颓子根 9 ～ 15 克。水煎成半碗，加些冰糖，饭前服，每日 2 次。

小儿食积、疳积：胡颓子根 9 克。水煎服。

咽喉肿痛：胡颓子根 9 克，王瓜根 15 克。水煎，频频含咽，每日 1 剂。

喉痛失声：胡颓子根头约 9 克，川连 6 克。水煎服。

皮肤湿疹：胡颓子根适量。水煎洗。

【食疗药膳】

⊙胡颓子叶茶

原料：胡颓子叶适量。

制法：晒干，小火炒至微黄，研末备用，每次 3 ～ 5 克，用热米汤送下。

用法：早、晚各 1 次，连服 15 日，必要时可服数周。

功效：润肺止喘。

适用：支气管哮喘。

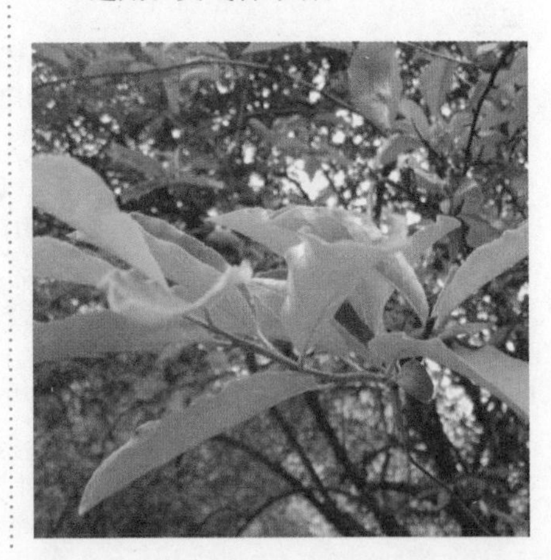

金樱子《蜀本草》

【释名】刺梨子《开宝》，山石榴《纲目》，山鸡头子。

子

【气味】酸，涩，平，无毒。

【主治】脾泄下痢，止小便利，涩精气。久服，令人耐寒轻身《蜀本》。

【附方】

金樱子煎：霜后用竹夹子摘取，入木臼中杵去刺，擘去核。以水淘洗过，捣乱。入大锅，水煎，不得绝火。煎减半，滤过，仍煎似稀饧。每服一匙，用暖酒一盏调服。活血驻颜，其功不可备述。（《孙真人食忌》）

补血益精：金樱子（即山石榴，去刺及子，焙）四两，缩砂二两，为末，炼蜜和，丸如梧桐子大。每服五十丸，空心温酒服。（《奇效良方》）

久痢不止：罂粟壳（醋炒）、金樱（花、叶及子）各等分，为末，蜜丸如芡子大。每服五七丸，陈皮煎汤化下。（《普济方》）

花

【气味】酸，涩，平，无毒。

【主治】止冷热痢，杀寸白，虫。和铁粉研匀，拔白发涂之，即生黑者。亦可染须（大明）。

叶

【主治】痈肿，嫩叶研烂，入少盐涂之，留头泄气。又金疮出血，五月五日采，同桑叶、苎叶等分，阴干研末敷之，血止口合，名军中一捻金（时珍）。

东行根

【气味】酸，涩，平，无毒。

【主治】寸白虫，锉二两，入糯米三十粒，水二升，煎五合，空心服，须臾泻下，神验。其皮炒用，止泻血及崩中带下（大明）。止滑痢，煎醋服，化骨鲠（时珍）。

◆实用指南

【单方验方】

刀伤出血：金樱叶、兰麻叶等量。晒干研细末，用瓶密贮，外敷止血。

慢性痢疾，肠结核：金樱花、金樱子、罂粟壳各3克。醋炒，共研细末，蜜丸如梧桐子大，每次3克，每日3次。

遗精早泄，体虚白带：金樱子15克。捣碎，加水煎3次，去渣，过滤后再浓煎，加蜂蜜收膏，每日临睡时服一匙，开水

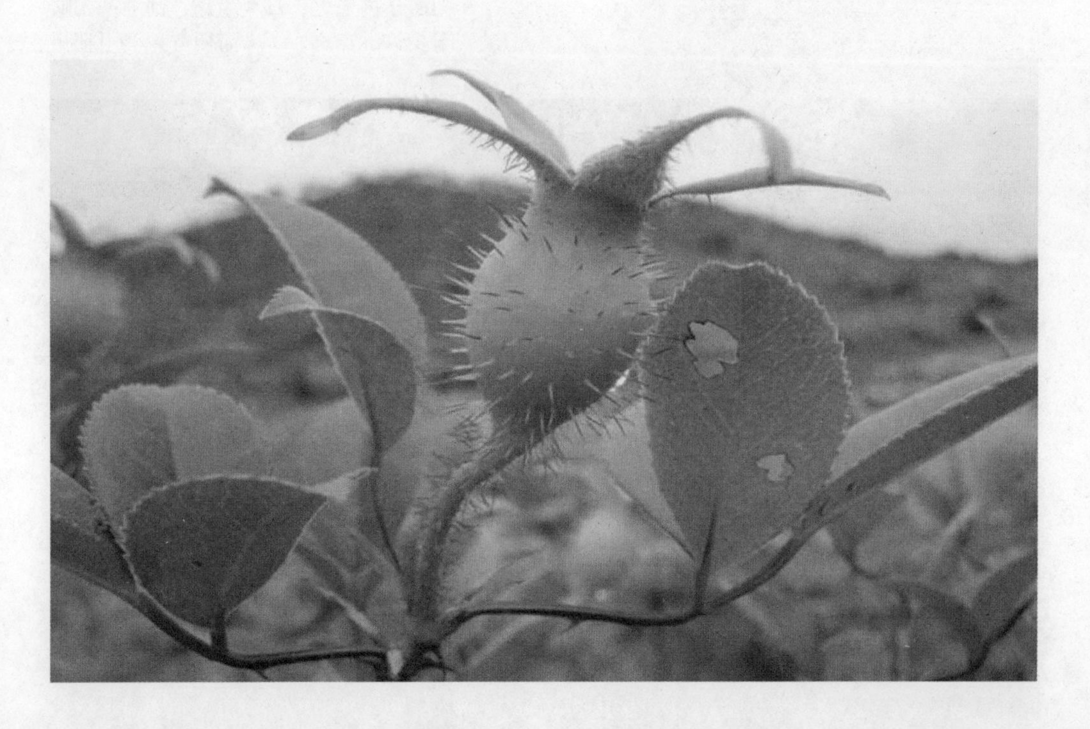

冲服。

【食疗药膳】

⊙金樱子粥

原料：金樱子 30 克，粳米 100 克。

制法：金樱子放入砂锅内，倒入 200 毫升水，置小火上煮至 100 毫升，去渣取汁，放入粳米，再添加水 600 毫升煮粥。

用法：每日 1 次，早餐食用。

功效：收涩，固精，止泻。

适用：滑精、遗精、遗尿、小便频数、脾虚久泻及妇女带下、子宫脱垂等。

⊙金樱子根煮瘦肉

原料：金樱子根 60 克，五味子 9 克，猪瘦肉 90 克。

制法：将肉切小块，与前两味药共煮，以肉熟烂为度。

用法：每晚顿服 1 剂，连服 3 ~ 5 日。

功效：固精，益气，补虚。

适用：遗精。

女贞《本经上品》

【释名】贞水《山海经》，冬青《纲目》，蜡树。

实

【气味】苦，平，无毒。

【主治】补中，安五脏，养精神，除百病。久服，肥健轻身不老《本经》。强阴，健腰膝，变白发，明目（时珍）。

【附方】

白发再黑，返老还童：用女贞实（十月上已收白，阴干，用时以酒浸一日，蒸透晒干）一斤四两，旱莲草（五月收，阴干）十两，为末；桑椹子（三月收，阴干）十两，为末，炼蜜丸如梧子大。每服七八十丸，淡盐汤下。若四月收桑椹捣汁和药，七月收旱莲捣汁和药，即不用蜜矣。（《简便方》）

风热赤眼：冬青子不以多少，捣汁熬膏，净瓶收固，埋地中七日。每用点眼。（《济急仙方》）

叶

【气味】微苦，平，无毒。

【主治】除风散血，消肿定痛，治头目昏痛。诸恶疮肿，胻疮溃烂久者，以水煮乘热贴之，频频换易，米醋煮亦可。口舌生疮，舌肿胀出，捣汁含浸吐涎（时珍）。

【附方】

风热赤眼：（《普济方》）用冬青叶五斗捣汁，浸新砖数片，五日掘坑，架砖于内盖之，日久生霜，刮下，入脑子少许，点之。（《简便方》）用雅州

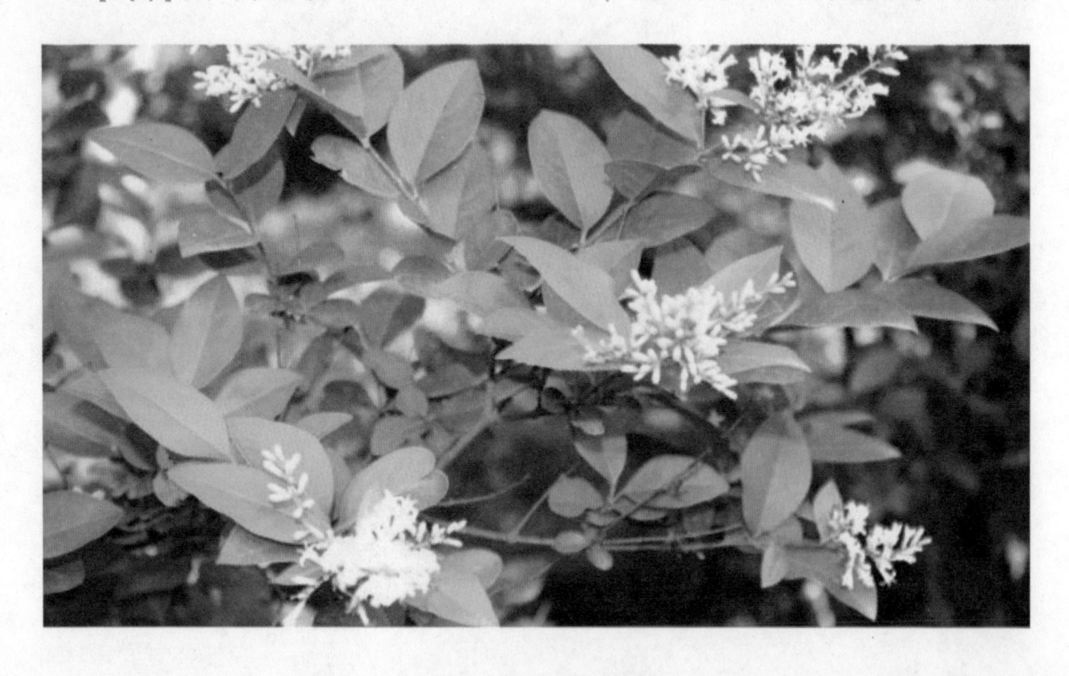

黄连二两，冬青叶四两，水浸三日夜，熬成膏收，点眼。

一切眼疾：冬青叶研烂，入朴消贴之。（《海上方》）

◆实用指南

【单方验方】

头晕目眩：女贞子、白芍、珍珠母各30克。水煎服。

中心性视网膜炎：女贞子、覆盆子、菟丝子、枸杞子各9克。水煎服。

慢性肝炎：女贞子15克，灵芝12克，丹参、鸡内金各9克。共研碎，放入砂锅内加水煎，煎两次取液合并，早、晚2次分服，连服1个月。

慢性肾炎：女贞子30克，千斤拔50克，山药15克，石苇9克。水煎，每日2次，每日1剂。

偏肾阴虚腰痛：女贞子20克，枸杞子、山药（捣碎）各50克，大米100克。先将女贞子、枸杞子加水煎煮，过滤取汁然后加入山药、大米共煮成粥代早餐食。

神经衰弱：女贞子、夜交藤各20克，桑椹30克。水煎，每日3次，每日1剂。

急性化脓性扁桃体炎：女贞叶、土牛膝各30克，麦冬10克，山豆根9克，甘草3克。水煎，分3次服，每日1剂。

咽喉肿痛：女贞子叶、凤尾草各30克。加水浓煎，取汁1碗，加入红糖适量，频频饮服。每日1剂，一般连用1～3剂。

咳嗽、咽痛、声嘶：女贞子30克，麦冬15克，薄荷5克（后下）。水煎去渣，加蜂蜜适量，频频含咽。

【食疗药膳】

⊙女贞枸杞粥

原料：女贞子15克，枸杞子10克，粳米100克。

制法：先将女贞子洗净，装入纱袋内，系紧口；枸杞子洗净，去杂质；粳米淘洗干净。将粳米和纱布药袋同放锅内，加入清水，置旺火上煮沸数滚后，加入枸杞子，改用小火煮至米烂粥煮熟为止，除去药袋，加入白糖稍煮沸即可。

用法：每日1次，早餐食用。

功效：滋补肝紧，清热明目。

适用：胆石症伴有肝肾不足者。

五加皮《本经上品》

【释名】五佳、文章草、白刺《纲目》，五花《炮炙论》，追风使《图经》。

根皮（同茎）

【气味】辛，温，无毒。

【主治】心腹疝气腹痛，益气疗躄，小儿三岁不能行，疽疮阴蚀《本经》。男子阳痿，囊下湿，小便余沥，女人阴痒及腰脊痛，两脚疼痹风弱，五缓虚羸，补中益精，坚筋骨，强志意。久服，轻身耐老《别录》。破逐恶风血，四肢不遂，贼风伤人，软脚臂腰，主多年瘀血在皮肌，治痹湿内不足（甄权）。明目下气，治中风骨节挛急，补五劳七伤（大明）。酿酒饮，治风痹四肢挛急（苏颂）。

【附方】

虚劳不足：五加皮、枸杞根白皮各一斗，水一石五斗，煮汁七斗，分取四斗，浸麹一斗，以三斗拌饭，如常酿酒法，待熟任饮。（《千金方》）

小儿行迟（三岁不能行者，用此便走）：五加皮五钱，牛膝、木瓜各二钱半，为末。每服五分，米饮入酒二三滴调服。（《全幼心鉴》）

五劳七伤：五月五日采五加茎，七月七日采叶，九月九日取根，治下筛。每酒服方寸匕，日三服。久服去风劳。（《千金方》）

目瞑息肤：五加皮（不闻水声者，捣末）一升，和酒二升，浸七日。一日服二次，禁醋。二七日遍身生疮，是毒出。不出，以生熟汤浴之，取疮愈。（《千金方》）

服石毒发（或热禁，向冷地卧）：

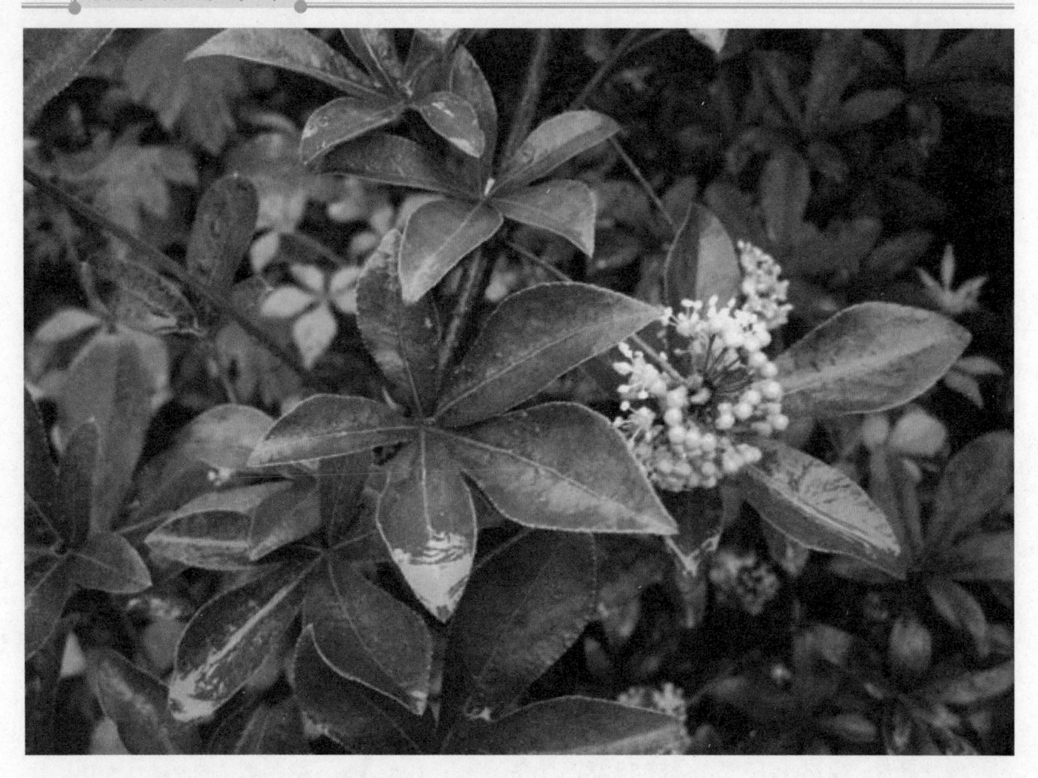

五加皮二两,水四升,煮升半,发时便服。(《外台秘要》)

火灶丹毒(从两脚起,如火烧):五加根、叶烧灰五两,取煅铁家槽中水和,涂之。(《杨氏产乳》)

◆实用指南

【单方验方】

风寒湿引起的腰腿痛:五加皮 100 克,川牛膝、当归各 50 克,白酒 1000 毫升。诸药切碎浸酒中,7 日后服用,每次 15 毫升,每日 2 次。

风湿性关节炎,关节拘挛疼痛:五加皮、穿山龙、白鲜皮各 15 克。用白酒泡 24 小时,每日服 10 毫升。

水肿,小便不利:五加皮、陈皮、生姜皮、茯苓皮、大腹皮各 9 克。水煎服。

阴囊水肿:五加皮 9 克,仙人头 30 克。水煎服。

皮肤、阴部湿痒:五加皮适量。煎汤外洗。

寒湿腰痛:五加皮 15 克。水煎取汁,分 2 次温服,每日 1 剂。

【食疗药膳】

⊙二根糖粥

原料:鲜五加皮根 120 克,鲜白萝卜块根 60 克,冰糖 15 克。

制法:将五加皮根与白萝卜块根切小块,加水适量,与冰糖共炖。

用法:任意食用。

功效:清热解毒,利湿活血。

适用:黄疸。

⊙五皮肉汤

原料:沙梨皮 30 克,五加皮、陈皮、桑白皮、茯苓皮各 10 克,猪瘦肉 500 克。

制法:将上几味加适量清水同炖至肉烂。

用法:每日 1 剂,分 2 ~ 3 次服,喝汤吃肉。

功效:利水退肿。

适用:水肿、消化不良等。

蔓荆《本经上品》

【释名】恭曰:蔓荆苗蔓生,故名。

实

【气味】苦,微寒,无毒。

【主治】筋骨间寒热，湿痹拘挛，明目坚齿，利九窍，去白虫。久服，轻身耐老。小荆实亦等《本经》。风头痛，脑鸣，目泪出，益气。令人光泽脂致《别录》。治贼风，长髭发（甄权）。利关节，治痫疾，赤眼（大明）。太阳头痛，头沉昏闷，除昏暗，散风邪，凉诸经血，止目睛内痛（元素）。搜肝风（好古）。

【附方】

令发长黑：蔓荆子、熊脂各等分，醋调涂之。（《圣惠方》）

头风作痛：蔓荆子一升为末，绢袋，浸一斗酒中七日。温饮，日三次。（《千金方》）

乳痈初起：蔓荆子炒为末。酒服方寸匕，渣敷之。（《危氏得效方》）

◆实用指南

【单方验方】

头痛、目糊、齿痛、耳鸣或听力减退：蔓荆子、葛根、人参、黄芪各9克，黄柏、炙甘草各3克，白芍6克，升麻4.5克。水煎服，每日1剂，分2次服。

三叉神经痛：蔓荆子60克，白酒500毫升。将蔓荆子炒至焦黄，轧为粗末，入酒内浸泡5日，兑凉开水适量，取汁700毫升，每次50毫升，每日2次，7日为1个疗程。

高血压性头痛：蔓荆子、菊花各9克，薄荷、白芷各6克，钩藤12克。水煎服，每日1剂。

流行性结膜炎：蔓荆子12克，菊花、桑叶各15克，决明子、荆芥、防风各10克。水煎，趁热熏蒸双眼，温后口服，一般需连服3～5日。

急性鼻窦炎：蔓荆子12克，桑叶15克，苍耳子、辛夷、白芷、桔梗各10克。随症加减，趁热熏鼻，温后口服，每日1剂，需连用10剂。

老年性白内障：蔓荆子5克，猪肉50克。蔓荆子研粉，猪肉剁细，蔓荆子粉与猪肉拌匀炖熟，一次食完，每日1次。

习惯性便秘：蔓荆子60克。煎汤200毫升，每日3次。

肝郁化火失眠症：蔓荆子30克，黄连15克。水煎200毫升，睡前1小时服。

呃逆：蔓荆子9克。水煎服，每日1剂。

【食疗药膳】

⊙蔓荆子粳米粥

原料：蔓荆子80克，粳米200克，

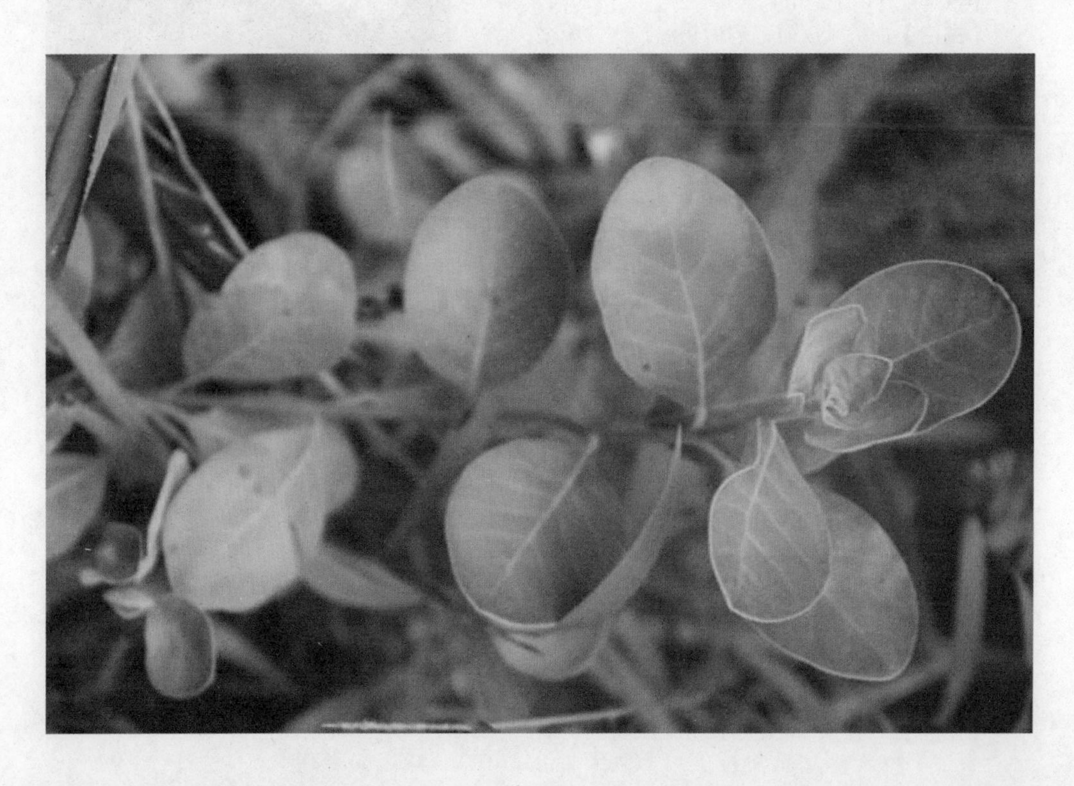

白糖适量。

制法：先将蔓荆子研碎，加入适量清水，搅拌，滤取汁入淘净的粳米煮粥，药汁少再加水，以小火开熬至稠黏时加入白糖拌匀后停火起锅食用。

用法：每日 2 次，稍凉服食。

功效：疏散风热，清利头目。

适用：风热感冒痛、目赤睛痛、昏暗多日、湿痹拘挛等。

⊙蔓荆子酒

原料：蔓荆子 200 克，酒 500 毫升。

制法：将上药捣碎，用酒浸于净瓶中，7 日后去渣备用。

用法：每次徐饮 10 ~ 15 毫升，每日 3 次。

功效：祛风止痛。

适用：外感风热所致的头昏头痛及偏头痛。

木槿《日华》

【释名】椴，榇，日及、朝开幕落花、藩篱草《纲目》。

皮并根

【气味】甘，平，滑，无毒。

【主治】止肠风泻血，痢后热渴，作饮服之，令人得睡，并炒用（藏器）。治赤白带下，肿痛疥癣，洗目令明，润燥活血（时珍）。

【附方】

赤白带下：槿根皮二两（切），以白酒一碗半，煎一碗，空心服之。白带用红酒甚妙。（《纂要奇方》）

头面钱癣：槿树皮为末，醋调，重汤顿如胶，内敷之。（《王仲勉经效方》）

牛皮风癣：川槿皮一两，大风子仁十五个，半夏五钱，锉，河水、井水各一碗，浸露七宿，入轻粉一钱，入水中，秃笔扫涂，覆以青衣，数日有臭涎出妙。忌浴澡。夏月用尤妙。（《扶寿方》）

癣疮有虫：川槿皮煎，入肥皂浸水，频频擦之；或以槿皮浸汁磨雄黄，尤妙。（《简便方》）

痔疮肿痛：藩蓠草根煎汤，先熏后洗。（《直指方》）

大肠脱肛：槿皮或叶煎汤熏洗，后以白矾、五倍末敷之。（《救急方》）

花

【气味】甘，平，滑，无毒。

【主治】肠风泻血，赤白痢，并焙入药。作汤代茶，治风（大明）。消疮肿，利小便，除湿热（时珍）。

【附方】

下痢噤口：红木槿花去蒂，阴干为末。先煎面饼两个，蘸末食之。（《赵宜真济急方》）

风痰拥逆：木槿花晒干焙研。每服一二匙，空心沸汤下。白花尤良。（《简便方》）

反胃吐食：千叶白槿花，阴干为末。陈糯米汤调送三五口。不转再服。（《袖珍方》）

子

【气味】甘，平，滑，无毒。

【主治】偏正头风，烧烟熏患处。又治黄水脓疮，烧存性，猪骨髓调涂之（时珍）。

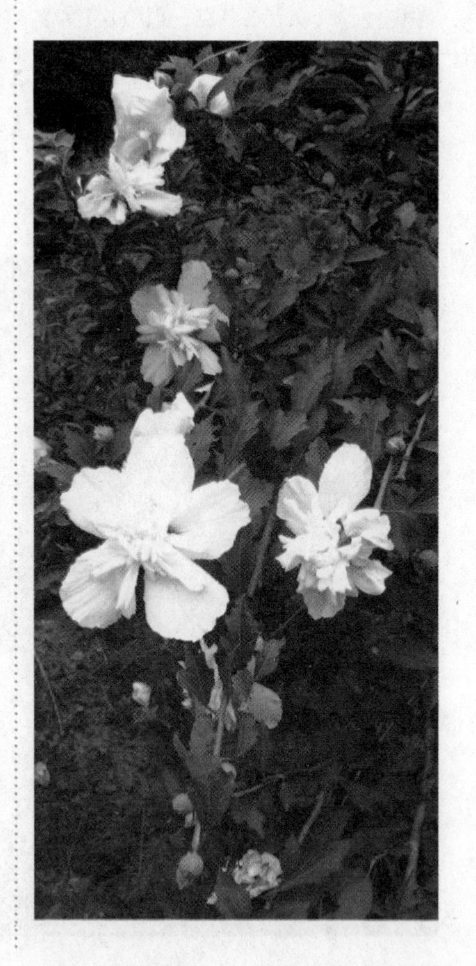

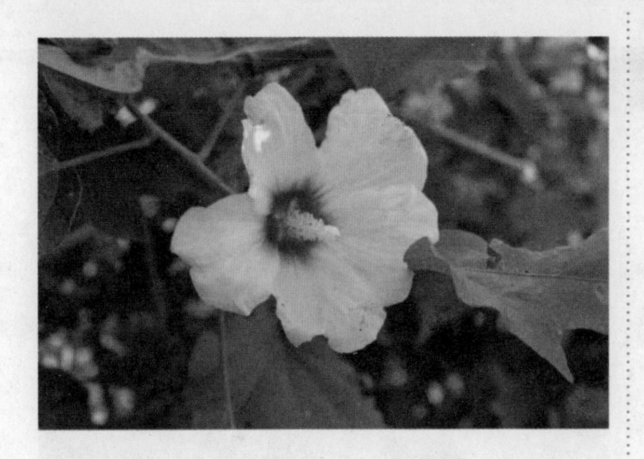

◆实用指南

【单方验方】

疮疖肿：木槿花（鲜）适量。甜酒少许，捣烂外敷。

细菌性痢疾：木槿花适量。洗净晒干，研末用，每次2克，小儿酌减，每隔2小时服1次，3～5日为1个疗程。

偏正头风：木槿花子适量。烧烟熏患处。

消渴：木槿根20～30克。水煎代茶饮。

阴囊湿疹（绣球风）：木槿根皮、蛇床子各60克。水煎，熏洗患处。

鼻出血：白木槿花10克，生石膏30克，白豆腐250克，白砂糖30克。先煎生石膏，再放入白木槿、白豆腐，小火煎至豆腐有小孔再入糖，喝汤吃豆腐。

【食疗药膳】

⊙木槿皮酒

原料：木槿皮60克，白酒750毫升。

制法：将上药洗净、切碎、置容器中，加入白酒，盖好，用火煮取250毫升；或用白酒浸泡7日后，过滤去渣，即成。

用法：口服，每次15～30毫升，每日2次。

功效：清热利湿，止带。

适用：赤白带下等。

⊙木槿花粥

原料：木槿花10克，糯米60克。

制法：上两味入砂锅中，加水适量，小火煮至米烂成粥。

用法：去药食粥，顿服，连服3～5日。

功效：除湿热，利肠胃，养胃。

适用：反胃。

木芙蓉《纲目》

【释名】地芙蓉《图经》，木莲、华木《纲目》，拒霜。

叶并花

【气味】微辛，平，无毒。

【主治】清肺凉血，散热散毒，治一切大小痈疽肿毒恶疮，消肿排脓止痛（时珍）。

【附方】

赤眼肿痛：芙蓉叶末水和，贴太阳穴。名清凉膏。（《鸿飞集》）

经血不止：拒霜花、莲篷壳各等分，为末。每用米饮下二钱。（《妇人良方》）

偏坠作痛：芙蓉叶、黄檗各三钱，为末。以木鳖子仁一个磨醋，调涂阴囊，其痛自止。（《简便方》）

痈疽肿毒：重阳前取芙蓉叶研末，端午前取苍耳烧存性研末，等分，蜜水调，涂四围，其毒自不走散。名铁井阑。（《简便方》）

疔疮恶肿：九月九日采芙蓉叶阴干为末，每以井水调贴。次日用蚰蜒螺一个，捣涂之。（《普济方》）

头上癞疮：芙蓉根皮为末，香油调敷。先以松毛、柳枝煎汤洗之。（傅滋《医学集成》）

汤火灼疮：油凋芙蓉末，敷之。（《奇效方》）

灸疮不愈：芙蓉花研末，敷之。（《奇效方》）

一切疮肿：木芙蓉叶、菊花叶同煎水，频熏洗之。（《多能鄙事》）

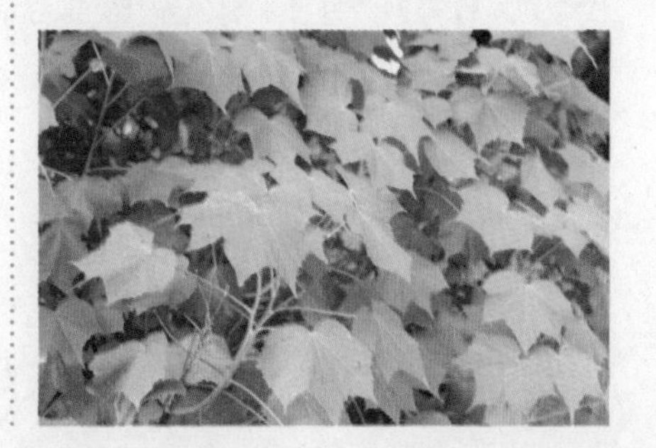

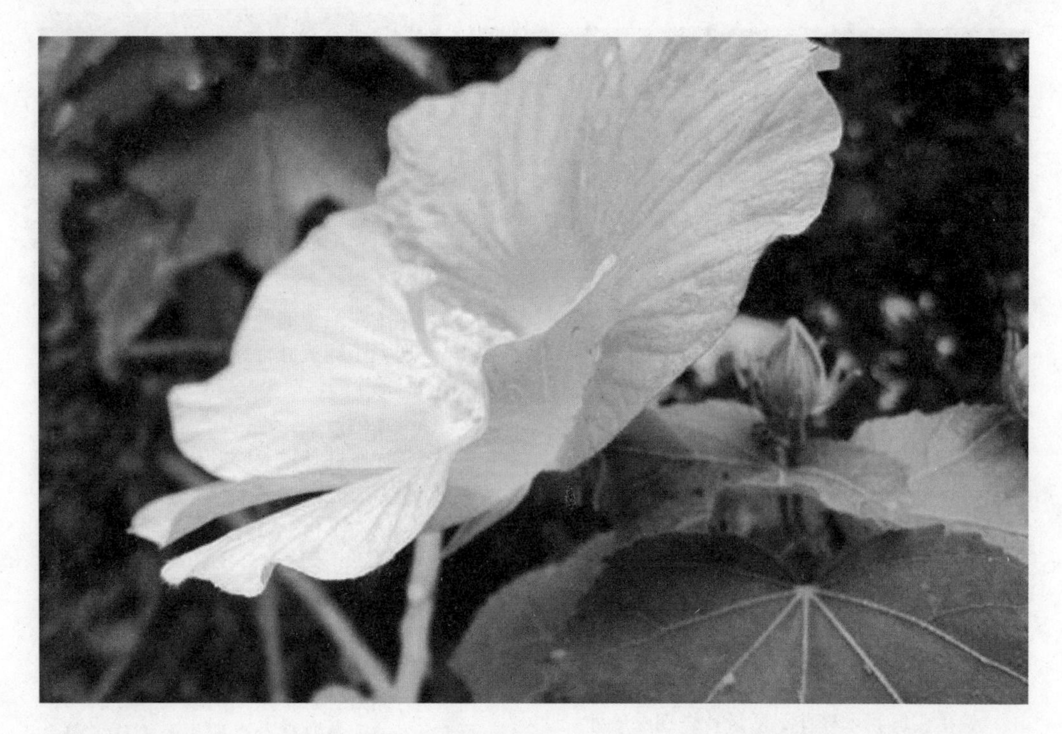

◆实用指南

【单方验方】

吐血、子宫出血、火眼、疮肿、肺痈：芙蓉花9～12克。水煎服。

蛇头疔、天蛇毒：鲜木芙蓉花60克，冬蜜16克。捣烂敷，每日2～3次。

腮腺炎：木芙蓉叶适量。研末，用鸡蛋清调匀，敷患处，每日2次。

乳腺炎：木芙蓉鲜根、鲜叶各等分。共捣烂，用白酒调敷患处。

风湿：木芙蓉花、桑寄生各10克。将木芙蓉择净，放入药罐中，加清水适量，浸泡5～10分钟后，水煎取汁，放入浴盆中，待温时足浴，每日2次，每次20～30分钟，每日1剂，连续2～3周。

【食疗药膳】

⊙木芙蓉花粥

原料：木芙蓉花30克（干品减半），粳米100克，冰糖适量。

制法：先将芙蓉洗净待用，把粳米淘洗干净，入开水锅内煮粥，待粥热，加入木芙蓉花与冰糖，再煮1～2沸即可。

用法：每日早、晚温热食用，3～5日为1个疗程。

功效：清热凉血，消肿解毒。

适用：吐血、子宫出血、火眼、疮肿、肺痈等。

⊙芙蓉鹅

原料：木芙蓉叶60克，鹅1只，姜、葱、酱油、糖各适量。

制法：先将鹅宰杀，去毛、内脏后洗净。把木芙蓉叶装入纱布袋内，塞入鹅腹内，放入锅中，放入适量水、葱、糖、酱油，用小火煨至熟烂，拣去芙蓉叶纱布袋即可。

用法：佐餐食用。

功效：凉血解毒，清热和胃。

适用：胃癌伴有低热者。

密蒙花（宋·《开宝》）

【释名】水锦花《炮炙论》。

花

【气味】甘，平、微寒，无毒。

【主治】青盲肤翳，赤肿多眵泪，消目中赤脉，小儿麸豆及疳气攻眼《开宝》。差明怕日（刘守真）。入肝经气、血分，润肝燥（好古）。

【附方】

目中障翳：密蒙花、黄檗根各一两，为末，水丸如梧子大。每卧时汤服十至十五丸。（《圣济录》）

◆实用指南

【单方验方】

结膜炎：密蒙花、菊花、谷精草、桑叶、生地、赤芍各9克，山栀、川黄连、桔梗各6克，金银花、连翘、茅根各15克。每日1剂，水煎服。

眼底出血：密蒙花、菊花各10克，红花3克。开水冲泡，加冰糖适量，代茶饮。

头晕：密蒙花10克，鸡肉200克。蒸熟，去渣服汤与食肉。

【食疗药膳】

⊙密蒙花茶

原料：密蒙花的干燥花或花蕾5克，绿茶1克，蜜糖25克。

制法：上味药加水350毫升，煎煮3分钟，过滤后，加蜜糖调制而成。

用法：代茶频饮。

功效：清肝泄热，明目退翳。

适用：角膜炎、结膜炎、夜盲症、视力下降等。

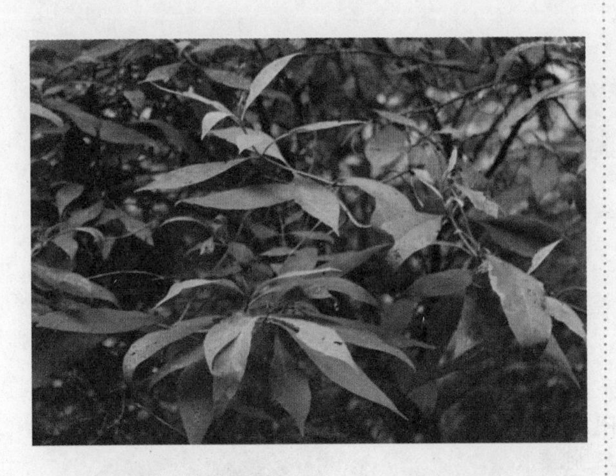

木棉《纲目》

【释名】古贝《纲目》，古终。

白棉及布

【气味】甘，温，无毒。

【主治】血崩金疮，烧灰用（时珍）。

子油（用两瓶合烧取沥）

【气味】辛、热，微毒。

【主治】恶疮疥癣。燃灯，损目（时珍）。

◆实用指南

【单方验方】

大便出血：木棉树根取60克洗净，槐花、银花各10克。加水500毫升，煎汁300毫升，每日1剂，分3次服。

刀伤出血、跌打损伤：木棉树根皮适量。洗净捣烂外敷。

胃痛、腹痛：木棉树取根约500克。洗净，水煎服。

痢疾：木棉花、金银花、凤尾草各15克。水煎服。

赤白痢疾：木棉花、茶叶各15～30克。水煎服。

湿热下痢：木棉花15克，鱼腥草12克，刺苋头30克。水煎服。

妇女月内风：木棉根二层皮60克，红花虱母头根30克。水煎冲酒服。

便后下血：木棉树皮30克，猪肉90克。煲汤服。

痹症：木棉根30克。水煎服。

【食疗药膳】

⊙木棉花牛肉汤

原料：木棉花3朵，苦瓜1根，牛肉400克，盐少许。

制法：苦瓜去头尾，切开去籽洗净，切成大块；木棉花洗净沥干水，牛肉洗净切片。瓦煲内注入8碗清水，放入苦瓜和木棉花加盖大火煮沸，改小火煲1小时。放入牛肉片煮至肉变色，加少许盐调味，即可饮用。

用法：温热饮用，每日1剂。

功效：清热，明目解毒。

适用：可预防因暑热而引起的烦渴

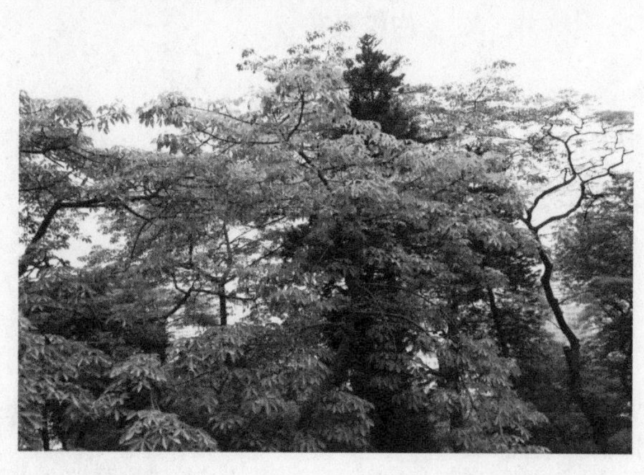

腹痛、尿黄等。

⊙木棉花粥

原料：木棉花 30 克，大米 500 克。

制法：将木棉花加水适量，煎沸去渣取汁，加入大米煮粥，粥成服食。

用法：每日 1 次，7 日为 1 个疗程。

功效：清热利湿。

适用：细菌性阴道炎（症见白带黄臭）。

⊙木棉花煲水蛇汤

原料：木棉花、灯芯草各 25 克，草龟 1 只，水蛇 400 克，猪骨 200 克。

制法：把草龟洗净，水蛇去皮后与猪骨用水焯熟，木棉花、灯芯草中加入草龟、水蛇、猪骨同煲 3 小时。

用法：佐餐食用。

功效：清热化湿，健脾和中。

适用：食管癌。

茯苓《本经上品》

【释名】伏灵《纲目》，伏菟《本经》，松腴、不死面《记事味》，抱根者名伏神《别录》。

【气味】甘，平，无毒。

【主治】胸胁逆气，忧恚惊邪恐悸，心下结痛，寒热烦满咳逆，口焦舌干，利小便。久服，安魂养神，不饥延年《本经》。止消渴好睡，大腹淋沥，膈中痰水，水肿淋结，开胸腑，调脏气，伐肾邪，长阴，益气力，保神守气《别录》。开胃止呕逆，善安心神，主肺痿痰壅，心腹胀满，小儿惊痫，女人热淋（甄权）。补五劳七伤，开心益志，止健忘，暖腰膝，安胎（大明）。止渴，利小便，除湿益燥，和中益气，利腰脐间血（元素）。逐水缓脾，生津导气，平火止泻，除虚热，开腠理（李杲）。泻膀胱，益脾胃，治肾积奔豚（好古）。

赤茯苓

【主治】破结气（甄权）。泻心、小肠、膀胱湿热，利窍行水（时珍）。

茯苓皮

【主治】水肿肤胀，开水道，开腠理（时珍）。

茯神

【气味】甘，平，无毒。

【主治】辟不祥，疗风眩风虚，五劳口干，止惊悸、多恚怒、善忘，开心益智，安魂魄，养精神《别录》。补劳乏，主心下急痛坚满。人虚而小便不利者，加而用之（甄权）。

神木即伏神心内木也。又名黄松节。

【主治】偏风，口面㖞斜，毒风，筋挛不语，心神惊掣，虚而健忘（甄权）。治脚气痹痛，诸筋牵缩（时珍）。

【附方】

心虚梦泄（或白浊）：白茯苓末二钱，米汤调下，日二服。苏东坡方也。（《直指方》）

虚滑遗精：白茯苓二两，缩砂仁一两，为末，入盐二钱。精羊肉批片，掺药炙食，以酒送下。（《普济方》）

小便频多：白茯苓（去皮）、干山药（去皮，以白矾水瀹过，焙）各等分，为末。每米饮服二钱。（《儒门事亲方》）

卒然耳聋：黄蜡不拘多少，和茯苓末细嚼，茶汤下。（《普济方》）

猪鸡骨哽：五月五日取楮子（晒干）、白茯苓各等分，为末。每服二钱，乳香

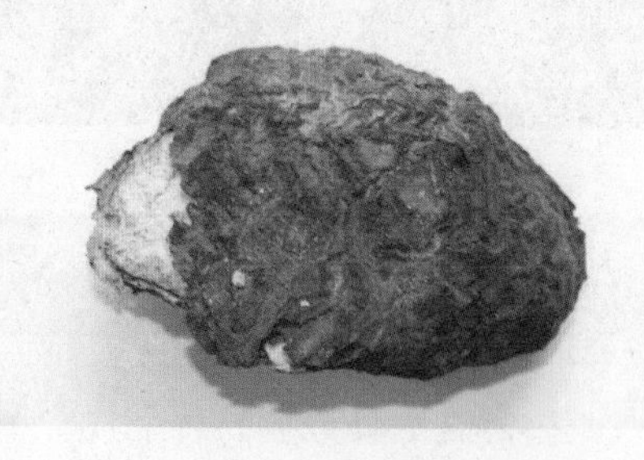

汤下。一方不用楮子，以所哽骨煎汤下。（《经验良方》）

痔漏神方：赤白茯苓（去皮）、没药各二两，破故纸四两，石臼捣成一块。春、秋酒浸三日，夏二日，冬五日。取出木笼蒸熟，晒干为末，酒糊丸如梧子大。每酒服二十丸，渐加至五十丸。（《集验方》）

水肿尿涩：茯苓皮、椒目各等分，煎汤，日饮取效。（《普济方》）

◆实用指南

【单方验方】

失眠：茯苓、半夏、竹茹各10克，炙甘草、石菖蒲各6克，陈皮、枳实各5克，黄连3克。水煎服。

水热互结，小便不利，肾结核腰痛：茯苓15克，猪苓、泽泻各10克，阿胶（烊化冲服）、滑石各9克。水煎服。

肺癌：茯苓、人参、贝母各60克，蛤蚧1对，杏仁150克，炙甘草、桑白皮各90克，知母30克。共研细末，每服6克，蜜汤下。

呕吐：茯苓24克，泽泻、生姜各12克，甘草、桂枝各6克，白术9克。水煎服。

心下肿，自觉脐上动悸，腹大内有水肿：茯苓30克，甘草6克，桂枝12克，大枣15克。水煎服。

斑秃：茯苓粉。每日2次，每次6克；或临睡前10克吞服；或用茯苓皮煎水内服也可。

蛋白尿：土茯苓9～15克。每日1剂，水煎服。

心虚梦泻，小便白浊：茯苓10克。研末，用米汤送服，每日2次。

消渴：茯苓、天花粉各30～60克，熟地60～180克。加清水1000毫升，浸泡30分钟，上火煎煮20分钟，滤渣取汁，二煎加水适量，煎煮15分钟，滤液混合，分2次温服，每日1剂。

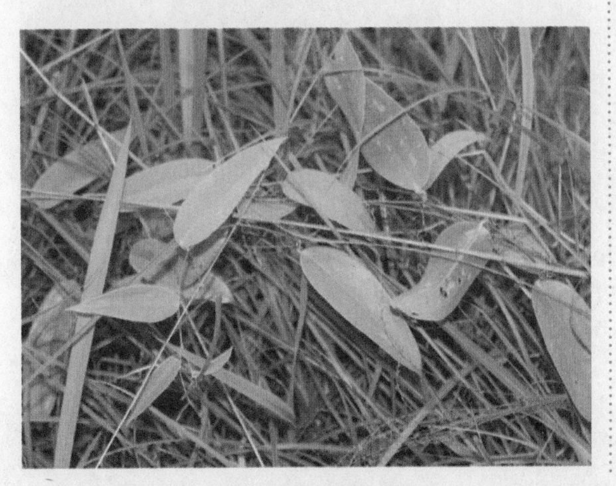

小便失禁：茯苓（去黑皮）、干山药各等分。共研为细末，每日1次，每次6克。

遗精：茯苓、五倍子各60克，蜂蜜适量。先将五倍子盐水煮后晒干，与茯苓共为细末，炼蜜为丸，每丸6克，每日3次，每次1丸。

【食疗药膳】

⊙白茯苓粥

原料：白茯苓15克，粳米100克。

制法：将白茯苓磨成细粉，同粳米煮粥。

用法：每日早餐温热服食。

功效：健脾益胃，利水消肿。

适用：脾虚泻泄、小便不利、水肿、肥胖症、老年性浮肿等。

⊙茯苓粳米粥

原料：白茯苓粉20克，粳米200克。

制法：将粳米淘洗干净，加茯苓粉，放铝锅内加水适量，置灶上，先用大火烧开，后移小火上，煎熬至米烂即成。

用法：每日1次。

功效：健脾利湿。

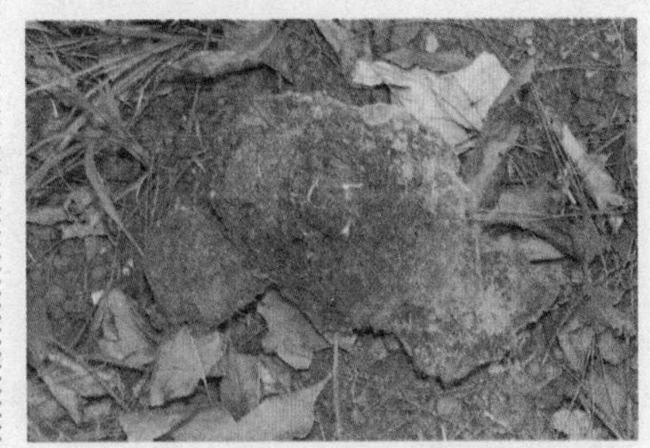

适用：老年性浮肿、肥胖症、小便不利、腹泻等。

猪苓《本经中品》

【释名】豕橐《庄子》，地乌桃《图经》。

【气味】甘，平，无毒。

【主治】阂疟，解毒蛊疰不祥，利

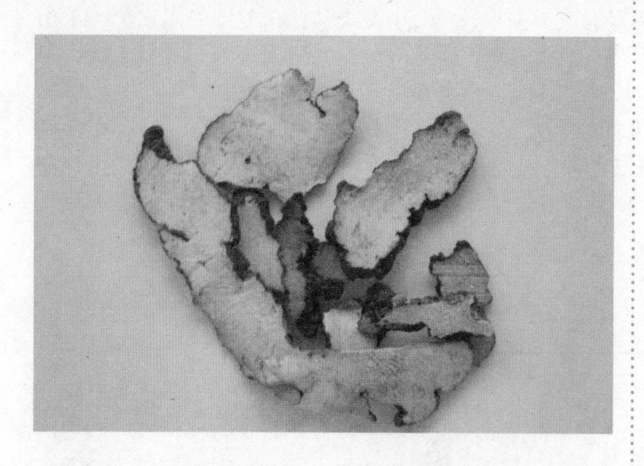

水道。久服，轻身耐老《本经》。解伤寒温疫大热，发汗，主肿胀满腹急痛。《甄权》。泻膀胱（好古）。开腠理，治淋肿脚气，白浊带下，妊娠子淋胎肿、小便不利（时珍）。

【附方】

伤寒口渴：猪苓、茯苓、泽泻、滑石、阿胶各一两，以水四升，煮取二升。每服七合，日三服。呕而思水者，亦主之。（张仲景方）

小儿秘结：猪苓一两，以水少许，煮鸡屎白一钱，调服，立通。（《外台秘要》）

通身肿满（小便不利）：猪苓五两，为末。熟水服方寸匕，日三服。（《杨氏产乳》）

◆实用指南

【单方验方】

水肿、小便不利：猪苓、茯苓、泽泻、滑石粉各12克。水煎服。

黄疸：猪苓、茯苓、白术各等分。研末，水调成糊，每服20克，每日2～3次。

受暑水泻：猪苓、茯苓、白术、白扁豆各12克。水煎服。

急性肾炎、全身浮肿、口渴、小便不利：猪苓20克。水煎服，每日2次。

尿路感染：猪苓10克，黄柏5克，海金沙藤30克。水煎服。

渴欲饮水，水入则吐：猪苓（去皮）10克，茯苓、白术各9克，泽泻12克。水煎服，每日2次。

热淋、尿急、尿频、尿道痛：猪苓 、萹蓄、车前子各10克，木通6克。水煎服，每日2次。

【食疗药膳】

⊙猪苓瓜皮鲫鱼汤

原料：猪苓、冬瓜皮各30克，鲫鱼500克，生姜4片。

制法：鲫鱼去鳞、鳃及内脏，洗净；猪苓、冬瓜皮、生姜洗净，与鲫鱼一起放入沙煲内，加清水适量，大火煮沸后，改用小火煲2小时，调味食用。

用法：佐餐食用，每日1剂。

功效：健脾去湿，消肿利水。

适用：肝硬化腹水、营养不良性水肿属脾虚水湿内停者（症见形体消瘦，体倦食少，小便不利，轻度腹水，或下肢浮肿，或皮肤黄疸）。

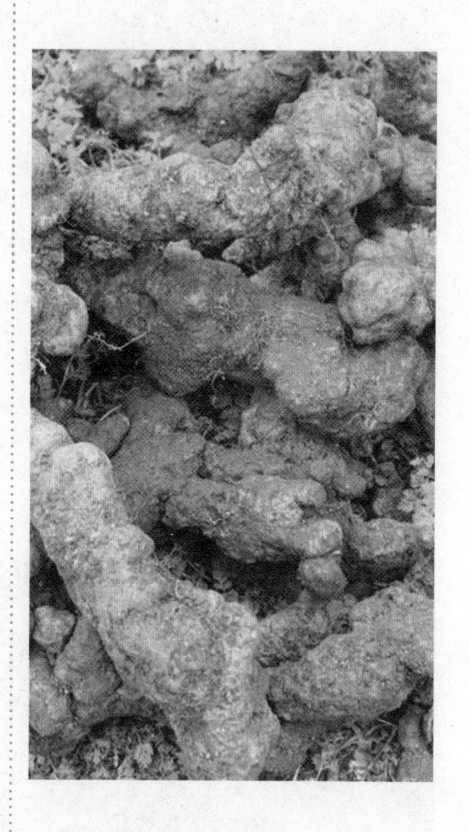

附录

流传很广的小偏方

内科

初期感冒：葱白（连须）、生姜片5钱、水一碗煎开、加适量红糖趁热一次服下（葱姜不需服下），并马上睡觉，出汗即愈。

多日感冒：白天用法同第一条，另外，要在晚上睡觉前，用大蒜头捣成糊状，敷两足心（涌泉穴，每足心敷黄豆粒大即可），用布包好，次日晨揭去，连用2～3天即愈。

头痛（各种头痛均可）：生白萝卜汁，每次滴鼻孔两滴（两鼻孔都滴），一日两次，连用4～5天，可除根。忌吃花椒、胡椒。

头晕（头昏眼花、晕眩）：鸭蛋一个、赤豆20粒，搅匀蒸熟，早晨空腹服，每日1次，连用7天有特效。忌吃酒、辣。

失眠、多梦：睡前用半脸盆热水，加一两醋双脚浸泡20分钟，并生吃葱白1～2根。

干咳（感冒或其他原因引起均可）：生黑芝麻3钱（约一调羹），冰糖适量，共捣碎开水冲早晨空服，3天痊愈，少吃鱼类。

有痰咳（包括急性气管炎、支气管炎、儿童气管炎）：白萝卜二两，鸭梨二两，一起切碎加水一碗煮熟加适量冰糖食用，一日二次连用3天。清热化痰。可与第九条同用。

老气管炎（慢性气管炎）：取冬天打霜后丝瓜藤一两、甘草一钱，水一碗煎汤一次服下，一日二次，连用半月至20天，可根治。忌烟酒、辣物，最好与第九条同用。

长期咳嗽（肺气肿及气管炎等引起咳嗽）：明矾一两，研成粉用醋调成糊状，每晚睡前取黄豆大一团敷足心（涌泉穴，两足都敷），用布包好，次日晨揭去，连用7天有特效。

哮喘（儿童哮喘同）：干蚯蚓半斤，炒黄研成粉，用白糖水冲服，一次6克（约半调羹粉）一日二次，服完即愈。忌吃辣物。

内科

胃痛、吐酸、胃下垂、胃窦炎：大蒜头一次一两连皮烧焦，再加一碗水烧开、加适量白糖空腹食用，一日二次，连用7天可根治。

胃、十二指肠溃疡：鸡蛋壳30个炒焦研成粉，麦面粉半斤炒焦，一起抖匀，早晚饭前用。开水冲服，一次6克（约半调羹），一日二次，一般一付药可愈，重病需二付。

高血压、高血脂：芹菜籽一两，用纱布包好，放10斤水煎汤，早、中、晚饮1杯。不怕辣者，可早中晚食生蒜2头，有降血压、血脂特效。

心脏病、冠心病：花生壳一次一两，绿豆5钱，煎一碗汤服下，一日二次，需半月。

肠胃炎、腹泻：每次用麦面粉半两炒焦，加适量白糖用开水调匀，饭前服，一日二次，2～3天有特效。忌吃柿子、香蕉、油腻。

消化不良（儿童消化不良同）：鸡盹皮4两炒黄研成粉，饭前用白糖水冲服，一日二次，一次6克（约半调羹）、儿童减半、一剂服完即可，忌吃田螺。

胸闷气胀：白萝卜籽5钱，煎一碗汤服，一日三次，连用3天有消积顺气之功效。

神经衰弱：猪脑1两，加入蜂蜜一调羹，蒸熟吃，一日一次，连吃5～10天。

贫血：杀鸡、鸭时，将鲜血流在一张干净白纸上，晒干揉成粉，用葡萄酒调服，一次半调羹粉，一日二次，连服半月。忌海带。

内热口干：芦根、绿豆各5钱，加一碗水煮开、加适量冰糖，去芦根吃豆喝汤，日服二次，连服3天。生津润肺，降火解热。

慢性肝炎：每次用白茅根二两，烧一碗水服汤，一日三次，一般需服半月，忌辣物。

胆、肾、尿道结石：用鸡内金、玉米须各50克，煎一碗汤一次服下，一日2～3次，连服10天。忌吃肝脏、肥肉、蛋黄。

急、慢性肾脏炎：4两重左右黑鱼一条，去鳞、肠等，绿茶叶6克，包入鱼肚内用线捆好，加一碗水煮熟，吃鱼喝汤，一日一剂，连吃10～15天。忌酒、盐、香蕉、房事。

内科

胆囊炎：冬瓜籽、绿豆各5钱煎一碗汤，一次服下。一日三次，连用10日。

糖尿病：猪胰一条，冬瓜皮1两，加水煮熟，少加些油、盐和调料（勿加酒、糖）吃下，一日一剂，连吃20天。

记忆力差：鹅蛋一只，打入碗内加适量白糖搅匀，蒸熟早晨空服，连吃5天，有清脑益智功能，对增强记忆有特效，忌吃海带、花椒、动物血、酒、绿豆。

小便不通：杨柳树叶1两，煎一碗汤一次服下，一日二次，2～3天即可通尿无阻。

小便失禁（尿急、控制不住）：鸡肠一付，洗净晒干，炒黄研成粉，用黄酒送服，每次1钱，一日三次，服完即愈。忌姜、辣。

尿频（小便次数多）：生韭菜籽3两，研成粉，每次6克用白开水送服，一日二次，一般需服2～10天。忌浓茶、牛奶。

便秘（大便燥结、排便困难）：用煮熟的南瓜一碗，加入猪油5钱和适量的盐吃下，一日一次，一次见效，3日可愈。

痢疾、泄泻：每次用大蒜两头，连皮放火内烧焦，再煮一碗水空腹喝，一日二次，连用3天可消炎解毒，治久泻不愈特别有效。

打鼾：花椒5～10粒，睡前用开水泡一杯水，待水凉后服下（花椒不服下），连服5天，以后再也不打鼾。

打嗝：用手指甲一小条，点燃闻味，即止。

晕车：乘车时切一片生姜含口中，或用一块膏药贴在肚脐上（此条孕妇禁用），对于晕车较严重者，可两方同用，有特效。

中风：每日喝1两生芹菜汁，病轻者服半月，病重者服一月可愈，忌吃羊肉、鸭血。

神经病（又叫癫痫、羊癫痫、疯狂病、狐大仙）：干桃花3两，用刀切成细末，分成十份，每次一份，在发病时用淡明矾水送服，一日二次，5天一疗程，连用3疗程。

甲状腺功能亢进症：黄药子9～12克，用三碗水煎成一碗，每日一次；另可用50克泡1斤白酒，日服1两，5～8周代谢率明显降低。

儿科

慢性肠炎：鸡蛋清1只，白酒半两，混合，每晚睡前服。

小儿感冒（包括婴儿）：生姜5钱，水半碗煎开加入红糖服下，一日二次，2天可愈。

儿科

百日咳（及婴儿气喘）：大蒜一头，去皮捣烂加白糖3钱，过半小时后用开水一两冲，两天可治小儿咳嗽、婴幼儿气喘，有特效。

小儿遗尿：生葱白一根，捣烂，每晚睡前敷肚脐，用布包好，次日晨揭去，连用3～5天，可治愈。

夜啼：大人用一小撮绿茶放口内嚼碎，每晚睡前敷小儿肚脐，用布包好，次日晨揭去，连用3天。

婴幼儿腹泻、腹胀：大蒜一头，连皮烧焦，再与半碗水烧开，加适量白糖服汤，一日一次，一般两三天即可消食止泻。

盗汗（成人盗汗同）：老豆腐半斤，切片贴锅内烧成巴，再加水一碗，白糖适量，烧汤连巴一同食用，每晚睡前服，3天痊愈。

打蛔虫：生南瓜籽20粒，去壳饭前空服，一次吃下，第二天虫子即可随大便排出。

经常肛门痒：伤湿解痛膏一块，每晚睡觉前贴肛门上，次日晨揭去，连用三天。

小儿厌食（不思吃饭）：山楂3钱，鸡盹皮1钱，加半碗水煮熟饭前吃完，一日二次，连吃三天，有开胃、助消化之功效。

腹痛（成人腹痛同）：用一片桔皮敷在肚脐上。再用半斤盐炒热（不要太烫），敷在桔皮上，可立即止痛。

误食杂物：韭菜半斤，不要切碎，炒熟多加些猪油，一次吃光，杂物可随大便排出。

磨牙：每晚睡前吃一块生桔皮，连吃2～3天，可治小儿及成人睡觉磨牙。

流口水（成人、老人睡觉流口水方法同）：泥鳅半斤，去内脏晒干，炒黄研成粉，用黄酒冲服，一次二钱，一日一次，服完即可。

儿童缺钙：每次用虾皮5钱，海带1两，一起煮汤，加油盐食用，一日一次连用半月。

腮腺炎：醋和墨汁按1：1配好，用毛笔蘸此，涂于患处，每天5～6次，一般两三天腮部肿胀自消。

小肠气：生姜汁5钱，先给患儿洗澡，待周身出汗时，用姜汁擦患部，一日二次，连用三、四天，以后不再复发。

考场镇静良方：学生进考场如临战场，往往由于过度紧张，使自己产生心慌、怯场现象，从而不能正常发挥而名落孙山。现介绍一种单方：酸枣仁、绿豆各一两，煮一碗汤一次吃完，一日二次，此方要在考试前两天开始服，至考试结束，有镇静安神功效。

外科

关节炎、肩周炎（包括风湿性、类风湿性关节炎）：食用细盐1斤，放锅内炒热，再加葱须、生姜各3钱，一起用布包好，趁热敷患处至盐凉；一日一次，连用一星期，有追风祛湿之功效。

劳伤腰痛：艾叶一两，炒黄的蟹壳一两，浸白酒一斤，三日后用酒涂腰部，一日2～3次，7～10天，可治多年腰痛。

肾亏腰痛：丝瓜籽半斤，炒黄研成粉。白酒送服，每次1钱，一日二次，服完即愈。此方还可治妇女产后腰痛。

坐骨神经痛：食用细盐一斤，炒热后加艾叶一两，用布包好敷患处至盐凉，一日一次，连用5～10天。（盐可每天反复使用）。

颈椎痛：羊骨头（生的，煮过均可）二两，砸碎炒黄，浸白酒1斤，三日后擦颈部，一日三次，一般不过15天，可以根治。

骨刺（骨质增生）：狗骨头三两，砸碎炒黄浸白酒1斤，三日后用酒擦患处（最好带吃此酒一盅），一日三次，需用半月可愈。

腿抽筋：桑树果一两，煎一碗汤一次喝下，一日二次，5天痊愈。

四肢麻木：老丝瓜筋一两，煎一碗汤一次服下，一日二次，连服一星期，有特效。

内、外痔疮：大田螺每天一只，将盖去掉。放入冰片1钱，5分钟后取田螺水涂肛门，每天2次，7天痊愈。忌吃酒、辣物。

打针结块：将土豆切成半公分厚的薄片，敷在患处，再用热毛巾捂，一日二次，一次20分钟，2～3天肿块消散。

狐臭：胡椒、花椒各50粒，研成粉，再加入冰片6克，用医用酒精调匀，每日取一小团涂患处并用胶布贴好，一日换一次，连用半月可根除。

口眼歪（面部神经麻痹）：黄鳝血涂面部，向左歪涂左边，并用手掌从左向右反复抹，每次2分钟，一日二次，向右歪则反做，连用三四天即正。

脱肛（解大便时肛门脱下）：每次用韭菜半斤，水2斤煎开洗肛门，一日二次，洗三天。

落枕（睡觉时由于枕头或姿势不适，而引起的颈痛）：韭菜汁加热擦颈部，日擦七八次。2～3天可治好。

外科	戒烟：干南瓜藤一两，煎一碗汤加适量红糖一次服，一日三次，7天后永不想抽烟。
	戒酒：活黄鳝一条，放一瓶白酒内浸二天后饮此酒，1次1～2两，一日三次，将酒服完后永远不想再喝一滴酒。
	喝酒不醉：葛根1钱，在喝酒前泡一杯开水喝下再喝酒，酒精可解，所以人不会醉。
	疥疮（老烂脚）：豆腐渣炒热，敷患处，用布包好，日换一次，可治愈烂脚久不收口。
	淋巴结核：田螺壳炒黄研成粉，用芝麻油调匀敷患处，日换一次，连用7～10天。
	长寿保健药酒：磁石、何首乌、大枣、核桃、枸杞各一两，浸白酒或黄酒二斤，两天后按常日酒量吃此酒，如常饮能使老人面部红润，增强抗病力，有延迟衰老功效。
皮肤科	皮肤痒：鲜韭菜、淘米水，按1：10重量配好，先泡两小时再连韭菜一起烧开，去韭菜用水洗痒处或洗澡，一次见效，洗后勿用清水过身，一日一次，连洗三天永不再痒。
	牛皮癣、顽癣（银屑病）：侧柏叶、苏叶各200克，蒺藜40克，共研粗末，装纱布袋内，用水6斤煮沸后小火煮30分钟，涂洗患处，日3次。
	神经性皮炎（或过敏、或季节性发生）：老豆腐三、四两炒焦，用芝麻油调匀涂患处，一日3次，三、四天有特效。
	湿疹(皮肤起红点、水泡、发痒)：用绿豆3两炒焦研成粉，用醋调匀涂患处，一日二次，连涂一星期可根治。忌花椒、胡椒。
	风疹块、痱子：鲜韭菜汁每天涂患处，一次即明显见效，一日三次，2～3天即愈。
	白癜风：乌梅30～50克浸泡在95%酒精100毫升中，2周后过滤再加二甲亚砜5毫升，每日擦患处3次，每次用力擦5分钟。
	手气、脚气：生大蒜头两只，去皮放入半斤醋内泡3天，再用大蒜头擦患处，每日3次。连用7～10日，有消炎和杀死细菌之特效。
	手汗、脚汗太多：明矾5钱，热水2斤，一起溶化浸手脚，一次10分钟、浸后让其自然凉干，一日一次，5天后手脚汗正常。
	手足开裂、粗糙：生猪油二两，加白糖1钱。捣匀擦手脚，一日2～3次。一般7天可愈，再擦几天以后永不复发。

皮肤科	冻疮未破：尖头辣椒5钱，白酒或酒精半斤一起放入瓶内浸3天后，在冻疮初起，皮肤红肿发热时涂患处，一日五次，有特效，连用十天至半月痊愈除根，来年永不再发。
	冻疮已破：陈旧棉花（越陈旧越好）烧成灰，用麻油调匀涂患处，一日三次。
	鹅掌风、灰指甲：醋1斤熬至半斤，加入去皮大蒜头一只，二日后用醋每天浸手二次，一次10分钟，浸后再用清水洗净，7天即可。
	疮、疔、疖：用生土豆捣烂，涂患处用布包好，日换一次，一般5天即可。
	鸡眼、瘊子：先将患处外部老皮消去，再涂上清凉油，用香烟火熏烤，至疼时稍坚持后拿掉烟火，一日二次，5天可脱落不发。
	烫伤：可选用蛋清、白糖水、醋、蜂蜜在烫伤时马上涂伤处，就不会起泡又易好。
	流火、丹毒（多患于下肢、皮肤红、肿、热痛并伴有寒战、高热、头痛）：用鲜丝瓜叶汁拌金黄散成糊状，外涂患处，内服三妙丸中成药有奇效。
	蚊虫咬伤（红肿、痒）：可选用大蒜、生姜擦或用醋、牙膏、盐水、香烟灰加水调匀涂，均可立即见效止痒、解毒消肿。
妇科、男性科	妇女白带（白带多、有异味）：生鸡蛋一只，从一头敲一小洞，将7粒白胡椒装入蛋内，用纸封好蒸熟，去胡椒吃蛋，每日一只，连吃一星期。忌吃猪血、绿豆。
	月经不调（来经提前或推迟均在7天以上）：干藕节半斤，炒黄研成粉，白酒送服，一日三次，一次6克，服完即可每月来经。
	血崩（月经量太多）：黑木耳3两，炒干研成粉，红糖水送服，一次3钱，一日二次。
	闭经（少女18岁后和非怀孕妇女二月以上不来月经）：茄子切片晒干，炒黄研成粉。黄酒送服，一日二次，一次5钱，十天可愈。
	痛经（来经时腹痛）：用丝瓜筋一次一两，烧一碗汤服，一日二次，7天痊愈。
	外阴痒：葱白连根一两，花椒10粒，一起煎水一碗，洗阴部，每天二次，共洗3天。
	产后缺乳：莴苣籽5钱，煎汤一碗，加白糖一次服下，一日二次，5天后乳汁充足。
	产前知男女：将孕妇清晨第一次小便滴入两滴医用酒精，变红者为男，无变化为女。
	女不孕：生鸡蛋一只开一小孔，放入红花0.5钱左右，再蒸熟吃蛋，每天一只，连吃一个月（要在月经干净后开始吃）。
	子宫、卵巢肿瘤：红花6克，黑豆30克，水煎服，去红花食黑豆与汤，日2次。

妇科、男性科

男不育：每天用麻雀一只，去掉毛和内脏，将菟丝籽6克放入麻雀肚内，包好蒸熟后吃麻雀，连用半月，可治男子婚后久不生育。

阳痿（男子阳茎不能勃起）：磁石（吸铁石）15克，公鸡5只，浸白酒一斤，三日后按常日量吃酒，一般需吃半至一月（磁石可反复使用）。如不吃酒人，每日炒二只公鸡吃，连吃半月至一月，完全恢复性功能。

遗精（睡觉做梦流精）：猪腰子一个，切开放入韭菜籽6克，用线扎好蒸熟，再切碎加油盐吃，一日一个，连吃四、五个腰子。

早泄（男子在房事时过早）：韭菜籽半斤，炎黄用黄酒送服，一次6克，一日三次，服完即痊愈。

小肠气：食盐半斤炒热，加入花椒20粒，用布包好，敷患处至盐凉，一日一次，最好睡前用，连用4、5天有特效。

男子性功能减退（不属于阳痿，只是性功能减弱力不从心，多见于年老体弱者，也有房事过度引起的）：活大青虾或白虾一两，白酒1斤，浸5天后按常日酒量吃酒，酒完后将虾炒吃。连用半月，有补阴壮阳、补充男性激素、增强性机能之功效。

前列腺炎：麝香0.5克，白胡椒7粒，研成细末，装瓶备用。将脐用酒精洗净，将麝香放入肚脐内，再将胡椒粉盖在上面，后盖圆白纸一张，外用胶布贴紧，每隔7～10日换药1次，10次为1疗程。

前列腺肥大：冬瓜籽30克、黑木耳15克、秦皮15克，水煎服，日2次。

五官科

牙痛（神经性、过敏性、蛀牙痛均可）：花椒10粒，白酒一两，将花椒浸在酒内，十分钟后用酒口含，几分钟即见效，一日2次每次10分钟，3～4天痊愈。

牙周炎、牙龈炎：用一只鸡蛋清加等量白酒搅匀喝一口，含口中，5分钟后吐掉，一日二次（一日一只蛋），2～3天消炎止痛。

牙出血（经常出血或刷牙引起）：花椒10粒，醋60毫升，浸2天后口含，一次3分钟，一日2次，连用5天有特效。

电光性红眼病：用人乳滴入眼内，闭眼10分钟，一日二次，一次二滴，有特效，忌辣。

结膜炎（非电光红眼病）：用绿茶水，每日洗眼3～5次，一般2～3天有消炎抗菌之功效。忌吃酒、辣物。

流泪眼、沙眼：干桑叶1两，加一碗水烧开，每日洗眼3～5次，连用一星期。